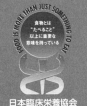

第4版
NR・サプリメントアドバイザー必携

一般社団法人 日本臨床栄養協会 編

NR・Supplement Adviser

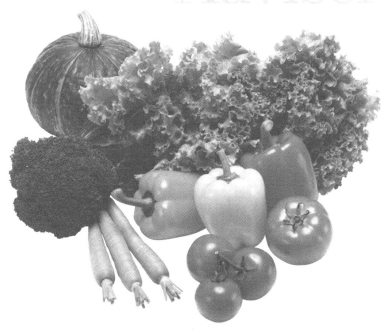

第一出版

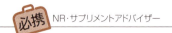

 著者紹介

日本臨床栄養協会　教育企画認定委員会

編集委員（執筆順）

| 委員長 | 脇　　昌子 | 地方独立行政法人静岡市立静岡病院副病院長
内分泌・代謝内科主任科長 |

	池田　秀子	一般社団法人日本健康食品規格協会理事長
	梅垣　敬三	昭和女子大学生活科学部食安全マネジメント学科教授
	合田　敏尚	静岡県立大学副学長 静岡県立大学食品栄養科学部栄養生命科学科教授
	青江誠一郎	大妻女子大学家政学部学部長・教授
	久保　　明	常葉大学健康科学部学部長 東海大学医学部客員教授 医療法人財団百葉の会銀座医院院長補佐・抗加齢センター長
	志村二三夫	十文字学園女子大学学長 十文字学園女子大学大学院人間生活学研究科長・教授
	篠塚　和正	武庫川女子大学薬学部学部長・教授
	石見　佳子	国立研究開発法人医薬基盤・健康・栄養研究所 国立健康・栄養研究所シニアアドバイザー
	石原　俊一	文教大学人間科学部心理学科教授

監修のことば

NR・サプリメントアドバイザーを目指す方へ

　国民自らが積極的に健康づくりに努め，特に，バランスの取れた食生活を営むことは重要である。しかし，健康志向の高まりに伴い，国民が食品に対して求めている機能も複雑で多様化している。そのなかにあって，政府の規制緩和推進計画および市場開放問題苦情処理推進会議（OTO）報告に対応して，食薬区分が見直され，特定の栄養・非栄養成分を摂取することを目的とした製品（サプリメント）が食品として，市場に流通している。

　これらの食品はその食品がもつ機能に応じて，適切に摂取すれば栄養成分の補給，健康の維持・増進および生活習慣病の予防などに寄与することが期待されるが，不適切な摂取などによっては健康を損なうことも考えられる。

　そこでこれらの食品に関して，国民に正しい情報を提供し，自らの選択に委ねることを可能にするために，2000年度厚生科学特別研究事業として，「保健機能食品に係る指導・相談専門家の育成及び指導・相談体制の整備のあり方に関する調査研究」班の報告が取りまとめられた。また薬事・食品衛生審議会では，保健機能食品制度の施行に当たり，2001年2月26日の報告書「保健機能食品の表示等について」において，相談機関の充実やアドバイザリースタッフの確保が必要である旨の提言がなされた。

　このような状況のもと，一連のサプリメントに関係する審議委員会の有志らの合意で，アドバイザリースタッフの養成について，国民への栄養の啓発を目的として活動している日本臨床栄養協会（以下「当協会」）に依頼があった。それを受けて当協会では，2001年9月に日本サプリメントアドバイザー認定機構を作り，2002年12月に第1回サプリメントアドバイザー認定試験を行った。そして毎年この認定を継続している。

　同時期に，当協会と並んで，他団体でもアドバイザリースタッフが養成・認定されてきたが，養成されたアドバイザリースタッフの水準は均一でなく，消費者から十分な評価と認知を得ている状況とは言えなかった。多様なアドバイザリースタッフの中で，当協会のサプリメントアドバイザーの資格取得者と国立健康・栄養研究所（以下「研究所」）の栄養情報担当者（NR：Nutrition Representative）とは，管理栄養士・栄養士・薬剤師などが主体であるという共通点があり，また資格認定の基本的な考え方が，栄養を重視し，健康食品やサプリメントをあくまでも補助的なものと位置づけるという点で一致していた。

さらに，サプリメントアドバイザーとNRとの資格を統合することによって，統合資格の社会的な認知度を高め，資格取得者の活用の機会を増やすことが期待できると考えられた。そこで2012年に，当協会は研究所の協力をもとに，サプリメントアドバイザーとNRとの双方の特徴を取り入れたより良いアドバイザリースタッフ制度の創立を目指して，研究所のNR養成事業を当協会に移管・統合し，資格名も「NR・サプリメントアドバイザー」に変更することになった。

　ところで，アドバイザリースタッフのための教材として，当協会は，2003年4月に『サプリメントアドバイザー必携』を編纂した。これは，2002年に厚生労働省から出された「保健機能食品等に係るアドバイザリースタッフの養成に関する基本的考え方について」の中にある「アドバイザリースタッフが習得すべき知識」10項目を中心に据え，当協会の教育企画認定委員会が検討を重ねて完成させたものである。その後，「健康食品」に関する社会的状況や行政制度もさまざまに変化しており，『サプリメントアドバイザー必携』も逐次改訂が重ねられた。そして2013年3月の改訂時には，NR・サプリメントアドバイザー資格統合に伴って，新たなテキスト『NR・サプリメントアドバイザー必携』として編纂された。それから2年ごとに改定編纂され，今回『NR・サプリメントアドバイザー必携』第4版の編纂を行うこととなった。本書がNR・サプリメントアドバイザーを目指す方々のみならず，消費者が健康の維持・増進などのために摂取する食品の機能及びその活用方法などについて，正しく情報を提供する多くのアドバイザリースタッフの方々のお役に立てればと考えている。

　2019（平成31）年2月

　　　　　　　　　　　　　　　　　　　　　　　　　一般社団法人　日本臨床栄養協会
　　　　　　　　　　　　　　　　　　　　　　　　　　　　理事長　小沼　富男

目次

監修のことば

第1章 NR・サプリメントアドバイザーの役割と倫理　池田秀子・梅垣敬三

1. アドバイザリースタッフとは　1
2. アドバイザリースタッフの役割　3
3. 企業およびNR・サプリメントアドバイザーの社会的役割　4

第2章 基礎の生理学　合田敏尚

1. 身体の構造と機能　9
2. 消化・吸収　17
3. 自律神経とストレス　36
4. 内分泌，ホルモンの作用　41

第3章 基礎の生化学　青江誠一郎

1. 糖質の代謝　53
2. 脂質の代謝　59
3. アミノ酸の代謝　65
4. 核酸の化学とたんぱく質合成　70
5. 血液の働き　77
6. 免疫　81
7. 酵素の化学　86

第4章 人間栄養学　合田敏尚

1. 栄養学概説　89
2. 栄養素の機能　94
3. 日本人の食事摂取基準　106

第5章 生活習慣病概論　脇　昌子

1. 生活習慣病とは　129
2. 日本人の疾病　129
3. 疾病の発症における遺伝的要因と環境要因　131
4. 生活習慣病の概念と特定健康診査・特定保健指導　132
5. 生活習慣病 —各論—　132
6. タバコとアルコール　165
7. 生活習慣と疾患　167

第6章 臨床栄養と臨床検査　　　脇　昌子・久保　明

1 臨床栄養 …………………………………………………………………… 171
2 臨床検査 …………………………………………………………………… 191

第7章 身体活動と栄養　　　久保　明

1 身体活動に関するエッセンス —代謝からアセスメントまで— …………… 195
2 生活習慣病の予防と治療における運動療法 ……………………………… 201
3 ライフステージと身体活動 ………………………………………………… 208
4 スポーツ医学と栄養 ………………………………………………………… 211

第8章 食品安全衛生学　　　志村二三夫

1 食品の安全とは ……………………………………………………………… 217
2 食品のリスク分析 …………………………………………………………… 220
3 衛生管理 …………………………………………………………………… 229
4 食品の安全性確保 …………………………………………………………… 235
5 健康食品のリスクコミュニケーション …………………………………… 254

第9章 健康食品　　　梅垣敬三

1 健康食品の全体像 …………………………………………………………… 261
2 特定保健用食品 ……………………………………………………………… 267
3 栄養機能食品 ………………………………………………………………… 278
4 機能性表示食品 ……………………………………………………………… 284
5 特別用途食品 ………………………………………………………………… 289
6 いわゆる健康食品 …………………………………………………………… 296

第10章 臨床薬理学　　　篠塚和正

1 医薬品とは …………………………………………………………………… 301
2 医薬品の作用と効力 ………………………………………………………… 305
3 医薬品の体内運命 …………………………………………………………… 314
4 医薬品の投与経路と剤形 …………………………………………………… 319
5 医薬品の相互作用 …………………………………………………………… 321
6 食品と医薬品の相互作用 …………………………………………………… 325

第11章 食品機能の科学的根拠　　　石見佳子

1 動物試験, *in vitro* 試験 …………………………………………………… 331
2 ヒトを対象とした試験 ……………………………………………………… 333
3 機能性の科学的根拠 ………………………………………………………… 335
4 安全性の科学的根拠 ………………………………………………………… 340
5 科学的根拠に基づく情報入手 ……………………………………………… 343

第12章 行動科学とカウンセリング　　石原俊一

1 行動科学と現代心理学 …………………………………………………………… 345
2 行動科学と学習理論 ……………………………………………………………… 347
3 行動科学と行動療法および認知行動療法 ……………………………………… 357
4 保健指導を支える心理学の理論 ………………………………………………… 362
5 行動変容と心理学的技法 ………………………………………………………… 367
6 カウンセリングの方法 …………………………………………………………… 368
7 認知行動療法の生活習慣病へのアプローチ …………………………………… 372
8 カウンセリング技法によるアプローチ ………………………………………… 374
9 認知行動療法の応用による心疾患へのアプローチ …………………………… 381

第13章 国内外の関連法規 ―食品の健康表示と安全性―　　池田秀子・梅垣敬三

1 背景 ………………………………………………………………………………… 391
2 健康増進法 ………………………………………………………………………… 392
3 食品衛生法 ………………………………………………………………………… 396
4 食品安全基本法 …………………………………………………………………… 401
5 医薬品医療機器等法 ……………………………………………………………… 404
6 景品表示法 ………………………………………………………………………… 407
7 JAS法 ……………………………………………………………………………… 408
8 食品表示法 ………………………………………………………………………… 411
9 海外の関連法規 …………………………………………………………………… 424
10 今後の展望 ………………………………………………………………………… 435

練習問題 ……………………………………………………………………………… 437
解答と解説 …………………………………………………………………………… 463
索引 …………………………………………………………………………………… 486

NR・サプリメントアドバイザーの役割と倫理

池田秀子・梅垣敬三

1　アドバイザリースタッフとは

　2002年に厚生労働省薬事・食品衛生審議会から「保健機能食品等に係るアドバイザリースタッフの養成に関する基本的考え方について」が公表された。その中にアドバイザリースタッフにより，消費者が特定保健用食品などに関する正しい情報を得て理解を深めることで，その適切な選択を行うことが期待されると述べられている。

❶ アドバイザリースタッフが習得すべき知識

　上記の審議会からの報告書を受けて，厚生労働省新開発食品保健対策室は，2002年に「保健機能食品等のアドバイザリースタッフの養成」[1]についての考え方を都道府県知事および関連団体に通知した。アドバイザリースタッフとは「健康的で質の高い生活を送るためには，バランスのとれた食生活が重要であることを前提に，正しい情報を提供し，身近で気軽に相談できる人材」である。習得すべき知識として，次の項目があげられている。

　①保健機能食品等の有用性，安全性を考慮した適正な使用方法や摂取方法（過剰摂取の防止等も含む）
　②医薬品との相違についての正しい理解
　③保健機能食品等と医薬品及び保健機能食品等同士の相互作用についての正しい理解
　④栄養強調表示と健康強調表示に関する正しい理解
　⑤保健機能食品等の有用性，安全性に関する科学的根拠を理解するための基礎知識
　⑥食品及び食品添加物の安全性や衛生管理等に関連する知識

⑦健康状態及び栄養状態に応じた食品の適切な利用のための健康・栄養に関する知識
⑧関連法律〔食品衛生法，健康増進法（旧栄養改善法），医薬品，医療機器等の品質，有効性及び安全性の確保等に関する法律（医薬品医療機器等法：旧薬事法，平成26年11月25日名称変更），景品表示法等〕の内容
⑨消費者の視点に立った情報提供と助言のあり方及び消費者保護についての考え方
⑩保健機能食品等の市場に関する知識や海外の情報等

❷ 保健機能食品とは

　保健機能食品は食品の健康に関する表示の制度であり，その表示には科学的根拠が必要である。文部省（現文部科学省）は特定研究「食品機能の系統的解析と展開」として機能性食品のプロジェクトを1984年に発足し，この分野の研究が系統的に進められた結果，多くの食品成分が健康保持，疾病の改善・予防の効果をもつことが科学的に明らかになり，機能性食品の研究が世界的に広がる発端となった。機能性食品（functional food）という用語は世界に先駆けて，日本において定義された概念である。食品の機能として，従来，研究が行われていた栄養機能（生きていく上で最低限必要である栄養素やエネルギーを供給する機能）を一次機能，感覚機能（味・香りなどの感覚にかかわり，おいしいと感じさせる機能）を二次機能とし，これらに加えて，体調調節機能（生体防御，疾病の防止，疾病の回復，体調リズムの調整，老化抑制などの機能）を三次機能と規定した。そして，三次機能（体調調節機能）を有する食品を機能性食品と定義したのである。

　しかし，機能性食品の研究開発が進んだ1980年代には，科学的根拠に裏づけされた健康に関する機能を有する食品といえども，薬事法（現医薬品医療機器等法）第2条の定めにより，食品の形態であっても「疾病の診断，治療または予防に使用されることが目的とされているもの」や「身体の構造または機能に影響を及ぼすことが目的とされているもの」は医薬品としての規制を受けることになっていた。これは，日本だけでなく欧米においても同様の状況であり，それぞれの国の薬事関連の法規により，食品の健康に関する機能を強調して表示することは規制されていた。

　そのような状況の中で，研究で明らかになった科学的根拠を基に開発された食品の機能を表示する必要性が産業界で認識され，健康に関する機能を表示する制度が求められていた。厚生省（現厚生労働省）は，健康に関する機能を有する食品を国民が適切に利用し，健康の維持・増進に役立てるための必要な施策を検討するために，学識経験者からなる懇談会で議論を進め，「体調調節機能を期待できる食品（機能性食品）を，社会的ニーズに応えて健康づくりのための具体的な手段として積極的に活用することが望まれる」との提案がなされた。さらに，制度化の検討を行うために機能性食品検討会が設置され，1990年に「機能性食品の制度化について」と題する報告書が提出され，健康に寄与する食品の成分を厚生省が医学的，栄養学的に評価し，その結果を消費者に伝えるための制度が提言され，その後の特定保健用食品制度に結びついた。

　特定保健用食品は，健康増進法第12条で規定されている特別用途食品の一つに位置づけられている。特定保健用食品は，保健の効果は個々の食品の組成，成分などを総合的に検討した上で

判断すべきであるとの考えから，申請者が提出した商品ごとに，健康に寄与する食品の成分を医学的・栄養学的に個別に評価し，総合的に判断した上で，その結果を消費者に伝えるために適正であると認められたものについて表示の許可が行われることになった。

　2001年，特定保健用食品と新たに定められた栄養機能食品とからなる保健機能食品の制度が創設された。個別評価型の特定保健用食品に対して，栄養機能食品は栄養成分の機能について，一定の規格基準を満たせば個々に許可を得ずに定められた表示ができる食品である。栄養機能食品は食品表示法に定められており，基準化された栄養素が上限値と下限値で定められた範囲内で含まれていれば，個々の製品ごとに許可を受けることなく，定められた栄養機能の表示ができる制度である。さらに，2015年には機能性表示食品が新たに位置づけられた。これは，生鮮食品や加工食品，サプリメントなどに健康の維持・増進効果などを具体的に示すことができる制度である。

　保健機能食品の設立の目的は，消費者に食品と健康に関する情報を十分に伝え，消費者自らが自分に適した食品を選択するために，食品の機能表示を拡大することにある。この制度の定着により，虚偽・誇大な表示や広告をもつ，いわゆる健康食品の抑制につながると考えられる。

2　アドバイザリースタッフの役割

❶ インフォームドチョイスとは

　2000年に発表されたEU白書[2]には，「消費者は食品の品質と含有成分についての情報を知る権利があり，それにより**インフォームドチョイス**（informed choice）が可能となる。食品の表示はさらに前進する必要があり，バランスのとれた食事の重要性とその健康への効果は，消費者に知らせるべきである」と記載されている。食品の品質・機能について，消費者がインフォームドチョイスできる制度を目指すと宣言されている。インフォームドチョイスという言葉は，米国でも使用されており，科学的根拠があり，消費者をミスリードしない情報を消費者に十分に与え，その情報を基に消費者が自らの判断で，商品を選択することが大切である。

　厚生労働省は2001年の「保健機能食品制度の創設について」[3]の通知において，「消費者に十分に情報を与えて，消費者自らが選択する状況」をつくり出すために保健機能食品の制度を創設するとあり，インフォームドチョイスの達成を本制度の目的に掲げている。このように，インフォームドチョイスの考え方は，国際的な健康表示の制度が前提となっている。

❷ インフォームドチョイスを達成するためにすべきこと

　消費者がインフォームドチョイスを達成するためには，アドバイザリースタッフは何をしたらよいであろうか。

　第一に，科学的根拠に基づく，網羅的で最新の情報を入手することである。この情報として，厚生労働省の上記の通知において，「保健機能食品等に関する適切な知識，少なくとも，これらの食品がもつ有効成分を適切に活用するための知識を習得しておく必要がある」としている。こ

れらの知識は，本書の内容でほとんどが網羅されており，本書を理解することで，基本となる知識を得るとともに，関連するデータベースを検索し，最新の情報を入手していくことが期待されている。

　第二に，これらの知識を自分なりに咀嚼して，自分の知識として身につけることである。助言者として，自分の言葉で消費者に話ができるまで理解し，食品の有効性や安全性について，科学的根拠に基づく情報を，公平・適正に消費者に提供し，共有することが必要である。消費者に対して，適切な情報提供や相談にあたるには，個々の有効成分または有効成分を含有する素材についての作用メカニズムや有効性だけでなく，混合物である製品そのものの有効性や安全性がその消費者にとって科学的に根拠をもって，妥当であるかどうかを判断できる応用力・総合力が必要である。

　第三に，消費者の話をよく聴くことである。消費者に先入観をもって，情報を押しつけるのではなく，消費者の話をよく聴き，消費者が本当に何を求めているのかを知る必要がある。「聴く」とは耳を立てて，虚心に，詳しく聴くことである。アドバイザリースタッフは消費者の求めに応じて，適切な情報を十分に伝えることにより，消費者自らが選択することを助けることが役割であって，決して消費者を説得して特定の商品を購入させることがあってはならない。これでは，インフォームドチョイスとはいえない。情報を伝えて同意を得るために説得するのではなく，消費者が保健機能食品等に関する正しい情報を得て理解を深め，消費者自らの判断により，食品の選択が適切に行えるようになることが期待されている。このようにするためには，消費者からなるべく多くの話を聴いて，その個々の消費者の状況に応じた情報を提供することが求められる。

3　企業およびNR・サプリメントアドバイザーの社会的役割

❶ 企業の社会的役割

　アドバイザリースタッフが消費者に保健機能食品等について情報提供を行い，相談に応じる場としては，保健機能食品等が販売されている店舗や通信販売での接客，保健機能食品等の製造・販売会社のお客様相談室など，消費者が商品を直接購入する場であることが多い。このような場では，アドバイザリースタッフは企業人としての使命と社会人としての使命との板挟みとなる可能性がある。

　最近は「企業の社会的使命（CSR：corporation social responsibility）」の必要性が叫ばれ，CSRの実践が進められている。企業の社会的責任には，従業員を雇用して賃金を支払い，従業員の生活を支えること，企業への金銭的支援者である株主や資金提供を行う銀行などの利益関係者に対する利益を配分することにより，社会の活性につなげることも，広義には企業の社会的責任であるとみなされることがあるが，これらの責任は企業活動の利益の創出を基礎にしたものである。しかしながら，本来のCSRとは，利益だけを追求した企業は衰退し，社会的使命を果たした企業のみが長期的には繁栄するという考えに基づいている。自社の利益を上げるために，安価な原材料を使用しているにもかかわらず，高価な原材料であるかのごとく表示することで，企業の利益を上げれば，消費者をミスリードすることにより，正しい原材料を表示している企業と

の公正な競争が阻害される。内部告発や行政の検査などにより，虚偽であることが明らかになったことで破産した企業が，短期的には利益を上げても，長期的には破綻することの事例である。

社会的使命を果たすCSRには，4つの段階があると考えられる。

第一は「法律を全うする」ことである。第二は「法律に書かれていないことであっても，正義感や科学的根拠をもって，製造・販売を行う」ことである。第三は「地球環境をよりよいものにするために地球人としての自覚をもって取り組む」ことである。第四は「正しい情報をより多く消費者に開示して，適切な商品の選択に役立てる」ことである。

アドバイザリースタッフとしては，第一に健康増進法，食品衛生法，食品安全基本法，食品表示法，医薬品医療機器等法，景品表示法などの法律をよく理解し，製造・販売にあたって，これらの法律に違反しないことである。第二に，これらの法律に文言がなくとも，法律の趣旨と科学的根拠とを考慮して，利益を最優先するのではなく，人間としての正義感をもって，情報を提供し，相談に応じることである。第三に，商品の形態や包装材には環境中で分解しやすい素材を使用するとともに，地球環境を考慮した使用方法や廃棄方法も含めた情報を消費者に提供することである。第四に，原材料，食品添加物，遺伝子組換え食品などについて，正しい情報を消費者に公開することである。

これら4つのCSRは，企業だけでなく，保健所，保健センター，病院・診療所などの保健・医療機関，消費者センターなどの消費者相談機関，地域における食生活改善活動の場においても共通する使命である。アドバイザリースタッフはCSRを実践することで，多種多様な保健機能食品等が流通する中，消費者が自分の健康の維持・増進などの目的に合致した食品や消費者の食生活状況や健康状態に応じた食品を，安全かつ適切に選択し，摂取できるようになることに役立つことが望まれる。

❷ アドバイザリースタッフの社会的役割

独立行政法人国立健康・栄養研究所（以下，研究所；現 国立研究開発法人医薬基盤・健康・栄養研究所）と一般社団法人日本臨床栄養協会（以下，協会）は，研究所が行っていた栄養情報担当者（以下，NR）認定事業を協会に移管し，協会が行うサプリメントアドバイザー認定制度に統合することについて，2011年9月に合意，協会と研究所は統合資格保有者の育成を図り，国民の健康に資するアドバイザリースタッフ養成のために協力して，本統合資格認定事業を行うことになった。NRとサプリメントアドバイザーの資格取得者は，資格認定の基本的な考え方が栄養を重視し，健康食品やサプリメントをあくまで補助的なものと位置づけるという点で一致している。また，管理栄養士・栄養士・薬剤師等が主体であるという共通点があり，NRとサプリメントアドバイザーの資格を統合することにより，統合資格の社会的な認知度を高め，資格取得者の活用の機会を増やすことが期待できる。統合による新しい資格名称は「NR・サプリメントアドバイザー」である。NR資格を保有する者の協会への移籍は，2012年7月の第1回を皮切りに延7回にわたって行われ，協会による統合資格「NR・サプリメントアドバイザー」の試験も2013年12月から実施されている。

また，研究所および協会のメンバーによる新教育企画認定委員会により，毎年行われる資格者

向け研修の企画，統合資格認定試験に向けてのテキストの編集，試験問題の作成が行われている。

NR・サプリメントアドバイザーは食品の有効性と安全性に関して，科学と制度の両面の知識と情報を有し，消費者とのコミュニケーションを深め，アドバイザリースタッフの中心的な存在として，活躍することが望まれる。そのために，アドバイザリースタッフが社会的役割を果たすための基本的な考え方を次に記載する。

（1） 食品のリスク

食品が健康に悪影響を及ぼす要因としては，食中毒などの生化学的要因，残留農薬などの化学的要因，混入異物などの物理的要因があり，それぞれの要因を最小限にすることが必要である。食塩，脂肪などの食品成分そのものも過剰摂取によって悪影響を及ぼす要因であり，その過剰の程度は個人によって異なる。また，加熱調理により食品成分から変異原物質が生成して，結果的に健康に悪影響を及ぼすこともある。特に，有効成分を濃縮したサプリメントの摂取にあたっては，過剰摂取や副成分の健康被害は重要である。原料生産や食品製造の過程で，リスク要因を分析して，リスクをなくすように努力しても，個人の摂取量と調理方法や摂取方法によってリスクが発生する可能性があるため，各個人が食品を口にする際にその食品が個人にとってリスクゼロとすることは困難である。

このように，食品のリスクをゼロにすることは困難であるという前提に立って，リスクを最小限にして，より安全で健康の維持・増進に役立つ食品を供給することが大切である。そのためには，食品のリスク評価とリスク管理からリスクコミュニケーションを行う行政，安全で衛生的な食品を製造・販売する企業，そして保存法，調理法，摂取量を自ら適切に実施する消費者まで，それぞれが責任を果たして初めてリスクの最小化が実現できるのである。食品がすべての個人にとってリスクゼロであることはあり得ないという前提に立って，アドバイザリースタッフは，行政，企業のリスク評価と管理についての情報を十分にもち，食品が消費者の口に入るまでのリスクを最小限にしていくためのアドバイスをして，その役割を果たす努力をすべきである。

（2） 情報の入手と発信

食品の安全確保は，すべての国民にとって生きていく上で最も重要な課題であり，食品のもつ健康に及ぼす機能については，国民が最も強く関心をもっている話題のひとつである。アドバイザリースタッフは，食の健康と安全に関心をもち続け，健康増進法，食品安全基本法，食品衛生法，食品表示法などに基づいて，行政が公開する情報に加えて，健康に関する新聞，雑誌，テレビ，書籍，インターネットなどから発信される情報を常日ごろから積極的に入手し，食の健康と安全に関する最新の情報を入手して理解し，取捨選択して正しい情報を消費者に伝えることが必要である。さらに，アドバイザリースタッフとして入手した食の健康と安全に関する行政，企業，消費者に関する情報を自ら整理して，よりよいリスクコミュニケーションを進めるための提言を学会，学術誌，データベースなどの媒体を通じて公表し，多くの関係者と情報を共有することで，国民の健康の維持・増進につなげることも期待される。

（3） 行政とのコミュニケーション

　食の安全を確保するためには，リスクコミュニケーションが重要である。アドバイザリースタッフは，消費者とのコミュニケーションを図るだけでなく，行政とのコミュニケーションにおいてもその役割を果たす必要がある。相互に意見を交換するコミュニケーションの前提となる最も重要なものが情報公開である。片方のみが情報を保持していて，他方が情報から遮断された状態で意見の交換をしても，情報を保有する側の意見が圧倒的に結論に反映されて，実りある成果は生まれない。双方の立場と考えを生かして問題を捉え，解決を図る前提として，双方が同一の情報を共有することである。

　2001年に施行された情報公開法第1条には，「行政機関の保有する情報の一層の公開を図り，もって政府の有するその諸活動を国民に説明する責務が全うされるようにするとともに，国民の的確な理解と批判の下にある公正で民主的な行政の推進に資することを目的とする」とあり，情報公開が行政機関の責務であり，情報公開により民主的な行政が達成できると宣言している。ここで，注目すべき点としては，「国民の的確な理解と批判の下にある公正で民主的な行政」と記載されている点である。特に食品は消費者が毎日の生活において欠かせないものであるため，情報公開の重要度がより高く，国民の身近な問題として，公開された関連法案に対して，理解し，批判していくことが必要であるといえる。

　行政機関からの情報公開の方法は，審議会の公開，報告書案・通知案・法律案などの公表があり，国民との相互の意見交換としては，これらの案に対する最終結論・施行に至る前の段階でのパブリックコメントの募集などがある。アドバイザリースタッフは，行政の公開情報を迅速に入手し，その内容を精査し，意見の募集がある場合には率先して，消費者，企業人の代表として，国民サイドの立場で，国民の健康維持・増進に役立つパブリックコメントを提出することが望まれる。

　最後に，サプリメントという言葉は，日本では法律的にも学問的にも，定義された言葉ではない。健康に関連する食品としては，特定保健用食品，栄養機能食品，機能性表示食品，保健機能食品，機能性食品，健康食品，栄養補助食品，サプリメントなど，さまざまな種類がある。特定保健用食品，栄養機能食品および機能性表示食品をサブカテゴリーとする保健機能食品は，消費者庁が定めた制度に基づいて健康表示が許可されている食品である。それ以外は，法的には定義されていない用語である。一般には，栄養補助食品という言葉が米国のダイエタリーサプリメントの訳語として従来用いられていたが，最近ではカプセル，錠剤などの形態の食品はサプリメント形状の加工食品と呼ばれ，一般の加工食品とは区別されることが多い。なお，健康食品とは健康に良いといわれる食品全体をいう。機能性食品も健康食品と同じような意味で使われることがあるが，これは前述したように文部省（現文部科学省）が支援した国家プロジェクトで初めて定義された言葉で，体調を調節する機能をもった食品を定義したものであるが，法的に定義された用語ではない。

　このテキストでは，サプリメントの本来の意味である「補うこと」（supplementation）を踏まえて，サプリメントとは通常の食生活を補って，健康の維持・増進に役立つ食品成分を含有する食品を指すこととする。この定義では，消費者庁の定めた制度に基づく食品も，そのほかの健康食品も含むことになる。

参考文献

1) 厚生労働省：保健機能食品等に係るアドバイザリースタッフの養成に関する基本的考え方について（平成14年2月21日食発第0221002号）
2) White Paper on Food Safety; Commission of The European Communities, Com (1999) 719 final, Brussels, 12, Jan. (2000)
3) 厚生労働省：保健機能食品制度の創設について（平成13年3月27日医薬局局長通知医薬発第244号）

第2章 基礎の生理学

合田敏尚

1 身体の構造と機能

ヒトの身体のしくみ（機能）を理解しようとする学問が生理学である。身体のしくみを理解するためには，人体の構造と関連づけて生命現象の全体像を知ることが必要である。そこで，まず人体を構成している細胞-組織-器官（臓器）-器官系-個体という秩序ある階層構造と，器官系による身体機能の分化の原理について概観しておきたい。

❶ 身体の構成原理とダイナミクス

ヒトの身体は約60兆個の細胞からなる。同じ構成と機能をもつ細胞が集まり，組織が形成される。組織は，上皮組織，支持組織，筋組織，神経組織に大別される。4種類の組織が単独または組み合わさって器官（臓器）が形成される。器官が有機的な連絡をもち，協調して働くときに，その器官群をまとめて器官系（システム）という（図2-1）。

器官系には，消化器系，呼吸器系，循環器系，腎・泌尿器系，生殖器系，内分泌系，免疫系，神経系，感覚器系，運動器系などがある。

器官および器官系が統合されて個体が形成される。器官および器官系の働きが調和をもって初めて個体の生命の維持が可能となる。器官の活動を調和させるための情報伝達網が神経系であり，血流を介して情報を伝える器官系が内分泌系である。

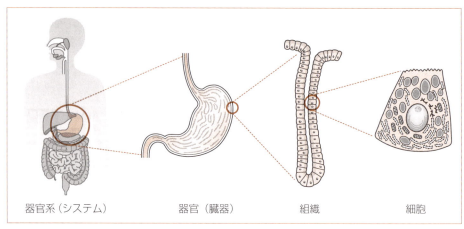

図 2-1　細胞-組織-器官（臓器）-器官系（システム）の階層構造

❷ 人体組織の構築原理

（1）上皮組織

上皮組織は，体表や器官の内腔をシート状に覆う細胞の集まりである．皮膚，粘膜上皮（消化管，呼吸器，尿路系など），血管内皮などに典型的な上皮組織の構築がみられる．上皮組織の機能は，臓器の保護，栄養素や電解質の吸収と分泌，感覚などが代表的である．

（2）支持組織

支持組織は，組織と組織，組織と器官の間を埋めて結びつけ，身体を支える役割を果たし，細胞成分と豊富な細胞外成分（細胞間質，線維と基質）からなる．支持組織の働きにより，結合組織，軟骨組織，骨組織に分類される．血液とリンパも広義の支持組織に含まれる．

①結合組織

全身に広く分布し，ほかの組織の間を埋めて血管や神経の通路となり（疎性結合組織），器官を覆う膜や靱帯を形成する（緻密結合組織）．そのほか，骨髄，リンパ節，脾臓などにみられる細網組織や脂肪組織も結合組織である．細胞成分としては，膠原線維をつくる線維芽細胞，強い食作用をもつマクロファージ，ヒスタミンを分泌する肥満細胞（マスト細胞），白血球などが含まれる．このように，結合組織は物質交換，炎症，免疫，防御などに重要な機能を果たす．結合組織の細胞間質に存在する膠原線維と細網線維の主成分はコラーゲンである．

②軟骨組織

軟骨細胞とプロテオグリカンに富む軟骨基質からなり，気管軟骨，椎間円板，耳介軟骨などにその構造がみられる．

③骨組織

骨をつくる硬い組織であり，細胞成分としては，骨芽細胞，骨細胞，破骨細胞から構成され，細胞間質は骨基質である（図 2-2）．

　●骨芽細胞：コラーゲン線維などの骨基質を合成しながら，カルシウムとリン酸からなるハ

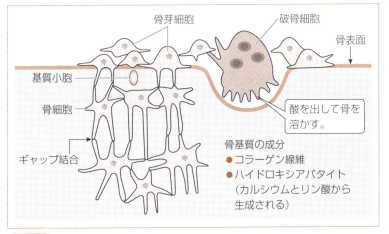

図 2-2 骨組織
資料）栄養科学イラストレイテッド 解剖生理学 人体の構造と機能/志村二三夫ほか編（2010）羊土社を改変

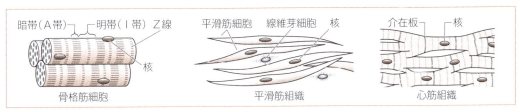

図 2-3 筋組織

イドロキシアパタイトを沈着させて骨を形成する（骨形成）。
- 骨細胞：骨芽細胞が自ら産生した骨基質の中に埋め込まれたものである。
- 破骨細胞：骨表面に存在し，骨基質を分解することによって，カルシウムを血液中に溶出する（骨吸収）。

(3) 筋組織

筋組織は，興奮すると収縮する性質をもった筋細胞（筋線維とも呼ばれる）からなる組織である。筋細胞の間は疎性結合組織で埋められており，その中を血管と神経が通る。構造の特徴から横紋筋と平滑筋に区分される（図 2-3）。

①骨格筋

典型的な横紋筋であり，円柱状の多核の細胞の中にアクチンとミオシンという 2 種類のフィラメント状のたんぱく質が整然と並ぶ。骨格筋は，急速に収縮できるが持続力に乏しい白筋と，ミトコンドリアを多量にもつ赤筋が混在しており，脳脊髄神経の支配を受けて，随意運動を行う。

②平滑筋

内臓や血管壁に分布し，自律神経の支配を受け，あるいは自発的に不随意収縮をする。

③心筋

心臓の筋層をつくる組織であり，横紋筋であるが，不随意筋である。

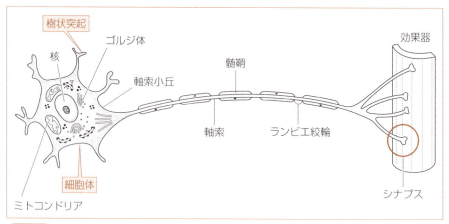

図 2-4 神経細胞（ニューロン）の構造
資料）加藤昌彦：サクセス管理栄養士講座人体の構造と機能及び疾病の成り立ち Ⅱ 第 4 版（2017）第一出版

（4） 神経組織

　神経組織は，神経細胞（ニューロン）と支持細胞からなる。神経細胞は，核を含む細胞体と軸索，樹状突起でできている（図 2-4）。神経細胞の興奮は，細胞体から伸びた 1 本の長い軸索（神経突起）を通して伝導され，神経終末からの神経伝達物質の放出により，次の神経細胞に情報が伝わる。樹状突起は，細胞体から枝分かれしながら広がる構造をもち，ほかの神経細胞から入力した信号を細胞体に伝える。末梢神経系では，支持細胞としてシュワン細胞が軸索を保護している。中枢神経系では，支持細胞としてグリア細胞（神経膠細胞）が多数の突起を出して，神経細胞の支持，栄養・代謝の調節を担っている。

❸ 器官とその統合

　器官（臓器）は，特定の機能を果たすように，複数の組織が組み合わされてできたものである。器官の働きは，個体が生命を維持するための基盤となっているが，個々の器官は個体の生存に必要な機能の一部を担っているにすぎない。器官は諸機能を分業あるいは兼業し，共通の目的をもって統合され，器官系を形成して初めて，効果的にその機能を果たすことができる。器官系を機能によって大きく分類すると，栄養素や酸素の摂取と供給に関与する器官系（消化器系，呼吸器系，循環器系），老廃物・余剰物の排出に関与する器官系（腎・泌尿器系），生命活動とその維持に関与する器官系（感覚器系，運動器系，神経系，免疫系，生殖器系，内分泌系）に区分される。

（1） 栄養素や酸素の摂取と供給に関与する器官系
①消化器系

　消化管と肝臓，胆嚢，膵臓のような実質性の腺器官でできている。消化管は，口腔，咽頭，食道，胃，小腸，大腸から構成され，食物を消化し，必要な成分を吸収して体内に取り込み，不要な成分を体外に排泄する。食物摂取に伴って，唾液腺からは唾液，膵臓からは膵液，肝臓からは胆汁が管腔内に外分泌され，消化・吸収が円滑に進む。

②呼吸器系

鼻腔, 咽頭, 喉頭, 気管, 気管支, 肺からなる。胸郭の助けを受けて, 吸気を肺の肺胞上皮細胞まで導き, 酸素と二酸化炭素の交換を行う。

③循環器系

心臓と血管で構成される血管系とリンパ管系からなる。心臓は, 収縮と拡張を繰り返し, 全身に血液を循環させる。血液循環は, 左心房を通り, 左心室から出た血液が大動脈, 動脈, 動脈系毛細血管（組織内）, 静脈系毛細血管（組織内）, 静脈, 大静脈を経て右心房に戻る体循環（大循環）と, 右心房を通り, 右心室から出た血液が肺動脈, 肺, 肺静脈を経て左心房から左心室に戻る肺循環が繰り返されている。心臓自体を養う特殊な血管は冠状動脈という。毛細血管と組織間における酸素, 栄養素, 老廃物などの物質交換を可能にすることが, 循環器系の意義である。

（2） 老廃物・余剰物の排出に関与する器官系

腎・泌尿器系は, 尿をつくり, これを体外に排泄する器官系であり, 腎臓, 尿管, 膀胱, 尿道からなる。腎臓は腎動脈から流入してきた血液を糸球体で濾過し, 尿細管に導かれた尿（約 150 L/日）から必要なもの（水, グルコース, Na^+, Cl^- など）を選択して再吸収し, 不要なもの（尿素, 尿酸など）をさらに分泌することによって, 不要物だけを尿として排泄するとともに, 体液の量と組成が一定に保たれるように調節している。尿量の調節には, 下垂体後葉から分泌される抗利尿ホルモンが重要な役割を果たす。腎臓から出た尿は, 尿管, 膀胱, 尿道を経て体外へ出る。排尿には, 膀胱壁の筋の収縮と尿道括約筋の弛緩が必要であるが, これらは副交感神経によって支配されている。

（3） 生命活動とその維持に関与する器官系

外界の刺激は, 皮膚では皮膚感覚, 目の網膜では視覚, 耳の内耳では聴覚, 舌の味蕾では味覚, 鼻の嗅上皮では嗅覚として受容され（感覚器系）, その情報は神経を介して脳や脊髄に伝えられ, 統合される（神経系）。外界に対して応答する必要があれば, 神経を介して信号が効果器（筋など）に伝えられ, その結果, 筋の収縮・弛緩に伴って骨格が動く（運動器系）。このように, 身体活動は感覚器系, 神経系, 運動器系などが統合されて起こるものである。

①運動器系

ヒトの身体には筋系として約 400 の筋肉が存在し, 骨格系として約 200 の骨がある。骨格筋は横紋筋で構成され, 大脳からの指令によって動かすことができる随意筋である。内臓の筋は平滑筋で構成され, 大脳からの指令によって動かすことができない不随意筋である。心筋は横紋筋で構成されるが, 不随意筋である。

②神経系

神経系は, 中枢神経系と末梢神経系に分けられる。中枢神経系は, 脳（大脳, 間脳, 中脳, 橋, 小脳, 延髄）と脊髄からなる。脳からは 12 対の末梢神経（脳神経）の線維が, 脊髄からは 31 対の末梢神経（脊髄神経）の線維が出入りする。感覚の信号を末梢から中枢に伝える（求心性）末梢神経を感覚神経, 筋を動かす信号を中枢から末梢に伝える（遠心性）末梢神経

を運動神経と呼ぶ。感覚神経と運動神経は，外界の刺激に対して応答するための神経系であり，あわせて体性神経と呼ばれる。

　一方，平滑筋，心臓，分泌腺などの内臓に遠心性に働く末梢神経は，自律神経と呼ばれる。自律神経系は，交感神経と副交感神経からなる。内臓には必ず交感神経と副交感神経の枝が張り巡らされており，互いに拮抗しながら，全身性の調節を可能としている。

③免疫系

　個体の生体防御機能を担い，細胞（白血球，リンパ球など），組織（リンパ節など），臓器（胸腺，脾臓）の各レベルが関与する複雑な系である。細菌やウイルスの侵入を阻むために，短時間で白血球が活性化され，非特異的に防御反応を発揮する先天性免疫系（自然免疫）と，リンパ球による特異的な抗原認識機構によって活性化される後天性免疫系（獲得免疫）に大別される。

④生殖器系

　種の維持を担う器官系である。男性生殖器は精巣，精巣上体などからなり，女性生殖器は卵巣，子宮などからなる。

❹ 器官系の成長・発達の特徴

（1）スキャモンの発育パターン

　個体の成長と発達に伴う臓器の形態と機能の変化には，それぞれの臓器に固有の発育パターンがある。スキャモン（Scammon）は発育パターンを，一般型，神経系型，生殖器型，リンパ系型の4つに類型化した（図2-5）。

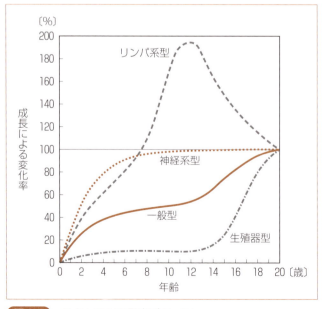

図2-5　スキャモンの発育パターン

①一般型

筋肉，骨格および呼吸器系や消化器系の器官など，多くの臓器は，生後S字型の発育曲線を示す。身長と体重も同様である。例えば，出生児の身長（約50 cm）は，1歳で約1.5倍，4歳で約2倍と急速に伸びるが，その後は安定した身長の伸び（約6 cm/年）を示した後，発育急進期（スパート）に伴い，数年間は再び身長が急速に伸びる。一般に，男子は女子よりも体位が大きいが，発育急進期は女子のほうが2年早く起こる（11〜12歳）ので，この時期から男子の発育急進期（13〜14歳）までは，男子と女子の体位が逆転する。

②神経系型

脳，脊髄，末梢神経，頭部，眼球の大きさの成長は乳児期に極めて速く，その後，成長は緩やかになる。例えば，頭囲は10歳までに成人の96%になる。

③生殖器型

思春期から急激なスパートがある。これは，内分泌系の機能の亢進によるものである。

④リンパ系型

胸腺，扁桃，リンパ節などの重量は，10〜12歳ごろに最大となり，その後減少する。

（2） 小児の発育

小児では，骨格筋の発達に伴い，筋線維の数は変わらないが，筋線維の長さと太さが増し，その結果，筋の横断面積と筋肉量が増大する。筋肉量は性ホルモンの影響を受け，思春期以後に急激に増加し，16歳では成人と同じレベル（体重の約40%）となる。小児では筋持久力は未発達であり，直立姿勢によって下肢の筋肉の緊張が不足すると，静脈血が身体下部に貯留して脳貧血を起こすことがある。特に，朝は副交感神経緊張から交感神経緊張への移行が遅れる例が多く，起立により心拍出量が減少し，脳血流量が減少するため，立ちくらみを起こすことがある。

❺ 加齢に伴う器官系の機能の変化

（1） 消化器系の加齢変化

加齢に伴い，歯の欠損が10本以上になると，咀嚼機能の明確な低下が認められる。加齢に伴って消化管の筋層は薄くなり，消化管の運動は低下し，高齢者に多い慢性便秘の原因になる。加齢により唾液，胃液，膵液によって分泌される消化酵素の活性が若年者の30〜70%まで低下するが，特に胃酸分泌量の減少は著しい（図2-6）。このように，高齢者ではたんぱく質や脂質の消化・吸収速度が低下していると考えられるが，これらの消化・吸収率は高齢者と若年者に大きな差はない。このことは，高齢者であっても，摂取量や摂取速度を配慮することにより，消化・吸収機能は十分に維持できることを示唆する。

（2） 呼吸器系，循環器系の加齢変化

加齢に伴い，肋軟骨の石灰化と肋間筋の筋力低下により，肺の弾性収縮力が低下するため，残気量が増え，肺活量が低下するとともに，1秒当たりの最大呼出量が低下する（図2-7）。通常の生活で機能低下がみられるほどではないが，喀痰が困難になるため，肺炎や気管支炎が重症化す

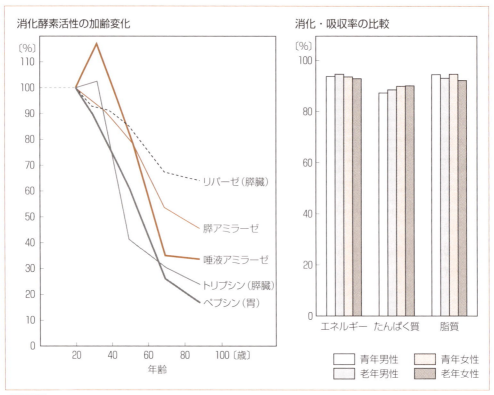

図 2-6 消化酵素活性および消化・吸収率の加齢変化
資料) Meyer, et al.:(1995)を改変

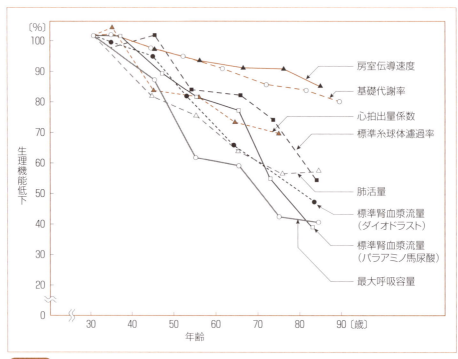

図 2-7 加齢に伴う生理機能の低下
資料) Strehler, B. L. : The Biology of Aging, AIBS, Washington D. C. (1960)

るリスクが高まる。
　心臓は加齢によって萎縮することはないが，弾力性が低下し，刺激伝導系，圧受容体，自律神経系の機能が低下するため，運動負荷に対応することが難しくなり，起立性低血圧も起こりやすくなる。

（3） 腎・泌尿器系の加齢変化
　腎臓は40歳ごろから機能の低下がみられ，加齢による腎血漿流量，糸球体濾過率，尿細管再吸収の低下に伴い，尿濃縮力が低下し，ナトリウムの保持力も低下するため，脱水のリスクが高まる。ただし，腎臓の予備力が大きいため，日常生活では異常がみられることは少ない。

（4） 筋・骨格系の加齢変化
　加齢に伴い，瞬発的な活動に有利な白筋は，筋原線維の数と直径がともに減少するため，瞬発的な運動能力は低下する。一方，持久的な有酸素運動に有利な赤筋は，加齢により筋原線維の数が低下するものの，有酸素運動能力の低下は比較的緩やかである。骨密度は30歳くらいまでに最大となり，それ以後は減少する。女性では，閉経に伴うエストロゲンの分泌低下により，破骨細胞の骨吸収活性が高まり，急激に骨密度が低下するので，この時期から骨粗鬆症のリスクが高まる。

（5） 内分泌系の加齢変化
　女性では40歳代後半からエストロゲンの血中濃度が低下する。これに伴い，代償的に下垂体の性腺刺激ホルモン（卵胞刺激ホルモン：FSH，黄体形成ホルモン：LH）の血中濃度が上昇し，ホルモンのバランスに乱れが生じ，更年期障害の要因となる。男性では60歳代からテストステロンの血中濃度が低下する。副腎は50歳以降に徐々に萎縮し，甲状腺も萎縮や線維化が認められるようになる。加齢によりアルドステロンの血中濃度が低下し，トリヨードサイロニン（T_3）の血中濃度も低下する。
　副甲状腺ホルモンの血中濃度は，加齢に伴って上昇し，骨塩量の減少が起こりやすくなる。

（6） 感覚器系，神経系の加齢変化
　加齢に伴い，味蕾細胞数が減少し，味覚閾値が上昇する。特に，塩味閾値の上昇が顕著であり，70歳代では30歳代の約2～3倍まで上昇する。加齢に伴い，認知機能が低下することが多いが，個人差が著明である。

2　消化・吸収

❶ 消化器系の構造と機能

（1） 消化器系
　私たちの身体の構成成分は，口から取り入れられる食物の栄養素によって常に置き換えられ，

活動のためのエネルギーも食物の栄養素から供給されている。この食物を摂取し，栄養素を消化・吸収する器官系が消化器系である（図2-8）。胎児期の初期に，体を貫く一続きの管が各部に分化し，さらに消化管上皮の一部が陥入して肝臓，膵臓などの付属器官（腺）になる。このようにして形成されたヒトの消化器系は，次のように模式的に示される。

消化管	口腔―咽頭―食道―胃―小腸―大腸
消化腺	唾液腺　　　　　膵臓・肝臓・胆囊

（2） 消化管の基本構造

消化管は，原則として粘膜，筋層，漿膜（食道では外膜）の3層からなる共通の構造を示す（図2-9）。最内膜は粘膜であり，消化液・粘液を分泌する腺がある。筋層は，原則として内輪，外縦の2層の平滑筋からなり，消化管の長軸に垂直・平行の2方向の収縮を組み合わせることによって分節運動と蠕動運動を起こす。消化管各部位の境界では輪状筋が隆起して，括約筋を形成することが多い。その例は，食道下部，胃幽門，回盲部，直腸下部にみられ，消化管内容物を必要に応じていったんとどめたり，逆流を防ぐ役割を果たしている。腸管への血管，リンパ管，神経などは漿膜の二重層である腸間膜の中を走っている。

（3） 消化管の運動と食塊の移送

①口腔

食物は口腔内で咀嚼され，噛み砕かれる。舌の有郭乳頭には味蕾，鼻腔には嗅上皮があって，食物の味覚や嗅覚などの感覚が中枢に伝えられると，反射によって唾液が分泌される。咀嚼も唾液分泌を著しく高め，食塊は粘液で覆われ，滑らかになるため嚥下が容易になる。

②咽頭

食塊が舌の運動によって咽頭に押し込まれ，咽頭の粘膜に触れると，反射的に一連の嚥下運動が起こる。軟口蓋によって口腔と鼻腔との連絡が断たれ，さらに喉頭蓋が閉じ，食塊は気管に入らずに食道へ送られる。

③食道

食道では胃に向かって一方向の蠕動が起こっており，食塊は逆流することなく，胃に送られる。食物が嚥下されてから，胃，小腸，大腸に達する時間は食物の形態，内容物により異なる（表2-1）。

④胃

消化管の中で最も拡張した部分であり，成人では内容が1,200～1,400 mLになる。胃の入口を噴門部，胃の出口部分を幽門部という。食塊は蠕動（毎分3～4回）によって噴門部から幽門部へ送られる。蠕動は幽門部に近づくほど大きくなる。幽門が閉じたまま蠕動運動が繰り返されると，食塊は胃液と混合され，pHが下がり，半流動性の消化粥になる。消化がある程度進行すると，胃壁全体が緊張性の収縮を起こし，胃内圧が十二指腸内圧に勝って，消化粥は十二指腸に少しずつ移送される。食物が胃にとどまる時間（滞胃時間）は食物の量と質によって異なる。一般に滞胃時間は糖質が短く，たんぱく質では2倍である。脂肪は胃の運動を抑制す

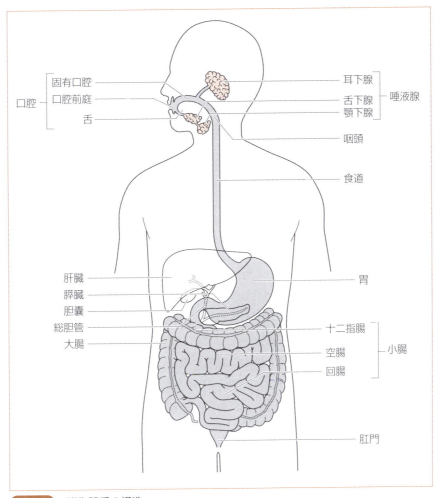

図 2-8 消化器系の構造
資料）近藤和雄：サクセス管理栄養士講座 人体の構造と機能及び疾病の成り立ちⅡ 第 4 版（2017）第一出版

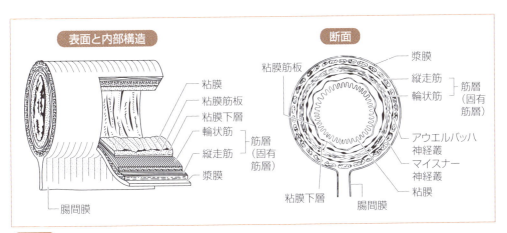

図 2-9 小腸の構造
資料）近藤和雄：サクセス管理栄養士講座 人体の構造と機能及び疾病の成り立ちⅡ 第 4 版（2017）第一出版

表 2-1　嚥下してから腸管各部位に到達するまでの時間

	胃に到達	小腸に到達	大腸に到達	排便
開始	1～2秒（液体）	5分	4～5時間	24～72時間
終了	30～60秒（固体）	4時間	12～15時間	

注）胃までは液体から先に到達するが，それ以降は粥状態となる。
資料）合田敏尚：ビジュアル臨床栄養百科 第1巻 臨床栄養の基礎／青木弥生ほか編（1996）小学館

るため，滞胃時間はさらに長い。胃内容が十二指腸に送られると，腸－胃反射が起こり，胃の運動は抑制される。

⑤小腸

　小腸は，腹腔内を蛇行して右下腹部で大腸に移る6～7mの管であり，十二指腸（約25cm），空腸（残りの約2/5），回腸（約3/5）に分けられる。幽門部から約10cmのところに大十二指腸（ファーター）乳頭があり，ここに総胆管と膵管が合流して開口する。空腸と回腸は扇状の腸間膜によって後腹壁からつり下げられている。粘膜は特有な構造に分化し，粘膜下層の一部は隆起して輪状ひだ，固有層と上皮はさらに突出して無数の絨毛（高さ約1mm）がみられる。小腸管腔の表面積は，輪状ひだならびに絨毛の形成によって約30倍に増大する。

　小腸の絨毛の表面は単層の上皮細胞で覆われているが，このうち90％以上は吸収細胞である。小腸の上皮細胞は，腸管腔という"外界"から内部を隔てる障壁であると同時に，管腔内の分子から利用すべきもの（栄養素）を選択し，積極的に取り入れる役割を担う。このための設計原則は，吸収細胞の管腔表面の構造に表れている（図2-10）。吸収細胞の管腔側表面は指状の突起（微絨毛）で隙間なく覆われ，微絨毛の存在により，1個の細胞当たりの管腔表面積は約20倍に増大する。微絨毛は膜消化・吸収表面を拡大するとともに，細菌の物理的排除や栄養素の選択を可能とする。

　小腸に移送された消化粥は，分節運動によって消化液と混和される。消化産物と小腸粘膜の接触が繰り返され，粘膜上皮表面での最終的な消化・吸収も効率よく行われる。分節運動は毎分十数回，同じ場所で約30分繰り返される。分節運動や蠕動運動の発生頻度や強さは，上部小腸から下部小腸へいくにつれて減弱するので，腸内容の移送速度は回腸にいくほど遅い。

　食後約4時間後から回腸末端部に腸内容が停滞し始めると，局所反射によって回腸終末部に強い蠕動運動が起こり，回盲弁が開いて内容物は結腸内へ少量ずつ送られる。このころには胃内容も空になっており，次の食事の準備が整う。次の食事の食塊が胃に入ると，胃－回腸反射が起こり，回腸から結腸への移送が促進される。

⑥大腸

　大腸は消化管の最終部であり，盲腸，結腸，直腸に分けられる。盲腸は回腸の開口部よりも下位にある部分である。盲腸はヒトでは退化し，その痕跡が虫垂として残っている。結腸は走行により上行，横行，下行，S状結腸に分けられる。

　上行結腸に送られた内容物は分節運動と蠕動運動によって攪拌される。大腸の蠕動運動は，頻度は少ないが，大きく，持続時間も長い。逆蠕動も起こり，内容物を1～2時間同じ部位に

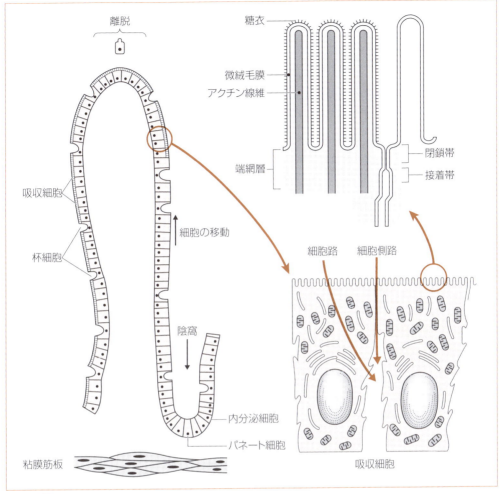

図 2-10 小腸の絨毛および吸収細胞の構造

資料）合田敏尚：ビジュアル臨床栄養百科 第1巻 臨床栄養の基礎／青木弥生ほか編（1996）小学館を改変

停滞させる間に水分と電解質の吸収が進む。盲腸と結腸には腸内細菌が多く棲息し、発酵による未消化物の分解も進む。食事によって食物が胃に入ると、胃-結腸反射が起こり、横行結腸からS状結腸にかけて急激な蠕動（大蠕動）が起こって大腸の内容物は急激に直腸に運ばれる。乳児が乳を飲むたびに排便するのも、朝食後に便意を催すのも、大蠕動が起こるからである。直腸に内容物が移送されると、直腸壁の伸展が刺激となって骨盤神経を介して排便反射が起こる。刺激は大腸に伝えられて便意を催す。また、仙髄中枢の反射や粘膜内の神経の反射によって、直腸の蠕動が増強し、内肛門括約筋（平滑筋）が弛緩する。上位中枢（延髄、視床下部、大脳）からの抑制が解除されると、外肛門括約筋（横紋筋）の収縮が抑制され、排便が起こる。便意をあまり抑え続けると、直腸の圧感受性が低下し、便意が起こりにくくなって常習性便秘の原因となる。

❷ 消化・吸収の基本概念

（1） 管腔内消化と膜消化・吸収

　食物中の栄養素はほとんどが巨大分子で構成されており，消化管の上皮を通過して体液中に取り込むためには小分子化する必要がある。この分解の過程が消化である。また，消化物が体内（細胞内）に取り込まれ，血液またはリンパ液へ移送されることを吸収という。消化・吸収の過程は，消化液の分泌を介して消化管内で起こる中間消化（管腔内消化）と，小腸吸収細胞の膜表面で起こる終末消化と吸収（膜消化・吸収）の2つのステージに分けてみると考えやすい。

①管腔内消化

　管腔内消化には，消化酵素による加水分解（化学的消化）が重要であるが，咀嚼や消化管平滑筋の運動による食塊の破砕・混合（機械的消化）も補助的な役割を果たす。

②膜消化・吸収

　小腸吸収細胞の膜表面では，栄養素は膜消化を受けると同時に，近傍にある輸送体によって細胞内に取り込まれるので，膜消化と吸収は同時進行する現象であり，不可分の関係にある。

（2） 消化管の自律性

　消化管の最大の特徴はその自律性にある。消化管粘膜は消化粥からの情報を敏感にとらえ，神経や消化管ホルモンを介して腺や平滑筋に働きかけ，消化液の分泌と消化管の運動を調節する。神経性の調節は主に自律神経による。消化管壁には，網目状の特殊な神経線維のネットワークがみられる。その神経細胞の集合部（壁在神経叢）は2カ所あり，筋層の内・外層の間にあるアウエルバッハ神経叢は消化管の収縮運動に，粘膜下層にあるマイスナー神経叢は絨毛運動にかかわる（p.19, 図2-9）。これらの神経叢からは副交感神経の節後線維が出ている。

　一般に消化管は副交感神経が優位に働き，その興奮によって活動が亢進する。交感神経は逆に消化管活動を抑制する。局所的な運動の調節は主に壁在神経叢内の反射によって行われ，各部位間の統合を外来神経が行う。消化管のうち，十二指腸下部から横行結腸前半までは迷走神経の支配にあり，横行結腸後半から後は骨盤内臓神経の支配にある。

（3） 消化管ホルモンの特徴と役割

　管腔内の化学的刺激を受容する機構として内分泌細胞が散在することも消化管の特徴である。内分泌細胞（底粒細胞）は，微絨毛を消化管腔に向けており，管腔からの適当な刺激によって基底側へペプチドホルモン（消化管ホルモン）を放出する。消化管ホルモンは血管内に入る（内分泌）ものもあるが，近傍の細胞に直接働いて（傍分泌）局所における調節をする場合も多くみられる。これまで多くの種類の底粒細胞が観察されており，それぞれに対応した消化管ホルモンが発見されている（表2-2）。消化管ホルモンのほとんどは中枢神経系や消化管壁在神経叢にも存在しており，まとめて脳・腸管ペプチドとも呼ばれる。

表 2-2　主な消化管ホルモン

ホルモン	分泌細胞	合成部位	主な作用
ガストリン	G 細胞	胃洞部，十二指腸	胃酸およびペプシンの分泌
セクレチン	S 細胞	十二指腸，空腸	膵臓から炭酸水素イオン分泌
コレシストキニン（CCK）	I 細胞	十二指腸，空腸	膵酵素分泌，胆嚢収縮
グルコース依存性インスリン分泌刺激ポリペプチド（GIP）	K 細胞	十二指腸，空腸	胃酸，ペプシン，ガストリン分泌抑制，インスリン分泌刺激
グルカゴン様ペプチド（GLP-1）	L 細胞	遠位空腸，回腸，大腸	インスリン分泌刺激，胃運動抑制，食欲抑制
グレリン	X 細胞	胃体部	摂食の亢進，成長ホルモン分泌刺激

資料）「合田敏尚：消化・吸収の基本概念，健康・栄養科学シリーズ基礎栄養学（奥恒行，柴田克己編），改訂第 4 版，p.69，2012，南江堂」より許諾を得て改変し転載

表 2-3　大唾液腺（耳下腺，顎下腺，舌下腺）の比較

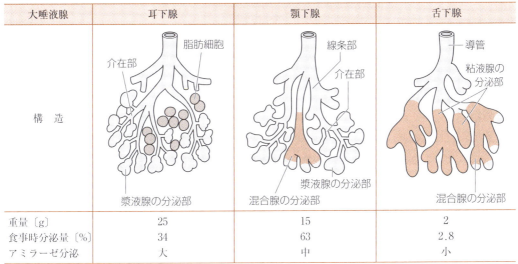

大唾液腺	耳下腺	顎下腺	舌下腺
重量〔g〕	25	15	2
食事時分泌量〔%〕	34	63	2.8
アミラーゼ分泌	大	中	小

資料）合田敏尚：ビジュアル臨床栄養百科 第 1 巻 臨床栄養の基礎/青木弥生ほか編（1996）小学館

❸ 管腔内消化とその調節

　消化管上皮の一部が陥入してできた腺の主なものは，唾液腺，胃腺，膵臓，肝臓である。唾液腺は自律神経の調節を強く受け，膵臓と肝臓の外分泌は消化管ホルモンの調節を強く受ける。胃腺は自律神経とホルモンの両方の調節をほぼ同じ割合で受ける。

（1）唾液の分泌とその調節

　口腔内には 3 対の大唾液腺，すなわち，耳下腺，顎下腺，舌下腺がある（表 2-3）。舌下腺からは主に粘液（ムチンを含む）が分泌され，耳下腺からは主に漿液（水，電解質と α-アミラーゼに富む）が分泌される。顎下腺からは両方が分泌される。

　唾液の分泌は 1 日に 1.0〜1.5 L にもなるが，このうちの多くは食事摂取時に副交感神経を介し

て顎下腺と耳下腺から漿液が分泌されたものである。交感神経の興奮によっても唾液分泌は高まるが，このときは粘液の多い唾液が少量分泌される。唾液の主要な意義は大量の水の分泌にあり，唾液の水とムチンは食塊の嚥下を容易にする。唾液にはα-アミラーゼが含まれ，デンプンの消化に関与する。

(2) 胃液の分泌とその調節

胃の内腔表面は単一の円柱上皮とその分泌物（粘液）で覆われるが，ところどころに，酸を産生する胃腺がある。胃腺は4種の細胞（表層粘液細胞，壁細胞，内分泌細胞，主細胞）から構成される（図2-11）。壁細胞は塩酸（胃酸）を分泌するように分化した細胞である。内分泌細胞のうち，胃酸分泌の調節に最も重要なのがガストリン産生細胞（G細胞）である。主細胞はペプシノーゲンを分泌する。ペプシノーゲンは胃酸によって直ちに活性型のペプシンに転換される。

①脳相

食事摂取の開始時には，味覚・嗅覚・聴覚・視覚により，あるいは条件反射も加わって迷走神経の神経末端からアセチルコリンが分泌され，壁細胞から胃酸，主細胞からペプシノーゲンが分泌される（図2-12）。このように，食塊が胃に到達する以前に，脳からの迷走神経を介した刺激により胃酸などの消化液の分泌亢進が起こることを消化の脳相という。脳相の比重は全体の胃酸分泌の45％と大きい。したがって，おいしいと感じるものを食べることによって，以後の消化・吸収も促進される。

②胃相

食塊が胃に入ると，迷走-迷走神経反射などによって，胃酸，ペプシノーゲン，ガストリンが分泌される。たんぱく質の分解産物（ペプチド，アミノ酸），カフェイン，薄いエタノールなどは直接G細胞を刺激し，ガストリンが分泌される（胃相）。ガストリンは胃平滑筋に作用して胃の運動を強めると同時に，壁細胞からの胃酸分泌を強力に引き起こす。胃内容物のpH

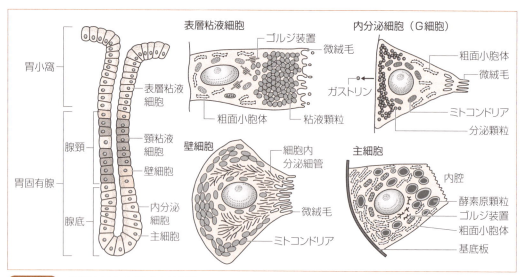

図2-11 胃腺とそれを構成する細胞
資料）合田敏尚：ビジュアル臨床栄養百科 第1巻 臨床栄養の基礎/青木弥生ほか編（1996）小学館

が2以下になると，ガストリンの分泌は抑制され，胃酸分泌のフィードバック機構が働く。ガストリンによる胃酸分泌亢進作用は，迷走神経（副交感神経）によって促進され，内臓神経（交感神経）によって抑制される。

③腸相

酸性の胃内容物が十二指腸に入ると，セクレチン，コレシストキニン（CCK）などが内分泌され，膵液や胆汁の分泌を促進するので，小腸における管腔内消化は急速に進む。これらの消化管ホルモンは，一般に胃酸の分泌と胃内容物の排出を抑制する作用をもつ（腸相）。

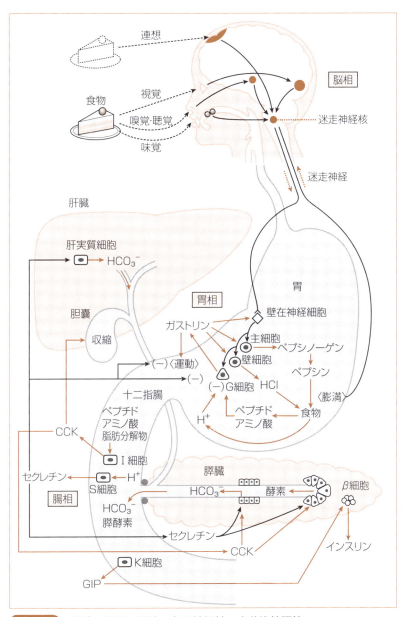

図2-12　胃液，膵液，胆汁の主な神経性・内分泌性調節
資料）合田敏尚：エッセンシャル 基礎栄養学/中屋豊ほか編著（2005）医歯薬出版を改変

（3）膵液の分泌とその調節

膵臓は胃の背部にあり，十二指腸の中部から腹膜後壁を横切って脾臓のほうに伸びる長さ約 15 cm，重さ 80〜160 g の実質臓器である（図 2-13）。膵液を分泌する外分泌細胞がほとんどの容積（98％）を占め，約 100 万の内分泌細胞の集塊（ランゲルハンス島，直径 0.2〜0.3 mm）が散在する。膵臓外分泌腺の細胞は消化酵素たんぱく質を合成し，膵管へ分泌する。

①セクレチンと CCK の役割

食塊が胃内部で酸性の消化粥となって十二指腸に送られると，十二指腸粘膜の内分泌細胞はその情報を敏感に捉え，消化管ホルモンを内分泌し，膵液と胆汁の分泌を亢進させる。消化粥の H^+ 濃度の上昇を感受して S 細胞からセクレチンが分泌される。たんぱく質の分解産物（オリゴペプチドやアミノ酸）や脂肪の分解産物（長鎖脂肪酸とモノグリセリド）の刺激によって I 細胞から CCK が分泌される。セクレチンは膵臓に働いて大量の膵液（弱アルカリ性）を分泌させ，肝臓に働いて胆汁の分泌を高める。この結果，小腸内容物は弱アルカリ性に調整され，膵臓から分泌される消化酵素の作用が最大に発揮される。CCK は膵臓における消化酵素の合成を促進し，分泌を亢進させる。

②三大栄養素に対する膵消化酵素の作用

膵液は，三大栄養素すべてに対する消化酵素を含み，管腔内消化の主役である。糖質の消化酵素として α-アミラーゼ，脂質の消化酵素としてリパーゼを含む。たんぱく質の消化酵素としてトリプシノーゲン，キモトリプシノーゲンなどを含むが，これらはすべて不活性型のプロ酵素として分泌される。トリプシノーゲンが小腸微絨毛膜にあるエンテロペプチダーゼによって一部が切断されて活性型のトリプシンになると，産生したトリプシンがほかのプロ酵素を活性化するために，たんぱく質分解酵素の作用が一気に高まる。

（4）胆汁の分泌とその調節

肝臓は物質代謝の中心臓器であるが，本来は消化管上皮が陥入してできたものであり，消化腺

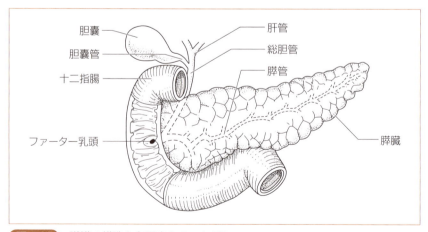

図 2-13 膵臓の構造と各器官とのつながり

資料）近藤和雄：サクセス管理栄養士講座 人体の構造と機能及び疾病の成り立ちⅡ 第 4 版（2017）第一出版を改変

といえる。外分泌液は胆汁であり，これを分泌するのは肝臓の実質細胞である。肝臓の実質細胞は絶えず胆汁を分泌するが，食間期には総胆管の括約筋が緊張しており，胆汁は胆囊に集められて濃縮される。酸性消化粥が十二指腸に入ると，その刺激によって分泌されたセクレチンは肝細胞に作用し，胆汁分泌を高める。CCKは胆囊を収縮させる。その結果，総胆管括約筋の弛緩とともに，間欠的に胆汁が十二指腸内に分泌される。

① 胆汁酸の生理作用

　胆汁には消化酵素そのものは含まれていないが，主要な成分である胆汁酸塩は，強力な界面活性作用をもつので，脂質や脂溶性ビタミンの消化・吸収には不可欠である。胆汁酸は肝細胞でコール酸，ケノデオキシコール酸として合成され（一次胆汁酸），グリシンあるいはタウリン（量比3：1）と抱合して胆汁中に分泌される。胆汁酸は腸内細菌によって脱抱合され，一部は修飾を受けて二次胆汁酸になる。

② 胆汁酸の腸肝循環

　一次胆汁酸と二次胆汁酸は，いずれも回腸下部で能動的に吸収され，門脈を経て肝細胞に取り込まれ，再び胆汁中に分泌される。これを腸肝循環という。食事摂取時には腸肝循環は加速され，1回の食事につき胆汁酸は二回りする。胆汁酸の腸肝循環量は1～2 gであり，通常は1日に0.5 gが糞中に排泄され，その分だけ肝臓の実質細胞でコレステロールから胆汁酸が合成される。

❹ 膜消化・吸収

（1） 小腸における消化と吸収

　小腸は消化管の中でも，消化・吸収の効率を最大限に高めるように，構造と機能を高度に分化させた部位である。栄養素の吸収の約90％は小腸で行われる。胃ではアルコールや一部の薬物が吸収されるが，水やグルコースは吸収されない。大腸では主に水と短鎖脂肪酸（腸内細菌叢により産生）の吸収が起こる。十二指腸に分泌された膵液の消化酵素によって管腔内消化は急速に進むが，デンプンやたんぱく質の管腔内消化に関与する酵素（α-アミラーゼ，トリプシンなど）は原則的には末端以外のユニット間を切断する"エンド型"の加水分解酵素であり，その結果生じるのは少糖類やオリゴペプチドである。その意味では，管腔内における消化は中間的な消化といえる。それに対し，小腸吸収細胞の管腔側の膜（微絨毛膜）には，オリゴペプチドや少糖類をアミノ酸，ジペプチドや単糖にまで加水分解する"エキソ型"の酵素が局在している。この膜上で起こる終末消化を膜消化と呼ぶ。栄養素は膜消化を受けると同時に，同じ膜の近傍にある膜輸送担体によって細胞内に取り込まれる（図2-14）。

（2） 吸収の機構

　栄養素が管腔側から上皮を通過して血管・リンパ管に入るには，吸収細胞の中を通る細胞路と細胞の間隙を通過する細胞側路の2つの経路がある。細胞路によって栄養素が吸収されるためには，管腔側の膜（微絨毛膜）を通過する必要がある。細胞側路によって栄養素が細胞の間隙を通過するためには，微絨毛のやや下部にある細胞間接着装置（特に閉鎖帯）を通過する必要がある。

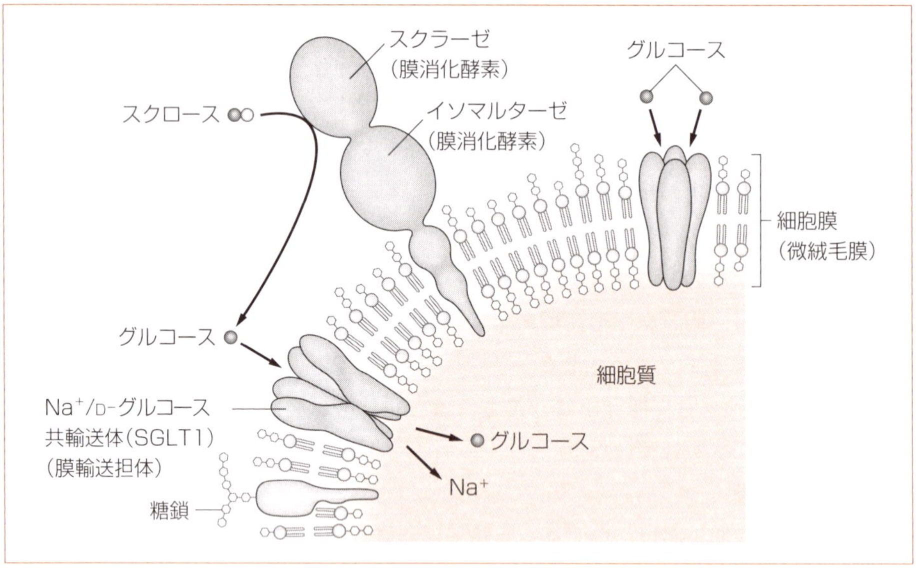

図 2-14 微絨毛膜における膜消化酵素と輸送担体の連携
資料）合田敏尚：消化・吸収/武藤泰敏編著（2002）第一出版

いずれも分子量の大きな栄養素の透過にとっては障壁となる。ただし，小腸の上皮は，比較的水やイオンに対する透過性が高く"leaky（漏れのある）"であり，細胞側路によるイオンの受動拡散が観察される。細胞側路は陽イオンに対する選択性を有するため，K^+ や Na^+ などに対する透過性が高く，Cl^- に対する透過性は低い。

①受動拡散と能動輸送

吸収細胞の微絨毛膜は，炭素数3個以下の水溶性物質（エタノールなど）は容易に通過する。したがって，これらの溶質は濃度勾配による受動拡散によって，水は浸透圧差に従い浸透によって，膜を透過する。一方，分子量100を超える水溶性栄養素（グルコース，アミノ酸など）の吸収のためにはそれぞれに特異的な輸送担体が膜を貫通して配置されている。

②水溶性栄養素の能動輸送の原理

小腸における栄養素吸収の大きな特徴は，腸管腔の栄養素濃度が細胞内の濃度より低い場合でも，栄養素を積極的に吸収細胞内に取り込む現象がみられることである。これを能動輸送という。能動輸送には，エネルギーを物質輸送に利用する機構が必要である。

ATPを直接利用する物質輸送系（一次性能動輸送）は，吸収細胞の側面・底面膜に存在しており，その本体は Na^+/K^+-ATPアーゼである。これがNaポンプとして Na^+ を細胞外にくみ出すため，細胞内 Na^+ 濃度は低く抑えられ，細胞内外の濃度勾配ができる。

さらに，細胞内は管腔側にくらべて負に帯電（－35 mV）している結果，微絨毛膜を境にして極めて急な Na^+ の電気化学的な勾配が生じ，微絨毛膜を横切って Na^+ を細胞内に流れ込ませる強い駆動力が生じる。

微絨毛膜には，単糖（グルコース，ガラクトース），アミノ酸，水溶性ビタミンを Na^+ とともに輸送する各種の担体（共輸送体）が存在するので，Na^+ の下り坂輸送に従って，これらの

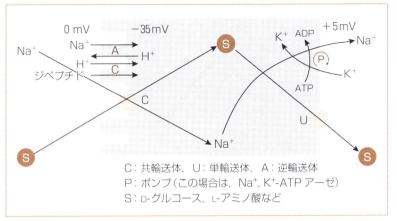

図 2-15 小腸吸収細胞における共輸送体による水溶性栄養素の能動輸送
資料）合田敏尚：ビジュアル臨床栄養百科 第1巻 臨床栄養の基礎／青木弥生ほか編（1996）小学館

栄養素は上り坂輸送（二次性能動輸送）される（図2-15）。また，小腸の微絨毛膜にはNa$^+$/H$^+$逆輸送体が存在しており，下り坂のNa$^+$輸送に従ってH$^+$は管腔側へ輸送（二次性能動輸送）され，微絨毛近傍のpH（6.0～6.5）を低く保つ。この細胞内外のH$^+$濃度の勾配を利用して微絨毛膜のH$^+$/ジペプチド共輸送体はジペプチドの上り坂輸送（三次性能動輸送）を行う。微絨毛膜を通過した水溶性の栄養素は，血管に入るまでにもうひとつの細胞膜（側面・底面膜）を通過する。この膜の輸送も担体を通して行われるが，能動輸送ではなく，濃度勾配に従った拡散によって起こるので，促進拡散と呼ばれる。

③脂溶性栄養素の吸収過程

脂質や脂溶性ビタミンにとっては微絨毛膜は障壁とはならず，濃度勾配に従って拡散によって膜を透過する。そのため，脂溶性栄養素にとって腸管腔からの吸収の際に問題になるのは，むしろ管腔内という親水性の環境であり，管腔内では脂質は胆汁酸とともにミセルを形成することが必要である。吸収細胞内で再エステル化された脂質はすべてキロミクロンに取り込まれるが，キロミクロンは血管内皮細胞を通過できないため，毛細リンパ管（中心乳び管）へ取り込まれ，胸管をゆっくり流れてから左鎖骨下静脈に流れ込む（図2-16）。腸粘膜の血流量は60 L/時と速いが，リンパの流量は0.1～0.2 L/時と遅いので，脂質の吸収が完了するのは糖質やアミノ酸よりも時間がかかる。

❺ 栄養素別の消化・吸収

（1） 糖質の消化と吸収

①糖質の構造

ヒトが摂取する糖質の大部分は，デンプンなどの多糖類とスクロース（ショ糖）やラクトース（乳糖）などの二糖類である。デンプンは，グルコース（ブドウ糖）のユニットがα-1,4グルコシド結合した直鎖状の構造を基本骨格にもち，この骨格にほかの鎖がα-1,6グルコシド結

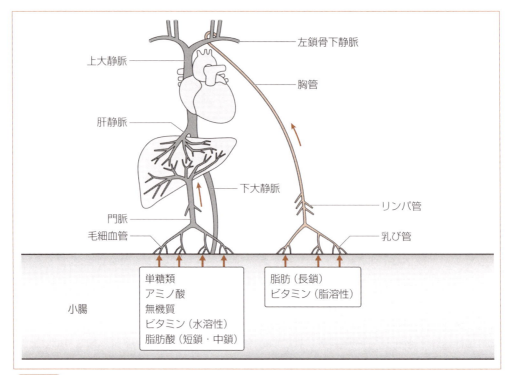

図 2-16 水溶性栄養素と脂溶性栄養素の吸収経路の違い

資料）「平戸八千代：消化・栄養素の体内運搬，栄養・健康科学シリーズ 基礎栄養学（糸川嘉則，柴田克己編），改訂第3版，p.120, 2003, 南江堂」より許諾を得て改変し転載．

合することによって枝分かれが生じている。

②管腔内消化

デンプンは，枝分かれの多いアミロペクチンと，枝分かれのないアミロースの混合物である。摂取されたデンプンは，唾液や膵液中の α-アミラーゼによって，内部の α-1,4グルコシド結合が不規則に切断される。この第一段階のデンプンの消化は口腔内で始まり，嚥下されて胃に達した後も食塊に胃酸が浸透するまでの間（約30分）は進行する。膵液の α-アミラーゼは特に強力な作用を示すので，デンプンの管腔内消化は小腸上部で速やかに進行する。

その結果，平均6～8個のグルコースからなる中間消化産物（マルトース，マルトトリオース，α-限界デキストリンなど）が生じる。これらの少糖類は，スクロースやラクトースなどの二糖類と同様に，小腸吸収細胞の微絨毛膜において膜消化を受けると同時に単糖として吸収される。

③膜消化・吸収

デンプンの終末消化である膜消化は，マルターゼ（グルコアミラーゼ），スクラーゼ・イソマルターゼ複合体の協同作用によって起こる。これらは，いずれも非還元末端のグルコースの α-1,4グルコシド結合を切断して，グルコースをひとつずつ遊離させる。α-1,6グルコシド結合はイソマルターゼによって切断される。スクロースはスクラーゼによってグルコースとフルクトースに加水分解される。ミルクに含まれるラクトースはラクターゼによってグルコースと

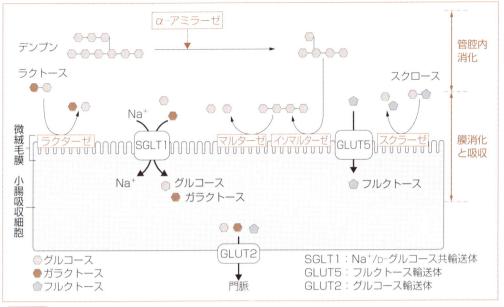

図 2-17　糖質の消化と吸収
資料）真鍋祐之：サクセス管理栄養士講座 基礎栄養学 第5版（2017）第一出版を改変

ガラクトースに加水分解される。昆虫の体液やマッシュルームに含まれるトレハロース（グルコース2分子がα-1,1 グルコシド結合したもの）はトレハラーゼによって2分子のグルコースに分解される。これらの膜消化の結果，通常の食事に含まれる糖質は，グルコース，フルクトース，ガラクトースとして小腸吸収細胞内に取り込まれる（図 2-17）。

グルコースとガラクトースは，微絨毛膜のNa^+/D-グルコース共輸送体（SGLT1）によって能動的に細胞内に取り込まれる。フルクトースはフルクトース輸送体（GLUT5）によって細胞内に取り込まれる。これらの単糖の細胞内の濃度が高まってくれば，側面・底面膜に局在する別のグルコース輸送体（GLUT2）によってグルコース，フルクトース，ガラクトースは細胞間隙へ輸送され，門脈に集められる。グルコースやNa^+の吸収は，水やほかの電解質の吸収を促進するので，脱水や下痢の小児に対する水・電解質の補給には，経口的に糖・電解質混合溶液を投与するのが効果的である（経口補液）。

α-アミラーゼの作用を受けにくいデンプン粒子（約10%）や，膜消化酵素によって分解されにくい（難消化性）オリゴ糖は結腸に達し，腸内細菌によって発酵を受ける。産生した有機酸のうち，短鎖脂肪酸（酢酸，プロピオン酸，酪酸）は大腸上皮細胞に吸収され，エネルギー源として利用される。

（2）たんぱく質の消化と吸収
①管腔内消化，膜消化

経口摂取されたたんぱく質は，胃液中のペプシンによってある程度加水分解された後，小腸に送られ，膵液中の強力なたんぱく質分解酵素（トリプシン，キモトリプシンなど）によって管腔内消化を受ける。膵液中のたんぱく質分解酵素の多くはペプチド鎖の中央部分を切断する

ので，空腸上部ではアミノ酸が2～6結合したオリゴペプチドができる．オリゴペプチドは，小腸吸収細胞の微絨毛膜にあるアミノペプチダーゼなどの作用によってアミノ酸，ジペプチド，トリペプチドまで分解してから吸収担体によって細胞内に取り込まれる（図2-18）．

②吸収

　微絨毛膜におけるアミノ酸の輸送は，Na^+の濃度勾配を利用する能動輸送である．この輸送系によって，特に必須アミノ酸が優先的に吸収される．一方，ジペプチド，トリペプチドは，H^+の濃度勾配を利用して能動輸送によって細胞内に取り込まれる．ジペプチド・トリペプチド輸送系はアミノ酸輸送系にみられるような強い選択性をもたず，多種類のアミノ酸残基を選別せずに吸収する．ジペプチド・トリペプチド輸送系で取り込まれたペプチドの大部分は細胞内のペプチダーゼで細胞内消化を受け，アミノ酸となって門脈に移行する．

（3）脂質の消化と吸収
①管腔内消化

　脂肪は疎水性の性質のために，消化管内と吸収細胞内では特異的な機構で処理されて吸収される．食事中の脂肪の大部分は炭素数14～18の長鎖脂肪酸のトリアシルグリセロール（TG）からなる．脂肪の滞胃時間は栄養素の中で最も長く，摂取された50ｇの脂肪がすべて十二指腸に達するには4～6時間かかる．これは脂肪の消化産物が十二指腸の内分泌細胞を刺激し，セクレチンなどの分泌によって胃の機能を抑制するためである．脂肪の消化・吸収には時間が

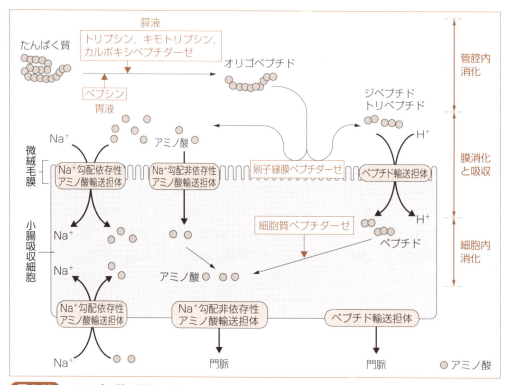

図2-18　たんぱく質の消化と吸収

資料）南久則：消化・吸収/武藤泰敏編著（2002）第一出版を一部改変

かかるが，脂肪の吸収は空腸で大部分が行われ，回腸末端までには完了する。

小腸の管腔内では，膵臓から外分泌されるリパーゼが，食事中の脂肪（トリアシルグリセロール）の1,3位の脂肪酸エステル結合を加水分解する。その結果，脂肪酸とモノアシルグリセロールが生じる。脂肪酸とモノアシルグリセロールは胆汁酸塩のミセルに取り込まれ，複合ミセルが形成される（図2-19）。コレステロールも複合ミセルに取り込まれる。複合ミセルは水層に分散し，容易に粘液層を通過して微絨毛に近づくと解離する。

②吸収

小腸吸収細胞内に取り込まれた脂肪酸とモノアシルグリセロールは再度エステル結合し，トリアシルグリセロールに再合成される。再合成されたトリアシルグリセロールおよびコレステロールエステルはリン脂質に覆われ，その表面にたんぱく質（アポたんぱく質）が入り込んでリポたんぱく質（キロミクロン）となる。キロミクロンはリンパ管に取り込まれる。

③中鎖脂肪酸トリアシルグリセロール

炭素数8〜10の中鎖脂肪酸で構成される中鎖脂肪酸トリアシルグリセロール（MCT）は，消化・吸収障害のある場合に，栄養素補給のひとつの手段として使用される。中鎖脂肪酸トリアシルグリセロールは通常の長鎖脂肪酸トリアシルグリセロールにくらべて，膵リパーゼによる管腔内消化が速やかに行われ，分解産物は複合ミセルがなくてもそのまま容易に吸収細胞内に輸送される。中鎖脂肪酸は水溶性が高いため，門脈血中に取り込まれる。

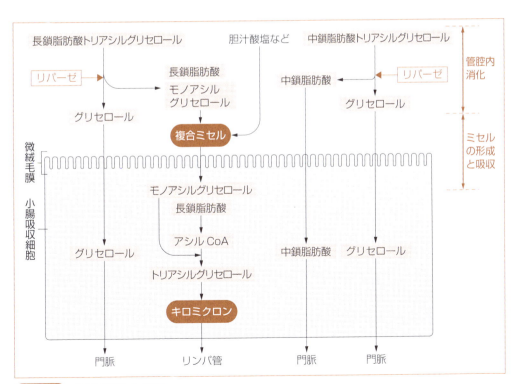

図2-19　脂質の消化と吸収

資料）真鍋祐之：サクセス管理栄養士講座 基礎栄養学 第5版（2017）第一出版

（4） ビタミンの吸収
①脂溶性ビタミン

　ビタミンAは動物性食品からはレチノールの脂肪酸エステルとして，植物性食品からはプロビタミンA（β-カロテンなど）として摂取される。レチニルエステルは加水分解され，レチノールとなって吸収細胞に取り込まれる。β-カロテンは吸収細胞に取り込まれた後，β-カロテン開裂酵素によってビタミンAに転換される。ヒトでは小腸におけるβ-カロテンの開裂反応は完全ではなく（約50%），β-カロテンの摂取量に応じて血液中のβ-カロテン濃度が上昇する。レチノールは吸収細胞内で結合たんぱく質（CRBP II）と結合し，エステル化を受けてからキロミクロンに取り込まれる。ビタミンAに転換されなかったβ-カロテンもキロミクロンに取り込まれてリンパ経路に入る。カロテン類は極めて疎水性が高く，胆汁酸混合ミセルへの取り込み速度も低い。このため，レチノールの吸収率は70〜90%であるのに対し，β-カロテンの吸収率は平均で約14%と低い。ただし，β-カロテンの吸収率（5〜60%）は，調理の方法，同時にとる脂質の量によって大きく変動する。

　経口的に摂取されたビタミンD，ビタミンE，ビタミンKは，いずれもほかの脂溶性栄養素と同様に胆汁酸の存在下で小腸上部から吸収され，キロミクロンに取り込まれてリンパを経由し，いったん肝臓に輸送される。それらの吸収率は，食事中の脂肪含量や胆汁分泌量に依存して変動する。

②水溶性ビタミン

　水溶性ビタミンは，一般に分子量が100〜200の範囲にあり，高濃度であれば単純拡散によって吸収され，門脈に移行する。しかし，通常の食事では水溶性ビタミンの腸管内濃度が高くなることはない。多くの水溶性ビタミンには，数μmol/Lの濃度でも能動的にあるいは担体を介して積極的に細胞内に取り込む機構が上部小腸に存在する。その典型的な例は，ビタミンC（L-アスコルビン酸），ビタミンB_2（リボフラビン），ビオチン，パントテン酸にみられる。これらはいずれもNa^+との共輸送によって微絨毛膜を通過する能動輸送である。葉酸はNa^+には依存しないが，pHが低くなるに従って吸収も増大する。ビタミンB_1（チアミン）の吸収は，エネルギーを利用して能動的に行われるが，微絨毛膜の通過は拡散によって行われ，細胞内に取り込まれたチアミンのリン酸化が腸管吸収の律速段階になっている。ビタミンB_6は受動拡散（単純拡散）によって吸収される。

　ビタミンB_{12}の吸収は，特殊な因子や結合たんぱく質を必要として複雑である。食物中のビタミンB_{12}は，一般にたんぱく質と結合した状態で摂取される。胃や小腸で，胃酸や消化酵素の作用によって遊離したビタミンB_{12}は，胃腺の壁細胞から分泌された内因子に結合して複合体を形成することによって，消化管内での分解を免れ，回腸にある特異的な受容体によって吸収される（吸収率約50%）。すなわち，ビタミンB_{12}の吸収には，内因子が重要な役割をもち，胃を切除した患者や萎縮性胃炎の高齢者では吸収率が低下する。

　食品中の葉酸の約75%はポリグルタミン酸型であり，その吸収には小腸粘膜の葉酸コンジュガーゼの作用によってモノグルタミン酸型に分解されることが必要である。サプリメントとして利用されている葉酸の多くはモノグルタミン酸型であり，その吸収率（約85%）は食品中の葉酸の吸収率（約50%）よりも高い。

(5) ミネラルの吸収
①カルシウムの吸収

食品に含まれるカルシウム（Ca）は，ほかの栄養素の管腔内消化の進行に伴って遊離し，イオン化して吸収される。腸管内のカルシウムは吸収細胞を通過し（細胞路），あるいは吸収細胞の間隙を通過し（細胞側路），毛細血管に入る（図2-20）。

細胞路によるカルシウムの輸送は主に上部小腸で起こる。カルシウムは濃度勾配に従って微絨毛膜を通って吸収細胞内に入るが，吸収細胞から毛細血管へのカルシウムのくみ出しにはエネルギーが必要となるので，腸管吸収全体を考えると，これは能動輸送である。この細胞路のカルシウム吸収の律速段階は，微絨毛側から血管側へのカルシウムの細胞内移送である。この細胞内移送をカルシウム結合たんぱく質（CaBP：カルビンディン）が著しく促進する。この細胞路によるカルシウム能動輸送は，カルシウム摂取量に対応してビタミンDを介して調節され，カルシウム摂取量が少ないと輸送速度が高まり，カルシウム摂取量が多いと輸送速度は低下する。細胞路によるカルシウム能動輸送は妊娠・授乳期には高まり，閉経後は減少する。

細胞側路のカルシウム輸送はエネルギーを必要とせず，単純拡散によって小腸全域で行われる。空腸下部から回腸ではCaBPの量が極めて低くなるため，細胞路よりも細胞側路が主な経路となる。この経路によるカルシウムの吸収はビタミンDの栄養状態に影響されず，カルシウム摂取量が多いほど吸収量も高くなる。この経路によるカルシウム腸管吸収は，ラクトースやほかの難消化吸収性の糖類などによって高まる。カルシウム吸収率は加齢によって変動し，成長期には35～45％程度，成人では25～35％程度である。

②鉄の吸収

鉄の腸管吸収は体内の鉄の保有量によって厳密な調節を受けるという特徴をもつ。消化管は鉄を吸収するだけでなく，過剰な体内鉄を排出する役割も果たす。鉄は主に小腸上部で吸収される。低濃度の鉄は能動的に吸収され，高濃度の鉄は受動拡散によって吸収される。

食品中の鉄は，肉などに含まれるヘム鉄と植物性食品の非ヘム鉄に分類される。ヘム鉄はほ

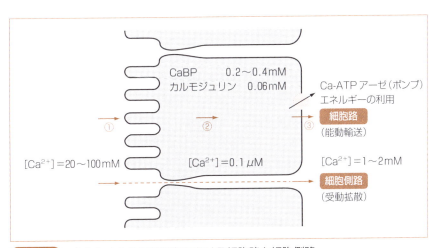

図2-20　カルシウムの腸管吸収における細胞路と細胞側路

注）細胞路の輸送では②の過程が律速段階になる。したがって，輸送速度はCaBPの量に依存する。
細胞側路による輸送は閉鎖帯における透過性に依存する。

資料）合田敏尚：ビジュアル臨床栄養百科 第1巻 臨床栄養の基礎/青木弥生ほか編（1996）小学館

かの食品成分に左右されずに吸収率も高い（20～30%）が，非ヘム鉄は一般に吸収率が低く（10%以下），ほかの食品成分の影響も強く受ける。非ヘム鉄は食品中に Fe^{3+} として存在し，そのままでは吸収されない。その吸収には，胃酸によって可溶化した鉄を Fe^{2+} の形に還元したまま保つ食品成分（アスコルビン酸など）の共存が必要である。

　また，肉類や魚類の摂取は非ヘム鉄の吸収を高める。鉄は微絨毛膜の受容たんぱく質と結合して取り込まれ，その95％以上は門脈に移行し，トランスフェリンと結合して血中を輸送される。体内の鉄保有量が多いと，吸収細胞の鉄受容たんぱく質も鉄で飽和しているので，鉄の吸収速度は低くなり（粘膜遮断），吸収細胞の剥離・離脱に伴って便中に失われる鉄の量も増大する。通常の食事中の鉄の吸収率は，約15％と見積もられているが，これは鉄の栄養状態によって変動し，鉄欠乏時には吸収率は約2倍に高まる。

③そのほかのミネラルの吸収

　銅の吸収率は20～60％であり，摂取量が少ないほど吸収率は高い。セレンの吸収率はセレノメチオニンの形態で80～90％である。マグネシウムの吸収率は約40％である。亜鉛の吸収率は約30％である。クロムの吸収率は1～2％と極めて低い。

3 自律神経とストレス

　細胞の周囲の内部環境は，外界の状況が変化しても，ある範囲内で一定に保たれている。これを恒常性（ホメオスタシス）の維持という。恒常性の維持のための全身性の調節は，神経系と内分泌系によって行われる。この機能のために重要な働きをしている神経系が自律神経系である。

❶ 自律神経系

（1）　自律神経系とは

　自律神経は，内臓など自律機能にかかわる器官の働きを調節する神経系であり，意志とは関係なく，中枢から末梢へと信号を伝える遠心性の神経線維でできている。自律神経系の上位の統合部位（中枢）は間脳の視床下部にある。視床下部は，体内外からの情報を感覚神経で受けるとともに，血液からのホルモンの情報を受け，それらを処理した後に，遠心性の信号を自律神経系を通して，あるいは下垂体からのホルモン分泌を通して内臓に伝え，代謝・体温・体液のバランスなどの調節をつかさどっている。自律神経は，中枢神経から目的とする器官に到達するまでに，途中で1回はニューロンを交代するという特徴をもつ。この中継点は末梢神経の途中で神経細胞が集まっているところであり，神経節と呼ばれる（図2-21）。中枢神経から神経節までの神経を節前線維，神経節から器官までの神経を節後線維という。自律神経節における神経伝達物質はアセチルコリンである。自律神経には，交感神経と副交感神経の2つの系統があり，大部分の目的器官は，両方の自律神経によって拮抗的に二重支配を受けている。

（2）　交感神経

　交感神経は，脊髄の胸髄と腰髄から出て脊髄の両側にある交感神経系の神経節に入る。交感神

経節は上下に数珠のようにつながって交感神経幹を形成しており，全身の交感神経はこの神経幹を通ってから枝分かれをする。交感神経の末端からは伝達物質としてノルアドレナリンが分泌され，標的器官に作用する。その結果，心臓に対しては心拍数の増加，拍出量の増加など，心臓機能を促進する。血管に対しては収縮を促し，血圧を上昇させるが，心臓を養う血管（冠動脈）だ

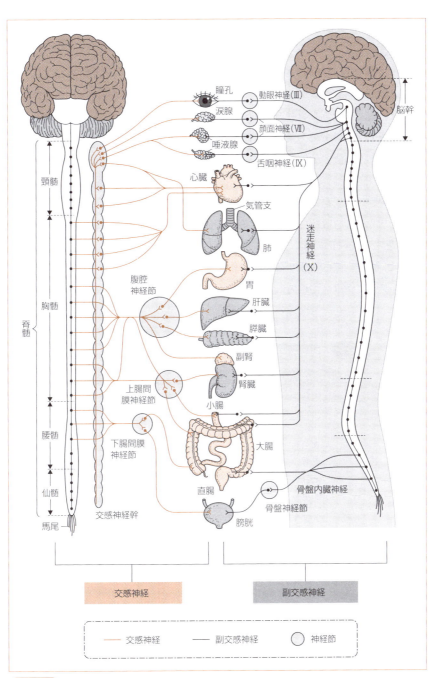

図2-21　自律神経系

資料）加藤昌彦：サクセス管理栄養士講座　人体の構造と機能及び疾病の成り立ちⅡ第4版（2017）第一出版

けは拡張して心臓の循環血液量を増加させる。呼吸器系に対しても促進的に働き，気管支を拡張させる。

一方，交感神経は，消化管の平滑筋を弛緩させ，消化液の分泌を抑制するので，消化・吸収機能は低下する。また，瞳孔を散大させ，汗腺の分泌を促進し，立毛筋を収縮させる（表2-4）。このように，交感神経系は，血圧上昇，骨格筋への血流増加など，エネルギーを消費するように全身的に作用しており，闘争または逃走のようなストレス状態への対応に適している。

（3） 副交感神経

副交感神経は，脳神経のうちの動眼神経（Ⅲ），顔面神経（Ⅶ），舌咽神経（Ⅸ），迷走神経（Ⅹ）から出るほか，脊髄神経のうちの第二仙骨神経（S2）～第四仙骨神経（S4）から出る。副交感神経の末端からはアセチルコリンが分泌され，標的器官に作用する。動眼神経中の副交感神経は，瞳孔括約筋を収縮させる（縮瞳）。顔面神経の副交感神経は，涙腺の分泌を促進し，顎下腺と舌下腺から漿液性唾液の分泌を促進する。舌咽神経の副交感神経は，耳下腺から漿液性唾液の分泌を促進する。迷走神経の副交感神経は内臓臓器に広く分布しており，交感神経とは逆に，心臓の機能を抑制し，血圧を低下させ，呼吸器系に対しては抑制的に働き，気管支を収縮する。

一方，消化管の平滑筋を収縮させ，消化液の分泌を促進する。仙骨神経から出た副交感神経は，骨盤内臓神経として下行結腸，S状結腸，直腸，膀胱を支配し，排尿や排便を促進する（表2-4）。このように，副交感神経系は，消化・吸収機能を亢進させ，安静・休養状態でエネルギーを蓄積するように作用している。

表2-4 自律神経の作用

組織・器官		交感神経	副交感神経
眼	瞳孔	散大	縮小
	涙腺	―	分泌促進
皮膚	汗腺（発汗）	分泌促進	―
	立毛筋	収縮	―
	皮膚の血管	収縮	―
心臓	拍動数	増加	減少
	拍出量	増大	減少
呼吸	気管支	拡張	収縮
消化	唾液腺	分泌促進（粘液性）	分泌促進（漿液性）
	消化管の運動	抑制	促進
	消化液の分泌	抑制	促進
ホルモン	膵臓	―	分泌
	副腎髄質	分泌	―
生殖	子宮	収縮	拡張
排尿	膀胱	排尿抑制	排尿促進
排便	肛門括約筋	排便抑制（収縮）	排便促進（弛緩）

資料）加藤昌彦：サクセス管理栄養士講座 人体の構造と機能及び疾病の成り立ちⅡ 第4版（2017）第一出版を改変

❷ ストレス

（1） ストレス，ストレッサー

　生体が外部環境の変化によって危機的な状況に置かれたときには，内部環境の恒常性（ホメオスタシス）の乱れに伴い，防御反応としての非特異的な生体反応が起こる。ハンス・セリエ（Hans Selye）は，この非特異的な生理反応をストレスと呼び，それを引き起こす要因をストレッサーと称した。

　ストレッサーとしては，物理的要因として，寒冷・暑熱のような温度，体への侵襲（外傷，火傷，手術など），放射線，騒音などがあり，化学的要因として，酸素欠乏，薬剤などがある。また，生物学的要因としては感染，過激な運動，睡眠不足などがあり，そのほかの要因としては心理・社会的な要因（不安，緊張，恐怖，怒り，悲しみ，職場や家庭での人間関係，自然災害など）もストレッサーとなる（表2-5）。

　現在では，ストレスとストレッサーは区別せずに，生体のホメオスタシスを乱す要因は，すべてストレスという広義の概念で捉えられることが多い。

（2） 汎（全身）適応症候群

　外部からの刺激に対する生体の適応反応は，ストレッサーの種類にかかわらず類似しているのが特徴であり，新たな環境に適応するための総合的な生体防御反応といえる。

　セリエは，この生体防御機構を汎（全身）適応症候群と称して，時間の経過に伴って，警告反応期，抵抗期，疲憊期の3段階に分けた（図2-22）。

①警告反応期

　警告反応は，ストレスに直面したときの初期反応であり，血圧，体温，血糖などが低下し，神経系の活動や筋肉の緊張の低下がみられ，抵抗力が一時的に低下する（ショック相）。このときには，胃や十二指腸にびらんや出血が起こる。次に，ショック状態から立ち直るために，血圧，体温，血糖などが回復し，神経系の活動や筋肉の緊張が高まり，抵抗力が回復する（反ショック相）。

②抵抗期

　抵抗期は，ストレスによる刺激に対して生体が適応力を獲得した状態であり，一定の緊張を

表2-5　ストレスの種類

種　類	主な因子
物理・化学的要因	温度（寒冷，暑熱），振動，騒音，気圧，放射線，身体への侵襲（外傷，火傷，手術など），有害化学物質など
生物学的要因	感染（細菌，ウイルスなど），空腹，過激な運動，過重労働，睡眠不足など
心理・社会的要因	不安，緊張，恐怖，怒り，悲しみなど，職場や家庭での人間関係，トラブル，自然災害，戦争など

資料）「渡邉令子：環境と栄養，健康・栄養科学シリーズ 応用栄養学（戸谷誠之，伊藤節子，渡邉令子編），改訂第3版，p.323，2010，南江堂」より許諾を得て転載．

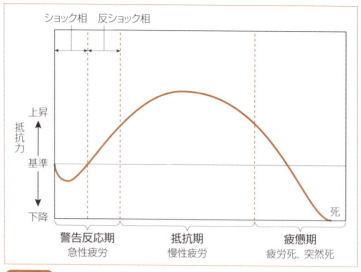

図 2-22　ストレスによる生体の抵抗力の変化

保って安定している。この時期にほかのストレスが加わると，新たなストレスに対する抵抗力は弱い。

③疲憊期

　ストレスが長期間持続すると，生体は適応力を維持することができなくなり，ショック相と同様な身体的変調が起こり，抵抗力が低下し，やがて死に至る。

（3）　ストレス応答

　生体にストレスが加わったときに起こる生体防御反応には，視床下部-下垂体-副腎皮質系が主要な役割を担っている。知覚や触覚で関知されたストレス刺激は，脳幹部から大脳辺縁系，大脳皮質に伝えられ，情動や身体反応などの適応反応を引き起こすとともに，視床下部に強く働きかける。心理的なストレス刺激は，直接，大脳辺縁系に作用して，激しい情動行動と身体反応を引き起こすとともに，視床下部に強く働きかける。

　これらのストレス刺激は，視床下部の副腎皮質刺激ホルモン放出ホルモン（CRH）を産生するニューロンに伝達される。CRHの分泌により下垂体から副腎皮質刺激ホルモン（ACTH）の分泌が起こり，ACTHの作用で副腎皮質におけるコルチゾールやミネラルコルチコイドの分泌が促進されるとともに，副腎が肥大化する。

　コルチゾールは全身に働き，たんぱく質や脂肪の分解を促進し，糖新生により血糖上昇をもたらし，活動のためのエネルギーを全身に供給する（図 2-23：なお，破線は分泌抑制を示す）。ミネラルコルチコイドは，血圧の上昇をもたらす。また，下垂体からの甲状腺ホルモンの分泌が亢進し，全身のエネルギー代謝が亢進する。

　一方，ストレスは，視床下部における交感神経の高次中枢を賦活化し，副腎髄質から大量のアドレナリン，ノルアドレナリンを放出させる。ストレス刺激に対するこれらの自律神経系および

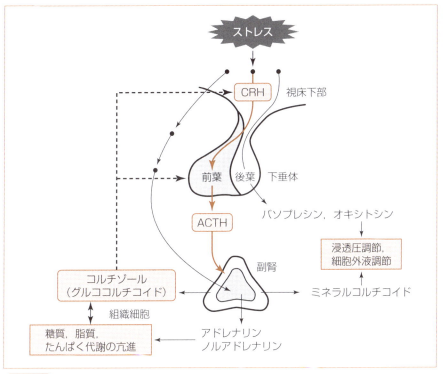

図 2-23 ストレス時の主要なホルモン分泌と代謝亢進

注）CRH：副腎皮質刺激ホルモン放出ホルモン，ACTH：副腎皮質刺激ホルモン
資料）「渡邉令子：環境と栄養，健康・栄養科学シリーズ 応用栄養学（戸谷誠之，伊藤節子，渡邉令子編），改訂第3版，p.323, 2010, 南江堂」より許諾を得て転載．

内分泌系の変化は，危機的状況に対する生体の全身的な適応反応といえる。

ストレスは，自律神経系と内分泌系を介して，全身の臓器に影響を及ぼす。コルチゾールの過剰分泌に伴い，胸腺，リンパ腺，脾臓の萎縮が起こり，免疫力が低下する。また，インスリン要求性が高まるので，膵臓β細胞に対する負担も増す。交感神経の亢進やアドレナリンの分泌亢進は，血圧上昇をもたらし，脳出血や心筋梗塞の要因となる一方で，消化管運動を抑制し，胃粘膜の血流を低下させ，胃の防御因子を抑制する。このように，ストレスは，糖尿病，循環器疾患，消化性潰瘍など，極めて多くの疾患の発症・増悪因子として作用している。

4 内分泌，ホルモンの作用

❶ 内分泌

（1） 分泌様式

細胞の中で合成された物質が細胞外に放出されるしくみを分泌という。汗腺や消化腺のように導管を通じて体外や体腔内に分泌されるものを外分泌と呼ぶのに対し，分泌された物質が導管を介さずに血管に入り，血流によって全身に運ばれることを内分泌（エンドクリン）という。内分

泌される物質がホルモンである。それ以外の分泌様式としては，組織液を介して近くの細胞に作用する傍分泌（パラクリン），自己の細胞に作用する自己分泌（オートクリン）がある。

（2） 内分泌の特徴

ホルモンを産生・分泌する細胞・組織は，固有の分泌器官を形成することが多い。ホルモンを分泌する器官を内分泌腺という。ホルモンは微量で生体調節作用を示し，その標的となる特定の細胞・組織には，受容体を介して作用する。ホルモンは，神経系とともに諸器官の統合的な成長・発達に重要であり，内部環境の恒常性を維持する機構としても重要である。

（3） 内分泌腺の種類

古典的な内分泌器官としては，下垂体，甲状腺，副甲状腺（上皮小体），副腎，膵臓，卵巣・精巣（性腺）があるが，内分泌の概念は拡大されつつある。消化管上皮に分散している内分泌細胞から分泌される消化管ホルモンは，種類も分泌量も脳から分泌されるホルモンに匹敵する。多くの臓器や組織はホルモン様の生理活性物質を分泌する。これらは，サイトカインあるいは成長因子と総称される。

最近では，脂肪組織は200種類以上の生理活性物質を合成・分泌する内分泌器官であるという概念が定着した。脂肪組織から分泌されるサイトカインとして，レプチン，アディポネクチンなどの生理活性物質がよく知られており，これらはアディポサイトカインと総称される。

❷ ホルモンの構造と作用機序，分泌調節機構

（1） ホルモンの構造と作用機序

ホルモンの作用は，標的細胞に存在する受容体との特異的な結合によって始まる。ホルモンの標的細胞受容体との結合および信号伝達のしくみは，ホルモンの化学構造によって異なる。

ホルモンは，その化学構造から，①たんぱく質・ペプチドホルモン，②ステロイドホルモン，③アミノ酸誘導体ホルモンに分類される。

①たんぱく質・ペプチドホルモン

数個から数百個のアミノ酸からなるホルモンであり，視床下部，下垂体，膵臓から分泌されるホルモンがその例である。たんぱく質・ペプチドホルモンは，細胞膜を通過できないため，その受容体は標的細胞の細胞膜に存在する。細胞膜の受容体とホルモンの結合の情報は，細胞内カルシウム濃度の変化や cAMP などのセカンドメッセンジャーの伝達によって，生理作用を発揮する（図 2-24）。

②ステロイドホルモン

コレステロールを材料にして合成されるホルモンであり，副腎皮質および性腺から分泌されるホルモンがその例である。ステロイド骨格をもつのが特徴であり，脂溶性であるため，細胞膜を通過して，細胞質あるいは核内で受容体と結合する。ステロイドホルモンの受容体は，標的遺伝子に直接結合して，遺伝子の転写を調節する（図 2-24）。

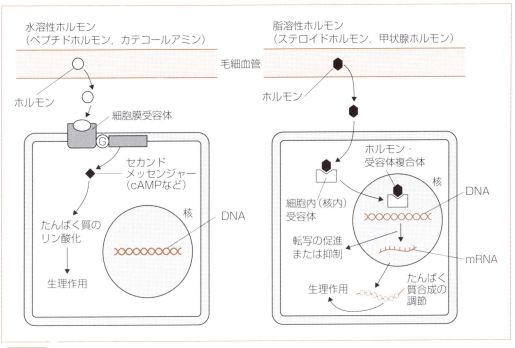

図 2-24 ホルモンと受容体のしくみ
資料）栄養科学イラストレイテッド 解剖生理学 人体の構造と機能/志村二三夫ほか編（2010）羊土社を改変

③アミノ酸誘導体ホルモン

甲状腺ホルモンと副腎髄質ホルモンがその例である。甲状腺ホルモンはチロシンの誘導体であるが，水溶性は低く，ステロイドホルモンと同様の機構で核内受容体を介して標的遺伝子の発現を転写レベルで調節する。副腎髄質ホルモンはカテコールアミンと総称される構造をもち，水溶性であり，たんぱく質・ペプチドホルモンと同様に細胞膜の受容体に結合することによって，標的細胞の機能を調節する。

（2）ホルモンの分泌調節機構

生体が環境に対して適応するためのホルモン分泌調節機構としては，フィードバック調節と神経性調節がある。

①フィードバック調節

フィードバック調節は，ホルモンの血中濃度を一定の狭い範囲に保ち，急激な変化を最低限にする機構である。

②神経性調節

神経性調節は，神経性の入力により，ホルモンの分泌が変化する機構である。視床下部の神経ニューロンから分泌される各種のホルモンが，下垂体ホルモンの放出を促進する機構はその代表的な例である。また，交感神経の興奮により副腎髄質ホルモンの分泌が亢進する機構は，神経系がホルモンの分泌を調節する例であり，ストレス応答にもこの機構が関与している。

❸ 視床下部，下垂体とホルモン

（1） 視床下部，下垂体

　視床下部は間脳の一部であり，自律神経系の中枢であると同時に，内分泌系の司令塔である。視床下部から小指の頭大の下垂体が垂れ下がるように存在している。視床下部と下垂体は，神経ニューロンと血流によって連絡している。下垂体は発生学的に2つの部位に分けられる。下垂体の前葉，中間部，隆起部は上皮由来の細胞からなる腺性下垂体であり，下垂体の後葉は神経組織由来の神経性下垂体である（図2-25）。

（2） 視床下部ホルモン

　視床下部のいくつかの神経核（弓状核，視索前野など）からは，下垂体前葉からのホルモン分泌を調節するホルモンが分泌される。これらは神経細胞の軸索を通り，視床下部と下垂体の連絡部に存在する毛細血管の集合（下垂体門脈）に分泌され，血流を介して下垂体前葉からのホルモン分泌を調節する。

　視床下部ホルモンとしては，成長ホルモン放出ホルモン（GHRH），甲状腺刺激ホルモン放出ホルモン（TRH），副腎皮質刺激ホルモン放出ホルモン（CRH），性腺刺激ホルモン放出ホルモン（GnRH）のように下垂体前葉ホルモンの分泌を促進するものと，ソマトスタチン，ドーパミン（ドパミンともいう）のように下垂体前葉ホルモンの分泌を抑制するものがある（表2-6）。

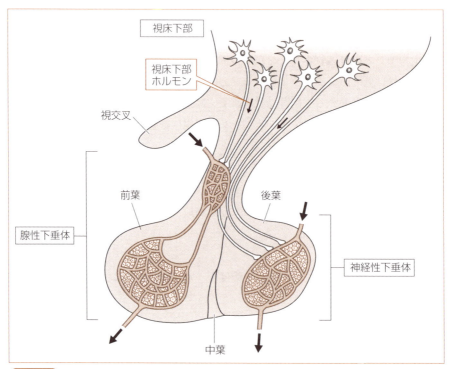

図2-25　視床下部，下垂体の構造
資料）箱田雅之：サクセス管理栄養士講座人体の構造と機能及び疾病の成り立ちⅡ第4版（2017）第一出版

（3） 下垂体前葉ホルモン

　視床下部ホルモンの作用により，下垂体前葉から成長ホルモン（GH），プロラクチン（PRL），甲状腺刺激ホルモン（TSH），副腎皮質刺激ホルモン（ACTH），卵胞刺激ホルモン（FSH），黄体形成ホルモン（LH）という6つのたんぱく質性のホルモン（下垂体前葉ホルモン）が分泌される。これらの下垂体前葉ホルモンは，それぞれ対応する視床下部ホルモンの刺激によって分泌調節を受けている。下垂体前葉ホルモンのうち，成長ホルモンとプロラクチンは末梢の内分泌腺を介さずに，直接，標的組織に作用する。そのほかの下垂体前葉ホルモンは，さらに末梢の内分泌腺（甲状腺，副腎皮質，卵巣，精巣など）を刺激することによって別のホルモンの分泌を促す。

　視床下部-下垂体系によって調節されるホルモンの血中濃度は，フィードバックシステムによって厳密に制御され，一定の狭い範囲に維持するしくみがある。すなわち，下垂体前葉ホルモンは，視床下部ホルモンの分泌を抑制することによって下垂体前葉ホルモンの血中濃度を調節し，末梢の各種ホルモンは上位の下垂体前葉ホルモンの分泌を抑制するとともに，さらに上流の視床下部ホルモンの分泌を抑制することによって，ホルモンの血中濃度を調節している（図2-26）。

①成長ホルモン

　成長ホルモンは下垂体前葉から分泌され，広範な成長促進作用を示すたんぱく質性のホルモンである。成長ホルモンの成長促進作用は，成長ホルモンの刺激に応答して，肝臓などから大量に分泌されるインスリン様成長因子1（IGF-1）を介した作用によるところが大きい。

表2-6　下垂体前葉ホルモンとそれを調節する視床下部ホルモン，および下垂体後葉ホルモン

視床下部ホルモン	下垂体前葉ホルモン		標的組織
成長ホルモン放出ホルモン（GHRH）↑ ソマトスタチン　↓	成長ホルモン（GH）		全身
ドーパミン　↓ 甲状腺刺激ホルモン放出ホルモン（TRH）↑	プロラクチン（PRL）		乳腺
TRH　↑	甲状腺刺激ホルモン（TSH）		甲状腺
副腎皮質刺激ホルモン放出ホルモン（CRH）	副腎皮質刺激ホルモン（ACTH）		副腎皮質
性腺刺激ホルモン放出ホルモン（GnRH）	性腺刺激ホルモン	卵胞刺激ホルモン（FSH）	卵巣 精巣（セルトリ細胞）
		黄体形成ホルモン（LH）	卵巣 精巣（ライディッヒ細胞）
	下垂体後葉ホルモン		標的組織
↑分泌刺激 ↓分泌抑制	抗利尿ホルモン（バソプレシン）		腎臓の集合管
	オキシトシン		平滑筋（子宮・乳腺）

資料）栄養科学イラストレイテッド解剖生理学人体の構造と機能／志村二三夫ほか編（2010）羊土社を改変

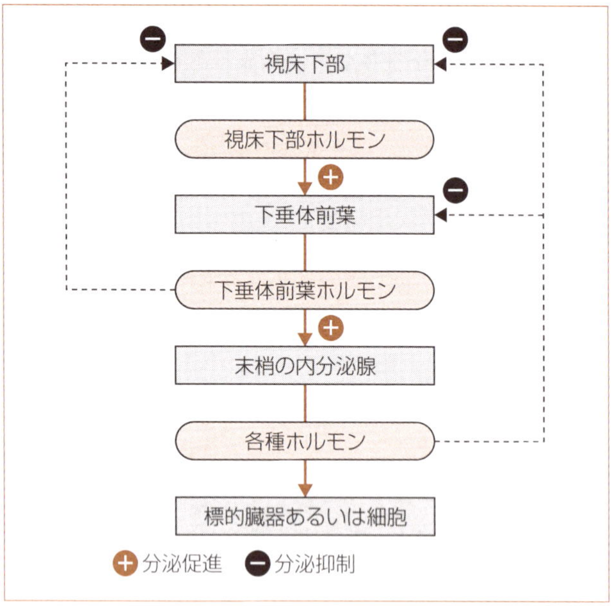

図 2-26 ホルモン分泌のフィードバック調節のしくみ
資料）栄養科学イラストレイテッド 解剖生理学 人体の構造と機能／
志村二三夫ほか編（2010）羊土社

　IGF-1 は，食事摂取に伴うインスリンとの共同作用により，骨端軟骨細胞の増殖を促して骨を伸長させるとともに，広範な組織におけるたんぱく質同化を促して，筋肉や臓器の成長を促進させる。成長期に低栄養などの原因により成長ホルモンの分泌が少ないと低身長を来す。

　成長ホルモンは，直接作用として，脂肪組織からの遊離脂肪酸の放出を促進し，骨格筋における脂肪酸の利用を促進することにより，脂質代謝を亢進させる。また，骨格筋や脂肪組織におけるグルコースの取り込みを抑制する作用も示す。

　成長ホルモンの分泌は，さまざまな条件で変動する。睡眠により分泌は亢進し，入眠後約1時間で最大となる。食後は一時的に成長ホルモン分泌が低下した後，3〜4時間で反跳的に亢進する。血漿アミノ酸濃度によっても成長ホルモンの分泌は変動し，高たんぱく質摂取後は数時間にわたって成長ホルモンの分泌が亢進する。また，強度の運動により，血中の成長ホルモン濃度が上昇する。

②プロラクチン

　プロラクチンは下垂体前葉から分泌されるたんぱく質性のホルモンである。プロラクチンは乳腺細胞に作用し，妊娠期の乳腺発達や，産後の授乳期における乳汁の合成と分泌を促進する。ほかの下垂体ホルモンとは異なり，プロラクチンは生理的な状態では視床下部から分泌されるドーパミンによって抑制されている。甲状腺刺激ホルモン放出ホルモン（TRH）には，プロラクチンの分泌促進作用もある。睡眠，食事，運動は，視床下部からの TRH などの分泌を促進することによって，下垂体前葉からのプロラクチンの分泌を亢進させる。

（4） 下垂体後葉ホルモン

　下垂体後葉には，視床下部の神経核（室傍核，視索上核）から神経分泌細胞の軸索の終末部が入り込んでおり，この軸索終末から抗利尿ホルモン（ADH，バソプレシン）とオキシトシンという2つの下垂体後葉ホルモンが分泌される。抗利尿ホルモンとオキシトシンは，いずれも9個のアミノ酸からなるペプチドホルモンである。

①抗利尿ホルモン

　脱水により血漿浸透圧が上昇したときには，視床下部の浸透圧受容器が刺激を受け，口渇により飲水行動が促されるとともに，下垂体後葉から抗利尿ホルモンが分泌される。抗利尿ホルモンは，腎臓の集合管と遠位尿細管に作用し，水の再吸収を高め，尿量を減少させることによって，体内の水分を保持させる働きを示す。抗利尿ホルモンの作用によって，尿量は通常は1日当たり1.0〜1.5Lに調節される。抗利尿ホルモンの分泌がないと，尿量は10Lにも達する（尿崩症）。

②オキシトシン

　オキシトシンは，授乳時の乳汁分泌を促進する下垂体後葉ホルモンである。乳児が乳頭を吸うと，これが刺激となって下垂体後葉からオキシトシンが分泌される。オキシトシンは乳腺の平滑筋を収縮させることによって乳汁を射出させる（射乳反射）。オキシトシンは，分娩時の子宮平滑筋の収縮にも関与しており，陣痛促進剤として用いられることがある。

❹ 甲状腺と甲状腺ホルモン

（1） 甲状腺

　甲状腺は咽頭の下で気管の前面・側面を覆う蝶型の内分泌器官である。甲状腺には1層の上皮細胞で覆われた球状の袋（濾胞）が多数存在する。この内腔はコロイドで充満しており，この中に上皮細胞で合成された甲状腺ホルモンが蓄積されている。

（2） 甲状腺ホルモン

　甲状腺ホルモンの合成にはヨウ素が必須であり，分子内にヨウ素を4個有するサイロキシン（T_4）とヨウ素を3個有するトリヨードサイロニン（T_3）として血中に放出される。T_4やT_3は，肝臓，腎臓，心臓，筋，発達期の脳などの標的器官に取り込まれ，T_4は脱ヨウ素化されてT_3に変換される。T_3は甲状腺ホルモンの主要な生理的活性体であり，核内受容体に結合して多彩な生理作用を発揮する。甲状腺ホルモンは全身の代謝を活性化する作用を示し，成長にも必要である。また，甲状腺ホルモンは交感神経の機能亢進にも関与し，心拍数を増加させ，発汗を促す。すなわち，甲状腺ホルモンは，全身の組織への酸素や栄養素の循環を促進し，エネルギー代謝を活発にさせるホルモンである。また，甲状腺ホルモンは知能発育の促進作用も有する。

（3） 甲状腺ホルモンの分泌と疾患

　甲状腺ホルモンの分泌が過剰（甲状腺機能亢進症）になると，精神的・身体的な過活動状態となり，暑がり，発汗過多，頻脈，下痢などの症状を示し，食欲が増進するにもかかわらず体重が

減少する。甲状腺機能亢進症のうち，眼球突出を示す場合をバセドウ病という。

甲状腺機能低下症では，成人では皮膚が乾燥して脱毛が起こり，皮下に粘液様の物質がたまる（粘膜水腫）。小児期に長期にわたり甲状腺ホルモンの分泌が低下すると，体や知能の発育が遅延する（クレチン病）。

❺ 副甲状腺ホルモンとカルシトニン

（1） 副甲状腺ホルモン

副甲状腺は，甲状腺の後面に上下左右1対ずつ存在する米粒大の内分泌腺である。副甲状腺は血中のカルシウム濃度をモニターする役割を果たしており，血中カルシウム濃度の低下に反応して，副甲状腺ホルモン（PTH，パラソルモン）を分泌する。PTHは，骨組織に作用して骨から血液へのカルシウムの動員（骨吸収）を促進し，腎尿細管におけるカルシウムの再吸収を促進し，さらにビタミンDの活性化により小腸におけるカルシウム吸収を促進する。これらの作用は，いずれも血中のカルシウム濃度の上昇をもたらす。

（2） カルシトニン

甲状腺の傍濾胞細胞で合成されるカルシトニンは，血中のカルシウム濃度が上昇したときに分泌が亢進するたんぱく質性のホルモンである。カルシトニンは，骨における骨吸収を抑制し，腎臓におけるカルシウム排泄を促進するなど，PTHと拮抗的に働く。

❻ 副腎皮質・髄質とホルモン

（1） 副腎

副腎は腎臓の上側に存在する三角錐状の器官であり，皮質と髄質に分けられる。副腎皮質は，さらに表層から球状層，束状層，網状層に分けられ，それぞれミネラルコルチコイド（主にアルドステロン），グルココルチコイド（主にコルチゾール），副腎アンドロゲン（男性ホルモン）のようなステロイドホルモンが分泌される。

（2） アルドステロン

アルドステロンは腎臓の遠位尿細管に作用し，ナトリウムの再吸収と水の再吸収を促進することによって，循環血漿量と血圧の維持を担っている。アルドステロンを介した血圧調節システムは，レニン-アンジオテンシン-アルドステロン系と呼ばれる（図2-27）。

血圧低下や交感神経の促進などによって腎臓の循環血漿量が減少すると，腎臓傍糸球体の細胞からレニンが放出され，これが血漿中のアンジオテンシノーゲンを分解し，アンジオテンシンⅠの生成を促進する。アンジオテンシンⅠがアンジオテンシン変換酵素（ACE）の作用によってアンジオテンシンⅡに変換して活性型となると，副腎皮質に作用してアルドステロン分泌を促進し，循環血漿量の増大と血圧上昇をもたらす。

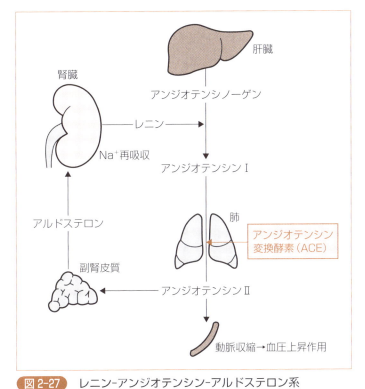

図 2-27 レニン-アンジオテンシン-アルドステロン系
資料）栄養科学イラストレイテッド 解剖生理学 人体の構造と機能/志村二三夫ほか編（2010）羊土社

（3）コルチゾール

　コルチゾールは，ストレス負荷時に分泌される副腎皮質刺激ホルモン（ACTH）によって分泌が亢進するが，その血中濃度は下垂体前葉および視床下部への負のフィードバック調節によって制御されている。コルチゾールの主要な作用は，肝臓における糖新生の促進による血糖値の上昇，炎症抑制作用およびリンパ球，好酸球の数の減少による抗免疫作用である。副腎皮質の機能が低下すると，血圧低下，低血糖，意識障害が起こり，生命にかかわる（アジソン病）。副腎皮質ホルモンが過剰に分泌されると，肥満，高血圧，糖尿などの多彩な全身症状がみられる（クッシング症候群）。

（4）副腎アンドロゲン

　副腎アンドロゲンは，男性でも女性でもごくわずかに分泌されている男性ホルモンである。

（5）アドレナリン，ノルアドレナリン

　副腎髄質からはアドレナリン，ノルアドレナリンのようなカテコールアミンの構造をもつアミノ酸誘導体ホルモンが分泌される。ヒトの副腎髄質ではアドレナリンのほうが多い。ストレス時に交感神経の興奮により大量に分泌される。カテコールアミンの生理作用は，交感神経の作用と共通している。すなわち，心拍数増加，皮膚血管収縮などの心血管系作用，グリコーゲン分解の

促進，糖新生の亢進，インスリン分泌の抑制，脂肪分解の促進などの代謝調節作用，消化管運動の抑制作用などを示す。アドレナリンは心拍出量増加作用と血糖値上昇作用が強く，ノルアドレナリンは末梢血管収縮による血圧上昇作用が強い。

❼ 膵臓ランゲルハンス島とホルモン

（1） 膵臓

膵臓は消化液を分泌する外分泌腺であると同時に，血糖調節にかかわるペプチドホルモンを分泌する内分泌腺である。その内分泌機能を担うのがランゲルハンス島である。ランゲルハンス島はα細胞（A細胞），β細胞（B細胞）と少数のδ細胞（D細胞）からなり，それぞれグルカゴン，インスリン，ソマトスタチンを分泌する。

（2） インスリン

インスリンは，体内で唯一の血糖低下作用を示すホルモンであり，血糖値の上昇を刺激としてβ細胞から分泌される。インスリンの主要な標的組織は，骨格筋，肝臓，脂肪組織である。骨格筋と脂肪組織には特異的なグルコース輸送体（GLUT4）が細胞内小胞に発現しており，GLUT4がインスリンに応答して細胞膜上への局在性を高めるために，グルコースの取り込みが増し，血糖値が低下する。また，インスリンは全身の組織における代謝を同化過程へと導き，エネルギーを蓄積する方向に向ける多彩な代謝調節作用を示す。

（3） グルカゴン

グルカゴンは，血糖値の低下が刺激となってα細胞から分泌され，インスリンとは逆に血糖値を上昇させるように作用し，全身の組織における代謝を異化過程へと導く作用を示す。

（4） ソマトスタチン

ソマトスタチンは，δ細胞から分泌された後，血管を介さずに隣接するα細胞やβ細胞に作用（傍分泌）し，グルカゴンやインスリンの過剰分泌を抑制する。

❽ 消化管ホルモン

（1） 消化管ホルモン

消化管の粘膜上皮に散在する内分泌細胞は，消化管内腔からの物理的・化学的刺激によって基底部の分泌顆粒からペプチドホルモンを分泌する。このホルモンを総称して消化管ホルモンという（p.23，表2-2）。

（2） インクレチン

消化管ホルモンの中には，食事摂取に伴う管腔内の栄養素の刺激によって膵臓からのインスリン分泌を亢進させるものがあることが知られ，インクレチンと総称される。

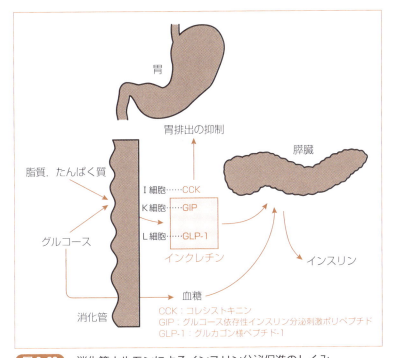

図 2-28 消化管ホルモンによるインスリン分泌促進のしくみ
資料）合田敏尚：臨床栄養のための Glycemic Index／田中照二ほか編（2011）第一出版

　主要なインクレチンは，グルコース依存性インスリン分泌刺激ポリペプチド（GIP）とグルカゴン様ペプチド-1（GLP-1）である。GIP を分泌する K 細胞は十二指腸から空腸にかけて分布し，GLP-1 を分泌する L 細胞は空腸下部から結腸にかけて散在する。K 細胞と L 細胞は，いずれもグルコースに応答してそれぞれ GIP と GLP-1 を分泌するが，グルコース以外に脂肪の消化産物（長鎖脂肪酸）は GIP と GLP-1 の分泌をさらに促進させる。食事中のたんぱく質は，GIP の分泌促進作用は弱いが，GLP-1 の分泌を著しく促進させる。GIP と GLP-1 は，いずれも膵臓からのインスリン分泌を促進するが，このインスリン分泌促進作用は食事に伴う血糖上昇の刺激の存在が前提となっている（図 2-28）。

⑨ 性腺とホルモン

（1）性腺

　性腺すなわち精巣と卵巣は，生殖細胞を供給する器官であるとともに，性ホルモンを分泌する内分泌腺でもあり，視床下部および下垂体前葉のホルモンによる制御を受けながら，それぞれ男性ホルモンと女性ホルモンを産生している。性ホルモンはすべてステロイドホルモンである。

（2）男性ホルモン

　精巣のライディッヒ細胞は，下垂体前葉から分泌される黄体形成ホルモン（LH）の作用を受け，男性ホルモン（主にテストステロン）を合成し，血中に分泌する。テストステロンは，思春

期以後に血中濃度が上昇し，たんぱく質合成を促し，男性の二次性徴を促進するとともに，精巣のセルトリ細胞に作用して精子形成を促進する。テストステロンの血中濃度は，視床下部の性腺刺激ホルモン放出ホルモン（GnRH）および下垂体前葉のLHの分泌をフィードバック調節によって制御することによって，一定レベルに保たれている。

（3） 女性ホルモン

卵巣の卵胞上皮細胞は，下垂体前葉から分泌される卵胞刺激ホルモン（FSH）の作用を受け，エストロゲン（主にエストラジオール，エストロンなど）を合成し，血中に分泌する。エストロゲンは，思春期になると急激に血中濃度が上昇し，子宮の発達や月経の初来など，女性の二次性徴を促す。排卵した後の卵胞から形成される黄体からは黄体ホルモン（プロゲステロン）が分泌される。成人女性では，月経周期に合わせて，下垂体ホルモンであるFSHとLHの分泌が変動し，それに伴ってエストロゲンとプロゲステロンの血中濃度が周期的に変動する。

プロゲステロンは，下垂体前葉から分泌されるLHによって調節され，排卵後に子宮粘膜の粘液分泌を増加することによって，受精卵の着床に備える。また，排卵と子宮筋の運動を抑制し，妊娠状態を安定化させる。すなわち，プロゲステロンは妊娠の成立と維持をつかさどるホルモンである。

また，エストロゲンには骨における骨吸収を抑制する作用があるので，女性が閉経によってエストロゲン分泌が低下すると，骨吸収が進行しやすくなり，骨粗鬆症のリスクが高まる。

基礎の生化学

第3章

青江誠一郎

　生化学は，生命現象や栄養のしくみを分子レベルの働きとして理解するための学問である。近年になって，生命科学の研究が急速に進み，その対象範囲が広がり，ヒトの疾患や治療を遺伝子レベルの働きで解明するようになった。また，栄養における生化学の位置づけは，摂取した栄養素が体内で代謝される過程を化学的方法で説明する領域ともいえる。さらには，生体内の反応の触媒としての酵素や，遺伝子の情報に基づく代謝の制御のしくみを理解することは，疾病の予防や治療，再発防止を考える上で重要な知識となる。この章では，栄養素の代謝や生理作用とそれに関連する生体調節機能の基礎を中心に学ぶ。

1　糖質の代謝

❶ 糖質の代謝の概要

　食事由来または生体内で産生されたグルコースは，リン酸化されてグルコース 6-リン酸となった後に，主に3つの経路において代謝される。糖代謝の主な経路を，図 3-1 にまとめた。解糖経路と TCA サイクル（クエン酸回路）では，エネルギーをつくり出すために，グルコース（炭素 6 原子）は解糖経路に入り，ピルビン酸（炭素 3 原子）2 分子に分解される。ピルビン酸は，アセチル CoA を経て TCA サイクルに入り，高エネルギー物質である ATP（アデノシン三リン酸）が生成される。ペントースリン酸経路では，核酸の生合成に必要なリボース 5-リン酸と NADPH＋H$^+$ が生成される。NADPH＋H$^+$ は，脂肪酸やステロイド合成の際に水素供与体（還元型補酵素）として使われる。ウロン酸経路では，UDP-グルコースは UDP-グルクロン酸を経て解毒反応に必要なグルクロン酸の生合成に利用され，また，グリコーゲン合成にも利用される。

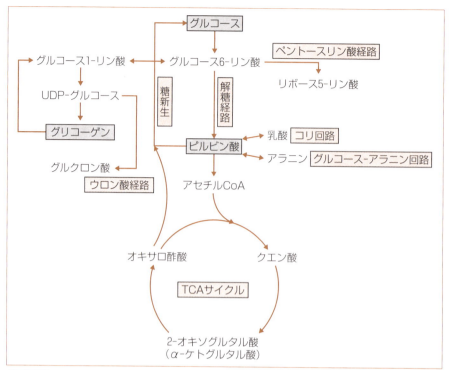

図 3-1　糖代謝の概要

❷ 解糖経路

　解糖経路は，1分子のグルコースを2分子のピルビン酸または乳酸にする経路で，細胞質ゾルで行われる。酸素のない嫌気的条件下で起こり，グルコース1分子から正味2分子のATPが生成される（図 3-2）。激しい運動時の筋肉やミトコンドリアのない赤血球でのATP供給源となる。解糖系で生じた2分子のNADH＋H$^+$は嫌気的条件下では2分子の乳酸生成に使用される。好気的条件下では，NADH＋H$^+$（肝臓，腎臓，心筋），またはFADH$_2$（肝臓，腎臓，心筋）となって電子伝達系（水素伝達系）に入り，酸化的リン酸化により2分子のNADH＋H$^+$から5分子のATPが，2分子のFADH$_2$から3分子のATPが生成する。

❸ TCAサイクル（クエン酸回路）

　解糖経路で生成したピルビン酸はミトコンドリア内に入り，CoAと結合してアセチルCoAとなる（図 3-3）。この反応を触媒する酵素は，ピルビン酸デヒドロゲナーゼ複合体といい，チアミンピロリン酸（ビタミンB$_1$の補酵素型）などのビタミンB群が補酵素として必要である。

　この過程で，グルコース1分子から2分子のピルビン酸が生成し，2分子のアセチルCoAとなる際に2分子のNADH＋H$^+$が生じるのでATPが6分子生成される。ミトコンドリア内で生じた2分子のアセチルCoAは，TCAサイクル（クエン酸回路）で酸化されてCO$_2$とH$_2$Oになる。TCAサイクルにおける脱炭酸反応は，イソクエン酸から2-オキソグルタル酸（α-ケトグル

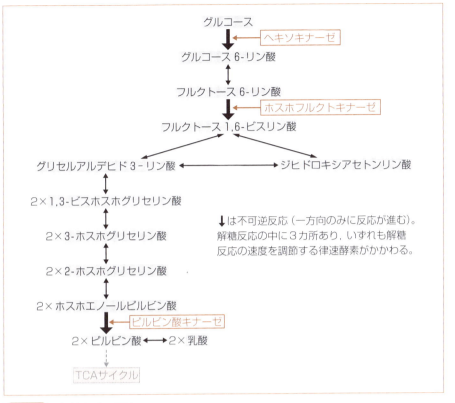

図 3-2 解糖経路の反応

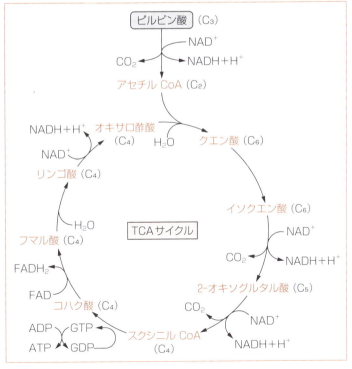

図 3-3 TCA サイクルの反応

タル酸)の生成，2-オキソグルタル酸からスクシニル CoA の生成で起こる。有機酸の脱水素反応は，コハク酸からフマル酸，リンゴ酸からオキサロ酢酸で起こる。生じた水素は NADH＋H^+ や $FADH_2$ に渡される。NADH＋H^+，$FADH_2$ は電子伝達系（水素伝達系）に入り，酸化的リン酸化により 1 分子の NADH＋H^+ から 2.5 分子の ATP が，1 分子の $FADH_2$ から 1.5 分子の ATP が生成する。スクシニル CoA が CoA を遊離してコハク酸となるときに，自由エネルギーが発生して GTP が生成する（基質準位のリン酸化）。GTP のリン酸基は ADP に移され，ATP が生成する。TCA サイクルで生成する ATP は合計 20 分子となる。解糖経路から TCA サイクルを経て生成される ATP は，グルコース 1 分子から 30 分子（骨格筋，脳）または 32 分子（肝臓，腎臓，心筋）である。

❹ 糖新生

糖新生とは，肝臓や腎臓で糖原性アミノ酸，乳酸，グリセロールなどの糖質以外の物質からグルコースを生成することをいう。糖新生は，以下の反応を除いて解糖経路の逆反応経路で進行する。解糖経路には，ホスホエノールピルビン酸からピルビン酸が生成する反応，フルクトース 6-リン酸からフルクトース 1,6-ビスリン酸が生成する反応，グルコースからグルコース 6-リン酸が生成する反応の不可逆反応が 3 カ所存在する。糖新生の場合，この 3 カ所は別の経路あるいは別の酵素によって反応が進行する。

ピルビン酸からホスホエノールピルビン酸の生成は，図 3-4 のような経路で進行する。細胞質に存在するピルビン酸はミトコンドリア内に入りオキサロ酢酸になる。この反応はピルビン酸カルボキシラーゼが触媒する。オキサロ酢酸はミトコンドリア膜を通過できないため，TCA サイクルの酵素の作用によりリンゴ酸になってミトコンドリア膜を通過して，再びオキサロ酢酸となる。オキサロ酢酸は，ホスホエノールピルビン酸カルボキシキナーゼの作用によりホスホエノールピルビン酸となって解糖経路を逆行していく。

フルクトース 1,6-ビスリン酸からフルクトース 6-リン酸の生成はフルクトース -1,6- ビスホスファターゼが触媒し，グルコース 6-リン酸からグルコースの生成はグルコース-6-ホスファターゼが触媒する。1 分子のグルコースを生成するためには，6 分子の高エネルギー化合物（ATP と GTP）が消費される。

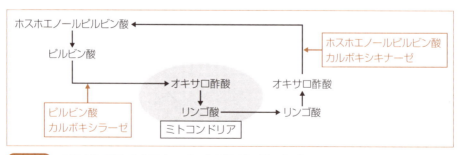

図 3-4　ピルビン酸からホスホエノールピルビン酸の生成

激しい運動負荷時の筋肉やミトコンドリアをもたない赤血球では，解糖経路で生じたピルビン酸は乳酸に代謝される。この乳酸は，血液を介して肝臓に運ばれる。肝臓に入った乳酸は，ピルビン酸に戻されて糖新生によりグルコースに再合成される。このグルコースは再び血液を介して各組織に運ばれ，エネルギー源として利用される。この過程をコリ回路という。

　一方，血糖値が低下すると筋肉たんぱく質の異化が進み，アラニンなどのアミノ酸となって血中に放出される。このアミノ酸は肝臓に運ばれ，アミノ基転移反応によりピルビン酸に転換されて糖新生によりグルコースが合成される。このグルコースは血液を介して筋肉に運ばれ，再び筋肉のエネルギー源として利用される。これをグルコース－アラニン回路という。

❺ グリコーゲンの代謝

　解糖経路で生じたグルコース6-リン酸の濃度が高くなると，グルコース1-リン酸が生成される。グルコース1-リン酸は，UTPと反応してUDP-グルコースを生じる。UDP-グルコースのグルコース残基は，既存のグリコーゲン分子に移され，α-1,4結合する。この反応を触媒するのがグリコーゲンシンターゼ（グリコーゲン合成酵素）である。グルコース鎖が伸長すると，分枝酵素が働き，α-1,6結合を形成して分枝ができる。

　一方，グリコーゲンの分解は，末端からグリコーゲンホスホリラーゼの作用により加リン酸分解されて，グルコース1-リン酸が生成する。グルコース1-リン酸は，グルコース6-リン酸となり，肝臓と腎臓ではグルコース-6-ホスファターゼの働きによりグルコースを生成し，血中に放出されて血糖維持を行う。筋肉には，グルコース-6-ホスファターゼが存在しないため，解糖経路により代謝され，エネルギー生成に利用される。したがって，筋肉グリコーゲンは血糖供給を行わない。

❻ 血糖の調節

　空腹時血糖は，70～110 mg/dLに維持されている。血糖維持は，糖質摂取，肝グリコーゲン分解，糖新生からの供給による。ホルモンによる血糖調節は，インスリン，グルカゴン，アドレナリン，グルココルチコイドによる（図3-5）。

　血糖が上昇すると，肝臓細胞はグルコースを取り込み，グリコーゲンシンターゼの活性が高まり，グリコーゲンの生合成が進む。このとき，グリコーゲンホスホリラーゼの活性は抑制される。一方，血糖が低下すると，グリコーゲンシンターゼの活性が抑制され，グリコーゲンホスホリラーゼの活性が高まり，グリコーゲンの分解が進行する。この酵素の活性の調節は，インスリン，グルカゴン，アドレナリンなどのホルモンによって調節されている。血糖が上昇すると，膵臓のランゲルハンス島β細胞からインスリンが分泌され，グリコーゲンシンターゼを活性型に変える。血糖が低下すると，膵臓のランゲルハンス島α細胞からグルカゴンが，副腎髄質からアドレナリンが分泌され，グリコーゲンホスホリラーゼを活性型に，グリコーゲンシンターゼを不活性型に変える（リン酸化）。

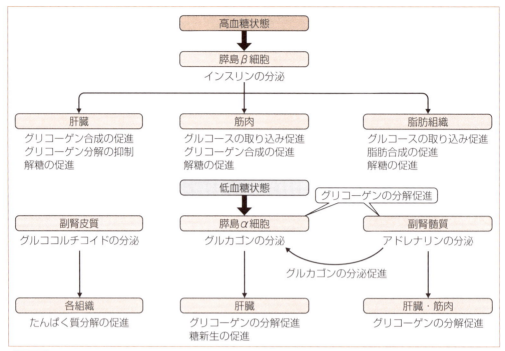

図 3-5 ホルモンによる血糖値調節システム
資料）鈴木和春：サプリメントアドバイザー必携 第3版増補/日本サプリメントアドバイザー認定機構編（2010）薬事日報社

❼ 血糖調節と各臓器の役割

　肝臓は，血糖値を適正に調節している。吸収されたグルコースは，肝臓でグリコーゲンの合成に，余剰のグルコースは肝臓・脂肪組織で脂肪酸合成に用いられる（図3-6）。血糖が低下した場合は，肝臓のグリコーゲンが分解し，さらに不足すればたんぱく質由来のアミノ酸，トリアシルグリセロール由来のグリセロールから糖新生が行われ，血糖が供給される。

　筋肉中のグリコーゲンは，湿重量は0.5～1.0％であるが，総重量は肝臓よりも多い。急激な運動時に筋肉で生じた乳酸やミトコンドリアを持たない赤血球で解糖系により生じた乳酸は，血流に乗って肝臓へ運ばれ，糖新生によりグルコースに再合成される。新生されたグルコースは再び血流に乗って筋肉や赤血球で利用される（コリ（Coli）回路）。筋肉のグリコーゲンは，血糖に寄与せず，筋肉のエネルギー源として利用される。

　また，絶食，飢餓状態では，骨格筋のたんぱく質を分解して，アミノ酸（主としてアラニン）を放出し，肝臓でアミノ酸からピルビン酸を経てグルコースを合成する。このようにして新生されたグルコースは再び筋肉へ運ばれ，エネルギー源として利用される（グルコース-アラニン回路）。

　脂肪組織では，解糖経路からグリセロール3-リン酸を生成し，脂肪酸と結合してトリアシルグリセロールを合成する。血糖値が低下すると，トリアシルグリセロールが分解して，脂肪酸が遊離し，グルコースの筋肉への取り込みを阻害する。その結果，血糖値が上昇する。

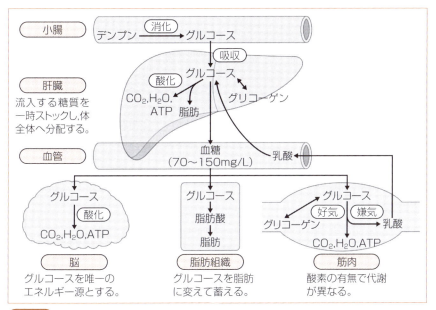

図 3-6 糖質の流れと臓器ごとの糖質代謝
資料）鈴木和春：サプリメントアドバイザー必携 第3版増補/日本サプリメントアドバイザー認定機構編（2010）薬事日報社

2 脂質の代謝

❶ トリアシルグリセロールの代謝の概要

　食事由来のトリアシルグリセロールは，リン脂質やアポたんぱく質とともにキロミクロンの形で分泌される。キロミクロンはリンパ管，胸管を経由して左鎖骨下静脈に入る。末梢組織（骨格筋，心臓，脂肪組織など）の毛細血管に存在するリポたんぱく質リパーゼによりキロミクロン中のトリアシルグリセロールは加水分解され，生じた脂肪酸が筋肉，脂肪組織に取り込まれる。リポたんぱく質リパーゼの作用を受けたキロミクロンは，キロミクロンレムナントとなり，肝臓に取り込まれ代謝される。食後は，糖質の摂取により血糖値が上昇するので，膵臓からのインスリン分泌が促進される。インスリンは脂肪の分解を抑制するとともに，脂肪組織のリポたんぱく質リパーゼを活性化させて，脂肪組織への脂肪酸の取り込みを促進する。

　空腹時に血糖値が低下すると，脂肪細胞内ではホルモン感受性リパーゼの作用によりトリアシルグリセロールが脂肪酸とグリセロールに分解される。分解により生じたグリセロールと遊離脂肪酸は末梢組織に輸送される。遊離脂肪酸は，肝臓で β 酸化を受けアセチル CoA となり TCA 回路に入って，エネルギーを産生する。グリセロールは解糖経路に入る。余剰のアセチル CoA は再び脂肪酸に合成され，トリアシルグリセロールとして蓄積される。

❷ リポたんぱく質の代謝の概要

　脂質は，疎水性が高く，水に溶けないため，アポたんぱく質と結合したリポたんぱく質として

血液中を輸送される。極性が低いトリアシルグリセロールやコレステロールエステルは，その表層に両親媒性のリン脂質や遊離コレステロールが表面を取り囲んで球状のリポたんぱく質を形成する。リポたんぱく質は，密度，直径，組成などにより表3-1のように分類される。

（1） キロミクロン

キロミクロンは食事脂肪（主にトリアシルグリセロール）を脂肪組織などへ輸送する働きをもち，小腸から分泌される。トリアシルグリセロールに富み，直径が大きく密度が小さい。

（2） 超低密度リポたんぱく質（VLDL）

VLDLは，肝臓で蓄積されたトリアシルグリセロールを搬出する働きをする。キロミクロンと同様にトリアシルグリセロールを多く含む。VLDLは末梢組織でリポたんぱく質リパーゼによりトリアシルグリセロールが分解され，粒子サイズが小さいIDL（中間密度リポたんぱく質）を経て低密度リポたんぱく質（LDL）へ代謝される。

（3） 低密度リポたんぱく質（LDL）

LDLは，VLDLが代謝される過程で生成し，コレステロールを末梢組織に輸送する。コレステロールに富み，肝臓や末梢組織の細胞膜に存在するLDL受容体を介してコレステロールが取り込まれる。

（4） 高密度リポたんぱく質（HDL）

HDLは，肝外組織から肝臓へコレステロールを輸送する。たんぱく質の占める割合が多く，密度が最も大きい。末梢組織よりHDLに取り込まれたコレステロールは，血中のレシチンコレステロールアシルトランスフェラーゼ（LCAT）の働きにより脂肪酸を受け取り，コレステロールエステルとなって肝臓に戻される。また，HDLのコレステロールエステルの一部は，コレステロールエステル転送たんぱく質（CETP）の働きによってVLDL，IDL，LDLへ転送され，コレステロールが代謝される。

表3-1 血漿リポたんぱく質の性質

血漿リポたんぱく質	密度 [g/mL^{-1}]	直径 [mm]	アポリポたんぱく質	生理機能	成分[%] TAG	CE	C	PL	P
キロミクロン	<0.95	75〜1,200	B-48, C, E	食事性の脂肪の輸送	86	3	1	8	2
超低密度リポたんぱく質	0.95〜1.006	30〜80	B-100, C, E	内因性の脂肪の輸送	52	14	7	18	8
中間密度リポたんぱく質	1.006〜1.019	15〜35	B-100, E	LDLの前駆体	38	30	8	23	11
低密度リポたんぱく質	1.019〜1.063	18〜25	B-100	コレステロールの輸送	10	38	8	22	21
高密度リポたんぱく質	1.063〜1.21	7.5〜20	A	コレステロールの逆輸送	5〜10	14〜21	3〜7	19〜29	33〜57

略号：TAG：トリアシルグリセロール，CE：コレステロールエステル，C：遊離コレステロール，PL：リン脂質，P：たんぱく質。

資料）Figure 26.1 Properties of plasma lipoproteins, from BIOCHEMISTRY 7/e by J.M.Berg, J.L.Tymoczko, and L.Stryer, 2011: W.H.Freeman and Company

❸ トリアシルグリセロールの合成

（1） 脂肪酸の合成

　脂肪酸の合成は，肝臓，腎臓，脂肪組織などの各組織の細胞質ゾルで行われる。ミトコンドリア内で生じたアセチルCoAは，オキサロ酢酸と反応してクエン酸となり，ミトコンドリア膜を通過して，細胞質ゾルでアセチルCoAとオキサロ酢酸になる。脂肪酸合成経路の第一の反応は，アセチルCoAカルボキシラーゼによるアセチルCoAからマロニルCoAへの変換である。第二の反応は，アシルキャリアーたんぱく質（ACP）と脂肪酸合成酵素複合体により，アセチル転移，マロニル転移，縮合，3-ケトアシル還元，脱水，エノイル還元の一連の反応によりアシルキャリアーたんぱく質上で炭素が2個ずつ延長されていく。この反応が7回繰り返されると，炭素数16個のパルミチン酸が合成される（図3-7）。パルミチン酸は，脂肪酸延長酵素によりステアリン酸に，さらにステアリン酸不飽和化酵素によりオレイン酸に変換される。この一連の反応にはペントースリン酸経路で生成されたNADPH＋H^+が水素供与体として働く。脂肪酸合成の律速酵素は，アセチルCoAカルボキシラーゼであり，インスリンによって活性化され，アドレナリンや脂肪酸によって抑制される。

（2） トリアシルグリセロールの合成

　トリアシルグリセロールの合成経路には，グリセロール3-リン酸経路と2-モノアシルグリセロール経路がある。肝臓や脂肪組織ではグリセロール3-リン酸経路で，小腸では2-モノアシルグリセロール経路で合成される。

　肝臓や脂肪組織の脂肪酸は，CoAとアシルCoA合成酵素によってアシルCoAとなり，アシルトランスフェラーゼの働きによりグリセロール3-リン酸にエステル化されて，トリアシルグリセロールとなる（図3-8）。中間代謝物の1,2-ジアシルグリセロールはトリアシルグリセロールとリン脂質（ホスファチジルコリン，ホスファチジルエタノールアミン，ホスファチジルセリン）合成の分岐点である。グリセロール3-リン酸はグルコースが代謝される過程で生じるので，脂肪組織ではグルコースからトリアシルグリセロールが合成され，蓄積する。この経路はインスリンによって促進される。小腸では，トリアシルグリセロールの消化過程で生じた2-モノアシルグリセロールにアシルCoAのアシル基が転移してトリアシルグリセロールとなる。

❹ トリアシルグリセロールの分解

　脂肪酸は，肝臓などの細胞内に運ばれた後，ミトコンドリア外膜に存在するアシルCoA合成酵素によってアシルCoAになる。アシルCoAは，ミトコンドリア外膜を通過するが，内膜を通過することができない。次に，内膜に存在するカルニチンアシル基転移酵素Ⅰによってアシルカルニチンになり，内膜を通過する。マトリックス内で内膜に存在するカルニチンアシル基転移酵素ⅡによってアシルCoAとなる。

　アシルCoAは，脱水素，水付加，脱水素反応を受けた後，CoAが付加してアセチルCoAが切り出される。1回のβ酸化により，元のアシルCoAより炭素数が2個少ないアシルCoAとな

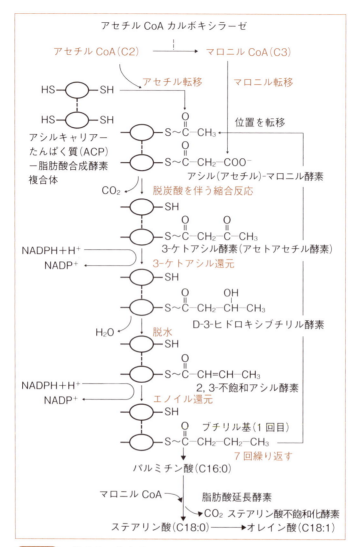

図 3-7 脂肪酸の生合成

資料）基礎栄養の科学／江頭祐嘉合，真田宏夫編著（2012）理工図書

る。このように，脂肪酸のβ酸化は，カルボキシ基側から炭素原子が2個ずつ離脱していく反応である。β酸化は，脂肪酸オキシダーゼによる酵素群により繰り返され，脂肪酸を完全にアセチルCoAまで分解する（図3-9）。パルミチン酸の場合は，7回のβ酸化で8分子のアセチルCoAが生成する。シス型の二重結合をもつ不飽和脂肪酸は，二重結合の位置までβ酸化されると，トランス型に変換されてから同様のβ酸化を受ける。パルミチン酸1分子から，7分子のNADH＋H$^+$と7分子のFADH$_2$，8分子のアセチルCoAが生成する。1分子のNADH＋H$^+$から2.5分子のATPが，1分子のFADH$_2$から1.5分子のATPが，1分子のアセチルCoAから10分子のATPが生成するので，総計108分子のATPが生成することになる。最初にパルミチン酸をパルミトイルCoAにする際，2分子のATPに相当するエネルギーが消費されるので，正味106分子のATPが生成されることになる。

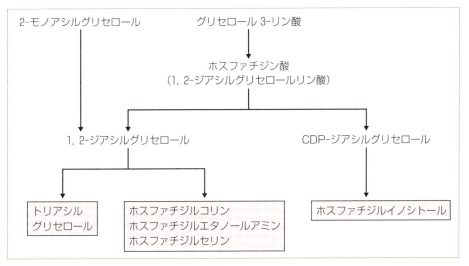

図 3-8 トリアシルグリセロールの生合成

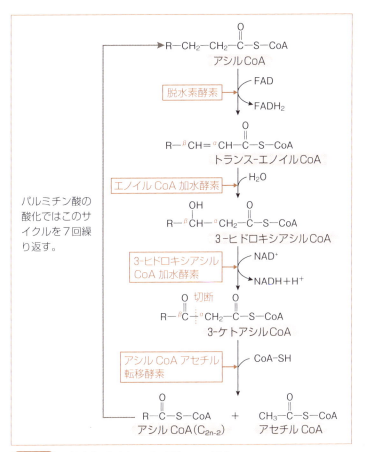

図 3-9 脂肪酸（パルミチン酸）のβ酸化
資料）細川優：サクセス管理栄養士講座 人体の構造と機能及び疾病の成り立ちⅠ 第3版（2017）第一出版を改変

❺ ケトン体

　絶食など食事からのエネルギー供給が長時間途絶えるとグルコースが不足し、脂肪組織由来の遊離脂肪酸が肝臓に大量に取り込まれる。遊離脂肪酸は、ミトコンドリアでβ酸化を受けてアセチルCoAに変換され、TCAサイクルに入る。しかし、グルコース不足状態ではTCAサイクルで処理できないため、アセト酢酸になる。アセト酢酸からβ-ヒドロキシ酪酸、アセトンが生成する。

　ケトン体は、アセト酢酸、β-ヒドロキシ酪酸、アセトンの総称である。肝臓にはケトン体を異化する酵素がないため、脳や肝外組織に運ばれ、アセチルCoAに変換後にTCAサイクルに入って、エネルギー源として利用される。飢餓時や重度の糖尿病患者では、血中ケトン体濃度の上昇がみられ、ケトアシドーシスとケトン尿症を来す。

❻ 多価不飽和脂肪酸からのエイコサノイド生成

（1） 必須脂肪酸

　リノール酸（18：2, n-6系）とα-リノレン酸（18：3, n-3系）は体内で合成できないので食事から摂取しなければならない。リノール酸あるいはα-リノレン酸は鎖長延長酵素および不飽和化酵素の作用を受けて、アラキドン酸（20：4, n-6系）、エイコサペンタエン酸（20：5, n-3系）、ドコサヘキサエン酸（22：6, n-3系）が生体内で合成される。これらの脂肪酸は、神経組織、生体膜、リポたんぱく質などの構成成分、エイコサノイドの前駆体などの機能がある。

（2） エイコサノイド

　炭素数が20個の多価不飽和脂肪酸から生成する生理活性物質を総称してエイコサノイドと呼ぶ。エイコサノイドは、n-6系脂肪酸のジホモ-γ-リノレン酸、アラキドン酸、ならびにn-3系脂肪酸のエイコサペンタエン酸から生成され、プロスタグランジン（PG）、プロスタサイクリン（PGI）、ロイコトリエン（LT）、トロンボキサン（TX）などがある。これらのエイコサノイドは、どの脂肪酸に由来するかによって種類が異なり、作用の強さが異なる。エイコサノイドには、血圧、血小板凝集、子宮筋収縮、炎症などを制御する作用があり、n-6系とn-3系脂肪酸由来のエイコサノイドで作用に違いがある。ホルモンと異なり、血流によって作用部位に働くのではなく、数秒～数分で代謝されるため、エイコサノイド産生細胞周辺にのみ働く。

　PGは平滑筋収縮、炎症や血圧の調節作用、PGIは血管収縮や血小板凝集抑制作用、TXは血管収縮、血小板凝集作用がある。一方、LTは血管透過性亢進、白血球の遊走能亢進・活性化作用がある。

❼ コレステロールの合成・蓄積・輸送

（1） コレステロールの合成・貯蔵

　コレステロールは、アセチルCoAを出発物質としてメバロン酸を経て動物細胞内で合成される。合成過程の律速酵素は、3-ヒドロキシ-3-メチルグルタリルCoA還元酵素（HMG-CoAレ

ダクターゼ）である。コレステロールは細胞膜の構成成分として利用されるが，過剰のコレステロールは脂肪酸と結合し，コレステロールエステルとして蓄積される。ヒトでは肝臓と小腸が主要な合成組織である。

（2） コレステロールの輸送

　肝臓で合成されたコレステロールは，LDLによって輸送され，肝臓や肝外組織のLDL受容体を介して取り込まれる。血液中のLDL濃度が増加すると，変性したコレステロールが動脈壁に蓄積し，動脈硬化症の原因となる。

　末梢組織のコレステロールは，血液中の未熟なHDL（コレステロールを含まない）によって引き抜かれる。そして，レシチン-コレステロールアシルトランスフェラーゼ（LCAT）によってホスファチジルコリンの2位に結合している脂肪酸が引き抜かれたコレステロールに転移し，血中でコレステロールエステルとなる。生成した成熟型HDL（コレステロールエステルを含む）は，末梢組織のコレステロールを肝臓へ輸送する。

❽ 胆汁酸の腸肝循環

　胆汁酸は，肝臓のミクロソームで7α-水酸化コレステロールに変換され，一次胆汁酸であるコール酸，ケノデオキシコール酸が生成される。胆汁酸は，グリシンおよびタウリンと抱合して胆汁中に分泌される。肝臓から分泌された胆汁酸は一度，胆嚢で濃縮されてから十二指腸に分泌され，脂質の消化吸収を助ける。回腸に達した胆汁酸は，再吸収され，門脈を経由して肝臓に取り込まれる。これを腸肝循環という。再吸収を逃れた胆汁酸は腸内細菌によって二次胆汁酸であるデオキシコール酸やリトコール酸に変換されて糞便中へ排泄される。胆汁酸の排泄が，体内のコレステロールの唯一の排出系である。一次胆汁酸の合成の律速酵素は，コレステロール7α-ヒドロキシラーゼである。

3　アミノ酸の代謝

❶ アミノ酸代謝の概要

　体内のアミノ酸は，食物たんぱく質由来のものと，体を構成するたんぱく質の分解によるものがある。これらのアミノ酸は，DNA（デオキシリボ核酸）およびRNA（リボ核酸）の指令により各種の体たんぱく質に合成される。また，アミノ酸は分解されて，アミノ基が遊離して分解され，アンモニアと有機酸となり，さらにアンモニアは尿素サイクルを経て尿素となり，排泄される。有機酸はTCAサイクルによりエネルギーとなるか，糖質あるいは脂質に合成される。アミノ酸からは，プリン塩基，アミン，ヘム，ホルモン，神経伝達物質などが合成される。

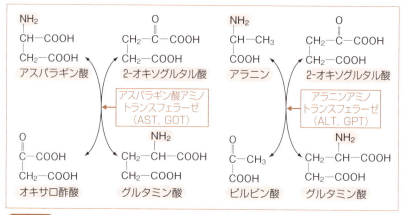

図 3-10 代表的なアミノ基転移酵素

資料）細川優：サクセス管理栄養士講座 人体の構造と機能及び疾病の成り立ち I 第3版（2017）第一出版

❷ アミノ基転移反応

アミノ酸の相互変換の一つとして，アミノ酸のアミノ基を 2-オキソグルタル酸（α-ケトグルタル酸）に転移し，2-オキソ酸（α-ケト酸）とグルタミン酸ができる反応があり，これをアミノ基転移反応という（図 3-10）。アミノ基転移酵素（トランスアミナーゼ，アミノトランスフェラーゼ）が，この反応を触媒する。代表的なアミノ基転移酵素に，アスパラギン酸アミノトランスフェラーゼ（AST）とアラニンアミノトランスフェラーゼ（ALT）がある。これらには，補酵素としてピリドキサールリン酸（ビタミン B_6 の補酵素型）が必要である。

❸ 酸化的脱アミノ反応

酸化によりアミノ基が取れて 2-オキソ酸とアンモニアを生じる反応を酸化的脱アミノ反応という。この反応は，アミノ酸脱水素酵素（グルタミン酸デヒドロゲナーゼなど）やアミノ酸酸化酵素により起こる。前者は NAD，後者は FAD を補酵素とする。生じたアンモニアは毒性があるため，尿素回路で尿素に変換されて尿中に排泄される。

❹ 尿素回路

（1） 尿素回路

酸化的脱アミノ反応によって遊離したアンモニアは，ヒトの場合，尿素に変換されて尿中に排泄される。アンモニアを尿素に変換する代謝経路を尿素回路（オルニチン回路）という（図 3-11）。酸化的脱アミノ反応で遊離したアンモニアは，肝臓のミトコンドリア内で ATP を消費して二酸化炭素と反応し，カルバモイルリン酸となる。この反応を触媒するのがカルバモイルリン酸シンターゼ（カルバモイルリン酸合成酵素）で，尿素回路の律速酵素となっている。カルバモイルリン酸はオルニチンカルバモイルトランスフェラーゼの作用によりオルニチンと結合して

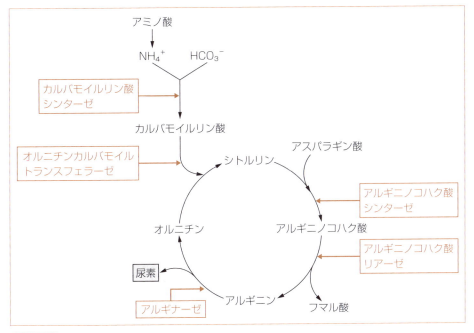

図 3-11　尿素回路（オルニチン回路）

シトルリンとなり，細胞質ゾルへ移動する．シトルリンは，アルギニノコハク酸シンターゼの作用でアスパラギン酸と反応してアルギニノコハク酸となり，さらにアルギニノコハク酸リアーゼの作用でフマル酸とアルギニンに分解される．アルギニンはアルギナーゼにより加水分解されて尿素が生成し，オルニチンが再生される．尿素をつくる窒素（$-NH_2$）のひとつはアンモニア由来で，もうひとつはアスパラギン酸のアミノ基由来である．

（2）TCA サイクルとの関係

　尿素回路が回るにはアスパラギン酸が必要であるが，アスパラギン酸が入った後に，フマル酸が産生される．フマル酸は TCA サイクルに入り，オキサロ酢酸となる．オキサロ酢酸はアミノ基転移反応によりアスパラギン酸となり，尿素回路へ入る．このように尿素回路と TCA サイクルが円滑に回ることにより代謝が進む（図 3-12）．

❺ アミノ酸の炭素骨格の代謝

　たんぱく質が分解して産生される 20 種のアミノ酸の炭素骨格は，いずれも TCA サイクルに入り，糖新生やケトン体生成に進むか，二酸化炭素と水に完全に酸化される．脱アミノされたアミノ酸炭素骨格は，図 3-13 のようにピルビン酸，アセチル CoA，2-オキソグルタル酸（α-ケトグルタル酸），スクシニル CoA，フマル酸，オキサロ酢酸を経由する．アラニンは，アラニンアミノトランスフェラーゼ（ALT）の作用で 2-オキソグルタル酸と反応してピルビン酸とグルタミン酸を生成する．システイン，グリシン，セリン，トレオニン，トリプトファンはピルビン酸

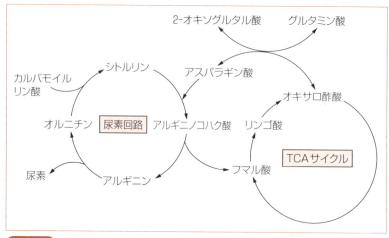

図 3-12　尿素回路と TCA サイクルの連関

資料）細川優：サクセス管理栄養士講座 人体の構造と機能及び疾病の成り立ちⅠ 第3版（2017）第一出版

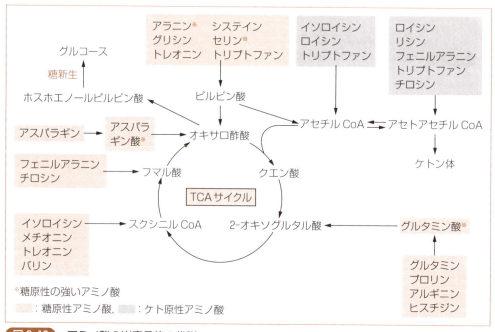

図 3-13　アミノ酸の炭素骨格の代謝

資料）細川優：サクセス管理栄養士講座 人体の構造と機能及び疾病の成り立ちⅠ 第3版（2017）第一出版

を経由して代謝される。一方，分枝アミノ酸であるロイシンはアセトアセチル CoA を経て，アセチル CoA となり代謝される。リシン，トリプトファンなどもアセチル CoA を経由して代謝される。アルギニン，グルタミン，ヒスチジン，プロリンはグルタミン酸となり，2-オキソグルタル酸を経由して代謝される。残りの分枝アミノ酸であるバリンは，スクシニル CoA を経て代謝され，イソロイシンは，アセチル CoA とスクシニル CoA のいずれかを経て代謝される。フェニルアラニンはフマル酸経由で，アスパラギン・アスパラギン酸はオキサロ酢酸経由でそれぞれ代謝される。

❻ アミノ酸特殊生成物への変換

アミノ酸は，たんぱく質合成，グルコースや脂質合成，エネルギー源として利用されるが，特殊生成物や生理活性物質を生成する（表3-2）。

（1） ポルフィリン

グリシンとスクシニルCoAが縮合してプロトポルフィリンが生成する。これに鉄が導入され，ヘムが形成される。ヘムとグロビンが結合するとヘモグロビンとなる。

（2） 胆汁色素

ポルフィリンは，ヘモグロビンの分解産物のひとつである。脾臓や肝臓でビリルビンに代謝される。ビリルビンは，アルブミンと結合して肝臓へ運ばれ，胆汁色素（グルクロン酸抱合ビリルビン）となり，胆汁中に分泌される。

（3） クレアチニン

クレアチンリン酸は，骨格筋の高エネルギー貯蔵体である。クレアチンリン酸は，クレアチニンとなり，尿中に排泄される。尿中クレアチニン排出量は，筋肉量を反映する。

（4） 生理活性アミン

アミノ酸のカルボキシル基が脱炭酸反応によって外れるとモノアミンとなる。多くのモノアミンは体内情報伝達物質として重要である。セロトニン，ドーパミン，γ-アミノ酪酸（GABA）は脳内での情報伝達に不可欠な物質であり，精神状態に影響を与える。

表3-2 アミノ酸特殊生成物

アミノ酸特殊生成物	材料（アミノ酸）
γ-アミノ酪酸（GABA）	グルタミン酸
ヒスタミン	ヒスチジン
セロトニン，メラトニン	トリプトファン
ノルアドレナリン，チロキシン，メラニン	フェニルアラニン→チロシン
アドレナリン	チロシン，メチオニン
タウリン	システイン
S-アデノシルメチオニン	メチオニン
NAD	トリプトファン，グリシン，アルギニン
クレアチン	グリシン，アルギニン，メチオニン
プリンヌクレオチド	グルタミン，グリシン，アスパラギン酸
ピリミジンヌクレオチド	アスパラギン酸
ポルフィリン	グリシン
グルタチオン	システイン，グルタミン酸，グリシン
一酸化窒素（NO）	アルギニン
カルニチン	リシン

4 核酸の化学とたんぱく質合成

❶ 核酸

　核酸は，塩基，糖，リン酸からなるヌクレオチドが重合したポリヌクレオチドである。塩基には，図3-14のプリン塩基とピリミジン塩基からなる5種類がある。構成塩基は，DNAではアデニン（A），グアニン（G），シトシン（C），チミン（T），RNAではアデニン（A），グアニン（G），シトシン（C），ウラシル（U）である。糖の部分は，DNAではリボースの2位の水酸基から酸素が外れた2-デオキシリボースを含み，RNAではリボースを含む（図3-15）。

　なお，ヌクレオチドでは，塩基の炭素番号と区別するために，五炭糖の炭素にはダッシュをつけて区別する。ヌクレオチドは，五炭糖の1'位の炭素に塩基がN-グリコシド結合している。この五炭糖に塩基が結合したものをヌクレオシドと呼ぶ。ヌクレオシドの五炭糖の5'位の炭素にリン酸基がエステル結合するとヌクレオチドになる。ヌクレオシドにリン酸が1個結合したものはヌクレオシド5'-一リン酸と呼ばれ，3個結合するとヌクレオシド5'-三リン酸となる。リボースを含むヌクレオチドは，RNAの構成成分であるほか，高エネルギー化合物（ATP，GTPなど）や水素供与体の補酵素であるNAD^+，FAD，$NADP^+$の構成体でもある。イノシン5'-一リン酸（イノシン酸，IMP）は，アデノシン5'-一リン酸（アデニル酸，AMP）やグアノシン5'-一リン酸（グアニル酸，GMP）の *de novo* 合成（新規合成）の前駆体である。

❷ プリン・ピリミジンヌクレオチドの代謝

　プリンおよびピリミジンヌクレオチドは，*de novo* 合成（新規合成）とサルベージ経路（再生経路）で供給される。

（1）プリンヌクレオチドの *de novo* 合成

　プリンヌクレオチドの *de novo* 合成（新規合成）は，リボース5-リン酸がホスホリボシルピロリン酸（PRPP）に変換され，塩基部分の窒素原子と炭素原子が付加されて，最初のプリンヌクレオチドであるイノシン酸（IMP）が合成される（図3-16）。

　窒素原子は，アスパラギン酸，グルタミン，グリシンから供給される。もう1原子の炭素は，N^{10}-ホルミル-テトラヒドロ葉酸（N^{10}-ホルミル-THF）由来である。IMPからアデノシン5'-一リン酸（アデニル酸，AMP）やグアノシン5'-一リン酸（グアニル酸，GMP）が合成される。

（2）プリンヌクレオチドのサルベージ経路

　プリンヌクレオチドのサルベージ経路（再生経路）では，分解過程で生成したプリン塩基やヌクレオシドにPRPPやリン酸基が結合して再合成される。プリンヌクレオチドの90%はサルベージ経路によって再利用されている（図3-17）。

　プリンヌクレオチド分解では，GMPはリン酸基が外れた後，グアノシンとなり，リボース1-

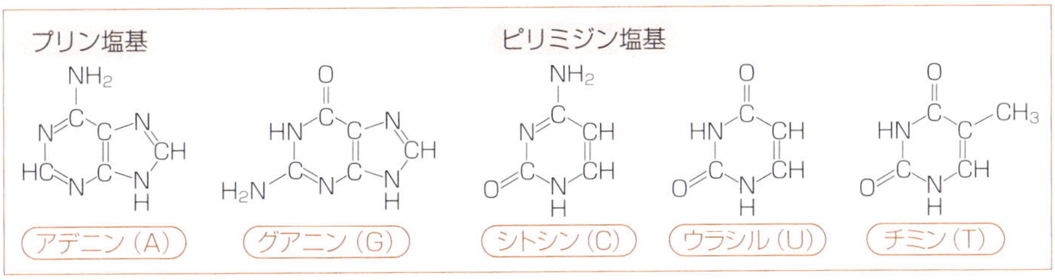

図 3-14　塩基の種類と構造
資料）細川優：サクセス管理栄養士講座　人体の構造と機能及び病の成り立ちⅠ　第3版（2017）第一出版

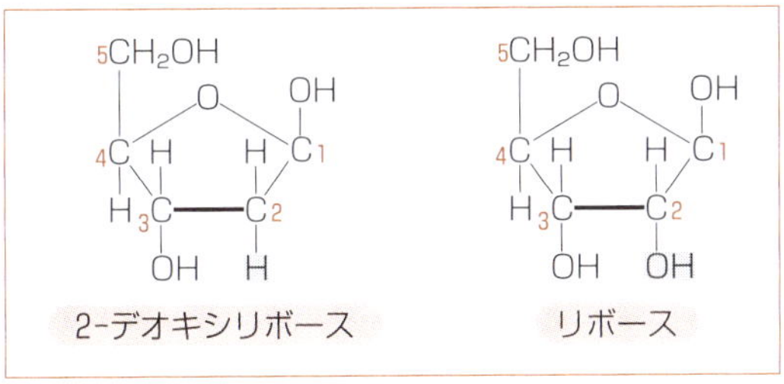

図 3-15　五炭糖の種類と構造
資料）細川優：サクセス管理栄養士講座　人体の構造と機能及び疾病の成り立ちⅠ　第3版（2017）第一出版

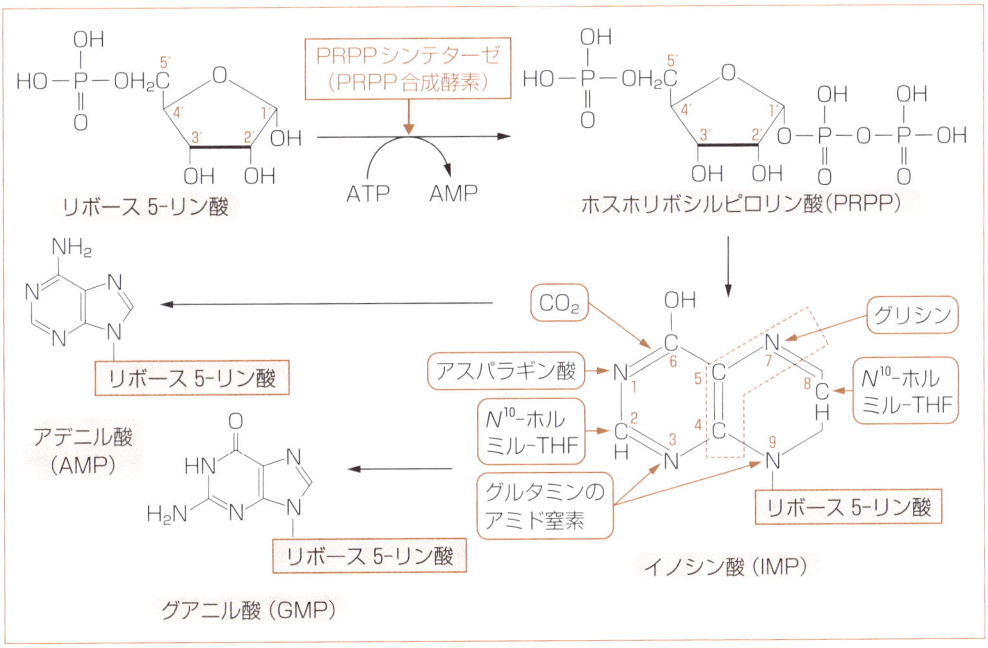

図 3-16　プリンヌクレオチドの *de novo* 合成（新規合成）
資料）細川優：サクセス管理栄養士講座　人体の構造と機能及び疾病の成り立ちⅠ　第3版（2017）第一出版

リン酸が外れてグアニンとなり，キサンチンを経て酸化分解されて尿酸となり，尿中排泄される。AMPは，アデノシンがイノシンに変換された後，ヒポキサンチンを経てキサンチンになり，同様に尿酸となる。

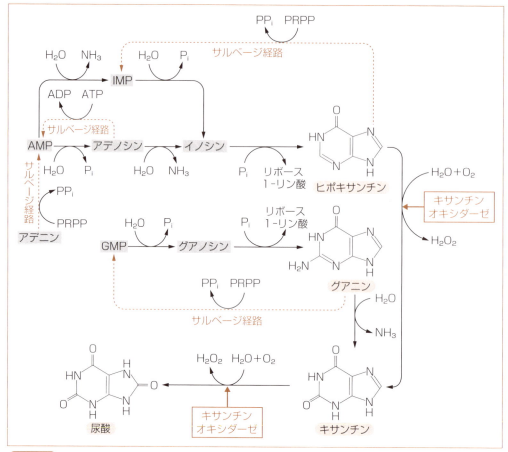

図 3-17 プリンヌクレオチドの分解とサルベージ経路（再生経路）
資料）細川優：サクセス管理栄養士講座 人体の構造と機能及び疾病の成り立ちⅠ 第 3 版（2017）第一出版

（3） ピリミジンヌクレオチドの de novo 合成

　ピリミジンヌクレオチドの de novo 合成（新規合成）は，グルタミン酸とアスパラギン酸および二酸化炭素からカルバモイルリン酸を経てオロト酸が合成され，塩基部分の前駆体となる（図3-18）。次に，PRPP からリボース 5-リン酸が供給され，オロチジル酸が生成する。オロチジル酸が，最初にできるピリミジンヌクレオチドである。オロチジル酸から，ウリジン 5′-一リン酸（ウリジル酸，UMP）が合成され，UMP を経て，シチジン 5′-三リン酸（シチジル酸，CMP）やデオキシチミジン 5′-一リン酸（デオキシチミジル酸，dTMP）が合成される。dTMP にも N^{10}-ホルミル - テトラヒドロ葉酸が必要である。

（4） ピリミジンヌクレオチドのサルベージ経路

　ピリミジン塩基は再利用することができないが，ピリミジンヌクレオシドからピリミジンヌクレオチドを再生することはできる。ピリミジンヌクレオチドの分解はリン酸基が外れて，シチジンあるいはデオキシチミジンを生じる（図 3-19）。シチジンはウリジンを経てウラシルになり，アンモニアを遊離して β-アラニンに代謝される。デオキシチミジンはチミンを経て，アンモニアを遊離して β-アミノイソ酪酸に代謝される。

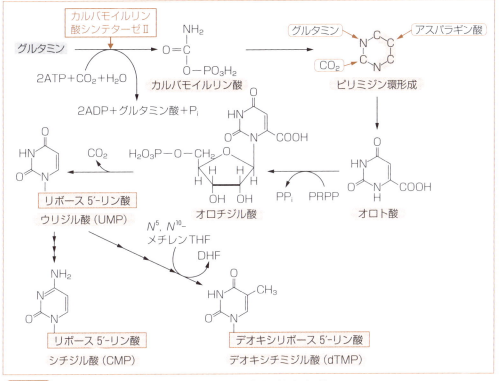

図 3-18 ピリミジンヌクレオチドの de novo 合成（新規合成）
資料）細川優：サクセス管理栄養士講座 人体の構造と機能及び疾病の成り立ちⅠ 第3版（2017）第一出版

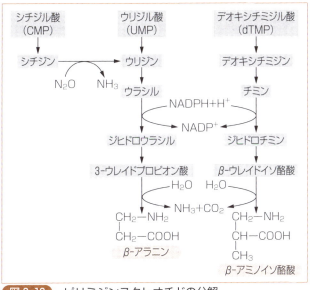

図 3-19 ピリミジンヌクレオチドの分解
資料）細川優：サクセス管理栄養士講座 人体の構造と機能及び疾病の成り立ちⅠ 第3版（2017）第一出版

❸ 核酸と遺伝子

（1） 核酸の構造

　核酸にはDNAとRNAがある。ヌクレオチド同士は糖の3′と5′がリン酸を介して結合しているため，核酸には方向性があり，それぞれ5′末端，3′末端と呼ぶ。DNA，RNAは4種類のヌクレオチドからなるが，塩基部分のみが異なるため，ヌクレオチドの配列順序は塩基配列の順序を表すことになる。DNA情報は，RNAに転写され，それを基にたんぱく質に翻訳される。このDNA，RNA，たんぱく質の情報の流れはセントラルドグマといわれる。

（2） DNAの構造

　ワトソンとクリックによって，DNAは二重らせん構造をとることが明らかにされている（図3-20）。この二重らせん構造を支えているのが塩基同士の水素結合である。塩基同士の結合は特異的で，アデニン（A）はチミン（T）またはウラシル（U）と，グアニン（G）はシトシン（C）と相補的塩基対を形成する。真核生物のDNAは核内でヒストン，非ヒストンたんぱく質，RNAとともにクロマチンを形成し，クロマチンを基本構造としてヌクレオソームと呼ばれる構造をとる。細胞分裂期には，ヌクレオソームが高次のらせん構造を形成し，凝集して染色体を形成する。

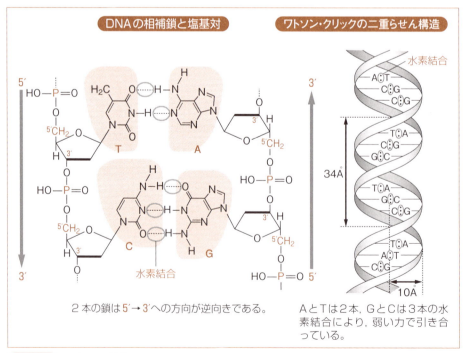

図3-20　DNAの構造

資料）細川優：サクセス管理栄養士講座　人体の構造と機能及び疾病の成り立ちⅠ　第3版（2017）第一出版

（3） RNAの種類と機能

RNAには，メッセンジャーRNA（mRNA），リボソームRNA（rRNA），トランスファーRNA（tRNA）の3種類がある。mRNAは，DNAのたんぱく質のアミノ酸配列を読み取ったもので，たんぱく質合成の鋳型となる。rRNAは，たんぱく質合成の場となるリボソームの成分である。tRNAは，たんぱく質の材料であるアミノ酸をリボソームに運ぶ。

❹ たんぱく質合成

（1） 転写

DNAの遺伝情報は，mRNAに転写される。転写にはRNAポリメラーゼが触媒となる。RNAポリメラーゼがDNAを鋳型として，ATP，GTP，CTP，UTPを基質に相補的なヌクレオチドを5′から3′方向へ連結していく。転写されたRNAはさまざまな加工を受けて，mRNA，rRNA，tRNAになる。mRNAの場合，5′末端にキャップ構造を，3′末端にポリA鎖を付加し，遺伝情報を含まないイントロン部分を切り出して（スプライシング）成熟mRNAとなる。ターミネーターと呼ばれる配列に達すると転写は終結する。

（2） コドン表

RNA情報を基にたんぱく質を合成することを翻訳という。RNAの塩基のA，G，C，Uのうち，3つの配列が各種アミノ酸を規定している。この3つの塩基配列をコドンと呼び，64種類のアミノ酸を指定できる。64種類の3つの塩基配列とアミノ酸との対応表をコドン表という（表3-3）。

表 3-3 コドン表

第1塩基	第2塩基 U		第2塩基 C		第2塩基 A		第2塩基 G	
U	UUU UUC	Phe (F)	UCU UCC UCA UCG	Ser (S)	UAU UAC	Tyr (Y)	UGU UGC	Cys (C)
	UUA UUG	Leu (L)			UAA UAG	終止コドン	UGA UGG	終止コドン Trp (W)
C	CUU CUC CUA CUG	Leu (L)	CCU CCC CCA CCG	Pro (P)	CAU CAC	His (H)	CGU CGC CGA CGG	Arg (R)
					CAA CAG	Gln (Q)		
A	AUU AUC AUA	Ile (I)	ACU ACC ACA ACG	Thr (T)	AAU AAC	Asn (N)	AGU AGC	Ser (S)
	AUG	Met (M)			AAA AAG	Lys (K)	AGA AGG	Arg (R)
G	GUU GUC GUA GUG	Val (V)	GCU GCC GCA GCG	Ala (A)	GAU GAC	Asp (D)	GGU GGC GGA GGG	Gly (G)
					GAA GAG	Glu (E)		

注）Phe：フェニルアラニン，Leu：ロイシン，Ile：イソロイシン，Met：メチオニン，Val：バリン，Ser：セリン，Pro：プロリン，Thr：トレオニン，Ala：アラニン，Tyr：チロシン，His：ヒスチジン，Gln：グルタミン，Asn：アスパラギン，Lys：リシン，Asp：アスパラギン酸，Glu：グルタミン酸，Cys：システイン，Trp：トリプトファン，Arg：アルギニン，Gly：グリシン

資料）細川優：サクセス管理栄養士講座 人体の構造と機能及び疾病の成り立ちⅠ 第3版（2017）第一出版

コドンの中には，アミノ酸を指定しないコドン（終止コドン）やメチオニンをコードする開始コドンなどがある。メチオニンとトリプトファンを除いてアミノ酸は複数のコドンで指定される。

（3）翻訳

翻訳は，図3-21のように開始段階，伸長段階，終結段階からなる。mRNAが結合したリボソーム40S小サブユニット上の開始コドンで翻訳開始複合体が形成され，リボソーム60S大サブユニットが会合して80Sとなる。アミノ酸とtRNAが結合したものをアミノアシル-tRNAという。リボソームの小サブユニットに結合したmRNAのコドンに従って選ばれたアミノアシル-tRNAは，大サブユニット内ですでに合成が進んでいるアミノ酸と結合し，ペプチド鎖がN末端からC末端に向かって合成される。mRNA上にtRNAが結合しながらペプチド鎖が伸長し，リボソームが移動（トランスロケーション）していくと，終止コドンに出合う。これが終結段階で，合成されたポリペプチドが切り離される。合成されたポリペプチドは，折りたたみ（システイン同士の結合など），切断（前駆体の活性化），化学修飾（糖鎖の付加）などにより高次構造を

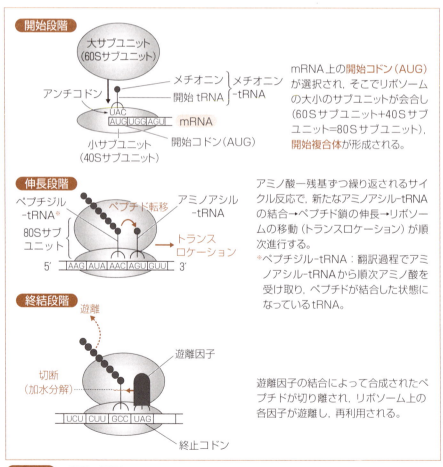

図3-21　翻訳の概要

資料）細川優：サクセス管理栄養士講座　人体の構造と機能及び疾病の成り立ちⅠ　第3版（2017）第一出版

形成して機能するたんぱく質となる。合成されたたんぱく質の大部分は細胞質に残るが，細胞小器官に移動するたんぱく質は細胞内の行き先を指定するアミノ酸配列（選別シグナル）があり，特異的な輸送が行われる。

❺ たんぱく質分解

　たんぱく質の分解には，リソソーム-オートファジー系とユビキチン-プロテアソーム系の2つの経路が関わっている。リソソーム-オートファジー系での分解は，たんぱく質に対する特異性が低く，プロテアーゼを含むリソソーム内で分解を受ける。オートファジーとは，主要な細胞内分解機構のひとつであり，細胞質成分をリソソームに取り込み，分解する作用である。リソソーム-オートファジー系の主要な役割はアミノ酸供給である。
　一方，ユビキチン-プロテアソーム系では，分解されるべきたんぱく質に76のアミノ酸からなるユビキチンがATP依存的に付加され，ユビキチン化される。ユビキチン化されたたんぱく質は，ATP依存性のプロテアソームにより分解される。この機構により，細胞内で不要となったたんぱく質の特異的分解や異常なたんぱく質の迅速分解を可能にしている。

5　血液の働き

❶ 血液の成分と組成，主要な機能

　血液は，血球と血漿からなっている。血球成分は大部分が赤血球であり，白血球，血小板はごくわずかである。血液中の約55%は液体成分で，そのうち約90%が水分，残りがアルブミン，グロブリン，フィブリノーゲンなどのたんぱく質成分とグルコース，脂質，非たんぱく性窒素化合物，無機物質，ビタミン，ホルモンなどが含まれる（図3-22）。

（1）血液の組成と作用
　①赤血球
　　赤血球は，ヘモグロビンを含む細胞で，核をもたない。酸素を組織細胞へ運搬し，二酸化炭素を運び出す。血漿中の酸素溶解量にくらべて，ヘモグロビンは約70倍の酸素を結合し，運搬する能力がある。
　②白血球
　　有核細胞である白血球は，顆粒球，単球，リンパ球の3種類がある。顆粒球には，食作用を有する好中球，抗原抗体反応化合物の除去を行う好酸球，炎症部位の血管拡張や血液凝固を防止する好塩基球がある。単球は血管外に出てマクロファージに分化し，食作用を有する。リンパ球は，細胞性免疫作用と抗体産生能をもつ。
　③血小板
　　血小板は，血栓形成や血液凝固に関与する。

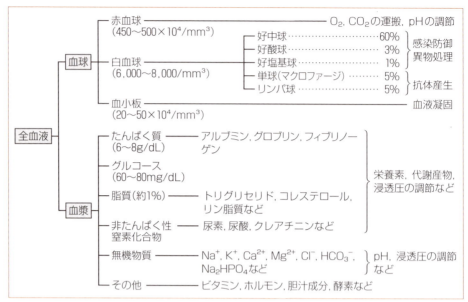

図 3-22 血液の組成と作用

資料）鈴木和春：サプリメントアドバイザー必携 第3版増補/日本サプリメントアドバイザー認定機構編（2010）薬事日報社

（2） 血液の主要な機能

血液の主要な機能としては，次のようなものがあげられる。

①肺から組織へ酸素を，組織から肺へ二酸化炭素を運搬する。
②吸収された食物由来の栄養素を輸送する。
③代謝老廃物を排泄する。
④体内の酸-塩基平衡を正常に維持する。
⑤循環血液と組織液の間で水分平衡を調節する。
⑥体熱を分散させて体温を調節する。
⑦白血球と抗体によって感染を防御する。
⑧ホルモンの輸送と代謝を調節する。
⑨代謝産物を輸送する。
⑩血液凝固を行う。

❷ ヘモグロビン

（1） 酸素平衡曲線

ヘモグロビンは，色素部分のヘムとたんぱく質部分のグロビンが結合した色素たんぱく質である。ヘモグロビンはα鎖2本とβ鎖2本の四量体を形成している。ヘモグロビンが酸素と結合すると高次構造が変化し，酸素がより結合しやすくなる。その結果，ヘモグロビンの酸素平衡曲線は，酸素濃度の上昇に伴い，酸素に対するヘモグロビンの親和性が著しく増大し，S字曲線になる（図3-23）。このような現象をアロステリック効果といい，ヘモグロビンはアロステリック

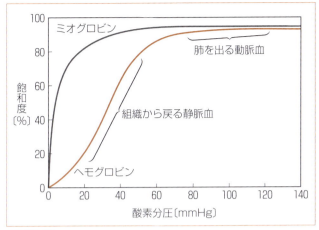

図 3-23　ヘモグロビンとミオグロビンの酸素平衡曲線
資料）Murray R.K., Bender D.A., Botham K.M., *et al* /Harper's Illustrated Biochemistry（Lange Medical Book）29th ed., (2012) McGraw-Hill Education
イラストレイテッド ハーパー・生化学原書29版/上代淑人, 清水孝雄監訳（2013）丸善出版

たんぱく質である。一方，筋肉中のミオグロビンは1本のポリペプチド鎖からなるため，アロステリック効果は存在せず，酸素平衡曲線はS字型にならない。図3-23のように，酸素分圧の低い組織でもミオグロビンは酸素と結合できる。一方，ヘモグロビンは多くの酸素を酸素分圧の低い組織に供給することができる。

（2）ヘモグロビンの分解

ヘモグロビンは赤血球の破壊と同時に分解され，胆汁色素であるビリルビンになる。ヘムが分解される際に放出された鉄は大部分が再利用される。

（3）ヘモグロビン異常症

健常成人のヘモグロビンの一次構造（アミノ酸配列）が遺伝的に変化したものを異常ヘモグロビンという。ヘモグロビン異常症では，酸素親和性が変化したり，赤血球が不安定になったりして貧血を起こす。鎌状赤血球は，遺伝的疾患の一つである。

❸ 赤血球の代謝と溶血

赤血球はミトコンドリアをもたないため，代謝速度は遅い。赤血球はエネルギーを得るためにグルコースを解糖経路により乳酸にまで代謝する。このエネルギー（ATP）は赤血球内のナトリウムイオンとカリウムイオン比を正常に保つために，Na^+/K^+-ATPアーゼに使われる。

グルコースの一部はペントースリン酸経路によって$NADPH+H^+$を産生する。$NADPH+H^+$は，血中還元型グルタチオン濃度を保つことによって，ヘモグロビン鉄の酸化を抑制する。2価鉄から3価鉄に酸化したメトヘモグロビンは，酸素との結合能力がないため，酸素を組織に運搬

できない。このように，赤血球の解糖経路とペントースリン酸経路がうまく働かないと，細胞内外の Na^+/K^+ 比が正常に保てなくなる上，メトヘモグロビンが増加すると溶血しやすくなる。

❹ 血漿たんぱく質

血漿たんぱく質は，6～8 g/100 mL の割合で存在する。血漿たんぱく質は溶解性の違いにより，アルブミン，グロブリン，フィブリノーゲンに大別される。組成比は，アルブミン 55～60％，グロブリン 30～40％，フィブリノーゲン 2～3％ である。

（1） アルブミン

アルブミンは，血漿浸透圧の調節に関与している。血液中では，遊離脂肪酸，ホルモン，胆汁色素などと結合し，輸送する働きをもつ。

（2） グロブリン

グロブリンは，$α_1$，$α_2$，$β$，$γ$ の4つの画分に分かれる。$γ$-グロブリンは免疫グロブリンであり，リンパ球（B細胞）で合成される。そのほかのたんぱく質の大部分は肝臓で合成される。グロブリンは，ムコたんぱく質，糖たんぱく質，金属たんぱく質，リポたんぱく質などの約20種類の成分を含む。免疫関連物質，血液凝固や線溶の関連物質，脂質の輸送たんぱく質などの働きをする。アルブミンとグロブリンの比（A/G比）は，その再生能力の差から疾病の診断に使用される。

（3） 非たんぱく性窒素化合物

血漿中の非たんぱく性窒素化合物として，尿素，遊離アミノ酸，クレアチニン，クレアチン，尿酸などがある。細胞に含まれる酵素が，細胞分解の際に血中に放出されるため，血漿中に酵素が含まれる。疾病により細胞破壊が進むと，血漿中の酵素の量や活性が増加するため，疾病の診断に利用される。特に，アミノ基転移酵素である AST（アスパラギン酸アミノトランスフェラーゼ）や ALT（アラニンアミノトランスフェラーゼ）は肝炎の診断に利用される。

❺ 血液凝固

血漿中のフィブリノーゲンが数多く重合して不溶性のフィブリンとなり，血球成分とともに血餅を形成する現象を血液凝固という。血液凝固は，10種類以上の血液凝固因子が関与し，カスケード的に反応が進行し，凝固反応が起こる。

血管が破れて出血すると，血小板からトロンボプラスチンが遊離する。カルシウムイオン（Ca^{2+}）と第Ⅶ因子の存在下で，トロンボプラスチンがプロトロンビンをトロンビンに変える。次に，トロンビンがフィブリノーゲンをフィブリンモノマーに変化させ，カルシウムイオン存在下でフィブリン線維に変化して凝固する（図 3-24）。

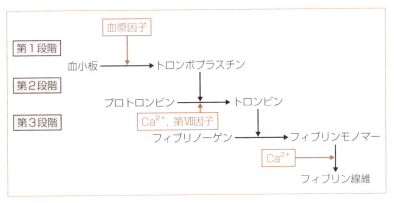

図 3-24　血液凝固反応

⑥ 酸-塩基平衡

（1）酸-塩基平衡の維持

体液中の水素イオン濃度を調節することにより，酸-塩基平衡が維持される。外部環境の変化により水素イオン濃度が変化すると，次の調節系により酸-塩基平衡が維持される。正常な動脈血の pH は 7.4 である。

①重炭酸緩衝系

　H_2CO_3 と $NaHCO_3$ の組み合わせにより緩衝作用をもつ。

②リン酸緩衝系

　HPO_4^{2-} と $H_2PO_4^{-}$ のバランスにより腎臓で調節が行われる。

③たんぱく質緩衝系

　たんぱく質のC末端のカルボキシル基とN末端のアミノ基が緩衝作用を示す。

（2）アシドーシス，アルカローシス

血液の酸-塩基平衡が酸性に傾いた状態をアシドーシス，アルカリ性に傾いた状態をアルカローシスという。両者ともに呼吸性によるものと，代謝性のものがある。

6　免疫

❶ 免疫

（1）免疫

病原性の細菌，ウイルス，さまざまなたんぱく質や多糖類が生体内に侵入すると，自己以外の異物（抗原）を認識して排除または無毒化する。このしくみを免疫という。

（2） 抗原

抗体ができる原因になる物質を抗原という。抗原は，通常，たんぱく質や多糖類などの高分子物質である。実際に抗体の特異性を決める要素は，その構造の一部分で抗原決定基という。たんぱく質が抗原の場合，1分子内に複数の抗原決定基をもつ。

（3） 抗体

抗体は免疫グロブリンと呼ばれるたんぱく質であり，対応する抗原と強く結合する。類似物質とは結合せず，選択的に抗原とのみ結合する。

❷ 抗体

抗体は，血漿たんぱく質でγ-グロブリン分画に属する。抗体は，抗原と特異的に結合して抗原抗体反応を行う。免疫グロブリンの基本構造を図 3-25 に示す。分子量約 2 万 3,000 の L 鎖（light chain）と分子量約 5 万の H 鎖（heavy chain）がそれぞれ 2 本ずつ結合（S-S 結合）して Y 字型分子を形成している。抗原が結合する部位を Fab といい，N 末端から 109 個のアミノ酸残基からなる部分を可変領域と呼ぶ。C 末端側の Fc 領域はアミノ酸配列がほぼ一定であり，定常領域と呼ばれる。C 領域の種類によって 5 種類の抗体 IgG，IgA，IgM，IgE，IgD が存在し，それぞれ H 鎖が異なる。表 3-4 に免疫グロブリンの機能を示す。

❸ 補体

血清中に存在する 9 つの補体たんぱく質（C1～C9）の複合体であり，抗体の作用を助ける物質である。抗原に結合した Fc 部分によって活性化され，たんぱく質分解酵素作用をもつ。抗原抗体反応による溶解反応を起こすには，この 9 つの補体たんぱく質が集合する必要がある。主な作用として，溶菌作用，マクロファージなどの免疫細胞活性化，食細胞による食作用効果増進，白血球走化作用などがある。

❹ リンパ球

リンパ系組織や血液中に存在する細胞は，B 細胞と T 細胞に分類される。B 細胞は骨髄由来のリンパ球で，T 細胞は胸腺由来のリンパ球である。T リンパ球と B リンパ球の分化と働きを図 3-26 に示す。

（1） B 細胞

B 細胞は，抗体産生細胞に分化する。これを形質細胞というが，形質細胞は単一の抗体をつくる。したがって，血液中には異なる抗体をつくる形質細胞が数多く存在する。

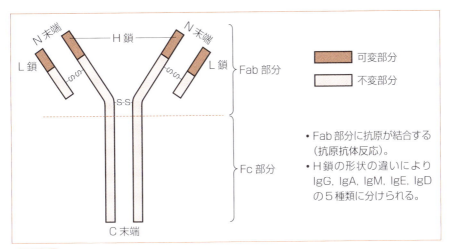

図 3-25 免疫グロブリンの基本構造

資料）箱田雅之：サクセス管理栄養士講座 人体の構造と機能及び疾病の成り立ちⅡ 第4版（2017）第一出版

表 3-4 免疫グロブリンの種類と機能

種類	機　　能
IgG	免疫グロブリン中で最も多く，血清中の全γ-グロブリンの75％を占める。胎盤を通過できる。新生児期から乳児期の感染防御に役立つ。
IgA	唾液，涙，鼻汁，腸液などの分泌液中に含まれる。局所に侵入した異物を排除する。
IgM	基本構造の五量体の大きな分子であり，溶菌・殺菌・凝集などの機能が強い。抗原が侵入したとき，最初につくられる。
IgE	好塩基球と結合しやすい性質があり，アレルギー反応に関与する。
IgD	機能は不明。おそらくBリンパ球の抗体産生を調節していると考えられている。

資料）鈴木和春：サプリメントアドバイザー必携 第3版増補/日本サプリメントアドバイザー認定機構編（2011）薬事日報社

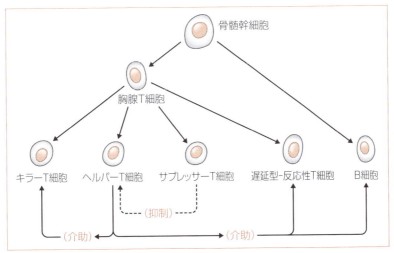

図 3-26 Tリンパ球とBリンパ球の分化と働き

資料）鈴木和春：サプリメントアドバイザー必携 第3版増補/日本サプリメントアドバイザー認定機構編（2010）薬事日報社

（2） T細胞

T細胞は，リンパ節や脾臓で分化成熟する。成熟T細胞は抗原と接触すると，次の4種類の活性化T細胞になる。

①キラーT細胞

輸血された細胞，移植細胞，がん化細胞，ウイルス感染細胞などの非自己と見なされる細胞を破壊する。

②ヘルパーT細胞

B細胞の形質細胞への分化，キラーT細胞や遅延型-反応性T細胞の分化などを助ける。

③サプレッサーT細胞

キラーT細胞や遅延型-反応性T細胞の分化を抑制し，さらに細胞の作用も抑制する。

④遅延型-反応性T細胞

感作リンパ球が，再度，抗原と接触したときに放出するリンホカインの産生と放出を行う。遅延型アレルギー反応を発現させる。

❺ 免疫のしくみ

先天的に存在する特定の抗原に対する免疫を自然免疫という。一方，獲得免疫とは，抗原との接触によって起こる免疫であり，抗体の生成による体液性免疫と細胞による細胞性免疫がある。

（1） 体液性免疫

B細胞からつくられ，分泌される抗体が関与する免疫反応を体液性免疫という。B細胞が抗原に接触すると形質細胞に分化し，免疫グロブリンを産生する。

（2） 細胞性免疫

血球細胞が直接，抗原に作用して発現される免疫反応を細胞性免疫という。キラーT細胞，ヘルパーT細胞，サプレッサーT細胞，遅延型-反応性T細胞が活性化されて抗原の除去を行う。細胞性免疫は，遅延型過敏症などにも関与している。

❻ アレルギー

（1） アレルギーを発症させるアレルゲン

免疫反応は生体にとって常に有益というわけではなく，免疫反応によって障害を受ける場合がある。これをアレルギーと呼び，アレルギーを発症する物質をアレルゲンという。

接触経路によって，吸収アレルゲン（花粉，ダニ，カビ，ペットの毛など），食物アレルゲン（牛乳，卵，そばなど），薬剤，刺咬性アレルゲン（ハチなどの毒素），接触アレルゲン（金属など）に分類される。

(2) 即時型アレルギー，遅延型アレルギー

アレルギーを発症するまでの時間によって，即時型アレルギーと遅延型アレルギーの2つに分類される。

①即時型アレルギー

即時型アレルギーは，血清中に存在する抗体によるアレルギーである。即時型アレルギーにはアトピー性疾患があり，アレルゲンが接触すると，IgEを産生する。肥満細胞（マスト細胞）上のIgE抗体と反応し，その刺激により肥満細胞の中でアラキドン酸からプロスタグランジンやロイコトリエンを生産する。

また，イノシトールリン酸系からカルシウム濃度が増加し，顆粒球が細胞表面に移動し，ヒスタミンやヘパリンを分泌する。これらにより，血管透過性の亢進，平滑筋の収縮などのアレルギー反応を引き起こす。IgEに依存するアレルギーは，アレルゲンが体内に侵入してから短時間で症状が出るので，即時型アレルギーといえる。

②遅延型アレルギー

遅延型アレルギーは，細胞を媒介した免疫反応によるアレルギーである。Tリンパ球による反応でリンホカインという生理活性物質を放出し，マクロファージや白血球の集合，血管透過性の亢進による炎症をもたらす。

(3) 食物アレルギー

食物アレルギーは，食物として経口的に摂取された抗原（アレルゲン）に対する過剰な免疫反応によって起こる。アレルゲンの大部分はたんぱく質である。アレルゲンが腸管に達するとアミノ酸にまで分解されるが，分解されずに血液やリンパ管に移行したものがアレルギー反応を起こす。腸管免疫が未発達な乳幼児や小児期に発症しやすい。アレルゲンとしては，卵，牛乳，小麦，米，そば，大豆などがあげられる。アレルギーの発症を図3-27に示す。

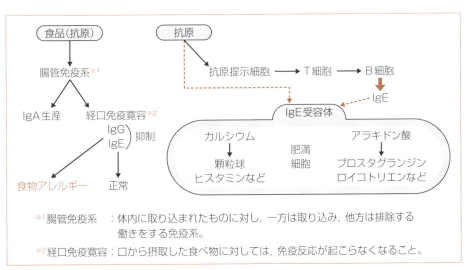

図3-27 アレルギーの発症

資料）木元幸一：Nブックス 基礎栄養学/林淳三編著（2005）建帛社を改変

7　酵素の化学

❶ 酵素の性質

（1）　酵素の働き

　酵素は，生体内で起こる化学反応を触媒するたんぱく質を主成分とする生体物質である。酵素の役割は，細胞内での化学反応のみならず，消化管内での消化酵素としても重要である。酵素は，触媒する化学反応の種類によって，次のように分類される。

　①酸化還元酵素（オキシドレダクターゼ）

　　電子の授受や酸素の結合など，酸化還元反応を触媒する。

　②転移酵素（トランスフェラーゼ）

　　アミノ基，リン酸基などの原子団の転移反応を触媒する。

　③加水分解酵素（ヒドラーゼ）

　　グリコシド結合，ペプチド結合，エステル結合などを加水分解する。

　④脱離酵素（リアーゼ）

　　加水分解以外の方法で原子団の除去や結合を触媒する。

　⑤異性化酵素（イソメラーゼ）

　　分子内の異性化を触媒する。

　⑥合成酵素（リガーゼ）

　　ATPの加水分解に伴い，合成反応を触媒する。

（2）　酵素の構造

　酵素はたんぱく質以外に補助因子を含むことがある。補助因子をもつ酵素の場合，たんぱく質部分をアポ酵素といい，アポ酵素に補助因子が結合したものをホロ酵素という。補助因子には，カルシウムイオンやマグネシウムイオンなどの金属や有機化合物などの補酵素がある。

（3）　基質特異性

　酵素が反応を触媒する物質を基質という。ひとつの酵素が特定の基質に対してのみ触媒反応する性質があり，これを基質特異性という。

（4）　最適pH，最適温度

　①最適pH

　　酵素の反応速度はpHに著しく影響され，最も作用を発揮するpHを最適pHという。酵素たんぱく質は，pHの差により活性を示したり，失活したりする。大部分の酵素は中性領域で最適pHを示すが，ペプシンのように最適pHが1～2のものや，アルカリホスファターゼのように最適pHが8のものもある。

　②最適温度

　　温度の上昇に伴って分子間の衝突頻度が増し，反応に要するエネルギーが少なくて済むため，

反応速度が増す。しかし、高温ではたんぱく質の変性が起こり、反応速度は低下する。酵素活性が最大となる温度を最適温度といい、生体内の反応を触媒する酵素は体温付近が最適温度である。

(5) アイソザイム

構成するアミノ酸が一部異なる2種以上の酵素が同一の化学反応を触媒する酵素群をアイソザイムという。例えば、乳酸脱水素酵素は心筋型と骨格筋型の2種類のサブユニットからなる四量体であり、その組み合わせによって5種類の臓器特異的なサブユニットが存在する。

❷ 酵素反応

基質がひとつの場合、酵素反応の一般式は、次の式のようになる。

$$E+S \rightleftharpoons ES \longrightarrow E+P$$

E：酵素，S：基質，P：生成物

ここで基質Sの濃度を徐々に上げると、ES濃度は増大し、生成物Pが生成するとEは遊離し、再び反応に使われる。最大速度の1/2のときの基質濃度をK_m値（ミカエリス定数）といい、酵素反応に固有の値をとるため、酵素と基質の親和性を表す指標となる。K_m値が小さいほど基質との親和性が高い。酵素の濃度を一定にして、いろいろな濃度の基質で酵素反応を行うと、図3-28のようになる。これを数式にしたものが、次のミカエリスメンテンの式である。

$$v = \frac{V_{max}[S]}{K_m+[S]}$$

νは反応速度、V_{max}は最大速度、[S]は基質濃度、K_mはミカエリス定数

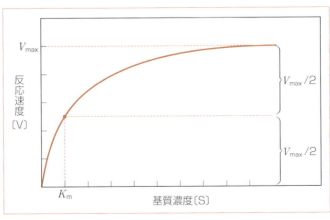

図 3-28　酵素濃度を一定にしたときの基質濃度と反応速度の関係

❸ 酵素反応の調節

（1） 阻害剤
　酵素に結合して反応を阻害する物質を阻害剤という。生体内では，代謝産物や酵素反応生成物などが阻害剤として働き，代謝調節に重要な働きをしている。

（2） 拮抗阻害
　阻害剤が基質の構造と一部類似していて酵素の活性部位を基質と奪い合う阻害を拮抗阻害という。この場合，親和性が低くなるため，K_m 値は高くなる。基質濃度を増していくと，いずれは V_{max} に達する。

（3） 非拮抗阻害
　基質とは異なる構造の阻害剤が酵素の活性部位以外に結合して酵素を変形させることによる阻害形式を非拮抗阻害という。基質を奪い合うことはないので，K_m 値は変化しないが，V_{max} に達することはない。

（4） フィードバック阻害
　代謝経路において最終産物の濃度が高くなると，その最終産物が非拮抗阻害剤として最初の反応をする酵素や律速酵素に結合して阻害する場合がある。この酵素をアロステリック酵素と呼び，このような阻害形式で最終産物の生成量を調節する機構をフィードバック阻害という。

人間栄養学

第4章

合田敏尚

1　栄養学概説

❶ 栄養と人間栄養学

　生体がある物質を体内に取り入れて，それを消化・吸収し，成長や発育，生命を維持して，健全な生命活動を営むことを「栄養」という。また，このために体内に取り入れる物質を「栄養素」と呼んでいる。ヒトが食事をするということは，栄養素を含む食品を何らかの方法で調理して食べられる状態にし，それらを組み合わせて食べることである。食事をした後は，食品中のさまざまな成分を栄養素に分解して，体内で処理する「栄養」という状態になる。一般によく使用される「栄養がよい」という状態は，体全体からみれば「健康な状態」を意味することになる。食物に対して使用される「栄養のある」食物とは，栄養素を多く含む食物や，栄養素をバランスよく含む食物を示すことが多い。食物が不足しがちな状況では，たんぱく質の欠乏が起こりやすいために，良質のたんぱく質やたんぱく質を多く含む食品である，卵・乳製品・肉などを「栄養のある」食物と呼ぶこともある。しかし，「栄養」という言葉の意味から考えると，食品中に含まれるのは栄養素であり，それを利用した営みを「栄養」と呼ぶので，「栄養のある」食物という表現は厳密には間違いである。

　食物の栄養素の評価は，それぞれの食物に含まれる栄養素の種類と量を判断することによって可能であり，実際の食生活では，食品をどのように組み合わせ，調理するかということが問題になる（図4-1）。一方，ヒトの栄養を考える場合は，現在のヒトの栄養状態（成長・発育，身体の構成成分の多少，消化・吸収が正常に機能しているか，健全な生命活動ができているかなど）を評価し，ヒトが必要な栄養素を正常に利用できるように取り入れることが大切である。

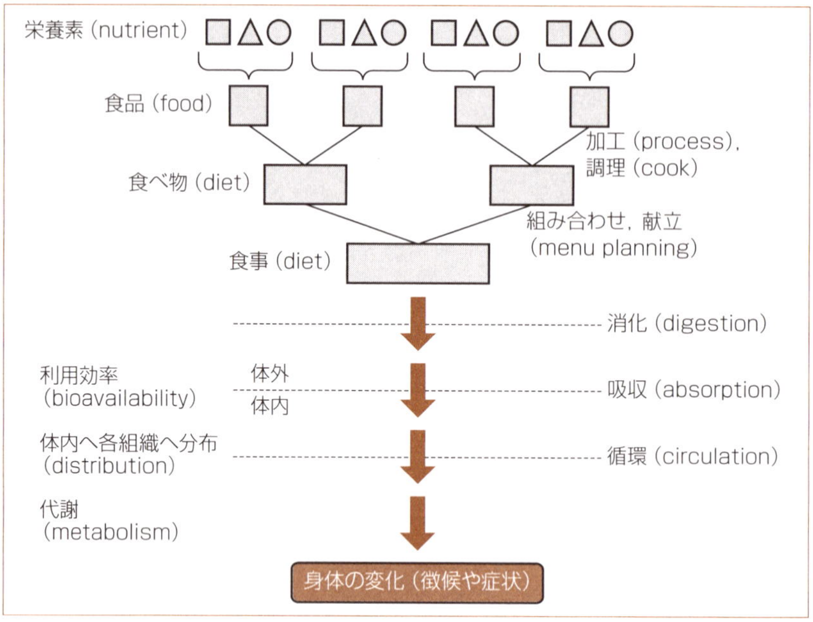

図 4-1 食べ物の成分と身体の変化
資料）細谷憲政ほか：栄養管理のための人間栄養学（2005）日本医療企画を改変

また，単に栄養素を含む物質として取り入れるだけでなく，生活の質（QOL）を向上させるような食のあり方を考えることも重要である。

❷ 人体の栄養状態

栄養素摂取に伴う身体内の状況は，4つの栄養状態に区分される。1）適正な栄養状態，2）栄養素相互のバランスがくずれた状態，3）栄養素の欠乏した状態，4）栄養素の過剰の状態である。栄養素摂取の不均衡，不足，過剰の状態が続くと，身体の器官や組織においても栄養素の不均衡，不足，過剰の状態が起こる。その結果，適正な状態から，潜在性の欠乏状態，欠乏状態を経て欠乏症になり，あるいは，潜在性の過剰状態，過剰状態を経て過剰症（肥満症など）になる。

栄養素摂取の不足による欠乏症（低栄養）が進行すると，免疫・抵抗力が低下して，感染症も重篤化する。一方，栄養素摂取の過剰による肥満は，生活習慣病の主要なリスク因子であり，現代の社会では，循環器疾患など死因の上位を占める疾患の基盤となっている（図4-2）。

❸ 健康と疾病

生活習慣病のように，臨床症状が顕在化するまでに長い経過が観察される慢性の非感染症の場合には，健康と疾病の状態を明確に区分することが難しい。むしろ，健康と疾病は連続的なものであり，その境界の健康状態として，「半健康」や「半病気」の状態を経過すると考えるほうが自然である（図4-3）。これらの境界の健康状態の概念は，特定健康診査・特定保健指導においては，「ハイリスク者」の階層化のために利用されている。また，今後，低栄養によるフレイル

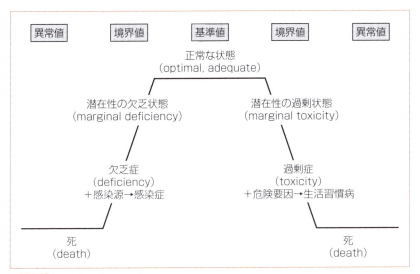

図 4-2　人体の栄養状態
資料）細谷憲政ほか：栄養緑書 これでいいのか日本の栄養問題（2003）日本医療企画を改変

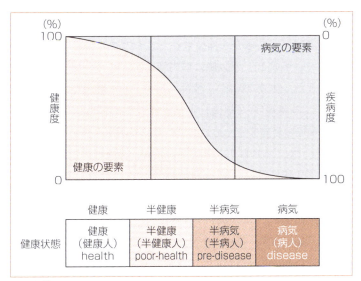

図 4-3　生活習慣病の発症予防と対策における半健康状態把握の重要性
資料）塩川優一編（日本栄養士会）：健康増進ハンドブック（1978）

（虚弱）のリスク者を早期に発見し，介護予防を効果的に進めるためにも，健康状態および栄養状態の連続性の概念は重要である。

❹ 国民健康・栄養調査

「国民健康・栄養調査」は，以前は「国民栄養調査」と呼ばれ，1945（昭和20）年から開始された。当初は，終戦直後の劣悪な状態の食糧事情による食糧危機を救うために，各国から食糧援

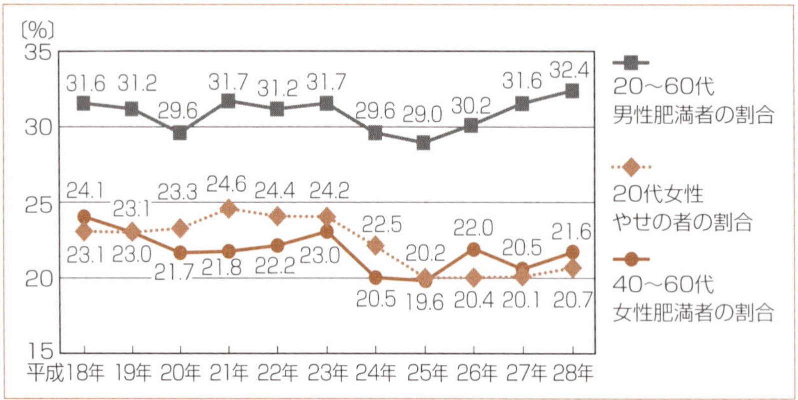

図 4-4　肥満およびやせの者の割合の年次推移（20 歳以上）

注）平成 24・28 年は全国補正値。
　　平成 26 年以前の 20 代女性のやせの者の割合の年次推移は，移動平均*により平滑化した結果から作成。
　　*「移動平均」とは，各年の結果のばらつきを少なくするため，各年次結果と前後の年次結果を足し合わせ，計 3 年分を平均化したもの。ただし，平成 28 年については単年の結果である。
注）妊婦除外。
資料）厚生労働省：平成 18～28 年国民健康・栄養調査結果

　助を受けるための基礎資料として調査が開始された。その後，1952（昭和 27）年以降は，栄養改善法に基づいて，2003（平成 15）年以降は健康増進法に基づいて「国民健康・栄養調査」として，栄養のみならず運動，休養（睡眠），飲酒，喫煙，歯の健康などの生活習慣全般に調査項目が拡充されている。この調査は，「健康日本 21」や「生活習慣病予防のための健診・保健指導」などの各種の政策作成の目標設定やその評価のために活用されている。

　「国民健康・栄養調査」は，毎年 11 月に実施されるが，調査年の国民生活基礎調査において設定された単位区から，層化無作為抽出した 300 単位地区内の世帯および世帯員（調査年の 11 月 1 日現在で満 1 歳以上の者）を対象に実施されている。調査内容は，身体状況調査（身長，体重，腹囲，血圧測定，血液検査など），栄養摂取状況調査（食品摂取量，栄養素等摂取量，食事状況），生活習慣調査（食生活，身体活動，休養，飲酒，喫煙，歯など）の 3 種類の調査からなっている。調査対象，調査方法，調査項目は年次によって多少の違いはあるが，長期的にこのような調査が行われているのは，国際的にみても珍しい。そのため，生活習慣の各種項目について，年次推移を検討することも可能である。図 4-4 は，20 歳以上の肥満およびやせの者の割合の年次推移を示したものである。成人の男性では肥満者の割合が増加しており，特に 50 歳代の男性で割合が最も多い（図 4-5）。女性では，肥満者の割合はどの年齢階層でも男性より少なく，むしろやせの者が多いところに問題がある。20 歳代のやせの女性は約 20％ となっている。野菜類および緑黄色野菜の 1 日当たりの摂取量は，それぞれ 300g 未満，100g 未満となっており，あまり変化していない（図 4-6）。食塩摂取量は，男女ともに徐々に減少している（図 4-7）。また，歩数は，男性では約 7,000 歩/日，女性では約 6,000 歩/日であり，あまり変化していない（図 4-8）。

1●栄養学概説

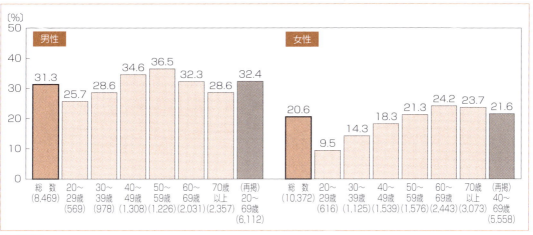

図 4-5 肥満者（BMI≧25kg/m²）の割合（20歳以上，性・年齢階級別，全国補正値）

注）妊婦除外。
資料）厚生労働省：平成28年国民健康・栄養調査結果

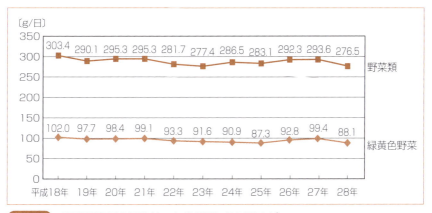

図 4-6 野菜摂取量の平均値の年次推移（20歳以上）

注）平成24・28年は全国補正値。
資料）厚生労働省：平成18～28年国民健康・栄養調査結果

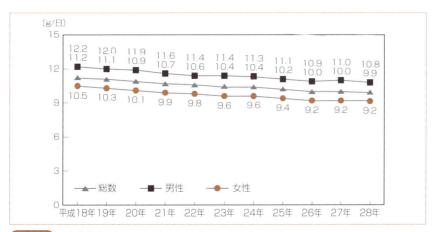

図 4-7 食塩摂取量の平均値の年次推移（20歳以上）

注）平成24・28年は全国補正値。
資料）厚生労働省：平成18～28年国民健康・栄養調査結果

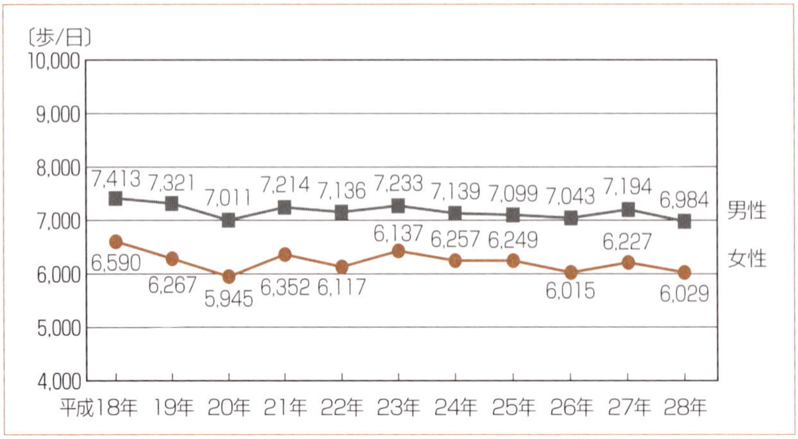

図 4-8 歩数の平均値の年次推移（20 歳以上）

注）平成 24・28 年は全国補正値。
　　平成 24 年以降は，100 歩未満または 5 万歩以上の者は除く。
資料）厚生労働省：平成 18 〜 28 年国民健康・栄養調査結果

2　栄養素の機能

❶ 栄養素の分類

　栄養素の中で，炭水化物（糖質），脂質，たんぱく質はエネルギー源として利用できるので，エネルギー産生栄養素と呼ばれる。また，これらは量的にも摂取量が多いので三大栄養素とも呼ばれる。ビタミンおよびミネラルは微量栄養素に分類される。栄養素の機能を分類すると，エネルギー源として利用されるほか，身体の構成成分として利用されるもの（たんぱく質，脂質，ミネラル）や，代謝の調節のために利用されるもの（ビタミン，ミネラル）がある（図 4-9）。その他，水も重要な栄養素である。食物繊維はヒトの消化酵素では消化されない成分であるが，消化管内で生理作用を示す。

　日本人の摂取する三大栄養素のエネルギー比率は，糖質が最も多く（60%），脂質（25%），たんぱく質（15%）がそれに続く。しかし，体組成は脂質（15%），たんぱく質（16%），無機質（6%）以外はほとんどが水であり，糖質は 1% にも満たない（成人男性）。これは摂取した栄養素が活発に相互変換しているからである。糖質，脂質，たんぱく質の最小単位の栄養素は，それぞれ，グルコース，脂肪酸，アミノ酸である。

❷ 糖質

（1）糖質の構造と種類

　炭水化物の中で，消化・吸収される成分を糖質という。ヒトの消化酵素では消化されない成分は食物繊維である。日本人の摂取する糖質の大部分はデンプンであるが，これは，グルコースが重合してできた多糖類であり，直鎖状のアミロース（通常 20〜25%）と分枝をもつアミロペク

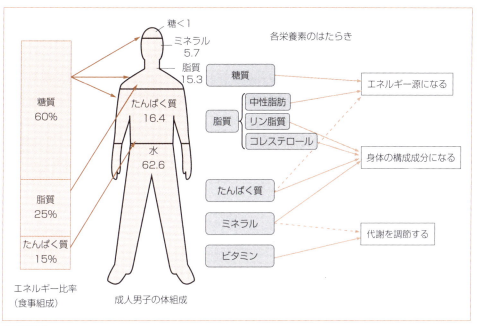

図4-9 栄養素の種類とはたらき

表4-1 糖の種類と含まれる食品

分類		名称	構成成分	含まれる食品
単糖類		グルコース（ブドウ糖）	グルコース	果物，野菜
		フルクトース（果糖）	フルクトース	果物，はちみつ
		ガラクトース	ガラクトース	（天然には単独で存在しない）
少糖類	二糖類	マルトース（麦芽糖）	グルコース + グルコース	水あめ
		スクロース（ショ糖）	グルコース + フルクトース	サトウキビの茎，てん菜の根
		ラクトース（乳糖）	グルコース + ガラクトース	乳
		トレハロース	グルコース + グルコース	マッシュルーム
	三糖類	ラフィノース	グルコース + フルクトース + ガラクトース	てん菜，大豆，綿実
	四糖類	スタキオース	フルクトース + ガラクトース + ガラクトース + ガラクトース	豆類
		スコロドース	グルコース + フルクトース + ガラクトース + ガラクトース	にんにく，らっきょう
多糖類		デンプン	グルコース	穀類，いも類
		デキストリン	グルコース	あめ
		グリコーゲン	グルコース	肝臓や筋肉部分

チンからなる。グルコース（ブドウ糖），フルクトース（果糖），ガラクトースは，いずれも6個の炭素でできた六炭糖であるが，これらは，糖の構成分子が1つでできているので，単糖類という。フルクトースは最も甘味度の高い単糖であり，果物に多い。糖の構成分子が2個以上10個未満のものを少糖類という。典型的な少糖類は，通常の食事に含まれているスクロース（ショ糖），ラクトース（乳糖），マルトース（麦芽糖），トレハロースなどの二糖類である（表4-1）。

（2） 糖質の機能

糖質の第一の機能は，1g当たり4kcalのエネルギー源として利用されることである。ほとんどすべての細胞は，グルコースを取り込んで利用する能力をもっているので，グルコースは最も普遍的なエネルギー源といえる。特に，脳と神経系は主にグルコースをエネルギー源としているので，血糖値の低下やビタミンB_1欠乏等で糖代謝が円滑にいかなくなると，脳と神経系の働きが顕著に低下する。

食後には，門脈を経て肝臓に流入してきたグルコースの一部（約40％）はそのまま肝臓から放出され，血糖は上昇し，脳や筋肉にグルコースが分配される。このとき，血糖の上昇により膵臓のβ細胞からのインスリン分泌が促進される。

早朝空腹時でも血糖値は70～110mg/dLの狭い範囲に保たれている。この状態で75gのグルコースに相当する糖の溶液を摂取する（経口グルコース負荷試験）と，血糖値は速やかに上昇し，約30分で120～150mg/dLのピークを迎え，約2時間後には元のレベルに戻る（血糖曲線）。食品摂取に伴う血糖上昇は，単に食品中の糖質の量だけでなく，その質によっても異なる。

グリセミック・インデックス（GI）は，血糖上昇という糖質の「生理機能」の違いに着目して糖質の質的評価を行うための指標である。GIは，試験食品に含まれる50gの利用可能な糖質（難消化性糖類を除く）を摂取させた後の血糖上昇量を評価するために，同量のグルコース，白パンあるいは白飯を基準とし，血糖上昇曲線下の面積を比較して算出される。白飯と比較すると，グルコース水溶液摂取後の血糖上昇速度は速く，GI値も高い。スパゲッティは低GI食品の典型的なものである。一般に，精白したり，粉状に加工したり，糊化させたデンプンは消化が早く，GI値も高い。穀粒の入ったものや食物繊維を含んだもの，デンプン中のアミロース含量が多いものは消化・吸収が遅く，GI値も低い。

（3） 食物繊維

炭水化物の中で，セルロースやペクチンなどの難消化性多糖類は，ヒトの消化酵素で消化されない食物繊維である。食物繊維は，水に溶けない不溶性食物繊維と，水に溶ける水溶性食物繊維に分けることができる。

セルロースやキチンなどの不溶性食物繊維は，腸の蠕動運動を盛んにし，食物の通過時間を短縮させる働きをする。また，不溶性食物繊維は便のかさを増やして，排泄を促進する。

一方，果物に含まれるペクチン，海藻に含まれるアルギン酸，こんにゃくのグルコマンナンなどの水溶性食物繊維は，水に溶けると粘性の高い溶液となり，胃からの内容物の排出を遅らせるため，一般に栄養素の吸収と血糖値の上昇を緩やかにさせる。水溶性食物繊維は，腸内細菌によって利用されやすいので，腸内細菌の量と種類を大きく変えるとともに，酢酸，プロピオン酸や酪酸等の短鎖脂肪酸を生じさせる。これらの短鎖脂肪酸は，大腸粘膜細胞のエネルギー源として重要な役割を果たすので，糞便中の水分量調節機能が維持され，便秘や下痢を起こしにくくなる。

食物繊維の摂取量が少ないと，心筋梗塞や糖尿病の発症リスクが上昇するなど，生活習慣病との関連が多く報告されている。食事から十分な量の食物繊維を摂ることが望ましく，成人における目標量は男性20g/日以上，女性18g/日以上である。ただし，サプリメントなどによって食物繊維を多量に摂った場合には，下痢を起こすことがあり得るので，注意が必要である。

❸ 脂質

（1） 脂質の構造と種類

　脂質は，水に溶けず，有機溶媒に溶ける有機化合物の総称である．最も一般的な脂質は，グリセロールに脂肪酸が3個結合したものであり，中性脂肪（トリアシルグリセロール，トリグリセリド）と呼ばれる．中性脂肪は，アルコールと脂肪酸だけがエステル結合してできているので，単純脂質に分類される．このほか，細胞膜を構成しているリン脂質や糖脂質は，脂肪酸とアルコール以外に，リン酸や糖を含むので，複合脂質に分類される．また，単純脂質や複合脂質から分解してできる脂肪酸やステロイドなどは，誘導脂質に分類される．食事として摂取する主要な脂質は中性脂肪であり，その他，コレステロールとリン脂質も含まれる．

（2） 脂肪酸の分類と性質

　脂質に含まれる脂肪酸は，炭素の数と二重結合の数とその位置によって分類される．

　炭素の数が6個以下の場合は短鎖脂肪酸，8から12個では中鎖脂肪酸である．食事として摂取する中性脂肪のほとんどは炭素の数が16から20個の長鎖脂肪酸である．体内でグルコースが脂肪酸につくり替えられるときには，まず，炭素の数が16個で二重結合をもたない飽和脂肪酸であるパルミチン酸ができ，炭素の鎖が2つ伸びてステアリン酸ができ，さらに二重結合を1つもつ，すなわち，一価不飽和脂肪酸であるオレイン酸が合成される．食品中でも体内でも最も多い脂肪酸はパルミチン酸である．

　二重結合を2つ以上もつ多価不飽和脂肪酸は，体内では合成できないので，必須脂肪酸として食事から摂取する必要がある．多価不飽和脂肪酸のうち，リノール酸，γ-リノレン酸，アラキドン酸は n-6系脂肪酸であり，α-リノレン酸，イコサペンタエン酸（EPA），ドコサヘキサエン酸（DHA）は n-3系脂肪酸である（表4-2）．

（3） 脂質の機能

　体内における脂質の主な機能は，①中性脂肪がエネルギー産生の主要な基質（約9 kcal/g）になること，②コレステロールとリン脂質が細胞膜の主要な構成成分になること，③リン脂質の脂肪酸がプロスタグランジンなどの生理活性物質の前駆体になること，④コレステロールが胆汁酸，性ホルモン，副腎皮質ホルモン，ビタミンDの前駆体になること，⑤食事中の脂肪が脂溶性ビタミンやカロテノイドの吸収を助けることである．脂肪は，重量当たりのエネルギー源としては，糖質よりも効率的であり，ビタミンB_1を節約するという特徴がある．

❹ たんぱく質

（1） たんぱく質の構造とアミノ酸の種類

　たんぱく質は20種類のアミノ酸が数十から数千結合した高分子化合物である．これらのアミノ酸の種類や量，組み合わせによって多種多様な構造をもったたんぱく質ができ，その構造の違いによって，働きや性質も異なる．たんぱく質を構成するアミノ酸のうち，バリン，ロイシン，

表4-2 脂肪酸の種類と含まれる食品

分類			名称	炭素数	二重結合数	含まれる食品
短鎖脂肪酸	飽和脂肪酸		酪酸	4	0	バター
			ヘキサン酸	6	0	バター
中鎖脂肪酸	飽和脂肪酸		オクタン酸	8	0	バター
			デカン酸	10	0	バター
			ラウリン酸	12	0	バター，パーム油
長鎖脂肪酸	飽和脂肪酸		ミリスチン酸	14	0	動・植物油
			パルミチン酸	16	0	動・植物油
			ステアリン酸	18	0	動・植物油
			アラキジン酸	20	0	動・植物油
			ベヘン酸	22	0	動・植物油
			リグノセリン酸	24	0	動・植物油
	一価不飽和脂肪酸		ミリストレイン酸	14	1	バター・動物油
			パルミトレイン酸	16	1	バター・動物油
			オレイン酸	18	1	動・植物油
			ドコセン酸	22	1	なたね油
	多価不飽和脂肪酸	n-6系	リノール酸	18	2	動・植物油
			γ-リノレン酸	18	3	魚油
			アラキドン酸	20	4	卵黄・肝油
		n-3系	α-リノレン酸	18	3	大豆油
			イコサペンタエン酸(IPA, EPA)	20	5	魚油
			ドコサペンタエン酸(DPA)	22	5	魚油
			ドコサヘキサエン酸(DHA)	22	6	魚油

イソロイシン，トリプトファン，フェニルアラニン，スレオニン，メチオニン，リシン，ヒスチジンは，ヒトの体内で合成できないか，できても十分でないので，食物から摂取して補う必要がある。これらのアミノ酸を必須アミノ酸（不可欠アミノ酸）という。

　食物由来のたんぱく質は消化・吸収を受け，アミノ酸として血管に入り，門脈を経てすべて肝臓に取り込まれる。肝臓は，生体のアミノ酸の必要量に応じてアミノ酸の代謝経路や代謝速度を調節するので，循環血中のアミノ酸濃度やアミノ酸パターンはほぼ一定の範囲に保たれている（表4-3）。ただし，分枝アミノ酸（バリン，ロイシン，イソロイシン）は肝臓で分解されないので，そのまま肝臓から放出され，主に筋肉で代謝される。

（2）たんぱく質の機能

　食事として摂取するたんぱく質の主要な意義は，臓器や筋肉などの身体を構成するたんぱく質の素材であるアミノ酸を供給することである。身体のたんぱく質は常に合成と分解を繰り返してつくり替えられているが，その度ごとに一部は尿素として排泄されてしまう。その不足分を食事からたんぱく質として補給する必要がある。食品中のたんぱく質の栄養価は必須アミノ酸の構成によって決まる。必須アミノ酸の平均必要量を基にアミノ酸評点パターンが定められており，これと比較して相対的に最も不足している必須アミノ酸（第1制限アミノ酸）の割合をアミノ酸スコアという。肉，卵，牛乳，魚類のほとんどのアミノ酸スコアは100であり，たんぱく質の栄養

表 4-3　ヒト血漿中の遊離アミノ酸濃度

	血漿中濃度（μmol/L）		血漿中濃度（μmol/L）
グリシン	182 〜 306 （245）	メチオニン*	26 〜 49 （37）
アラニン	259 〜 522 （388）	シスチン	50 〜 82 （60）
バリン*	200 〜 310 （239）	グルタミン酸	15 〜 86 （29）
ロイシン*	104 〜 183 （137）	グルタミン	500 〜 830 （630）
イソロイシン*	53 〜 102 （73）	アスパラギン酸	10 〜 21 （13）
トリプトファン*	37 〜 71 （54）	アスパラギン	48 〜 90 （62）
フェニルアラニン*	45 〜 81 （59）	アルギニン	71 〜 130 （95）
チロシン	52 〜 114 （77）	リシン*	115 〜 270 （172）
セリン	90 〜 170 （124）	ヒスチジン*	58 〜 111 （86）
スレオニン*	110 〜 200 （157）	プロリン	80 〜 254 （170）

注）（　）内は平均値．*は必須（不可欠）アミノ酸
資料）生化学データブックⅠ　日本生化学会編，p.1548（1979）東京化学同人

表 4-4　食品中のたんぱく質のアミノ酸スコア

	アミノ酸スコア	第1制限アミノ酸
全卵	100	―
牛乳	100	―
牛肉・豚肉・鶏肉	100	―
魚類	100	―
大豆	100	―
精白米	81	リシン
小麦粉	48	リシン
とうもろこし	38	リシン

注）アミノ酸評点パターン（WHO/FAO/UNU: 2007, 1〜2歳）を用いて算出．

価は高い。植物性食品の中で，大豆は例外的にアミノ酸スコアが高い。穀物は，リシン含量が少ないので一般的にアミノ酸スコアは低いが，その中では，精白米のアミノ酸スコア（81）は小麦粉（48）よりも高い（表 4-4）。

　たんぱく質の合成に利用されなかったアミノ酸は，エネルギー源として利用されるか，糖質や脂肪酸につくり替えられる。エネルギー源として利用される場合には，たんぱく質1g当たり約4kcalに相当する。空腹が続くと，筋肉などの組織でたんぱく質は分解し，アミノ酸が肝臓に運ばれ，グルコースにつくり替えられる。このようにエネルギーが不足すると，たんぱく質の分解や利用が進む。

❺ ビタミン

　ビタミンは微量で体内の代謝に重要であるが，体内で合成されないか，合成されても必要量に満たないため，食事から摂取すべき有機化合物である。脂溶性ビタミン（A，D，E，K）と水溶性ビタミン（B_1，B_2，ナイアシン，パントテン酸，ビオチン，B_6，葉酸，B_{12}（以上ビタミンB群），C）からなる（表 4-5）。

表4-5 ビタミンの生理作用

	ビタミン	視覚	分化	骨の維持	血液凝固	抗酸化	エネルギー産生(補酵素)	アミノ酸代謝(補酵素)	核酸代謝(補酵素)	貧血抑制	過剰症に注意	典型的な欠乏症
脂溶性	ビタミンA	○	○								○	夜盲症, 角膜乾燥症 (乳幼児)
	ビタミンD			○							○	くる病 (乳幼児, 小児), 骨軟化症
	ビタミンE					○						
	ビタミンK			○	○							出血傾向
水溶性	ビタミンB_1						○					脚気, ウェルニッケ・コルサコフ症候群
	ビタミンB_2						○					口角炎, 口唇炎
	ナイアシン						○					ペラグラ
	パントテン酸						○					
	ビオチン						○					
	ビタミンB_6							○		○	△	
	葉酸							△	○	○		神経管閉鎖障害 (胎児), 巨赤芽球性貧血
	ビタミンB_{12}							△	○	○		巨赤芽球性貧血
	ビタミンC					○						壊血病

(1) 脂溶性ビタミンの種類と機能

①ビタミンA

　ビタミンA (レチノール) は, 植物性食品からはβ-カロテンなどのプロビタミンAとして, 動物性食品からはレチノール脂肪酸エステルとして供給される。β-カロテンからは2分子のビタミンAが生成する。食事由来のβ-カロテンの平均吸収率はレチノールの約1/6, β-カロテンからレチノールへの転換効率は約50%であるので, 1μg RAE (レチノール活性当量) は12μgのβ-カロテンに相当する。ビタミンAは肝臓に貯蔵され, 必要に応じてレチノールとして血液中に動員される。レチナールは視物質ロドプシンの構成成分として視覚維持にかかわり, レチノイン酸は核内受容体を介して, 上皮組織の機能維持, 終末分化, 形態形成, 成長維持のために遺伝子の発現を調節する。ビタミンAの欠乏症は, 乳幼児では角膜乾燥症, 成人では夜盲症である。ビタミンAの過剰摂取により頭蓋内圧亢進, 肝臓障害などが起こり, 妊婦では胎児に奇形がみられる。β-カロテンのビタミンAとしての過剰障害はない。ビタミンAを多く含む食品の例は, うなぎ, レバー, 緑黄色野菜である。

②ビタミンD

　ビタミンD (コレカルシフェロール) の主な生理作用は, 小腸と腎臓におけるカルシウムとリンの吸収, 再吸収の促進により, 血中カルシウム濃度を高めて, 骨形成を促すことである。ビタミンDには, 皮膚における産生と食事からの摂取という2つの供給源がある。皮膚でコレステロールから合成されたプロビタミンD_3は, 日光中の紫外線によってプレビタミンD_3になりビタミンD_3が生成される。食品から摂取されるビタミンDの供給源は, きのこ類 (ビタミンD_2) と魚類 (ビタミンD_3) である。どの供給源からもたらされたビタミンDも, 肝臓

と腎臓の2段階で活性型ビタミンDに転換され、ビタミンD核内受容体に結合して標的遺伝子の発現を調節する。ビタミンDの欠乏症は、乳幼児や小児の場合はくる病、成人の場合は骨軟化症であるが、その必要量は日照の影響を強く受ける。ビタミンDの過剰摂取により、高カルシウム血症が起こる。

③ビタミンE

ビタミンEには、トコフェロール（Toc）とトコトリエノールがあり、それぞれ α-、β-、γ-、δ- が区別される。主要な生理作用は抗酸化作用であり、生体膜リン脂質の過酸化反応を抑制する。ビタミンC、グルタチオンなどの親水性の抗酸化物質とともに効率よく酸素ラジカルを消去する。ビタミンEを多く含む食品の例は、植物油と種実類である。

④ビタミンK

ビタミンKには、フィロキノン（ビタミンK_1）とメナキノン類（ビタミンK_2）がある。フィロキノンは植物の葉緑体で合成される。メナキノン類は側鎖のイソプレン単位の数によってメナキノン-4（MK-4）のように呼ばれる。食品中のメナキノン類の含量はフィロキノンに比べて少ないが、納豆には例外的に多く、MK-7が多い。肉類やバターにはMK-4が含まれる。ビタミンKの主要な生理作用は、プロトロンビンやその他の血液凝固因子を活性化し、血液凝固を促すことと、骨形成の促進である。ビタミンKの欠乏は、血液凝固の遅延や出血を引き起こす。ビタミンKを多く含む食品の例は、納豆と葉野菜である。血栓症のように血液凝固を抑制する必要がある場合には、ビタミンK含量の高い食品の摂取は避けるべきである。

（2） 水溶性ビタミンの種類と機能

①エネルギー産生と関連するビタミン

ビタミンB_1、ビタミンB_2、ナイアシン、パントテン酸、ビオチンは、いずれもエネルギー代謝にかかわる酵素の補酵素として働き、活動により必要量が増す。

ビタミンB_1（チアミン）は、糖代謝に重要な酵素の補酵素として働く。糖質に偏った食事やアルコールを多量に摂取するとビタミンB_1の需要が高まる。典型的な欠乏症は、脚気とウェルニッケ・コルサコフ症候群である。ビタミンB_1を多く含む食品の例は、豚肉、豆類、種実類、未精製の穀物である。玄米を精白米にする過程でビタミンB_1含有量が1/5に著減する。

ビタミンB_2（リボフラビン）は、体内では主にFAD（フラビン・アデニン・ジヌクレオチド）の形で存在し、エネルギー産生や酸化・還元反応の補酵素として働き、ミトコンドリアでのATP産生にもかかわる。ビタミンB_2が不足すると、成長阻害、口角炎、口唇炎、舌炎、皮膚炎が起こる。ビタミンB_2を多く含む食品の例は、レバー、魚介類、牛乳、乳製品、きのこ、納豆である。

ナイアシンは、ニコチン酸とニコチンアミドの総称であり、体内ではNAD（ニコチンアミド・アデニン・ジヌクレオチド）やNADP（ニコチンアミド・アデニン・ジヌクレオチド・リン酸）の形で酸化・還元反応に補酵素として働き、ミトコンドリアでのATP産生にも必須である。ナイアシン欠乏症は、皮膚炎、下痢、認知症を主症状とするペラグラである。ナイアシンはトリプトファンからも重量比で1/60の割合で合成されるので、これを考慮して食事摂取基準ではナイアシン当量（NE）が用いられる。ナイアシンは魚介類と肉類から多く供給さ

れる。

パントテン酸は，コエンザイムA（CoA）の構成成分となり，脂肪酸の分解や合成，糖代謝（クエン酸回路）で重要な役割を果たす。

ビオチンは，糖質・脂質代謝にかかわる4種類の酵素の補酵素として働き，クエン酸回路の維持や糖新生，脂肪酸合成，分枝アミノ酸からのエネルギー産生に関与する。パントテン酸とビオチンは，通常の食事で不足することはない。

②アミノ酸，核酸の代謝と関連するビタミン

ビタミンB_6（ピリドキシン，ピリドキサール，ピリドキサミン）は，体内ではアミノ基転移酵素の補酵素としてアミノ酸分解に関与し，ドーパミン，セロトニンなどの生理活性アミン類の産生にも必要である。ビタミンB_6は腸内細菌によっても合成されるので，不足することはまれである。ビタミンB_6の大量摂取によって，感覚神経障害，骨の疼痛，筋肉の脆弱化などの過剰障害がみられる。

葉酸（プテロイルグルタミン酸）は，食品にはポリグルタミン酸型として存在し，小腸でモノグルタミン酸型として吸収される。体内ではメチル基などの転移反応により，メチオニンの合成と核酸の代謝に作用する。葉酸が不足すると，造血機能に異常がみられ，巨赤芽球性貧血が起こり，血漿ホモシステイン濃度が上昇する。妊娠初期の葉酸欠乏により胎児の神経管閉鎖障害のリスクが上がるので，妊娠を計画している女性は通常の推奨量に加えて400 μg/日の葉酸の摂取が勧められる。葉酸を多く含む食品の例は，レバーと葉野菜である。

ビタミンB_{12}（コバラミン）は，コバルトを含む化合物である。その吸収には，胃酸分泌細胞（壁細胞）から分泌される内因子が必要である。体内では補酵素として分枝アミノ酸からのエネルギー産生に関与する。また，ホモシステインからメチオニンを合成する反応に関与する。ビタミンB_{12}は葉酸と同様に核酸の代謝に関与し，欠乏すると巨赤芽球性貧血を引き起こす。高ホモシステイン血症は，ビタミンB_{12}，葉酸，ビタミンB_6のどの欠乏でも起こり，脳・心血管疾患のリスク因子として注目される。ビタミンB_{12}は動物性食品に広く含まれるが，植物性食品には含まれないので，厳格な菜食主義者ではビタミンB_{12}が不足する可能性がある。

③抗酸化作用と関連するビタミン

ビタミンC（アスコルビン酸）は，抗酸化作用を示す水溶性ビタミンであり，ビタミンEを再生させる。ビタミンCは抗酸化作用のほかに，酵素反応の補助因子としてコラーゲンの合成にもかかわり，欠乏すると血管の結合組織が弱くなって出血しやすくなる（壊血病）。ビタミンCはカテコールアミンの合成にも関与するので，ストレス状態ではビタミンCの需要は増す。ビタミンCを多く含む食品の例は，野菜類，いも類，果物である。

❻ ミネラル

人体の組織や器官を構成する元素のうち，主要元素（H，C，N，O）以外の元素が約4％含まれ，これを総称してミネラルという。栄養素として欠かせないことが確実な必須ミネラルのうち，体内に10 g以上含まれ，1日の摂取量が約100 mg以上の主要ミネラル（多量ミネラル）は，カルシウム（Ca），リン（P），マグネシウム（Mg），イオウ（S），ナトリウム（Na），塩素（Cl），

カリウム（K）である．1日の摂取量が約100 mg未満の必須ミネラル（微量ミネラル）は，鉄（Fe），亜鉛（Zn），銅（Cu），マンガン（Mn），ヨウ素（I），セレン（Se），モリブデン（Mo），コバルト（Co），クロム（Cr）である．

(1) 骨とミネラル

　カルシウム（Ca）とリン（P）は，体内に最も多く存在するミネラルであり，それぞれ体重の約2％，約1％を占める．カルシウムの約99％はリンとともに骨のヒドロキシアパタイトを構成しており，骨は支持器官であるとともに，生体内のカルシウムの貯蔵庫である．残りの約1％は血液や細胞外液などに含まれ，血液凝固，神経刺激，筋肉収縮などの生体機能の調節のために重要な働きをしている．

　生体は血漿中のカルシウム濃度を約10 mg/dLに一定に保つために，①骨から血中へのカルシウムの溶出，②腎臓におけるカルシウムの尿中排泄，③腸管におけるカルシウムの吸収を厳密に調節する（図4-10）．血漿中のカルシウム濃度が低下すると，副甲状腺ホルモン（PTH）が分泌され，骨からのカルシウムの溶出を高めるとともに，腎臓において活性型ビタミンDの生成を促進する．活性型ビタミンDは腸管におけるカルシウムの吸収を高め，腎臓尿細管におけるカルシウムの再吸収を高める．運動と十分な栄養摂取により成長期には骨密度が増え，20〜30歳で最大骨塩量が得られる．閉経以後および高齢期には徐々に骨量は減少する．この時期に長期にカルシウムの摂取量が低下すると，PTHの分泌増加によって骨からのカルシウムの溶出が亢進し，骨粗鬆症のリスクが高まる．成長期以降でも運動と十分な栄養摂取によって骨量の減少は抑制される．カルシウムは，乳製品，魚介類，大豆製品に多く含まれる．

　リン（P）は，約85％が骨・歯にある以外は，細胞膜のリン脂質，核酸の成分としてすべての

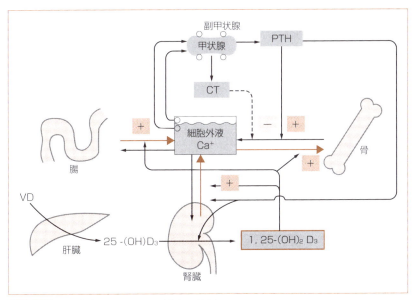

図4-10　血漿中のカルシウム濃度の調節

注）VD：ビタミンD，D₃：ビタミンD₃（コレカルシフェロール），PTH（パラトルモン（パラソルモン））：副甲状腺ホルモン，CT：カルシトニン

細胞に存在し，ATPなどの成分としてエネルギー代謝にもかかわる。リンは細胞内の主要な陰イオンでもある。食品添加物として各種のリン酸塩が加工食品や清涼飲料水に多く含まれることから，リンの過剰摂取が懸念される。リンを過剰に摂取するとカルシウムの腸管吸収率が抑制されるので，カルシウムとリンの摂取比率は1：1が望ましい。

マグネシウム（Mg）の50～65％は，骨に存在して骨の弾性維持にかかわり，約30％は筋肉の細胞内に存在する。マグネシウムは，多くの糖質・脂質代謝経路や核酸・たんぱく質の合成に関与する。種実類，葉野菜，未精製の穀物に多く含まれ，過剰に摂取すると下痢を起こす。

（2） 鉄の機能

鉄（Fe）は，赤血球の血色素（ヘモグロビン）が酸素を運搬するために必要な構成要素であり，体内鉄（2.3～3.8g）の約65％はヘモグロビンの構成成分として存在している。また，筋肉ではミオグロビンと結合して酸素の受け渡しに関与し，細胞内のミトコンドリアではチトクロムCなどの鉄含有酵素に含まれている。これらの機能鉄以外に，鉄はフェリチンなどと結合して肝臓，脾臓，骨髄などに貯蔵されている。健常成人男性での貯蔵鉄は600～1,000mgである。組織鉄は約500mg，血清鉄は約3mgである。

鉄は体内で閉鎖的な循環をするという特徴がある。貯蔵鉄からトランスフェリンと結合して血清に遊離した鉄は，骨髄で赤血球のヘモグロビン合成に利用され，赤血球として約120日間血液中を循環した後，脾臓で分解を受け，再びヘモグロビン合成に利用される。血中ヘモグロビン量が12g/dL未満のとき，貧血という。血清フェリチン濃度は貯蔵鉄の量を推定するための指標であり，1μg/Lが8～10mgの貯蔵鉄に相当する。

鉄の欠乏は3つの進行段階を経て起こる（図4-11）。①貯蔵鉄（血清フェリチン）が低下（前潜在性鉄欠乏）し，②貯蔵鉄が枯渇すると血清鉄の飽和度が低くなり（潜在性鉄欠乏），③最後に血中ヘモグロビンが低下する（鉄欠乏性貧血）。食品の鉄は，動物性食品からはヘム鉄として（肉，肝臓の鉄の約40％），植物性食品や乳製品からは非ヘム鉄として摂取される。非ヘム鉄は一般に吸収率は低いが，肉・魚およびビタミンCとともに摂取すると，約5％から約20％にまで鉄の吸収率は上がる。鉄を多く含む食品の例は，肉類，魚介類，緑黄色野菜である。

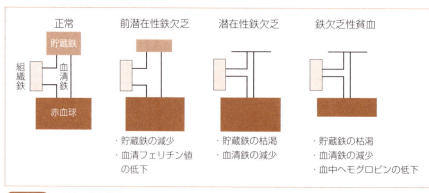

図4-11　鉄欠乏性貧血に至る鉄欠乏の進行段階

（3） 電解質として働くミネラル

ナトリウム（Na）と塩素（Cl）は，細胞外液の主要な電解質として，カリウム（K）は細胞内液の主要な電解質として，細胞内外の水分量の平衡，浸透圧の調節，酸塩基平衡（pHの調節）に重要な働きをしている。腎臓の機能が正常であれば，通常の食事でナトリウム欠乏になることはなく，むしろ食塩の摂取過剰により，高血圧および胃がんの発症リスクが高まることが懸念されている。

カリウムは，交感神経の抑制，ナトリウム利尿の促進，血管の拡張などの作用により血圧を低下させるので，野菜，果物などの食品から十分な量のカリウムを摂取することが望ましい。カリウムは，神経の興奮性の維持や筋肉収縮の調節をする働きもある。カリウムを多く含む食品の例は，野菜類，いも類，果物である。

（4） 酵素を活性化するミネラル

亜鉛（Zn），銅（Cu），マンガン（Mn），セレン（Se），モリブデン（Mo）は，金属含有酵素の構成成分あるいは酵素の活性化因子として，多くの酸化還元反応や活性酸素の除去に関与している。

亜鉛は，体内に約2g存在し，その約60％は筋肉，約20％は皮膚にある。亜鉛は細胞の成長と分化に中心的な役割を果たしており，亜鉛の欠乏による影響は代謝回転の早い組織に特に強く現れる。亜鉛が欠乏すると，皮膚炎が起こり，創傷治癒は起こりにくくなる。また，味覚障害，食欲不振がみられ，慢性の下痢や血球減少，成長障害もみられる。亜鉛の含有量が多い食品の例は，かき，ココア，肉類，卵黄である。亜鉛を過剰に摂取すると，鉄や銅の吸収阻害やそれに伴う貧血が起こる可能性がある。

銅は，鉄の代謝や輸送にもかかわり，銅の欠乏により貧血，白血球の減少，骨・皮膚の異常が起こる。銅は甲殻類とレバーに多く含まれる。

マンガンは，体内に約15mg存在し，骨，肝臓，膵臓，腎臓に多い。植物性食品に多く含まれ，特に茶葉に多い。マンガンが欠乏すると，成長障害，骨形成の異常などがみられるが，健康な人の通常の食生活で不足することはほとんどない。

セレンは，体内に約13mg存在する。セレノメチオニンとして貯蔵され，セレノシステインに転換されてから生理活性をもつセレン含有酵素の成分となる。中国の低セレン地域ではセレン欠乏による心臓疾患が克山病として報告されているが，セレンは魚介類，肉類，卵黄に豊富に含まれるので，日本では通常の食生活で欠乏になることはない。セレンを慢性的に過剰摂取すると，爪の変形や脱毛，疲労感，悪心，嘔吐，下痢が起こる。

（5） その他のミネラル

ヨウ素（I）は，甲状腺ホルモンの構成成分として必要であり，不足しても過剰でも甲状腺腫が起こる。ヨウ素は海藻に多く含まれるので，日本では健康な人の通常の食生活で不足することはない。

コバルト（Co）は，ビタミンB_{12}の構成成分である。

クロム（Cr）は，インスリン作用を増強し，脂質代謝を維持するために必要なミネラルである。通常の食生活で不足することはない。

イオウ（S）は，含硫アミノ酸（メチオニン，システイン）の構成成分であり，体内には約110g存在する。また，イオウはグルタチオン，インスリン，チアミン，ビオチン，CoAの構成要素としても必要である。たんぱく質の摂取が十分であれば，不足することはない。

❼ 水

　水は，人体で最も多い成分である。標準的な成人は体重の約60%を水が占め，約40%は細胞内に，約20%は細胞外にある。水の機能は，①水溶性成分を溶かすことによって，酸素，二酸化炭素，栄養素，電解質などを輸送し，化学反応の溶媒となること，②比熱が高く，気化熱が高いため，体温の保持や調節に都合がよいこと，③視覚（レンズ）や聴覚（内耳の水）に役立つこと，④関節腔内などで潤滑剤として働くこと，⑤電解質により浸透圧の平衡を保ち，細胞の形態を維持すること，などである。

　水は1日に5%以上が置き換わるが，体内の水分量はほぼ一定に保たれる。成人の水の出納は1日に2〜3Lである。水は飲料水（約1,200mL）と食物に含まれる水（約800mL）として供給されるが，その他，栄養素が代謝されて生じる水分（代謝水）が約300mLある。水は尿として1日に約1,300mLが排出されるが，このうち老廃物などの代謝産物の排泄のために最低必要な量（不可避尿）は約500mLである。無意識のうちに呼気や皮膚から不感蒸泄として失われる水が約900mLあり，大便中に約100mLが排泄される。

　運動時や高温環境下での多量の発汗，乾燥環境下での不感蒸泄の増加，発熱，嘔吐，下痢によって短期的に体水分の不足（脱水）が起こる。体水分の1%程度の低下からのどの渇きを感じ，2%程度の不足から，頭痛，めまい，吐き気，低血圧，倦怠感の脱水症状が現れる。水分の摂取不足により体液が濃縮されて細胞外液の浸透圧が高くなる（高張性脱水）と，視床下部の口渇中枢の刺激により下垂体から抗利尿ホルモン（ADH，バソプレシン）が分泌され，口渇が強く現れると同時に，尿細管からの水の吸収を促進して尿量を減少させる。

　水分補給に際しては，大量の発汗や急性の下痢のときには水分とともに相当量の塩分を補給する必要がある。この時に，水分のみを大量に補給すると，細胞外液の電解質濃度が低下し，水分が細胞内に移動して細胞内液の濃度も低下する（低張性脱水）。

　乳幼児は腎機能が未熟なため水を失いやすく，高温時の発汗量も多いので脱水が起こりやすい。また，高齢者は体内の予備の水分量が低下している上に，のどの渇きを感じにくく，水分をとらなくなるので脱水を起こしやすい。

3　日本人の食事摂取基準

1 食事摂取基準とは

　「日本人の食事摂取基準」は，健康な個人ならびに健康な人を中心として構成されている集団を対象として国民の健康の保持・増進，生活習慣病の予防のために参照するエネルギーおよび栄養素の摂取量の基準を示したものである。これらを総称して食事摂取基準と呼んでいる。

食品表示（栄養素等表示基準値），栄養状態の評価，管理栄養士・栄養士などの専門職が行う栄養関連業務での給食献立の根拠となっている。

「日本人の食事摂取基準」は以前，「日本人の栄養所要量」という名称であったが，2005年度から「日本人の食事摂取基準（2005年版）」[1]として概念も刷新され，5年ごとに改定されている。

2010年版[2]からは厚生労働省が健康増進法に基づき改定し，専門職の実践を視野に入れた「活用の理論」が付記された。2015年版では，健康の保持・増進，生活習慣病の発症予防とともに，重症化予防も視野に入れた策定が行われた（図4-12）。

次項から，食事摂取基準の概念と活用を中心に解説する。各栄養素の基準値は「日本人の食事摂取基準（2015年版）」[3]を参照されたい。

健康に影響を与えるものとして，エネルギーや栄養素の摂取不足（欠乏症），過剰摂取（過剰症）がある。ほかにも，生活習慣病の予防に対して栄養素摂取量が関係することがある。しかし，目的に応じた"個人の真の必要量"はそれぞれ異なり，バラつきがある（個人間変動）。さらに同一人においても変動する（個人内変動）。そして実際に測定・算定することはできないので，食事摂取基準は確率論的な考え方から基準値が策定されている。

基準値は，世界中の栄養に関する研究成果が掲載された論文（主として学術論文）を系統的にまとめて検討し（系統的レビュー），算定されている。健康増進法に基づき，あわせて健康の保持・増進に不可欠であって，摂取量が明らかになり，科学的に十分信頼できるものとして国際的に合意されている34種類の栄養素が，2015年版の食事摂取基準で策定対象とされた。エネルギーも生存に不可欠であることから策定対象となっている。

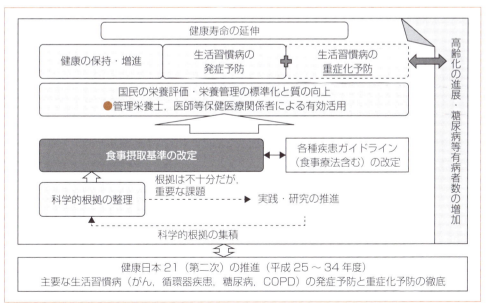

図4-12　日本人の食事摂取基準（2015年版）策定の方向性

2　総　論

❶ 概念

（1）目的

　食事摂取基準の栄養素における指標は，次の3つの目的からなる5つの指標で構成される。
　①摂取不足の回避（指標：推定平均必要量，推奨量，これらを推定できない場合の代替指標：目安量）
　②過剰摂取による健康障害の回避（指標：耐容上限量）
　③生活習慣病の予防（指標：目標量）

（2）対象者

　健康な個人ならびに健康な人を中心として構成されている集団が食事摂取基準の適用対象である。ただし，高血圧，脂質異常，高血糖，腎機能低下のリスクをもっていても（保健指導レベルの人），自立した日常生活を送ることができる人を含む，としている。具体的には，歩行や家事などの身体活動を行っていて，体格（BMI：body mass index）が標準より著しく外れていない人のことを指す。
　また，疾患をもっていたり，疾患に関する高いリスクをもっている個人や集団に対して，治療する場合は，エネルギーおよび栄養素の摂取に関する食事摂取基準の基本的な考え方を理解した上で，その疾患に関連する治療ガイドラインなどの栄養管理指針を用いる。

（3）摂取源

　食事として経口摂取するエネルギー・栄養素が対象である。通常の食事のみでなく，ドリンク剤や栄養剤，強化食品，特定保健用食品（トクホ），栄養機能食品，いわゆる健康食品，サプリメントのように健康増進の目的で摂取される食品も含む。

（4）摂取期間

　食事摂取基準は，単位として1日当たりで示しているが，習慣的な摂取量の基準を示すものであり，ある1日のような短期間の食事基準ではない。その理由は，栄養素摂取量は日間変動が大きく，健康障害は習慣的な摂取量の過不足によって起こるためである。
　習慣的な摂取量とは，おおむね1か月程度をみた場合に考えられるが，当然，栄養素や健康障害の種別によって大きく異なってくる。

❷ 指標

　栄養素については，5種類の指標を策定している。それらの概念図を図4-13に，概念と特徴を表4-6に示した。表4-7には，食事摂取基準で策定した栄養素の種類と設定した指標（1歳以上）を示した。なお，エネルギーの指標については，各論で詳述する。

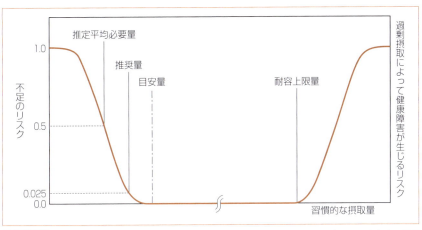

図 4-13 食事摂取基準の各指標（推定平均必要量，推奨量，目安量，耐容上限量）を理解するための概念図

表 4-6 栄養素の指標の概念と特徴のまとめ

	推定平均必要量（EAR） 推奨量（RDA） 〔目安量（AI）〕	耐容上限量（UL）	目標量（DG）
●値の算定根拠となる研究の特徴			
値の算定根拠となる主な研究方法	実験研究，疫学研究（介入研究を含む）	症例報告	疫学研究（介入研究を含む）
対象とする健康障害に関する今までの報告数	極めて少ない～多い	極めて少ない～少ない	多い
●値を考慮するポイント			
算定された値を考慮する必要性	可能な限り考慮する（回避したい程度によって異なる）	必ず考慮する	関連するさまざまな要因を検討して考慮する
対象とする健康障害における特定の栄養素の重要度	重要	重要	ほかに関連する環境要因が多数あるため，一定ではない
健康障害が生じるまでの典型的な摂取期間	数カ月間	数カ月間	数年～数十年間
算定された値を考慮した場合に対象とする健康障害が生じる可能性	推奨量付近，目安量付近であれば，可能性は低い	耐容上限量未満であれば，可能性はほとんどないが，完全には否定できない	ある（ほかの関連要因によっても生じるため）
●摂取源と健康障害との関係			
通常の食品を摂取している場合に対象とする健康障害が生じる可能性	ある	ほとんどない	ある
サプリメントなど，通常以外の食品を摂取している場合に対象とする健康障害が生じる可能性	ある（サプリメントなどには特定の栄養素しか含まれないため）	ある（厳しく注意が必要）	ある（サプリメントなどには特定の栄養素しか含まれないため）

表4-7 基準を策定した栄養素と設定した指標(1歳以上)[※1]

栄養素			推定平均必要量(EAR)	推奨量(RDA)	目安量(AI)	耐容上限量(UL)	目標量(DG)
たんぱく質			○	○	—	—	○[※2]
脂質	脂質		—	—	—	—	○[※2]
	飽和脂肪酸		—	—	—	—	○
	n-6系脂肪酸		—	—	○	—	—
	n-3系脂肪酸		—	—	○	—	—
炭水化物	炭水化物		—	—	—	—	○[※2]
	食物繊維		—	—	—	—	○
エネルギー産生栄養素バランス[※2]			—	—	—	—	○
ビタミン	脂溶性	ビタミンA	○	○	—	○	—
		ビタミンD	—	—	○	○	—
		ビタミンE	—	—	○	○	—
		ビタミンK	—	—	○	—	—
	水溶性	ビタミンB₁	○	○	—	—	—
		ビタミンB₂	○	○	—	—	—
		ナイアシン	○	○	—	○	—
		ビタミンB₆	○	○	—	○	—
		ビタミンB₁₂	○	○	—	—	—
		葉酸	○	○	—	○[※3]	—
		パントテン酸	—	—	○	—	—
		ビオチン	—	—	○	—	—
		ビタミンC	○	○	—	—	—
ミネラル	多量	ナトリウム	○	—	—	—	○
		カリウム	—	—	○	—	○
		カルシウム	○	○	—	○	—
		マグネシウム	○	○	—	○[※3]	—
		リン	—	—	○	○	—
	微量	鉄	○	○	—	○	—
		亜鉛	○	○	—	○	—
		銅	○	○	—	○	—
		マンガン	—	—	○	○	—
		ヨウ素	○	○	—	○	—
		セレン	○	○	—	○	—
		クロム	—	—	○	—	—
		モリブデン	○	○	—	○	—

[※1] 一部の年齢階級についてのみ設定した場合も含む。
[※2] たんぱく質,脂質,炭水化物(アルコール含む)が,総エネルギー摂取量に占めるべき割合(%エネルギー)。
[※3] 通常の食品以外からの摂取について定めた。

(1) 摂取不足を判断するための指標

①推定平均必要量と推奨量

推定平均必要量(EAR:estimated average requirement)は,最も基本となる指標である。集団では,50%の人が必要量を満たす(50%の人が必要量を満たさない)と推定される摂取量である。個人では,不足の確率が50%と推定される摂取量である。

推定平均必要量を補助する目的で策定された指標が推奨量（RDA：recommended dietary allowance）である。集団では，ほとんどの人（97〜98％）が充足している量であり，不足が推定される対象者がほとんどいない摂取量である。個人では，不足の確率がほとんどない摂取量である。理論的には，（推定必要量の平均値＋2×推定必要量の標準偏差）として算出される。

推奨量＝推定平均必要量×（1＋2×変動係数）
　　　＝推定平均必要量×推奨量算定係数

②推定平均必要量と推奨量の活用方法

習慣的な摂取量が，推定平均必要量を下回っている場合や，この値を下回っている対象者が多くいる場合は問題が大きいため，至急の対応が必要である。

習慣的な摂取量が推奨量の付近，またはそれ以上であれば，不足のリスクはほとんどないと考えられる。ただし，「不足」とは，必ずしも古典的な欠乏症が生じることだけを意味するものではなく，その定義は栄養素によって異なることに注意する。

③目安量

目安量（AI：adequate intake）は，十分な根拠がないなどの理由で，推定平均必要量を決められない場合に代替として用いる指標である。ある一定の栄養状態を維持するのに十分な量として定義されており，推奨量に近い性格の指標である。多くの場合，日本人の栄養素摂取量の中央値を用いている。

④目安量の活用方法

習慣的な摂取量が目安量以上であれば，不足のリスクは非常に低い。習慣的な摂取量が目安量未満であっても，不足しているかどうかはわからない。

（2）過剰摂取を判断するための指標

①耐容上限量

耐容上限量（UL：tolerable upper intake level）は，過剰摂取による健康障害が起こるリスクがゼロより大きいことを示す値である。健康障害非発現量（NOAEL）または最低健康障害発現量（LOAEL）から安全性を考慮して，設定された値である。

②耐容上限量の活用方法

通常の食品を摂取している限り，耐容上限量を超えることはほとんどあり得ないが，いわゆる健康食品やサプリメントなどの特定の栄養素を多量に含む食品を習慣的に摂取している場合には注意が必要である。多くは，健康障害に関する事故が発生した場合の事例を用いて策定しているため，できるだけ接近することを回避する量である。なお，耐容上限量が設定されていない栄養素についても，上限がないわけではないため，過剰摂取には注意が必要である。

（3）生活習慣病を予防するための指標

①目標量

目標量（DG：tentative dietary goal for preventing life-style related diseases）は，生活習慣病の予防を目的として，現在の日本人が当面の目標とすべき量として算定された値である。目指したいが，達成できなくても仕方がない量として理解する。望ましいと考えられる摂取量

よりも現在の日本人の摂取量が少ない場合は，範囲の下の値だけが策定され，日本人の摂取量が多い場合は範囲の上の値だけを策定している。また，十分な科学的根拠により導き出された値が，国民の摂取実態と大きく乖離している場合は，当面摂取を目標とする量として設定されている。

②目標量の活用方法

生活習慣病の原因は食事だけではない。目標量を守るだけで生活習慣病を予防することはできない。生活習慣病は非常に長い年月の生活習慣の結果として発症するため，短期間で管理するのではなく，長期的な食事も含めた種々の要因の管理が重要である。

❸ 年齢区分と参照体位

それぞれの個人が必要とするエネルギーや栄養素は，体格や身体活動量によって異なる。食事摂取基準は，それぞれの年齢階級の最も典型的な体位を策定している。健全な発育ならびに健康の保持・増進，生活習慣病の予防を考える上での参照値として提示し，これを参照体位（参照身長・参照体重）と呼ぶこととした。従来は基準体位と表現していたが，望ましい体位ということではなく，日本人の平均的な体位であることから，その表現を参照体位と改めた。年齢区分と参照体位を表4-8に示した。乳児の月齢については2区分を基本とし，より詳細な区分が必要であるエネルギーとたんぱく質については3区分を設定した。1～17歳を小児，18歳以上を成人とし，高齢者を分けて考える必要がある場合は，70歳以上を高齢者とした。

表4-8　参照体位（参照身長，参照体重）[1]

性　別	男　性		女　性[2]	
年齢等	参照身長（cm）	参照体重（kg）	参照身長（cm）	参照体重（kg）
0～5（月）	61.5	6.3	60.1	5.9
6～11（月）	71.6	8.8	70.2	8.1
6～8（月）	69.8	8.4	68.3	7.8
9～11（月）	73.2	9.1	71.9	8.4
1～2（歳）	85.8	11.5	84.6	11.0
3～5（歳）	103.6	16.5	103.2	16.1
6～7（歳）	119.5	22.2	118.3	21.9
8～9（歳）	130.4	28.0	130.4	27.4
10～11（歳）	142.0	35.6	144.0	36.3
12～14（歳）	160.5	49.0	155.1	47.5
15～17（歳）	170.1	59.7	157.7	51.9
18～29（歳）	170.3	63.2	158.0	50.0
30～49（歳）	170.7	68.5	158.0	53.1
50～69（歳）	166.6	65.3	153.5	53.0
70以上（歳）	160.8	60.0	148.0	49.5

[1] 10～17歳は，日本小児内分泌学会・日本成長学会合同標準値委員会による小児の体格評価に用いる身長，体重の標準値を基に，年齢区分に応じて，当該月齢並びに年齢階級の中央時点における中央値を引用した。ただし，公表数値が年齢区分と合致しない場合は，同様の方法で算出した値を用いた。18歳以上は，平成22年，23年国民健康・栄養調査における当該の性および年齢階級における身長・体重の中央値を用いた。
[2] 妊婦，授乳婦を除く。

3 活 用

❶ 活用の基本的な考え方

　健康な個人や集団を対象として，健康の保持・増進，生活習慣病の予防のための食事改善に，食事摂取基準を活用する場合は，PDCAサイクルに基づく活用を基本とする（図4-14）。まず，食事摂取状況のアセスメントにより，エネルギー・栄養素の摂取量が適切かどうかを評価する。食事評価に基づき，食事改善計画の立案，食事改善を実施し，それらの検証を行う。検証を行う際には，食事評価を行う。検証結果を踏まえ，計画や実施の内容を改善する。

❷ 食事摂取状況のアセスメントの方法と留意点

　栄養素の摂取状況のアセスメントは，食事調査によって得られる摂取量と食事摂取基準の各指標の値を比較することによって行うことができるが，エネルギー摂取量の過不足の評価についてはBMIまたは体重変化量を用いる。食事調査によって得られる摂取量には，測定誤差が伴う。このため，実施する食事調査について，より高い調査精度を確保するため，調査方法の標準化や精度管理に十分配慮するとともに，食事調査の誤差を知ることが重要である。食事調査の二大測定誤差は，過小申告・過大申告と日間変動である。また，栄養価計算で用いる食品成分表の栄養素量と実際の食品の中に含まれる栄養素量は必ずしも同じではない。さらに，エネルギーや栄養素の摂取量が適切かどうかの評価は，生活環境・生活習慣など，対象者の状況に応じて臨床症状・臨床検査値も含め，総合的に評価する必要がある。

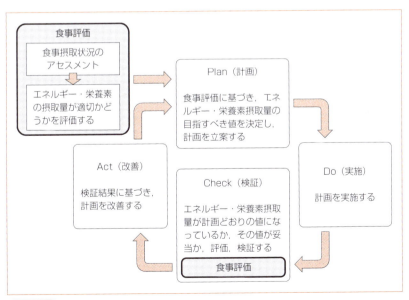

図4-14　食事摂取基準の活用とPDCAサイクル

❸ 指標の特性などを総合的に考慮した活用

活用においてどの栄養素を優先的に考慮するかは，下記の 4 つの項目によって異なるため，これらの特性や状況を総合的に把握し，判断することになる。

- 指標の特性や示された数値の信頼度
- 栄養素の特性
- 対象者や対象集団の健康状態
- 食事摂取状況

推定平均必要量と推奨量が設定されている場合でも，その根拠により，示された数値の信頼度が異なることに留意する。また，生活習慣病の予防に関連する要因は多数あり，食事はその一部であるため，目標量を活用する場合は関連する因子の存在とその程度を明らかにし，これらを総合的に考慮する必要がある。例えば，心筋梗塞を例にとると，その危険因子としては肥満，高血圧，脂質異常症とともに，喫煙や運動不足があげられる。栄養面では，食塩の過剰摂取，飽和脂肪酸の過剰摂取など，関連する因子は数多くある。それらの存在を確認するとともに，それぞれの因子の科学的根拠の強さや発症に影響を与える程度を確認する必要がある。また，対象者や対象集団における疾患のリスクがどの程度で，関連する因子を有している状況やその割合がどのくらいかを把握した上で，どの栄養素の摂取量の改善を目指すのか，総合的に判断することになる。

（1） 個人の食事改善を目的とした活用

食事摂取基準を活用し，食事摂取状況のアセスメントを行い，個人の摂取量から摂取不足や過剰摂取の可能性などを推定する。その結果に基づいて，食事摂取基準を活用し，摂取不足や過剰摂取を防ぎ，生活習慣病の発症予防のための適切なエネルギーや栄養素の摂取量について目標とする値を提案し，食事改善の計画，実施につなげる。また，目標とする BMI や栄養素摂取量に近づけるためには，料理・食物の量やバランス，身体活動量の増加に関する具体的な情報の提供，効果的なツールの開発など，個人の食事改善を実現するための栄養教育の企画や実施，検証もあわせて行う（図 4-15，図 4-16）。

エネルギー摂取量の過不足の評価には，BMI か体重変化量を用いる。成人の場合，目標とす

図 4-15 食事改善（個人）を目的とした食事摂取基準の活用の基本的概念

るBMIの範囲を目安とし，乳児および小児には成長曲線（身体発育曲線）を用いる。栄養素摂取量の評価には，基本的には食事調査の結果から得られた摂取量を用いる。栄養素の摂取不足に対する評価には，推定平均必要量と推奨量を用いる。これらが算定されていない栄養素には，目安量を用いる。

食事改善の計画と実施の場合，エネルギーの過不足についてはBMIまたは体重変化量を用い，BMIが目標とする範囲内にとどまることを目的として計画を立てる。栄養素では推奨量に近づくように計画を立てる（推奨量が設定されていない場合は目安量）。

（2） 集団の食事改善を目的にした活用

食事摂取基準を適用し，食事摂取状況のアセスメントを行い，集団の摂取量の分布から摂取不足や過剰摂取の可能性がある人の割合などを推定する。その結果に基づいて，食事摂取基準を適用し，摂取不足や過剰摂取を防ぎ，生活習慣病予防のための適切なエネルギーや栄養素の摂取量について目標とする値を提案し，食事改善の計画，実施につなげる。また，目標とするBMIや栄養素摂取量に近づけるためには，食行動・食生活や身体活動に関する改善目標の設定やそのモニタリング，改善のために効果的な各種事業の企画・実施など，公衆栄養計画の企画や実施，検証もあわせて行う（図4-17，図4-18）。

エネルギー摂取量の過不足を評価する場合には，BMIの分布を用いる。エネルギーについては，BMIが目標とする範囲内にある人（または目標とする範囲外にある人）の割合を算出する。栄養素については，食事調査法によって得られる摂取量の分布を用いる。しかし，集団においては測定誤差（過小申告・過大申告と日間変動）が評価に与える影響が特に大きいことを知っておく。

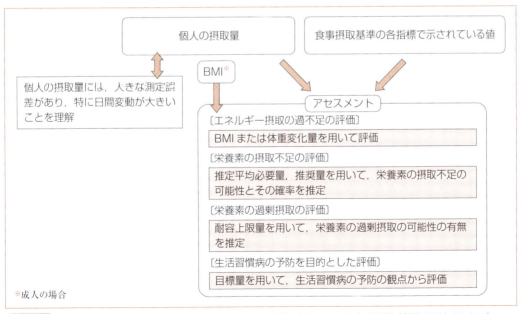

図4-16　食事改善（個人）を目的とした食事摂取基準の活用による食事摂取状況のアセスメント

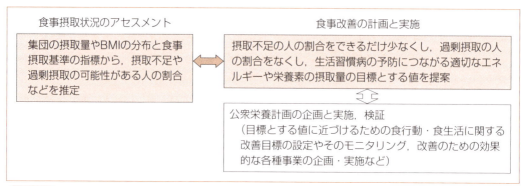

図 4-17 食事改善（集団）を目的とした食事摂取基準の活用の基本的概念

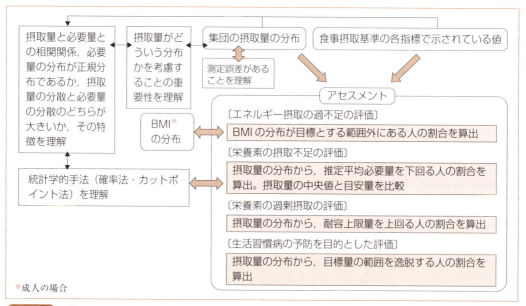

図 4-18 食事改善（集団）を目的とした食事摂取基準の活用による食事摂取状況のアセスメント

　推定平均必要量がある栄養素は，推定平均必要量を下回る人の割合を算出する。実際には，簡便法としてカットポイント法を用いることが多い。推定平均必要量が算定されておらず目安量を用いる場合は，摂取量の中央値が目安量以上かどうかを確認する。摂取量の中央値が目安量未満の場合は，不足状態にあるかどうか判断できない。耐容上限量については，測定値の分布と耐容上限量から過剰摂取の可能性を有する人の割合を算出する。目標量については，測定値の分布と目標量から目標量の範囲を逸脱する人の割合を算出する。

　食事改善の計画立案および実施の場合，エネルギー摂取の過不足については BMI または体重変化量を用いる。栄養素の摂取不足については，推定平均必要量を下回って摂取している人の割合を少なくするための計画を立てる（推定平均必要量が設定されていない場合は目安量）。

4 各 論

❶ エネルギー

(1) エネルギー

　エネルギー収支のバランスは，エネルギー摂取量－エネルギー消費量である。成人では，その結果が体重の変化と体格（BMI）である。エネルギー摂取量がエネルギー消費量を上回る状態（正のエネルギー収支バランス）が続けば体重は増加し，一方で，エネルギー消費量がエネルギー摂取量を上回る状態（負のエネルギー収支バランス）では体重が減少する。したがって，短期的なエネルギー収支のアンバランスは体重の変化で評価できる。

　エネルギー収支のアンバランスは，長期的なエネルギー摂取量，エネルギー消費量，体重が互いに連動して変化することで調整される。例えば，長期にわたって過食が続くと，体重増加やそれに伴う運動効率の変化でエネルギー消費量が増加し，体重増加は一定量で頭打ちとなり，エネルギー収支バランスがゼロになる新たな状態に移行する。多くの成人では，長期間にわたって体重・体組成は比較的一定でエネルギー収支バランスがほぼゼロに保たれた状態にある。肥満や低栄養の人でも，体重，体組成に変化がなければエネルギー摂取量とエネルギー消費量は等しい。したがって，健康の保持・増進，生活習慣病予防の観点からは，エネルギー摂取量が必要量を過不足なく充足するだけでは不十分であり，望ましい BMI を維持するエネルギー摂取量（＝エネルギー消費量）であることが重要である。そのため 2015 年版では，エネルギーの摂取量および消費量のバランスの維持を示す指標として BMI が採用された（表 4-9）。これは，観察疫学研究の結果による総死亡率や疾患別の発症率と BMI の関係，死因と BMI の関係，日本人の BMI の実態を総合的に判断して示されたものである。エネルギーの必要量は，摂取量を測るのではなく，体格を測り，その結果から変化させるべきエネルギー量を考えることが望ましいからである。

(2) エネルギー代謝・基礎代謝

　ヒトにおけるエネルギーの役割は，体温の維持，体成分の合成・分解，ATP（アデノシン三リ

表4-9　目標とする BMI の範囲（18歳以上）[※1]

年齢（歳）	目標とする BMI（kg/m^2）[※2]
18～49	18.5～24.9
50～69	20.0～24.9
70 以上	21.5～24.9[※3]

[※1] 男女共通。あくまでも参考として使用する。
[※2] 観察疫学研究において報告された総死亡率が最も低かった BMI を基に，疾患別の発症率と BMI との関連，死因と BMI との関連，日本人の BMI の実態に配慮し，総合的に判断し目標とする範囲を設定。
[※3] 70 歳以上では，総死亡率が最も低かった BMI と実態との乖離がみられるため，虚弱の予防および生活習慣病予防の両者に配慮する必要があることも踏まえ，当面目標とする BMI の範囲を 21.5～24.9 kg/m^2 とした。

ン酸)の再合成である。ATPは最低限の臓器の活動を維持する基礎代謝と身体活動時の筋活動などで消費され、基礎代謝量は早朝空腹時に快適な室内において安静仰臥位・覚醒状態で測定する。

1日当たりのエネルギー消費量(総エネルギー消費量)には、基礎代謝量、身体活動によるエネルギー、食事による産熱が含まれる。エネルギー必要量を決める場合には、総エネルギー消費量に加えて、成長などに伴う組織の増減分のエネルギーを考慮する必要がある。成長に伴う組織の増減がない成人の場合には、エネルギー必要量は総エネルギー消費量と同一である。エネルギーを過剰に摂取すると、体脂肪の増加による肥満となり、生活習慣病の危険因子となるとともに、総死亡のリスクを高める。一方、エネルギーの摂取量が消費量よりも低くなると、脂肪蓄積の低下、筋肉などの体たんぱく質の低下となり、生体の機能や生活の質を低下させ、感染症や一部のがんなどの罹患リスクと総死亡のリスクを高める。以上のことから、成人では、体重が適正な場合、エネルギーは消費量と当量の摂取が望ましく、それが真のエネルギー必要量となる。

❷ たんぱく質

たんぱく質は、食事摂取量が少ない場合には不足しないよう注意が必要である。これは、エネルギーやほかの栄養素が不足した状態では、たとえたんぱく質の推奨量を満たしていても、たんぱく質栄養状態を正常に維持できない場合があるためである(エネルギーのたんぱく質節約作用)。また、エネルギーが不足していなくても、施設入居者や在宅ケアが必要な高齢者、身体活動レベルが低下している人、低体重の人など、体たんぱく質の合成が必要な状況では、不足状態となる場合がある。

たんぱく質の推定平均必要量は、窒素出納実験により測定された良質たんぱく質の窒素出納維持量を基に、日常食混合たんぱく質の消化率で補正し、体重当たりの推定平均必要量が算定された(表4-10)。

❸ 脂質

(1) 脂質

脂質の食事摂取基準は、総エネルギー摂取量に占める割合としてエネルギー比率(%エネルギー:%E)で示した。低脂質/高炭水化物食は、①食後血糖値および血中中性脂肪値を増加させ、血中HDLコレステロール値を減少させること、②極端な低脂質食は脂溶性ビタミンの吸収を悪くすること、③たんぱく質およびエネルギー不足になる可能性があることから、目標量(下の値)が算定され、肥満、糖尿病予防や死亡率(コホート研究からの報告)を考慮して目標量(上の値)が算定された。

(2) 飽和脂肪酸

摂取量が多い場合には、冠動脈疾患、肥満、糖尿病、生活習慣病のリスクが高くなることが示唆されているため、18歳以上に目標量が設定された。エネルギー源としての意義が大きい飽和脂肪酸の目標量はエネルギー比率(%エネルギー:%E)で7%以下とされた。

表 4-10　たんぱく質の食事摂取基準

性別	男性				女性			
年齢等	推定平均必要量	推奨量	目安量	目標量[2]（中央値[3]）	推定平均必要量	推奨量	目安量	目標量[2]（中央値[3]）
0～5（月）[1]	—	—	10	—	—	—	10	—
6～8（月）[1]	—	—	15	—	—	—	15	—
9～11（月）[1]	—	—	25	—	—	—	25	—
1～2（歳）	15	20	—	13～20（16.5）	15	20	—	13～20（16.5）
3～5（歳）	20	25	—	13～20（16.5）	20	25	—	13～20（16.5）
6～7（歳）	25	35	—	13～20（16.5）	25	30	—	13～20（16.5）
8～9（歳）	35	40	—	13～20（16.5）	30	40	—	13～20（16.5）
10～11（歳）	40	50	—	13～20（16.5）	40	50	—	13～20（16.5）
12～14（歳）	50	60	—	13～20（16.5）	45	55	—	13～20（16.5）
15～17（歳）	50	65	—	13～20（16.5）	45	55	—	13～20（16.5）
18～29（歳）	50	60	—	13～20（16.5）	40	50	—	13～20（16.5）
30～49（歳）	50	60	—	13～20（16.5）	40	50	—	13～20（16.5）
50～69（歳）	50	60	—	13～20（16.5）	40	50	—	13～20（16.5）
70以上（歳）	50	60	—	13～20（16.5）	40	50	—	13～20（16.5）
妊婦（付加量）初期					+0	+0	—	—
中期					+5	+10	—	—
後期					+20	+25	—	—
授乳婦（付加量）					+15	+20	—	—

[1] 乳児の目安量は，母乳栄養児の値である．
[2] 範囲については，おおむねの値を示したものである．
[3] 中央値は，範囲の中央値を示したものであり，最も望ましい値を示すものではない．
注）単位：推定平均必要量，推奨量，目安量　g/日，目標量（中央値）％エネルギー

（3）n-6系脂肪酸

n-6系脂肪酸には，生体内で合成できない必須脂肪酸であるリノール酸があり，経口摂取が必要である．欠乏すると皮膚炎などが発症する．日本人の摂取量の中央値を目安量とし，総エネルギー摂取量の影響を受けない絶対量（g/日）で示された（30～49歳の男性10g/日，女性8g/日）．

（4）n-3系脂肪酸

n-3系脂肪酸の生理作用は n-6系脂肪酸と競合するだけでなく，n-3系脂肪酸独自の生理作用も考えられるので，両者の比率ではなく，目安量として絶対量（g/日）で示された（30～49歳

の男性 2.1 g/日，女性 1.6 g/日）。

小児・成人については，日本人の摂取量の中央値を目安量とした。妊婦・授乳婦についても同様に設定された。

（5） コレステロール

コレステロールの摂取量は低めに抑えることが好ましいものと考えられるが，目標量を算定するのに十分な科学的根拠が得られなかったため，目標量は策定されなかった。

❹ 炭水化物

炭水化物の栄養学的に重要な役割は，グルコースのみを利用する組織（脳，神経組織，赤血球など）のエネルギー源である。炭水化物の望ましい摂取量として目標量がエネルギー比率として算定されている。

食物繊維の国際的な定義は統一されていないが，食物繊維はヒトの消化酵素では消化されない成分であり，エネルギー源としてではなく，生活習慣病における生理的機能が注目されている。心筋梗塞の予防を目的として，現在の日本人の摂取量から実現可能性を考慮して成人における食物繊維の目標量が設定された（18～69歳男性 20 g/日以上，女性 18 g/日以上）。

❺ エネルギー産生栄養素バランス

エネルギーを産生する栄養素〔たんぱく質，脂質，炭水化物（アルコールを含む）〕については，それらの構成成分が総エネルギー摂取量に占めるべき割合（％エネルギー）として，構成比率が目標量とされた（表 4-11）。これらの栄養素の摂取不足を回避すること，生活習慣病の発症予防とその重症化予防を目的とする。

表 4-11 エネルギー産生栄養素バランス（％エネルギー）

年齢等	たんぱく質	脂質[3] 脂質	脂質[3] 飽和脂肪酸	炭水化物[4]
0～11（月）	—	—	—	—
1～17（歳）	13～20（16.5）	20～30（25）	—	50～65（57.5）
18～69（歳）	13～20（16.5）	20～30（25）	7以下	50～65（57.5）
70以上（歳）	13～20（16.5）	20～30（25）	7以下	50～65（57.5）

目標量[1]（中央値[2]）（男女共通）

[1] 各栄養素の範囲については，おおむねの値を示したものであり，生活習慣病の予防や高齢者の虚弱の予防の観点からは弾力的に運用すること。
[2] 中央値は，範囲の中央値を示したものであり，最も望ましい値を示すものではない。
[3] 脂質については，その構成成分である飽和脂肪酸など，質への配慮を十分に行う必要がある。
[4] アルコールを含む。ただし，アルコールの摂取を勧めるものではない。
注）食物繊維の目標量を十分に注意すること。

❻ ビタミン

各ビタミンでの策定指標は表4-7（p.110）参照。本項では設定の根拠について記載する。

（1） ビタミンA

ビタミンAの体内貯蔵量の最もよい指標である肝臓内ビタミンA貯蔵量が，最低値を維持していれば，ビタミンA欠乏症状を呈さない。このため，この最低貯蔵量を維持するために必要なビタミンA摂取量を根拠として推定平均必要量が算定された（30〜49歳では，男性650 μg RAE/日，女性500 μg RAE/日）。

ビタミンAの過剰摂取による，成人における肝臓障害の報告を基に，また，乳児における頭蓋内圧亢進の報告を基に耐容上限量が算定された（18歳以上では男女ともに2,700 μgRAE/日）。

（2） ビタミンD

血中25-ヒドロキシビタミンD濃度は，ビタミンDの栄養状態を最もよく反映する。血中副甲状腺ホルモン濃度上昇を抑制し，骨密度低下を予防するのに最低限必要な血中25-(OH)D$_3$濃度を維持できるビタミンD摂取量を根拠として2010年版の目安量（18歳以上は男女ともに5.5 μg/日）がそのまま用いられた。

耐容上限量については，高カルシウム血症をビタミンD過剰摂取による健康障害の指標として算定された（18歳以上は男女とも100 μg/日）。

（3） ビタミンE

8種類のビタミンE同族体のうち，体内同族体の大部分を占める α-トコフェロールのみで食事摂取基準が策定された。国民健康・栄養調査における摂取量の中央値が目安量として算定された（18歳以上は男性6.5 mg/日，女性6.0 mg/日）。

耐容上限量については，血液凝固能への影響を指標として，30〜49歳では，男性900 mg/日，女性700 mg/日とされた。

（4） ビタミンK

血液凝固因子の活性化に必要なビタミンK摂取量は明らかでなく，日本においてビタミンKはほぼ充足していると考えられるため，平成22年，23年国民健康・栄養調査のビタミンK摂取量平均値（納豆非摂取者）に基づいて目安量が算定された（18歳以上は男女ともに150 μg/日）。ビタミンKは胎盤を通過しにくいこと，母乳中濃度が低いこと，乳児では腸内細菌による産生量が少ないことなどから，新生児ではビタミンK欠乏症（新生児メレナ，頭蓋内出血）を生じやすい。現在は，出生後ビタミンKの投与が行われるため，ビタミンK欠乏症の発症頻度は低下していることから，これを前提として母乳中の濃度などから目安量を算定した。

（5） ビタミンB$_1$

水溶性ビタミンの多くは，必要量を超えると尿中に排泄される。ビタミンB$_1$はエネルギー代

謝の補酵素として作用するため，エネルギー摂取量当たりの摂取量と尿中への排泄量を指標として推定平均必要量（チアミン塩酸塩量としての参照値は 0.45 mg/1,000 kcal であり，30～49歳男性 1.2 mg/日，女性 0.9 mg/日）が算定された。

（6） ビタミン B_2

ビタミン B_2 も必要量を超えると尿中へ排泄される。リボフラビン負荷試験での尿中排泄量を指標とし，ビタミン B_1 と同様にエネルギー代謝に関係していることから，エネルギー摂取量当たりで推定平均必要量が算定された（算定の参照値は 0.5 mg/1,000 kcal であり，30～49歳男性 1.3 mg/日，女性 1.0 mg/日）。

（7） ナイアシン

トリプトファンは，体内でナイアシンに転換される（転換率 1/60）ため，ナイアシン当量（NE）として算定された。ナイアシン欠乏症であるペラグラの発症の指標となる尿中 N^1-メチルニコチンアミド排泄量に基づき，エネルギー摂取量当たりで推定平均必要量が算定された（算定の参照値は 4.8 mg NE/1,000 kcal であり，30～49歳では，男性 13 mgNE/日，女性 10 mgNE/日）。耐容上限量は，治療薬として大量投与した際の消化器系や肝臓の障害を生じた報告に基づき算定された。

なお，食品成分表を用いてナイアシンの量を推定する場合，体内で生合成されるナイアシンは含まれないため，ナイアシン（mg）+ 1/60 トリプトファン（mg）としてナイアシン当量を算出する。

（8） ビタミン B_6

血漿ピリドキサールリン酸（PLP）濃度は体内組織のビタミン B_6 貯蔵量をよく反映する。脳波異常などの欠乏症状を生じない血漿 PLP 濃度を指標として推定平均必要量が算定された（18歳以上では，男性 1.2 mg/日，女性 1.0 mg/日）。ピリドキシンの長期間の大量摂取により生じる感覚性ニューロパシーを指標として耐容上限量が算定された。

（9） ビタミン B_{12}

悪性貧血（ビタミン B_{12} 欠乏症）の患者に対し，ビタミン B_{12} を筋肉内注射し，平均赤血球容積が改善された投与量が必要量とされた。ただし，悪性貧血患者では，ビタミン B_{12} の腸肝循環が機能していないため，損失量を差し引き，正常な腸管吸収能の成人の必要量を推定し，推定平均必要量が算定された（18歳以上は男女ともに 2.0 μg/日）。

（10） 葉酸

赤血球中葉酸濃度と血漿総ホモシステイン値は葉酸の栄養状態の中・長期的な指標である。これらを維持できる摂取量を参考にして推定平均必要量が算定された（18歳以上は男女ともに 200 μg/日）。

妊娠中は葉酸の必要量が増加するため，赤血球中葉酸濃度を適正に維持できる葉酸摂取量から妊娠時の付加量が算定された。

通常の食品中の葉酸のほとんどはプテロイルポリグルタミン酸であるのに対し，加工食品などに添加されているプテロイルモノグルタミン酸はある量を超えると葉酸代謝の拮抗剤となるため，耐容上限量が設定された（30～69歳では男女ともに1,000μg/日）。

また，胎児の神経管閉鎖障害のリスク低減にプテロイルモノグルタミン酸の摂取が有効であることから，受胎前後の3か月以上には付加的に400μg/日のプテロイルモノグルタミン酸の摂取が望まれる。

(11) パントテン酸

実験的にはパントテン酸欠乏症を再現できないため，平成22年，23年国民健康・栄養調査の中央値から目安量が算定された（18～49歳では男性5mg/日，女性4mg/日）。

(12) ビオチン

摂取量のデータが少ないため，トータルダイエットスタディ〔広範囲の食品を対象とし，加工・調理の影響（加工・調理による化学物質の増減）も考慮に入れて実施する。トータルダイエットスタディには，マーケットバスケット方式と陰膳方式がある〕により目安量が算定された（18歳以上は男女ともに50μg/日）。

(13) ビタミンC

壊血病がビタミンC欠乏症として知られているが，「日本人の食事摂取基準（2015年版）」では，心臓血管疾患の予防効果と有効な抗酸化作用を期待できる摂取量が推定平均必要量として算定された（18歳以上は男女ともに85mg/日）。生活習慣病の予防を視野に入れた値を策定しており，目標量に近い性格である。

妊婦の付加量は，新生児の壊血病予防として算定した。

耐容上限量はないが，大量に摂取しても安全であることを保証したものではなく，いわゆるサプリメント類から1g/日以上を摂取することは望ましくない。

喫煙者や受動喫煙者はビタミンCの必要量が高い。

❼ ミネラル

各ミネラルでの策定指標は表4-7（p.110）参照。本項では設定の根拠について記載する。

(1) ナトリウム

成人の推定平均必要量は，尿など不可避損失量を補うための食塩相当量として1.5gと算定された（表4-12）。しかし，実際には，通常の食事では日本人の食塩摂取量が1.5g/日を下回ることはなく，むしろ減塩のための目標量が必要である。そこで，目標量は実施可能性を考慮し，2013年のWHOのガイドライン（食塩相当量として5g/日未満）と平成22年，23年国民健康・栄養調査における摂取量の中央値との中間値をとり，食塩相当量として成人男性8.0g/日未満，成人女性7.0g/日未満とした。今後5年間に達成したい値である。

表4-12　ナトリウムの食事摂取基準

性別	男性			女性		
年齢等	推定平均必要量	目安量	目標量	推定平均必要量	目安量	目標量
0～5（月）	—	100（0.3）	—	—	100（0.3）	—
6～11（月）	—	600（1.5）	—	—	600（1.5）	—
1～2（歳）	—	—	(3.0未満)	—	—	(3.5未満)
3～5（歳）	—	—	(4.0未満)	—	—	(4.5未満)
6～7（歳）	—	—	(5.0未満)	—	—	(5.5未満)
8～9（歳）	—	—	(5.5未満)	—	—	(6.0未満)
10～11（歳）	—	—	(6.5未満)	—	—	(7.0未満)
12～14（歳）	—	—	(8.0未満)	—	—	(7.0未満)
15～17（歳）	—	—	(8.0未満)	—	—	(7.0未満)
18～29（歳）	600（1.5）	—	(8.0未満)	600（1.5）	—	(7.0未満)
30～49（歳）	600（1.5）	—	(8.0未満)	600（1.5）	—	(7.0未満)
50～69（歳）	600（1.5）	—	(8.0未満)	600（1.5）	—	(7.0未満)
70以上（歳）	600（1.5）	—	(8.0未満)	600（1.5）	—	(7.0未満)
妊婦				—	—	—
授乳婦				—	—	—

注）単位：mg/日
　　（　）は食塩相当量，単位：g/日

（2）カリウム

　目安量が，不可避損失量を補い体内の平衡維持に必要な量と，平成22年，23年国民健康・栄養調査の中央値を参考にして算定された（18歳以上は男性2,500 mg/日，女性2,000 mg/日）。

　高血圧を予防する目的から，現在の日本人の摂取量の中央値とWHOから提案された成人を対象とした高血圧予防のための望ましい摂取量の値の中間値を参照して目標量が算定された（18歳以上は男性3,000 mg/日以上，女性2,600 mg/日以上）。

（3）カルシウム

　推定平均必要量は要因加算法（カルシウムの体内蓄積量，尿中排泄量，経皮的損失量，吸収率）を用いて，骨量を維持するための摂取量から算定された（30～49歳では，男女ともに550 mg/日）。カルシウムの推奨量（30～49歳では，男女ともに650 mg/日）は目標量の意味合いに近い。

　妊婦は，妊娠期にカルシウムの吸収率が著しく増加し，余剰に摂取すると母親の尿中へ排泄されることから付加量は必要なしとしている。授乳婦についても，カルシウム吸収率が軽度に増加し，尿中への排泄減少，授乳終了6か月後には骨量減少が回復することから付加量は必要なしとした。しかし，付加量がゼロであっても，現在の日本人女性のカルシウム摂取量は推奨量を満たしていないことから，妊娠期には，より積極的なカルシウムの摂取が必要である。

　耐容上限量は，過剰摂取によるカルシウムアルカリ症候群の報告を基に算定された（18歳以上で男女とも2,500 mg/日）。

（4） マグネシウム

マグネシウムの平衡維持に必要な量は，出納試験を根拠として推定平均必要量が算定された（30～49歳では，男性310mg/日，女性240mg/日）。妊婦においても，出納試験の結果から付加量が算定された。

通常の食事で過剰症を生じることはないため，耐容上限量は設定されなかった。しかし，いわゆるサプリメントなどからの過剰摂取により下痢を生じることが報告されているため，通常の食品以外からの摂取量の耐容上限量が算定された（成人では350mg/日）。

（5） リン

アメリカ/カナダの食事摂取基準を参考にし，平成22年，23年国民健康・栄養調査の中央値を参照して目安量が算定された（18歳以上では，男性1,000mg/日，女性800mg/日）。

リンの過剰摂取と副甲状腺ホルモンの関連が報告されているが，根拠としては十分でない。そこで，成人について血清無機リンの上昇を指標とし，血清無機リンが正常上限となる摂取量から耐容上限量が算定された（18歳以上で男女ともに3,000mg/日）。

（6） 鉄

推定平均必要量は，要因加算法（基本的鉄損失量，小児の成長に伴う鉄蓄積量，女性の月経血による鉄損失量，吸収率）を用いて算定された（30～49歳では，男性6.5mg/日，女性9.0mg/日）。6～11カ月の乳児も，諸外国の基礎データが多数存在するため，要因加算法により推定平均必要量が算定された。女性は，月経血による鉄損失が鉄欠乏性貧血と強く関連していることを考慮し，月経の有無によって必要量が異なる。値は，過多月経の人を除外してあることに注意する。

妊娠期には，基本的損失に加え，①胎児の成長に伴う鉄貯蔵，②臍帯・胎盤中への鉄貯蔵，③循環血液量の増加に伴う赤血球量の増加による鉄需要の増加がある。鉄の需要は妊娠中期および後期に高まることから，これらの鉄必要量の合計と吸収率から付加量が算定された。付加量は月経がない場合の値に付加する。

耐容上限量は，鉄の過剰摂取による鉄沈着症などを考慮し，FAO/WHO安全性評価基準である暫定耐容最大1日摂取量を基に算定された（30～49歳では，男性55mg/日，女性40mg/日）。

（7） 亜鉛

推定平均必要量は，アメリカ/カナダの食事摂取基準を参考に，要因加算法により算定された（18歳以上では，男性8mg/日，女性6mg/日）。

亜鉛自体の毒性は極めて低いと考えられるが，多量の継続的な過剰摂取により，銅の吸収阻害による銅欠乏が生じるため，アメリカ/カナダの食事摂取基準を参考に耐容上限量が算定された（30～49歳では，男性45mg/日，女性35mg/日）。

（8） 銅

推定平均必要量は，血漿と血小板の銅濃度，血清セルロプラスミン濃度，赤血球SOD（スーパーオキシドジスムターゼ）活性を参考にして算定された（18歳以上では，男性0.7mg/日，女性0.6mg/日）。

サプリメントからの大量摂取の報告を基に耐容上限量が算定された（18歳以上では、男女ともに 10 mg/日）。

(9) マンガン

目安量は、マンガンの平均摂取量から算定された（18歳以上では、男性 4.0 mg/日、女性 3.5 mg/日）。

日本人におけるマンガン過剰摂取の報告はないが、諸外国の報告を参考にして耐容上限量が算定された（18歳以上では、男女ともに 11 mg/日）。

(10) ヨウ素

推定平均必要量は、1日当たりのヨウ素蓄積量を検討したアメリカの研究結果から算定された（18歳以上では、男女ともに 95 μg/日）。

妊婦は、欧米の新生児の甲状腺内ヨウ素量から付加量が算定された。

ヨウ素は、軽度の過剰摂取では甲状腺機能低下が認められ、重度の場合には甲状腺腫が発生する。日本人はヨウ素の摂取量が多く、おそらく脱出現象が成立し、過剰摂取の影響を受けにくい可能性が考えられる。日本人における甲状腺機能低下を示唆した報告を基に、連続的にヨウ素を摂取した場合の耐容上限量が算定された（18歳以上では、男女ともに 3,000 μg/日）。

(11) セレン

推定平均必要量は、克山病のようなセレン欠乏症を予防するため、血漿グルタチオンペルオキシダーゼ活性を指標として算定された（18歳以上では、男性 25 μg/日、女性 20 μg/日）。

セレン中毒として毛髪、爪の脆弱化や脱落などが知られており、サプリメントなどを摂取する際には注意が必要である。中国とアメリカのセレン中毒に関する報告を参考にして耐容上限量が算定された（30～49歳では、男性 460 μg/日、女性 350 μg/日）。

(12) クロム

食品成分表を用いて日本人の献立からクロム摂取量を算出し、目安量が 10 μg/日と算定された。小児に関しては、摂取量に関する情報が見当たらないため、目安量の設定が見合わされた。

(13) モリブデン

推定平均必要量は、アメリカで行われたひとつの出納試験の結果から算定された（30～49歳では、男性 25 μg/日、女性 20 μg/日）。一報からの研究結果から小児の値を設定するのは困難なため、小児については策定されなかった。

アメリカ人の健康障害非発現量から耐容上限量が算定された（18歳以上で男性 550 μg/日、女性 450 μg/日）。

❽ ライフステージ別の活用

（1） 妊婦，授乳婦への活用

　妊娠初期（～13週6日），妊娠中期（14週0日～27週6日），妊娠後期（28週0日～）の3区分として食事摂取基準が策定された。妊娠，授乳によって増加した必要量が付加量として示されている。推定平均必要量および推奨量の設定が可能な栄養素の場合には，妊婦については，胎児発育に伴う蓄積量と妊婦の体蓄積量が考慮された。授乳婦については，母乳含有量が考慮された。また，目安量が策定された栄養素については，付加量ではなく，ある一定の栄養状態を維持するのに十分な量として想定される摂取量としての値が示されている。

（2） 乳児，小児への活用

　母乳は乳児の栄養状態にとって望ましいと考えられることから，母乳栄養の場合を想定した数値を乳児の目安量としている。重要なことは，人工栄養，混合栄養を問わず，乳児期の栄養評価と計画を行う場合，摂取量で判断するのではなく，成長曲線などに当てはめ，身体発育を継続的にモニタリングすることである。

　耐容上限量は，データがないことから，乳児期および小児期では策定していない栄養素が多いが，上限がないわけではないので，特定の栄養素が強化された食品の摂取は成人以上に注意が必要である。

（3） 高齢者

　軽度の介助を要する者やいくつかの慢性疾患を有する者も含まれているが，比較的健康状態を保っており（何とか自立した生活が可能），要介護状態ではない者を対象とした。フレイル（虚弱）や老化に伴う筋肉量の減少（サルコペニア）についても検討され，最新の知見がまとめられている。

（4） 生活習慣病とエネルギー・栄養素との関連

　生活習慣病とエネルギー・栄養素摂取の関連について，レビューした結果を基に特に重要なものについてはチャート図にまとめ，解説とともに参考資料として示されている。

参考文献

1) 厚生労働省：日本人の食事摂取基準（2005年版），日本人の栄養所要量―食事摂取基準―策定検討会報告書，平成16年10月（2004）
2) 厚生労働省：日本人の食事摂取基準（2010年版），日本人の食事摂取基準策定検討会報告書，平成21年5月（2009）
3) 厚生労働省：日本人の食事摂取基準（2015年版），日本人の食事摂取基準策定検討会報告書，平成26年3月（2014）

生活習慣病概論

第5章

脇　昌子

1　生活習慣病とは

　生活習慣病（life-style related diseases）とは，医学的な疾患単位ではないが，発症やその病態の進展には食事の内容やとり方，運動量の多少，嗜好品摂取，生活リズムなど，個人の日々の生活習慣が大きくかかわり，発症予防や治療において生活習慣の是正が有効である一群の疾患である。

　本章では，生活習慣病の実態，疾患の各論，疾患にかかわる生活習慣の要素のうち，食生活以外の主な要素について述べる。

2　日本人の疾病

❶ 寿命と人口構成の変化

　日本は世界でトップクラスを誇る長寿国である。厚生労働省の簡易生命表による平均寿命は，1976年には男性72.15歳，女性77.35歳であったが，2017年はそれぞれ81.09歳，87.26歳であった。この間，人口構成は大きく変化し，少子高齢化が著しい。15～49歳までの一人の女性が一生に産む平均出産児数である合計特殊出生率は，出生数の増減の指標とされ，2未満では人口の自然減になるが，1947年の4.54から急激に低下し，1957年からは1966年の丙午年を除いてほぼ2前後で安定していた。しかし，1975年に2を割り込み，以降は漸減して2005年に最低の1.26となった。その後も1.3～1.4台で経過している。これは結婚年齢の高齢化と未婚率の上昇によるものである。そして2005年には統計上初めて人口が自然減となり，2017年は39万44人減

少した。今後，さらに出生年齢女性人口減から総人口減少も加速する見込みである。

一方，高齢化は顕著で，65歳以上の人口比である高齢化率は2017年に27.7%となり，全都道府県で増加，2036年には33.3%と予想されている。このような人口構成の変化は，医療の高度化と共に高齢者の慢性疾患者が急増する背景となり，医療費・介護費支出も増加している。幼少期から，適切な生活習慣を身に付けることは，高齢期の健康や生活の自立を阻む疾患を防ぐことに繋がり，超高齢社会においては国家的な課題ともいえる。

❷ 食生活や生活環境の変化

近年の国民生活を取り巻く食生活や生活習慣の変化は，定期的に実施されている国民健康・栄養調査の結果から読み取ることができる。

2017（平成29）年国民健康・栄養調査の結果から，食生活についてみると，食事の総量としてエネルギー摂取量の平均値の年次推移は，男女共に横ばい傾向で，また脂肪エネルギー比率は若い人ほど高く，20代では男性29.2%，女性30.5%であった。同調査で20歳以上の1日の食塩摂取量の平均値は9.9g（男性10.8g，女性9.1g）で，食事摂取基準のそれぞれの目標値8.0g未満と7.0g未満に比べまだかなり多いが，経年的には減少してきている。

また，食事のとり方についてみると，朝食の欠食率は男女ともに20代で最も高く，男性で18.3%，女性で14.1%であった。

一方，運動についてみると，運動習慣のある者は男性で35.9%，女性で28.6%で，男性では30代，女性では20代が最も低く，最近も増加はみられない。

このように，食生活の量的変化だけでなく，時間のシフトや食事回数の変化など，食事の状況の大きな変化が，生活習慣病の発症に関与している。

❸ 疾病構造の変化（罹病率・罹患率の変遷）

国民の疾病構造は，社会・生活環境で変化していく。厚生労働省の人口動態調査による主要死因別死亡率では，動脈硬化性疾患である脳梗塞，心筋梗塞・心不全などの心血管疾患，悪性新生物（がん），糖尿病，慢性閉塞性肺疾患（COPD）など，慢性疾患の罹患率が増加している。1960年代は，脳血管疾患，悪性新生物，心疾患の順であったが，脳血管疾患は減少し，1997年以降，2010年まで，悪性新生物，心疾患，脳血管疾患の順であった。また，脳血管疾患としては脳出血が多かったが，近年は脳梗塞の比率が増加している。結核やそのほかによる肺炎感染症，急性疾患は減少したが，高齢者の増加に伴い，肺炎は増加し，2011年からは脳血管疾患にかわり死因の第3位となった。さらに2017年では第3位が脳血管疾患，第4位が老衰，第5位が肺炎である（図5-1）。

このような疾病構造の変化の背景には，急性疾患の救命率が向上したこと，慢性疾患管理の向上などの医療の進歩，国民の生活習慣の変化やそれを取り巻く社会の変化などがあり，また高齢者人口比・総数の増加も関与している。

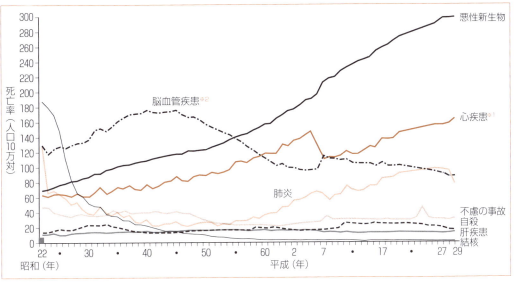

図 5-1 主な死因別にみた死亡率の年次推移

※1 平成 6・7 年の心疾患の低下は，死亡診断書（死体検案書）において「死亡の原因欄には，疾患の終末期の状態としての心不全，呼吸不全等は書かないでください」という注意書きの施行前からの周知の影響によるものと考えられる。
※2 平成 7 年の脳血管疾患の上昇の主な要因は，ICD-10 による原死因選択ルールの明確化によるものと考えられる。
資料）厚生労働省：2017（平成 29）年人口動態統計

3　疾病の発症における遺伝的要因と環境要因

　ヒトはほかの生物と同じく，その生命活動はゲノムによる生物学的情報に担われており，DNA と RNA における塩基配列がその情報の基本である。ヒトゲノムには約 3 万の遺伝子が存在する。その複製にあたってさまざまな段階で修飾やエラーが起こり，大きくは染色体の欠損や過剰，小さくは一塩基の置換のエラーがあり，これらが疾患につながる。一般集団において 1％以上の高頻度に存在する DNA 配列の変化を多型（polymorphism）といい，一塩基多型（SNP：single nucleotide polymorphism）はヒトでは多く存在し，約 300 万カ所以上の SNP があると推定されている。多くの遺伝子のわずかな差の組み合わせが，病気のなりやすさ，外的病因への反応の差，薬物への反応の差など，いわゆる体質，個性，気質，個体差などの言葉で表されてきた内的要因を形成している可能性がある。

　生活習慣病の疾患は，いずれも多因子遺伝疾患とみられている。その疾患感受性遺伝子があっても，それは発症への必要条件であり，十分条件とはいえず，それによって発症のリスクが高まる易発症性となるだけである。そこへ生活習慣という外的環境要因がきっかけとなって，生体のもつ遺伝子情報の特性との相互作用によって疾患が発症するといえる。また，遺伝子の発現は DNA の塩基配列で決まるだけではない。エピゲノムといわれる遺伝子発現調節は，遺伝子に巻きつくヒストンの状況や，栄養状況，環境要因により，DNA にメチル基やアセチル基が付くことなどで遺伝子が修飾されると，塩基配列は変わらないままにその発現が変化することである（図 5-2）。このエピゲノムによる遺伝子発現変化は次世代に伝わり，遺伝と環境，あるいは先天性と後天性という概念を超えた状況が，がんや生活習慣病の発症にも関連している。

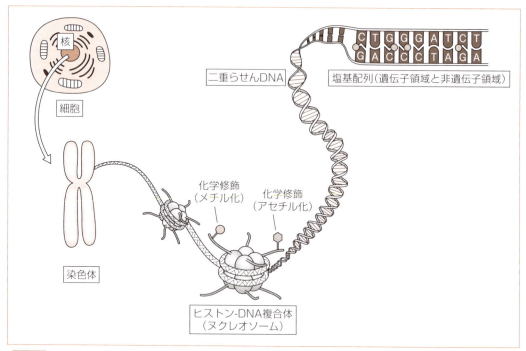

図 5-2　遺伝子の発現

4　生活習慣病の概念と特定健康診査・特定保健指導

　1996年に公衆衛生審議会成人病難病対策部門から厚生労働省への答申により，生活習慣病は「食習慣，運動習慣，休養，喫煙，飲酒などの生活習慣がその発症・進展に関与する疾患群」と定義され，その言葉や概念が施策上に導入された。

　また，2008年から40歳以上75歳未満の医療保険被保険者・被扶養者に対して特定健康診査・特定保健指導が開始された。これは，後述のメタボリックシンドロームの概念に基づく予防医学的アプローチであり，国民の生活習慣の変化と肥満者の増加から見込まれる脳血管疾患，虚血性心疾患，糖尿病の発症を予防し，ひいては医療費・介護費の増大を防ぐことが期待されていた。

　その後実際に，保健指導を受けた対象者では，体重や腹囲，血圧，血清脂質値，耐糖能の改善の成果があがっている。

5　生活習慣病―各論―

❶ 肥満

（1）概念，診断基準

　肥満とは体内に脂肪が過剰に蓄積した状態，BMI 25以上のもの，肥満症は肥満による合併症が存在するか，あるいは発症が予測されるために医学的管理が必要なものと定義されている。脂肪量の過多は，次の式のBMI（body mass index）で評価する（表5-1）。

表5-1 肥満の程度による日本とWHOの基準の比較

BMI (kg/m²)	判定	WHO 基準
＜18.5	低体重	Underweight
18.5≦～＜25	普通体重	Normal range
25≦～＜30	肥満（1度）	Pre-obese
30≦～＜35	肥満（2度）	Obese class Ⅰ
35≦～＜40	肥満（3度）	Obese class Ⅱ
40≦	肥満（4度）	Obese class Ⅲ

注1) ただし，肥満（BMI≧25）は，医学的に減量を要する状態とは限らない。なお，標準体重（理想体重）はもっとも疾病の少ないBMI 22を基準として，標準体重（kg）＝身長（m）²×22で計算された値とする。
注2) BMI≧35を高度肥満と定義する。
資料）日本肥満学会編：肥満症診断ガイドライン2016，巻頭図表より

$$BMI = 体重（kg）÷〔身長（m）〕^2 = 体重（kg）÷身長（m）÷身長（m）$$

2017（平成29）年国民健康・栄養調査によると，20歳以上のBMI 25以上の肥満者の割合は男性30.7%，女性21.9%であった。

（2） 病態

　食事によるエネルギー摂取が，身体活動や基礎代謝，食事摂取後の熱産生などの総計であるエネルギー消費を上回ると，余剰エネルギーが体内に蓄積する。グリコーゲンには1g当たり4kcalのエネルギーが蓄えられる。肝臓や筋肉では血糖（ブドウ糖，グルコース）からグリコーゲンが生成蓄積されるが，およそ数百グラムである。それ以上の余剰エネルギーは肝臓で中性脂肪（トリグリセライド，トリグリセリドとも呼ぶ）となり，血中に放出され，リパーゼの働きにより脂肪細胞に取り込まれて貯蔵される。これが過剰になっていくと，個々の脂肪細胞が肥大化し，脂肪細胞数も増加して脂肪組織量が増え，肥満が形成される。脂肪細胞内に貯蔵された中性脂肪は1g当たり約9kcalのエネルギーを有する。脂肪細胞はレプチン，アディポネクチンなどのホルモンを分泌しており，単なる中性脂肪の貯蔵庫ではなく，活発に多くの生理活性物質を放出する内分泌臓器でもある。摂食行動をコントロールする脳と，肝臓や脂肪組織を含む全身の組織が，ホルモンや自律神経の調節によって相互に関連して体内のエネルギー代謝の恒常性の維持にかかわっている。さらに近年，腸内細菌と健康や疾患との関連の研究が進み，肥満やエネルギー代謝への影響も明らかになってきている。

　肥満は，特定の疾患，先天性の染色体や遺伝子の異常に原因がある症候性肥満と，エネルギー過剰摂取を原因とする単純性肥満があり，多くは後者である。運動量減少などによるエネルギー消費が減少する一方，それに見合わない相対的に過剰なエネルギー摂取の結果，余剰エネルギーが蓄積される。肥満に関連する疾患は，日々のエネルギーバランスがプラスとなり続けた結果の典型的な生活習慣病といえる。

（3） 肥満に関連する疾患

　全身に分布する脂肪組織の中で特に疾患と関連が深いのは皮下脂肪ではなく，腹腔内の腸間膜

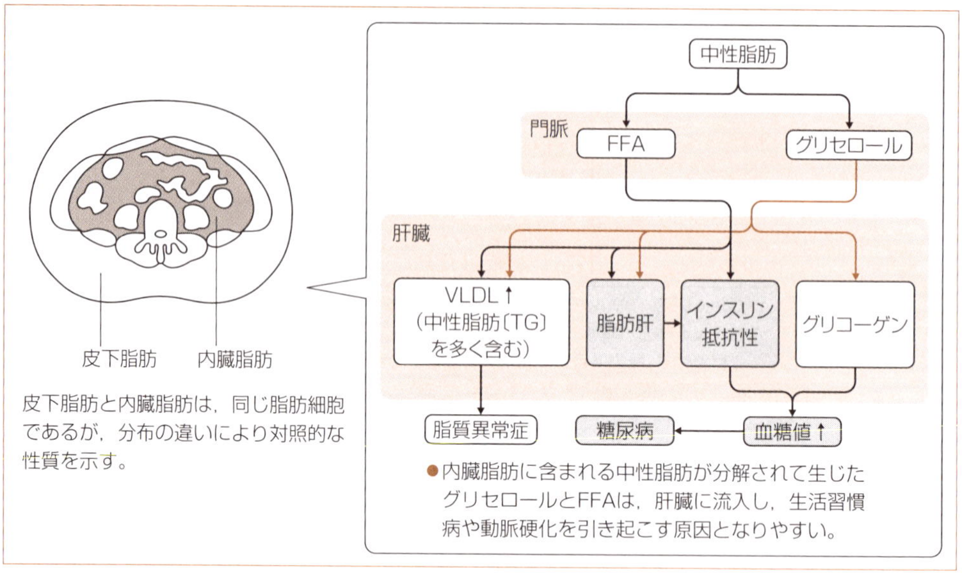

図 5-3　内臓脂肪が各種疾患を起こすメカニズム

皮下脂肪と内臓脂肪は，同じ脂肪細胞であるが，分布の違いにより対照的な性質を示す。

● 内臓脂肪に含まれる中性脂肪が分解されて生じたグリセロールとFFAは，肝臓に流入し，生活習慣病や動脈硬化を引き起こす原因となりやすい。

表 5-2　肥満に関連する疾患

● 脳血管障害（脳梗塞）	● 膵炎
● 高血圧	● 逆流性食道炎
● 心肥大，心不全	● 変形性関節症
● 冠動脈疾患（心筋梗塞，狭心症）	● 腰痛症
● 糖尿病，耐糖能障害	● 月経異常
● 脂質異常症（高脂血症）	● 卵巣機能障害
● 痛風（高尿酸血症）	● 妊娠合併症（妊娠高血圧症候群，妊娠糖尿病，難産）
● 睡眠時無呼吸症候群，肥満低換気症候群	● 肥満関連腎臓病
● 肺塞栓症，静脈血栓症	● 子宮体がん
● 脂肪肝（肝硬変，肝不全，肝がん）	● 乳がん
● 胆石症	● 大腸がん
● 胆嚢がん	

に蓄積する脂肪組織である。これは内臓脂肪と呼ばれ，その脂肪細胞の中性脂肪が，分解されて遊離脂肪酸（FFA：free fatty acid）となって門脈血中に流入し，肝臓へ至ってインスリン抵抗性を来す（図 5-3）。これは耐糖能異常や高血圧など，心血管疾患のリスクの増大を来し，重篤な心血管疾患を引き起こすハイリスク状態といえる。

そのほか，肥満に関連する疾患には，表 5-2 のようなものがある。このように，肥満に起因したり関連する健康障害を有し，減量が必要な肥満が「肥満症」といわれる。

（4）治療
①食事療法・運動療法
脂肪組織に蓄積したエネルギーを消費するために，エネルギー摂取を制限し，身体活動を増加させることが治療の原則である。これらによりエネルギーバランスをマイナスにする。脂肪

組織1kgには約7,000kcalのエネルギー蓄積があり，1日約200kcalのマイナスのエネルギーバランスにすると，1カ月で1kgの減量に至ると見込まれる．しかし，長期的に減量を継続したり，減った体重を維持することはかなりの努力を要する．元の体重に戻るリバウンドは高率で起こり，また減量とリバウンドを繰り返すたびに一段と体の脂肪組織の比率を上げ，基礎代謝を低下させ，ますます減量が困難な病態になる．したがって，減量努力を継続してリバウンドを予防する必要がある．必要栄養素を確保しながら，エネルギー量を制限する食事により体脂肪量が減少し，運動療法を組み合わせることで筋肉量と基礎代謝の維持に有利に働く．たとえ数％の減量でも，肥満に関連する代謝異常の改善度は大きい．

②薬物療法

抗肥満薬としては，現在，日本ではマジンドールが唯一のもので，BMI 35kg/m^{2}以上の著しい肥満症例にのみ3カ月間に限って投与が認められている．食事制限時の空腹感を軽減させる中枢作用があり，減量の努力維持を支援する．

③外科治療

高度肥満者に対し，摂食抑制を目的とした内視鏡的胃内バルーン留置術や，同じく摂食と消化吸収抑制を目的とした腹腔鏡による胃や小腸への外科治療が行われる．現在日本では，腹腔鏡下スリーブ状胃切除術が保険適応となっており，「6カ月以上の内科的治療で効果不充分なBMI 35kg/m^{2}以上で，2型糖尿病，高血圧または脂質異常症のうち1つ以上を合併した患者」がその対象の条件である．外科治療により，合併している糖尿病も著明に改善し，これには減量以外に，腸管ホルモン（インクレチン）が関与していると考えられている．これらの手術の対象者は食事・運動療法の基本的治療でも効果不十分の難治性の高度肥満者であり，専門の施設で実施されている．

「第6章 臨床栄養と臨床検査」1 臨床栄養 ❹ 病態栄養—各論—（1）肥満（p.182）参照．

❷ メタボリックシンドローム

（1） 概念

肥満のうち，特に腹部内臓に脂肪の蓄積が多い場合は，インスリン抵抗性を生じて脂質異常症，高血圧，耐糖能異常などの代謝異常を軽微ながらも複数同時に合併しやすく，これを基盤に動脈硬化から心血管疾患を発症し，また糖尿病の発症リスクも高まる．増加した脂肪組織からはアディポサイトカイン（アディポカイン）と称される生理活性物質が分泌され，糖代謝を障害し，血栓形成や炎症反応が惹起される．アディポサイトカインには，肥大した脂肪細胞から分泌されるレプチン，TNF-α，PAI-1（プラスミノーゲンアクチベーターインヒビター1：線溶系を阻害し，血栓を溶けにくくする），FFAなどと，反対に肥大した脂肪細胞からの分泌が低下するアディポネクチンなどがある（図5-4）．アディポネクチンにはインスリン感受性亢進や抗動脈硬化作用があるので，肥満によるアディポネクチンの低下は耐糖能の悪化や動脈硬化を促進する．内臓脂肪組織，心血管周囲や肝臓，骨格筋などに蓄積した脂肪（いわゆる異所性脂肪）には，炎症を促す免疫担当細胞であるマクロファージが多く集まり，病態の形成に関与している．

このような病態に早期に介入して，わずかでも内臓脂肪や異所性脂肪を減量させると，インス

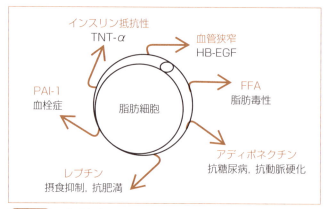

図 5-4　脂肪細胞が分泌するアディポサイトカイン
資料）日本肥満学会編：肥満症診断基準 2011

リン抵抗性が改善するとともに，耐糖能や血圧値，脂質値が改善し，その結果，糖尿病や心血管疾患のリスクを低下させることができる．合併する代謝疾患を個々に治療するのではなく，病態の上流にある内臓脂肪を減らして病態全体を改善させることが肝要である．

（2）診断基準

2005 年 4 月，関連 8 学会から日本のメタボリックシンドロームの診断基準が発表された（表 5-3）．内臓脂肪蓄積過剰は臍レベルでの CT 像において脂肪面積 100 cm² 以上とし，それに相当するウエスト周囲長（腹囲）は，男性は 85 cm 以上，女性は 90 cm 以上としている．肥満度（BMI）が診断基準にないことが特徴的である．ウエスト周囲長（腹囲）は，空腹時に立位で腕を両側に下げ，軽呼気の終期，臍レベルで水平に測定する．

（3）治療

治療は，肥満，糖尿病，高血圧に準ずるが，運動療法と食事療法が主体となる．

前述のように，2008 年から，40 歳以上 75 歳未満の被保険者，被扶養者を対象に義務化した特定健康診査・特定保健指導が導入された．これは生活習慣病対策としてメタボリックシンドロームへの早期介入が目的で，メタボリックシンドローム該当者には積極的支援，その予備群には動機づけ支援の 6 カ月の生活習慣改善支援が行われる（表 5-4，表 5-5）．これにより，積極的支援参加者では 1 年後の健診データが改善し，検診制度の一定の効果が表れているが，健康診査受診率を上げることが引き続きの課題である．

❸ 脂質異常症（高脂血症）

（1）概念

血液中には，主にコレステロール（C），トリグリセライド（TG），リン脂質などの脂質が存在する．コレステロールは肝臓で合成され，生体膜を構成し，ステロイドホルモン（副腎皮質ホルモン，性ホルモン）の前駆体となり，また胆汁酸の原料となる．トリグリセライドは脂肪組織や肝臓に蓄えられ，リポたんぱくリパーゼ（LPL）の働きによって遊離脂肪酸（FFA）とグリ

表 5-3 メタボリックシンドロームの診断基準

検査			診 断
内臓脂肪型肥満	ウエスト周囲長 （内臓脂肪面積：男女とも≧100cm² に相当）	男性≧85cm 女性≧90cm	内臓脂肪型肥満に加え，脂質代謝異常，高血圧，高血糖のうちの 2 項目以上が該当する場合，メタボリックシンドロームと診断される。
脂質代謝異常	高トリグリセライド血症 かつ/または 低 HDL コレステロール血症	≧150mg/dL <40mg/dL	
高血圧	収縮期血圧 かつ/または 拡張期血圧	≧130mmHg ≧85mmHg	
高血糖	空腹時高血糖	≧110mg/dL	

資料）メタボリックシンドローム診断基準検討委員会：日本動脈硬化学会，日本糖尿病学会，日本高血圧学会，日本肥満学会，日本循環器学会，日本腎臓学会，日本血栓止血学会，日本内科学会（2005）

表 5-4 特定健康診査の判定値

検査項目名	保健指導判定値	受診勧奨判定値
収縮期血圧〔mmHg〕	130	140
拡張期血圧〔mmHg〕	85	90
中性脂肪〔mg/dL〕	150	300
HDL コレステロール〔mg/dL〕	39	34
LDL コレステロール〔mg/dL〕	120	140
空腹時血糖〔mg/dL〕	100	126
HbA1c（NGSP）〔%〕	5.6	6.5
AST（GOT）〔U/L〕	31	51
ALT（GPT）〔U/L〕	31	51
γ-GT（γ-GTP）〔U/L〕	51	101
血色素量（ヘモグロビン）〔g/dL〕	13.0（男性） 12.0（女性）	12.0（男性） 11.0（女性）

表 5-5 保健指導対象者の選定と階層化

ステップ1	ステップ2		ステップ3	
腹 囲	追加リスク ①血糖 ②脂質 ③血圧	④喫煙歴	対　象	
			40～64 歳	65～74 歳
≧85 cm（男性） ≧90 cm（女性）	2つ以上該当		積極的支援	動機づけ支援
	1つ該当	あり		
		なし	動機づけ支援	
上記以外で BMI≧25	3つ該当		積極的支援	動機づけ支援
	2つ該当	あり		
		なし	動機づけ支援	
	1つ該当			

注） 追加リスクの判定基準：表 5-4 の保健指導判定値
　　治療中の者の取り扱い：高血圧等に対する服薬治療を受けている者については，医療機関において継続的な医学的管理の一環として生活習慣の改善にかかわる指導が行われることが適当であるため，特定保健指導の対象としない。

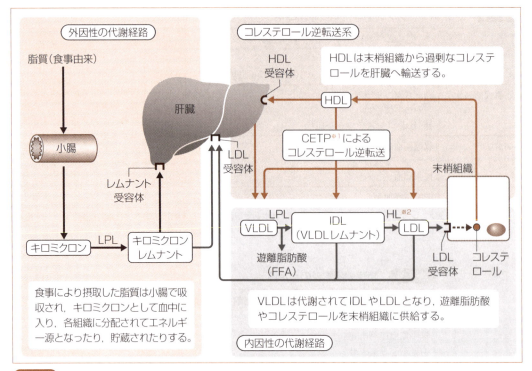

図 5-5 脂質代謝
※1 CETP：コレステロールエステル転送たんぱく　※2 HL：肝性リパーゼ

セロールに分解され，それぞれエネルギーとして利用される。リン脂質は生体膜の構成成分になる。液体である血中では，脂質はリポたんぱく粒子として存在する。その表面は水にも脂質にも親和性があるアポたんぱく質で覆われ，中心部に脂質がある。アポたんぱく質は，LDL受容体のリガンドとなるアポBたんぱくのように，細胞表面の受容体との結合部位になったり，またアポC-IIがLPLを活性化するなど，さまざまに脂質代謝を担っている。血中のリポたんぱく粒子は，比重の違いから超遠心分離法によって5種類（キロミクロン，VLDL，IDL，LDL，HDL）に分類され，脂質の組成や含有量，アポたんぱく質の種類などが異なる。脂質と各リポたんぱくの代謝は，腸管から吸収された脂質の外因性の代謝経路と肝臓での生成分泌代謝による内因性の代謝経路，およびコレステロール逆転送系の3経路が複雑に関連している（図 5-5）。詳細は，「第3章 基礎の生化学」（p.53）参照。

血液検査による血清コレステロール値やトリグリセライド値は，血中の各リポたんぱく粒子として存在しているコレステロールやトリグリセライドの総合計量を示している。血清コレステロール値やトリグリセライド値が増加している場合が高脂血症で，HDLコレステロール値が低下する場合も含めて脂質異常症と総称する。これらの脂質値の異常は，動脈硬化性疾患のリスクとなる。

（2）診断基準

動脈硬化性疾患の予防・治療のためには，脂質値の管理が重要である。日本動脈硬化学会による「動脈硬化性疾患予防ガイドライン2017」の脂質異常症の診断基準を表 5-6 に示す。

表 5-6　脂質異常症診断基準（空腹時採血）*

LDL コレステロール	140 mg/dL 以上	高 LDL コレステロール血症
	120～139 mg/dL	境界域高 LDL コレステロール血症**
HDL コレステロール	40 mg/dL 未満	低 HDL コレステロール血症
トリグリセライド	150 mg/dL 以上	高トリグリセライド血症
Non-HDL コレステロール	170 mg/dL 以上	高 non-HDL コレステロール血症
	150～169 mg/dL	境界域高 non-HDL コレステロール血症**

* 10 時間以上の絶食を「空腹時」とする。ただし水やお茶などカロリーのない水分の摂取は可とする。
**スクリーニングで境界域高 LDL-C 血症，境界域高 non-HDL-C 血症を示した場合は，高リスク病態がないか検討し，治療の必要性を考慮する。
- LDL-C は Friedewald 式（TC-HDL-C-TG/5）または直接法で求める。
- TG が 400 mg/dL 以上や食後採血の場合は non-HDL-C（TC-HDL-C）か LDL-C 直接法を使用する。ただしスクリーニング時に高 TG 血症を伴わない場合は LDL-C との差が＋30 mg/dL より小さくなる可能性を念頭においてリスクを評価する。

資料）日本動脈硬化学会編：動脈硬化性疾患予防のための脂質異常症診療ガイド 2018 年版，p.25（2018）

2017（平成 29）年国民健康・栄養調査では，血清総コレステロール≧240 mg/dL の者の割合は 20 歳以上の男性 12.4％，女性 19.8％ で，non-HDL コレステロールの平均値はそれぞれ 142.9 mg/dL，143.2 mg/dL であった。

（3）病態

血清脂質は生体に必須のものであるが，過剰栄養摂取時などでは外因性，内因性いずれの経路の代謝も活発になり，特に肝臓での VLDL の合成が過剰となって血中へ分泌され，そこに運動不足や耐糖能異常などでインスリン抵抗性が増すと，LPL 作用が低下して，高コレステロール血症（高 LDL コレステロール血症），高トリグリセライド血症，低 HDL コレステロール血症に至る。

（4）脂質異常症に関連する冠動脈疾患

LDL は主にアポ B たんぱくとコレステロールからなるリポたんぱく粒子であるが，血中に LDL が増加すると，動脈血管の内皮細胞に損傷を起こして炎症性細胞を誘導接着し，さらに血管壁内に入り酸化変性してマクロファージに取り込まれ，その泡沫化を起こし，内膜肥厚，プラーク（粥腫）の形成に至る（図 5-6）。このような病理学的所見の観察とともに，多くの疫学調査や介入試験から，動脈硬化性疾患，特に冠動脈疾患と血清 LDL コレステロール値の関連が明らかになっている。

血中トリグリセライドの増加は，食事由来のトリグリセライドが増加した場合と，肝臓で糖質などからの合成増加による場合がある。後者の場合，肝臓での VLDL の合成分泌亢進が起こる。その後，血管壁にある LPL によって VLDL 中のトリグリセライドが分解され，粒子が小さくなって IDL，さらには LDL へと変化する。HDL は，血中で VLDL や LDL からコレステロールを受け取って肝臓に戻し，コレステロールの再分配を担っていると考えられている。また，HDL は動脈壁からコレステロールを取り除き，動脈硬化の進展を防ぐと考えられており，低 HDL コレステロール値（＜40 mg/dL）では冠動脈疾患の発症が増加する。HDL コレステロール値は喫

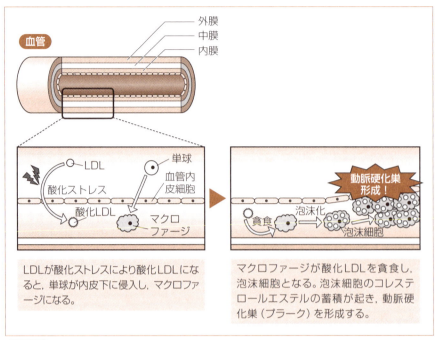

図 5-6 プラーク（粥腫）の形成と，動脈硬化の成り立ち
資料）近藤和雄：サクセス管理栄養士講座 人体の構造と機能及び疾病の成り立ちⅡ 第4版（2017）第一出版

煙や運動不足，肥満などで低下し，トリグリセライド値が高いほど低値となりやすい。高トリグリセライド血症は，動脈硬化を起こしやすい IDL が増加していることと，LDL の粒子が小さく動脈硬化をより起こしやすくなっていることを反映し，また，血栓形成も促進し，動脈硬化の要因となる。non-HDL コレステロール値は総コレステロール値から HDL コレステロール値を引いた値で，LDL コレステロールと IDL などの動脈硬化惹起性脂質を含み，食後の採血で LDL コレステロールが Friedewald 式で算出できない場合などで使用することができる。

（5） 治療

①食事療法

基本的には摂取エネルギーの適正化，バランスのよい栄養素配分が最も重要である。さらに，高コレステロール血症（高 LDL コレステロール血症）に対しては飽和脂肪酸やコレステロールの摂取制限を行うが，それに対する反応には個人差が大きい。コレステロールは基本的には 1 日摂取量を約 300 mg に，また一段と厳しい管理では 200 mg に制限する。高トリグリセライド血症に対してはエネルギー制限，特にアルコール，砂糖やフルクトース（果糖）などの単糖類，油脂などの制限が有効である。

②薬物療法

高コレステロール血症（高 LDL コレステロール血症）は，虚血性心疾患，脳梗塞の発症に大きく関与しているため，その再発の予防に際しては強力な LDL コレステロール低下作用をもつ薬物が投与される。特に，これらの疾患の再発予防（二次予防）においては厳格な LDL

表 5-7　脂質異常症治療薬の特性と副作用

分類		LDL-C	Non-HDL-C	TG	HDL-C	主な一般名
主にコレステロールを下げる	スタチン	↓↓〜↓↓↓	↓↓〜↓↓↓	↓	一〜↑	プラバスタチン，シンバスタチン，フルバスタチン，アトルバスタチン，ピタバスタチン，ロスバスタチン
	小腸コレステロールトランスポーター阻害薬	↓↓	↓↓	↓	↑	エゼチミブ
	陰イオン交換樹脂	↓↓	↓↓	↑	↑	コレスチミド，コレスチラミン
	プロブコール	↓	↓	—	↓↓	プロブコール
	PCSK9阻害薬	↓↓↓↓	↓↓↓↓	↓〜↓↓	一〜↑	エボロクマブ，アリロクマブ
	MTP阻害薬*	↓↓↓	↓↓↓	↓↓↓	↓	ロミタピド
主にトリグリセライドを下げる	フィブラート系薬	↑〜↓	↓	↓↓↓	↑↑	ベザフィブラート，フェノフィブラート，クリノフィブラート，クロフィブラート
	選択的PPARαモジュレーター	↑〜↓	↓	↓↓↓	↑↑	ペマフィブラート
	ニコチン酸誘導体	↓	↓	↓↓	↑	ニセリトロール，ニコモール，ニコチン酸トコフェロール
	n-3系多価不飽和脂肪酸	—	—	↓	—	イコサペント酸エチル，オメガ-3脂肪酸エチル

*ホモFH患者が適応．

↓↓↓↓：≦-50%　↓↓↓：-50〜30%　↓↓：-20〜30%　↓：-10〜-20%
↑：10〜20%　↑↑：20〜30%　—：-10〜10%

資料）日本動脈硬化学会編：動脈硬化性疾患予防のための脂質異常症診療ガイド2018年版，p.65（2018）より改変

　コレステロール値の低下療法が求められ，食事療法に加え，積極的にコレステロール低下薬を用いる場合が多い．肝臓細胞のコレステロール合成の重要な酵素であるHMG-CoA還元酵素に対する阻害剤（スタチン）は，冠動脈疾患や脳梗塞の発症や再発症の予防効果を有し，LDLコレステロール値を低下させるほど，心血管疾患の再発予防効果が大きい．

　スタチン以外のコレステロール低下薬には，PCSK9抗体薬（皮下注射薬），陰イオン交換樹脂（レジン）や小腸粘膜に存在するコレステロール輸送たんぱく（NPC1L1）の阻害薬，抗酸化力を有するプロブコールなどがある（表5-7）．

　高トリグリセライド血症には，フィブラート系薬剤，選択的PPARαのモジュレーターやニコチン酸誘導体，不飽和脂肪酸であるEPA（イコサペント酸エチル）が用いられる．

（6）脂質管理の目標値

　「動脈硬化性疾患予防ガイドライン2017」では，吹田研究による吹田スコアにより10年以内の冠動脈疾患発症率を評価し（図5-7と図5-8），そのリスクの程度に応じた脂質管理目標値が

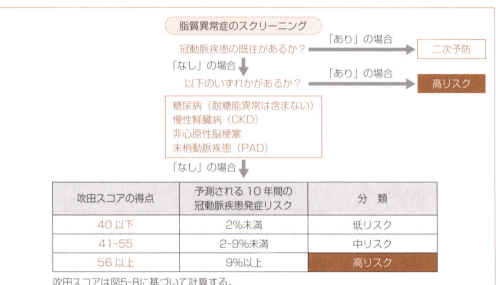

図 5-7 冠動脈疾患予防からみた LDL コレステロール管理目標設定のための吹田スコアを用いたフローチャート

資料）日本動脈硬化学会編：動脈硬化性疾患予防ガイドライン 2017 年版．日本動脈硬化学会，2017

危険因子①〜⑧の点数を合算する。　　　　　　　　　　　　　　　　　　　　　　　　　　　（点数）

①年齢（歳）	
35-44	30
45-54	38
55-64	45
65-69	51
70以上	53

②性別	
男性	0
女性	-7

③喫煙*	
喫煙有	5

④血圧*		
至適血圧	<120 かつ <80	-7
正常血圧	120-129 かつ／または 80-84	0
正常高値血圧	130-139 かつ／または 85-89	0
Ⅰ度高血圧	140-159 かつ／または 90-99	4
Ⅱ度高血圧	160-179 かつ／または 100-109	6

⑤HDL-C(mg/dL)	
<40	0
40-59	-5
≧60	-6

⑥LDL-C (mg/dL)	
<100	0
100-139	5
140-159	7
160-179	10
≧180	11

⑦耐糖能異常	
あり	5

⑧早発性冠動脈疾患家族歴	
あり	5

①〜⑧の点数を合計　　点

*高血圧で現在治療中の場合も現在の数値を入れる。ただし高血圧治療の場合は非治療と比べて同じ血圧値であれば冠動脈疾患のリスクが高いことを念頭に置いて患者指導をする。禁煙者については非喫煙として扱う。冠動脈疾患のリスクは禁煙後 1 年でほぼ半減し，禁煙後 15 年で非喫煙者と同等になることに留意する。

図 5-8 吹田スコアによる冠動脈疾患発症予測モデル

資料）日本動脈硬化学会編：動脈硬化性疾患予防ガイドライン 2017 年版．日本動脈硬化学会，2017

表 5-8　リスク区分別脂質管理目標値

治療方針の原則	管理区分	脂質管理目標値 (mg/dL)			
		LDL-C	Non-HDL-C	TG	HDL-C
一次予防 まず生活習慣の改善を行った後 薬物療法の適用を考慮する	低リスク	<160	<190	<150	≥40
	中リスク	<140	<170		
	高リスク	<120	<150		
二次予防 生活習慣の是正とともに 薬物治療を考慮する	冠動脈疾患の既往	<100 (<70)*	<130 (<100)*		

*家族性高コレステロール血症，急性冠症候群の時に考慮する．糖尿病でも他の高リスク病態（非心原性脳梗塞，末梢動脈疾患（PAD），慢性腎臓病（CKD），メタボリックシンドローム，主要危険因子の重複，喫煙）を合併する時はこれに準ずる．
- 一次予防における管理目標達成の手段は非薬物療法が基本であるが，低リスクにおいてもLDL-Cが180 mg/dL以上の場合は薬物治療を考慮するとともに，家族性高コレステロール血症の可能性を念頭においておくこと（動脈硬化性疾患予防ガイドラインの第5章参照）．
- まずLDL-Cの管理目標値を達成し，その後non-HDL-Cの達成を目指す．
- これらの値はあくまでも到達努力目標値であり，一次予防（低・中リスク）においてはLDL-C低下率20～30%，二次予防においてはLDL-C低下率50%以上も目標値となり得る．
- 高齢者（75歳以上）については主治医の判断で個々の患者に対応する．

資料）日本動脈硬化学会編：動脈硬化性疾患予防ガイドライン2017年版．日本動脈硬化学会，2017

掲げられている（表5-8）．もっと簡便に使えるフローチャートとして，吹田スコアの代わりに以下の危険因子の個数をカウントして分類する方法がある［①喫煙，②高血圧，③低HDLコレステロール血症，②耐糖能異常，⑤早発性冠動脈疾患家族歴（第1度近親者かつ発症時の年齢が男性55歳未満，女性65歳未満；家族歴不明の場合はカウントしない）］．

❹ 高血圧症

（1）概念

慢性的に血圧が高い状態が続くと，たとえ無症状でも，脳血管疾患（脳卒中），心血管疾患，慢性腎臓病から腎不全などの原因となる．血圧は，心臓のポンプ力と末梢動脈血管の抵抗によって決まり，全身の動脈に血液を送るための圧力である．心臓の拍動とともに変動し，心収縮時には高い収縮期血圧を，心拡張期には最低の拡張期血圧を呈する．血圧は1心拍ごとに常に変動し，診察室などの医療や健診の場での血圧測定は，必ずしも日常の血圧の代表値とはいえないため，家庭での血圧測定も重視されるようになった．前者で血圧が上がる白衣高血圧や，反対に家庭だけが高い仮面高血圧といわれるような場合がある．診療室（医療環境下）血圧測定が基本となり，家庭血圧測定や24時間自由行動下血圧測定（ABPM：ambulatory blood pressure monitoring）による血圧値も診察室血圧以上に心血管疾患発症を予測する．1日または1年を通じた血圧観察が必要である．

（2）診断基準

収縮期血圧と拡張期血圧それぞれに基準値が設定されている．日本高血圧学会による「高血圧

表5-9 成人における血圧値の分類（mmHg）

分類		収縮期血圧		拡張期血圧
正常域血圧	至適血圧	< 120	かつ	< 80
	正常血圧	120〜129	かつ/または	80〜84
	正常高値血圧	130〜139	かつ/または	85〜89
高血圧	Ⅰ度高血圧	140〜159	かつ/または	90〜99
	Ⅱ度高血圧	160〜179	かつ/または	100〜109
	Ⅲ度高血圧	≧180	かつ/または	≧110
	（孤立性）収縮期高血圧	≧140	かつ	< 90

資料）日本高血圧学会編：高血圧治療ガイドライン2014（2014）

治療ガイドライン2014（JSH2014）」では，日本人の正常血圧を収縮期血圧130 mmHg未満，かつ拡張期血圧85 mmHg未満とし，高血圧基準値を収縮期血圧140 mmHg以上，または拡張期血圧90 mmHg以上（家庭血圧では収縮期血圧135 mmHg以上，または拡張期血圧85 mmHg以上）としている（表5-9）。

　高血圧は最も多い生活習慣病である。2017（平成29）年国民健康・栄養調査によると収縮期血圧が140mmHg以上の者の割合は20歳以上の男性37.0%，女性27.8%である。収縮期血圧の平均値は，男性135.2 mmHg，女性128.9 mmHgであり，この10年間では低下している。正常血圧値も，近年，世界的に徐々に引き下げられてきた。これは，心血管疾患発症が増加するレベルについての疫学研究の成果によるもので，米国では収縮期血圧120 mmHg，拡張期血圧80 mmHg未満を正常とし（JNC-8），日本でも同値を至適血圧としている。このように，より低い血圧が好ましいとされ，軽度上昇のときから生活習慣の修正が求められている。

（3） 病態

　副腎からの血圧上昇ホルモンであるアルドステロンが過剰分泌される原発性アルドステロン症や，腎疾患や腎動脈狭窄を伴って高血圧を来す場合を二次性高血圧という。これらは，高血圧者のうちの数％ほどであると考えられている。このうち，原発性アルドステロン症は比較的頻度が高く，また，外科治療によって降圧が可能であるため，若年者や薬剤抵抗性の重症高血圧などでは，本症を疑って初診時のスクリーニング検査（血漿アルドステロン，レニン活性測定）をすることが重要である。しかし，大部分の高血圧は本態性高血圧である。この発症には，多くの要因が複合的に関連している。遺伝要因と運動，喫煙習慣，生活リズム，食塩摂取などの環境要因が絡み合って，中枢，腎臓，心血管系などの組織での自律神経機能異常，腎臓の体液やナトリウム調節機能異常（レニン・アンジオテンシン・アルドステロン系），インスリン抵抗性増大などが顕性化し，血圧が上昇すると考えられている。

（4） 高血圧に関連する疾患

　緩やかな血圧上昇はほとんど自覚症状を来さない。しかし，高血圧はさまざまな心血管疾患を引き起こす重要な要素である。高血圧によって血管の内皮細胞の損傷，血管平滑筋や線維成分の

表5-10　降圧目標

	診察室血圧	家庭血圧
若年，中年，前期高齢者患者	140/90 mmHg 未満	135/85 mmHg 未満
後期高齢者患者	150/90 mmHg 未満 （忍容性があれば140/90 mmHg 未満）	145/85 mmHg 未満（目安） （忍容性があれば135/85 mmHg 未満）
糖尿病患者	130/80 mmHg 未満	125/75 mmHg 未満
CKD 患者（たんぱく尿陽性）	130/80 mmHg 未満	125/75 mmHg 未満（目安）
脳血管障害患者 冠動脈疾患患者	140/90 mmHg 未満	135/85 mmHg 未満（目安）

注）目安で示す診察室血圧と家庭血圧の目標値の差は，診察室血圧 140/90 mmHg，家庭血圧 135/85 mmHg が，高血圧の診断基準であることから，この二者の差をあてはめたものである。
資料）日本高血圧学会編：高血圧治療ガイドライン2014（2014）

増大から血管壁厚が増加し，粥状硬化や血管弾力性低下を来す。脳細動脈の血管壁肥厚は内腔を閉塞し，その末梢の壊死から出血や小梗塞を来す（小動脈硬化）。ちなみに，梗塞とは栄養動脈が血栓などによって閉塞したために組織が虚血し，壊死に至る疾患のことである。そのため，高血圧は脳梗塞や脳出血などの脳血管障害（脳卒中），狭心症や心筋梗塞などの冠動脈疾患，大動脈解離，心筋肥大から心不全を来し，壊疽や歩行障害を起こす末梢動脈疾患など，全身の動脈や心機能を障害する。日本人の死因2，4位は心疾患と脳血管疾患であるが，これらの予防には高血圧の適切な管理が不可欠である。また，高血圧は腎臓の機能や形態に変化を及ぼし，慢性腎臓病（CKD）の原因となる。腎臓の濾過機能は加齢とともに低下するが，その低下率は高血圧により10〜20倍以上加速する。これらの心腎血管病は，高血圧にそれ以外の危険因子が加わると起こりやすくなる。

（5）治療

高血圧による心血管疾患を予防するための血圧治療の目標値は，表5-10のように示されている。

①非薬物療法

食塩摂取制限（減塩），野菜・果物の摂取，体重減量，運動，節酒など，それぞれに降圧効果があることが知られており，これらを取り入れた生活習慣にすることが必要である。高血圧治療においては，食塩を1日6g未満にするよう勧められている（JSH2014）。日本の食生活では減塩はかなり努力を要することである。また，野菜・果物を多くとることにより，減塩機序とは別の降圧効果があることが示されている（DASH食）。これは，カリウムやマグネシウム，カルシウムなどの降圧作用のあるミネラルが摂取できるためと考えられている。非薬物療法だけで降圧目標値に達しない場合も多いが，これらの生活習慣によって降圧薬の必要量を減じることができる。

②薬物療法

現在，多くの降圧薬が開発され，降圧治療の中心となっている。降圧薬の種類には特徴的な作用機序があり，複数の降圧薬を併用することも多い。個々の年齢や特性，生活状況，合併疾

表 5-11　降圧薬の種類と作用の特徴，主な副作用

種類	作用の特徴	主な副作用
カルシウム拮抗薬（カルシウム受容体拮抗薬）	冠動脈や末梢細動脈拡張作用により確実な降圧効果がある。脳冠腎循環を良好に保つ。糖・脂質代謝へ悪影響がない。	顔面紅潮，頭痛，動悸，浮腫，便秘，歯肉増生，徐脈や房室ブロック（ジルチアゼム）
ARB（アンジオテンシンⅡ受容体拮抗薬）	レニン・アンジオテンシン・アルドステロン系の抑制による降圧。糖・脂質代謝への悪影響なく，インスリン抵抗性改善利尿薬や Ca 拮抗薬との併用効果，心腎保護効果がある。	副作用は少ない。妊娠または妊娠の可能性のある婦人には禁忌。両側腎動脈狭窄高血圧で腎機能低下，高カリウム血症増悪
ACE 阻害薬（アンジオテンシン変換酵素阻害薬）	レニン・アンジオテンシン・アルドステロン系の抑制による降圧。糖・脂質代謝への悪影響なく，インスリン抵抗性改善，心腎血管保護作用がある。尿たんぱくの減少	20～30% に咳，まれに血管神経浮腫による呼吸困難。妊娠または妊娠の可能性のある婦人には禁忌。両側腎動脈狭窄高血圧で腎機能低下，高カリウム血症増悪
利尿薬（サイアザイド系利尿薬，カリウム保持利尿薬，アルドステロン拮抗薬，ループ利尿薬など）	循環血液量の減少による降圧。安価で，他剤と併用し，少量使用	サイアザイド系利尿薬・ループ利尿薬：低カリウム血症，痛風，耐糖能異常，脂質異常症，勃起不全，脱水 サイアザイド系利尿薬：まれに日光過敏・骨髄抑制 カリウム保持利尿薬：女性化乳房，高カリウム血症 アルドステロン拮抗薬：高カリウム血症 ループ利尿薬：膵炎，発疹
β 遮断薬	心筋梗塞再発予防効果，心不全予後改善効果，徐脈	喘息，末梢循環不全，房室ブロック，活力低下，低血糖の認知遅れ
α 遮断薬	血管拡張作用，糖・脂質代謝改善，前立腺肥大の排尿障害改善	立ちくらみ，めまい

患の状態などを考慮して適した組み合わせや服用方法を選ぶ。しかし，どのような方法であれ，まず血圧値そのものを的確に低下させることが予後改善に最も重要である。また，治療は長期にわたるので，服薬しやすく，生活の質（以下，QOL：quality of life）が維持できることも大切である（表5-11）。

「第6章 臨床栄養と臨床検査」1 臨床栄養 ❹ 病態栄養―各論―（5）高血圧（p.187）参照。

❺ 糖尿病

（1）罹患率の増加とその背景

2017（平成29）年国民健康・栄養調査では，糖尿病が強く疑われる者の割合は20歳以上の男性18.1%，女性10.5%であった。食生活の変化に加え，運動量の減少と不規則な生活習慣が糖尿病増加に影響していると推察される。また，糖尿病は加齢で発症しやすくなるため，人口の高齢化も糖尿病増加の一因である。

(2) 概念

糖尿病は，「インスリン作用不足による慢性の高血糖状態を主徴とする代謝疾患群」と定義されている。高血糖とは，血中ブドウ糖（グルコース）濃度（mg/dL）が正常域を超えて上昇していることである。

インスリンは膵臓のランゲルハンス島β細胞で生成されるホルモンで，門脈中に分泌され，肝臓に達し，肝静脈から全身の組織への循環に入る。肝臓，筋肉，脂肪組織などの細胞膜上にはインスリン受容体が存在し，そこにインスリンが結合すると，血中のブドウ糖が細胞内へ取り込まれてエネルギーとして利用され，一部はグリコーゲンとなって肝臓や筋肉に貯蔵される。また，たんぱく質合成や細胞増殖などが促進される。これらの一連の反応の結果，血糖値が低下する。インスリン作用とは，インスリンが体の組織でこのような代謝調節能を発揮し，血糖値を増加させない作用のことである。組織のインスリン需要とβ細胞からのインスリン分泌による供給とのバランスがとれていれば，血糖値を含む代謝全体が正常に保たれる。しかし，インスリン分泌が不充分になったり，肝臓や筋肉組織でのインスリンに対する感受性が低下（インスリン抵抗性の増大）すると，インスリン作用は不足を来し，血糖値が上昇する。

急激にインスリン作用が不足すると，高血糖や脱水，ケトアシドーシスなどを招き，特徴的な自覚症状（口渇，多飲，多尿，体重減少，易疲労感）を起こし，重篤な糖尿病性昏睡にまで至る場合もある。しかし，多くの糖尿病では血糖値は緩徐に上昇し，症状も乏しく自覚されづらい。このように，無症状であっても慢性的に高血糖や代謝異常が続くと，網膜，腎臓の細小血管症や神経障害，および全身の動脈硬化を起こし，心筋梗塞や脳梗塞などの血管障害をもたらす。このような合併症が生命にかかわり，またQOLを低下させる。

これらの糖尿病の慢性合併症に加え，がんやアルツハイマーなど加齢によって起こるとされる疾患の発症も多く，非糖尿病者にくらべて短命であるとされてきた。

(3) 診断基準

血糖値による耐糖能の診断基準を表 5-12 に示した。75 g 経口ブドウ糖負荷試験（75 g OGTT：oral glucose tolerance test）も定量的なインスリン分泌能，インスリン感受性を知る方法で，糖尿病の診断に用いられる（表 5-13）。

(4) 分類

糖尿病は，成因と病態の両面から分類される。成因分類では，①インスリンを分泌する膵臓β細胞の破壊が自己免疫機序やその他の原因で起こり，絶対的インスリン欠乏に至る1型，②インスリン分泌の低下に加えてインスリン抵抗性が増した結果，相対的なインスリン作用不足になる2型，③その他の特定的な機序や他疾患による二次的なインスリン作用欠乏，④妊娠に伴い発症する妊娠糖尿病，の4つに分類される。

また，インスリン作用欠乏の重症度から病態は，①インスリン依存状態（インスリン投与が必須である状態），②インスリン非依存状態（生命の維持がインスリン療法がなくても可能），に大別される。インスリン療法の必要性は，その成因と病期により変化する。

表 5-12　糖尿病の診断基準

(1) 次の検査値を用いて「糖尿病型」を判定する。
　①早朝空腹時血糖値※≧126 mg/dL
　②75g OGTT 2時間値≧200 mg/dL
　③随時血糖値※≧200 mg/dL
　④HbA1c≧6.5%
(2) ①～③が別の日に再確認できれば「糖尿病」と診断してよい（④のみの反復検査による診断は不可）。
(3) ①～③のいずれかと，④が同時に測定して確認できれば「糖尿病」と診断してよい。
(4) ①～③のいずれかと，次のいずれかが認められる場合は「糖尿病」と診断できる。
　ⓐ口渇，多飲，多尿，体重減少などの糖尿病の典型的症状
　ⓑ確実な糖尿病網膜症
(5) 過去に(1)の「糖尿病型」を示した資料（検査データ）やⓐ，ⓑの存在の記録がある場合は，「糖尿病」の疑いをもって対応する。
(6) 次のことが確認できる場合，「正常型」と判定できる。
　⑤早朝空腹時血糖値※＜110 mg/dL
　⑥75g OGTT 2時間値※＜140 mg/dL
(7) 「糖尿病型」「正常型」のいずれにも属さない場合は「境界型」と判定する。

※血糖値は静脈血漿値。

表 5-13　75 g 経口ブドウ糖負荷試験の判定基準

正常型	空腹時血糖値＜110 mg/dL　および　負荷後2時間＜140 mg/dL
糖尿病型	空腹時血糖値≧126 mg/dL　または　負荷後2時間≧200 mg/dL
境界型	正常型にも糖尿病型にも属さないもの

注）正常型でも1時間値≧180 mg/dL の場合は，境界型に準じた経過観察などの取り扱いが必要。

(5) 治療の目的と目標

　糖尿病治療の目的は，急性の代謝失調を防ぐことと，慢性合併症を防ぎ，健常者と変わらない日常のQOLと寿命を得ることである。そのためには，血糖コントロールを長期間にわたって良好に保つことが重要で，その管理目標を表5-14に示した。また，血糖以外にも体重，血圧，血清脂質などを包括的に管理する必要がある（表5-15）。禁煙も重要である。

　血糖値は採血条件により変化するので，血糖管理の指標として早朝空腹時血糖値や食後2時間値などが用いられる。また，長期的な血糖値を反映する指標として，HbA1c（グリコヘモグロビン：ヘモグロビンの糖化産物）が採血時より1～2カ月前の平均血糖値として広く臨床的に使用されている。同様に，グリコアルブミン（GA）や1,5-AG（1,5-アンヒドログルシトール）がある（表5-16，表5-17）。

　合併症の早期発見と治療のために，血圧測定やアキレス腱反射・振動覚検査などの理学所見，検尿（微量アルブミン，たんぱく尿の有無），血清脂質などの生化学的検査，眼底検査，心電図や胸部X線写真など，各種の検査を定期的に実施する。糖尿病状態は自覚症状がないため，長期間放置されやすく，そのために合併症が進んでしまうことがある。血糖をはじめ，これらの検査を定期的に行い，管理状態を確認することが大切である。

　高齢者の糖尿病では，合併疾患や認知症の有無，日常生活レベルなどに個人差が大きい。そのため薬物療法の効果や副作用，また低血糖リスクの大きさが個々に異なるので，血糖コントロー

表 5-14 血糖コントロール目標（65歳以上の高齢者については「高齢者糖尿病の血糖コントロール目標」を参照）

目　標	コントロール目標値[4]		
	血糖正常化を目指す際の目標[1]	合併症予防のための目標[2]	治療強化が困難な際の目標[3]
HbA1c（%）	6.0 未満	**7.0 未満**	8.0 未満

[1] 適切な食事療法や運動療法だけで達成可能な場合，または薬物療法中でも低血糖などの副作用なく達成可能な場合の目標とする。
[2] 合併症予防の観点から HbA1c の目標値を 7.0% 未満とする。対応する血糖値としては，空腹時血糖値 130 mg/dL 未満，食後2時間血糖値 180 mg/dL 未満をおおよその目安とする。
[3] 低血糖などの副作用，その他の理由で治療の強化が難しい場合の目標とする。
[4] いずれも成人に対しての目標値であり，また妊娠例は除くものとする。
注）治療目標は年齢，罹病期間，臓器障害，低血糖の危険性，サポート体制などを考慮して個別に設定する。
資料）日本糖尿病学会編・著：糖尿病治療ガイド2018-2019, p.29（2018）文光堂

表 5-15 血糖以外のコントロール指標

体　重	標準体重〔kg〕= 身長〔m〕× 身長〔m〕×22
血　圧	収縮期血圧 < 130 mmHg（家庭血圧 < 125 mmHg） 拡張期血圧 < 80 mmHg（家庭血圧 < 75 mmHg）
血清脂質	LDL コレステロール < 120 mg/dL（冠動脈疾患がある場合 < 100 mg/dL） HDL コレステロール ≧40 mg/dL 中性脂肪（トリグリセライド）< 150 mg/dL（早朝空腹時） non HDL コレステロール < 150mg/dL（冠動脈疾患がある場合 < 130mg/dL）

資料）日本糖尿病学会編・著：糖尿病治療ガイド 2018-2019, p.30（2018）文光堂より改変

表 5-16 平均血糖値を反映する指標

	血糖値を反映する時期	基準値	血糖値上昇時の変化
HbA1c	1～2カ月	4.6～6.2%	↑
グリコアルブミン	約2週間	11～16%	↑
1,5-AG	数日間	14.0 μg/mL 以上	↓

資料）日本糖尿病学会編・著：糖尿病治療ガイド 2018-2019, p.11（2018）文光堂より改変

表 5-17 HbA1c が平均血糖値と乖離する病態

HbA1c 値が高め	HbA1c 値が低め	どちらにもなり得るもの
●急速に改善した糖尿病 ●鉄欠乏状態	●急激に発症・増悪した糖尿病 ●鉄欠乏性貧血の回復期 ●溶血（赤血球寿命↓） ●失血後（赤血球生成↑），輸血後 ●エリスロポエチンで治療中の腎性貧血 ●肝硬変　●透析	●異常ヘモグロビン症

注）HbA1c の分布は，正常型と境界型，糖尿病型との間でオーバーラップが大きく，HbA1c 6.2% 付近には，正常型のほかに境界型や糖尿病型も存在している。
資料）日本糖尿病学会編・著：糖尿病治療ガイド 2018-2019, p.11（2018）文光堂

表 5-18　糖尿病の食事療法の基本

適正なエネルギー摂取量
エネルギー摂取量〔kcal〕= ①標準体重×②身体活動量
　①標準体重〔kg〕=（身長〔m〕)^2×22
　②身体活動量の目安（kcal/kg 標準体重）
　　　軽労作（デスクワーク主体）：25～30 kcal/kg 標準体重
　　　普通の労作（立ち仕事主体）：30～35 kcal/kg 標準体重
　　　重い労作（力仕事主体）：35～ kcal/kg 標準体重
　　　ただし，肥満者の場合には，20～25 kcal/kg 標準体重として，まず5％の体重減少を目指す。

望ましい栄養素バランス
炭水化物（4 kcal/1 g）：50～60％
たんぱく質（4 kcal/1 g）：20％まで
脂質（9 kcal/1 g）：25％以下

資料）日本糖尿病学会編・著：糖尿病治療ガイド 2018-2019, p. 44-45（2018）文光堂を改変

ル目標はその状況に応じて個別に設定し，低すぎる血糖管理にも注意が必要である。例えば，日本糖尿病学会では，中等度以上の認知症や多くの併存疾患がある場合にインスリン療法を行う場合の血糖コントロールとしては，HbA1c には下限値 7.5％を設定し，8.5％未満を目標としている。

（6）治療

糖尿病治療とは，血糖コントロールと血圧，血清脂質，体重の管理などを行い，急性あるいは慢性の合併症を防ぐことである。そのために，食事や運動などの生活習慣を基本とし，必要に応じて病態に即した薬物を併用し，よい管理の維持を目指す。この項では，主に2型糖尿病について述べる。

①食事療法

食事療法は，体に必要最小限の適正なエネルギー摂取量を設定し，栄養素の配分や食品構成のバランスがとれるように配慮することが望ましい（表 5-18）。それにより，体内での1日のインスリン必要量が少なくなり，膵β細胞への負担を軽減し，血糖の上昇を軽減することができる。

食事療法の実際には，糖尿病食品交換表（p. 184 参照）を用いて指示される場合が多い。これは主に含まれる栄養素により，食品を4群6表に分類し，各食品の80 kcal 分を1単位として，1単位の重量を表記し，同じ表内なら1単位ずつ食品を交換して摂取できるとする方法である。

栄養素配分については，炭水化物は総エネルギー量の50～60％，たんぱく質は体重当たり1.0～1.2 g/kg で15％程度，脂質は25％以下が一般的なバランスとされている。

これに対し，食後血糖値を速やかに上昇させる糖質類（糖類，デンプン類）を含む食品を減らすと，血糖上昇が小さく，インスリン必要量を減らし，また減量にも短期的には有利であることから，低糖質食の有効性が検討されている。しかし，その長期予後は不明で，極端な糖質制限食はたんぱく質，脂質摂取量が増加するため，腎・心血管疾患の進展予防の点での問題がある。

血糖が上がりにくい低グリセミックインデックス（GI）の食品や，野菜や海藻類などから食物繊維を多く摂取（20～25 g/日以上）することで，糖類の消化吸収を遅らせ，食後血糖値の上昇を穏やかにすると考えられる。

合併症予防のための血圧管理には食塩を制限し（6 g/日未満），尿中への微量アルブミン排泄増加（300 mg/gCr レベル以上）の糖尿病性腎発症後は，摂取たんぱく量を 0.8～1.0 g/kg 標準体重とする。

アルコールを適量に制限することも血糖管理や合併症予防に有用と考えられている。そのほか，肥満，脂質異常症，血管合併症の予防のための食事療法が糖尿病においても有用である。また，間食や夜食をしない，3回の食事時刻を定時にする，夕食が過重にならないよう3回の食事の配分を均等にする，ゆっくりよく咀嚼して食べる，野菜や副菜を先に食べるなどの食習慣も重要である。

②運動療法

運動により急性効果として筋肉でのブドウ糖（グルコース）の利用が亢進し，血糖が一時低下する。さらに，中等度の運動を長時間続けることで筋肉細胞表面にブドウ糖を細胞内に取り込む糖輸送担体（GLUT4）が増加し，骨格筋のインスリン抵抗性が改善し，長期的に血糖コントロールが安定する。また，肥満の改善，脂質異常症，高血圧，動脈硬化症の予防にも有用である。

運動には，有酸素運動とレジスタンス運動（無酸素運動）があるが，一般的には歩行を中心とした前者が勧められる。運動強度は最大酸素摂取量（$\dot{V}O_2\,max$）の50％程度で，1回15～30分，1日2回，また1日約1万歩の歩行が適当とされている。しかし，血糖コントロールがかなり悪い状態，網膜症や進行した腎症，冠動脈疾患などの心血管合併症がある場合は，運動療法は禁忌となる。運動に取り組む前に病状の確認が必要である。

③薬物療法

食事療法や運動療法などの非薬物療法のみで血糖コントロールが不十分な場合は，薬物療法が併用される。

経口血糖降下薬は，病状に応じて単剤から多剤併用を，またインスリン療法にも併用される。スルホニル尿素薬（SU薬）と速効型インスリン分泌促進薬（グリニド薬）は，膵β細胞に作用してインスリン分泌を促進する。ビグアナイド薬は，肝臓での糖新生を抑制して血糖を下げるのが主な作用機序とされている。チアゾリジン薬は，インスリン抵抗性を改善する。α-グルコシダーゼ阻害薬は，小腸の二糖類分解酵素であるα-グルコシダーゼを阻害して食物中の糖の吸収を遅らせ，食後の血糖上昇を抑える。SGLT2阻害薬は，腎臓での尿糖排泄を促進し，血糖を低下させる（図5-9）。

また，小腸から分泌されてインスリン分泌を促進するホルモンのGIP（グルコース依存性インスリン分泌刺激ポリペプチド）やGLP-1（グルカゴン様ペプチド-1）はインクレチンと称されるが，それを分解するたんぱくDPP-4（ジペプチジルペプチダーゼ-4）の阻害薬や，GLP-1類似のGLP-1受容体作動薬（皮下注射で使用）が血糖低下作用を示す。

インスリン療法は，患者自身がインスリンを1日1～数回皮下注射する方法である。インスリン製剤自体や注射の著しい改良と簡易自己血糖測定器の普及によって，安全で簡便に実施で

きるようになった。1型糖尿病などインスリン分泌不全が著しい場合は速やかにインスリン療法を行う必要がある。また，経口薬での管理だけでは不十分な場合など，どのようなタイプの糖尿病でもインスリン療法が行われる。

（7） 糖尿病合併症

糖尿病により，さまざまな急性および慢性合併症が起こる（図5-10）。境界型耐糖能異常などの軽症時，あるいは糖尿病を発症した早期に検診などで発見し，継続した治療をすることで，このような合併症を防ぐことができる。

①**急性合併症**

高度のインスリン作用不足の結果，代謝失調を起こし，意識レベルが低下して昏睡に至るもので，糖尿病ケトアシドーシスと，これよりもケトン体産生量が少ない高浸透圧高血糖症候群がある。

②**慢性合併症**

長期間続く高血糖，脂質異常が代謝障害を起こし，また合併する高血圧などの血管障害も加わり，全身の血管を主とした病変が起こる。

細小血管の病変から網膜症，腎症，神経障害が起こる（細小血管症）。

糖尿病性網膜症は網膜血管細胞の変性，血流障害，細胞成分の漏出などから始まり，硝子体出血，網膜剥離などを起こす。病初期には視力低下がなく，定期的な眼底検査が大切である。失明に至る人は年間約3,000人である。

糖尿病性腎症は，末期には腎不全となり，日本における透析導入の最も多い原疾患である（2015年，糖尿病による新規透析導入者は1万6,072人）。そのため，国を挙げての「糖尿病腎症重症化予防プログラム」が策定された。たんぱく尿が，病初期の所見として重要である。

神経障害は主に末梢神経に起こる多発神経障害（左右対称性，四肢末梢，感覚鈍麻やしびれ）と自律神経障害（起立性低血圧，消化管の運動障害，性機能異常など）が起こる。

一方，糖尿病では全身の大血管の動脈硬化症も進展しやすく，これを大血管症という。虚血性心疾患や脳梗塞などは糖尿病者では健常者の約3倍の頻度で起こり，心筋梗塞などが糖尿病者の直接死因となることも多い。また，下肢の動脈硬化症は足のしびれや歩行時の痛み，足病変や壊疽の原因となる。

このような合併症の進展予防には糖尿病発症前の耐糖能異常の段階から，食後の高血糖や血圧，脂質異常，体重，禁煙などを包括的に管理することが必要である。

がんや認知症，骨粗鬆症など，加齢に関連する諸疾患についても糖尿病では非糖尿病者より発症率が高いことが明らかとなった。高齢者糖尿病患者の認知症発症リスクは，アルツハイマー型認知症，脳血管性認知症のいずれも非糖尿病者の2倍以上である。

「第6章 臨床栄養と臨床検査」1 臨床栄養 ❹ 病態栄養―各論―（2）糖尿病（p.182）参照。

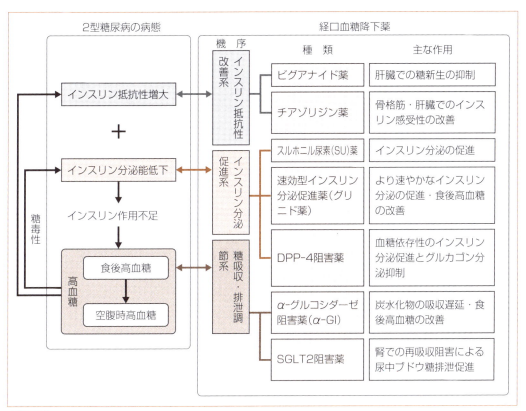

図 5-9 病態に合わせた経口血糖降下薬の選択

資料）日本糖尿病学会編・著：糖尿病治療ガイド2018-2019，p.33，文光堂，2018

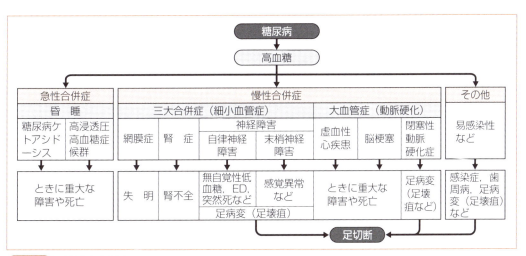

図 5-10 糖尿病合併症

❻ 高尿酸血症・痛風

（1） 概要

　尿酸は核酸の代謝産物であるプリン体からつくられる。体内でのプリン体産生過剰や異化の亢進，あるいは腎尿細管での尿への排泄低下によって血清尿酸値 7.0 mg/dL 以上の高尿酸血症となる。血中尿酸値は女性より男性で高く，高尿酸血症には，尿酸排泄が低下するような遺伝的要因（ABCG2 遺伝子異常など）に加え，食事やアルコール摂取，ストレスなどの環境因子も強く関連している。さらに，肥満や高血圧，糖尿病，脂質異常症，インスリン抵抗性や耐糖能異常などの代謝疾患が加わり，これらとあいまって動脈硬化を促進する。メタボリックシンドロームの病態とも関連が深く，内臓脂肪蓄積は尿酸産生過剰になり，尿酸値を上げる（図 5-11）。

　1960 年代以降，高尿酸血症・痛風患者数は増加しており，発症年齢が若年化している。これは，肥満，過食，飲酒などの生活習慣が反映していると考えられる。成人男性の 20 数％が高尿酸血症で，特に 30 ～ 40 代に多い。

（2） 病態

　高尿酸血症は何年も持続すると，腎実質内に尿酸塩の沈着を認める痛風腎などの腎臓障害を来し，慢性腎臓病の原因となる。

　痛風発作（痛風関節炎）は，体液内の尿酸が飽和して析出した尿酸塩結晶による急性の単一関節炎を起こすもので，足関節や第一中足趾関節などに好発する。高尿酸血症に過食や大量飲酒，激しい運動などが契機となり，激痛，発赤，腫脹を伴う関節炎を生じるが，ほとんど数日で自然寛解する。しかし，発作を繰り返すと，関節破壊が起こる。痛風発作は中年期の男性に多いが，最近は発症年齢が若年化傾向にある。

　尿酸塩結晶は皮下組織や軟骨，腱などに析出すると痛風結節を形成し，腎髄質では痛風腎を起こし，尿路では尿路結石を生じる。

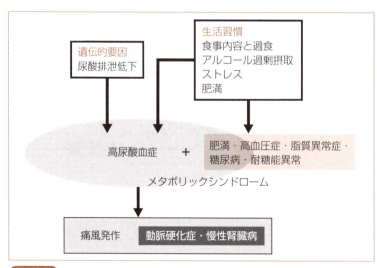

図 5-11　高尿酸血症の病態

表 5-19 高尿酸血症・痛風の治療

食事	制限するもの：プリン体（400 mg/日まで），高炭水化物食，肉・魚介類，ショ糖・果糖 摂取を増やすもの：水分，乳製品，尿をアルカリにする食品
飲酒	1日 日本酒1合，ビール500 mL 程度に制限 週2日以上の禁酒
運動	有酸素運動
肥満改善	急激な減量は，尿酸値上昇や痛風発作を誘発する。
治療薬	尿酸生成抑制薬：アロプリノール，フェブキソスタット，トピロキソスタット 尿酸排泄促進薬：ベンズブロマロン，プロベネシド

（3） 治療

高尿酸血症・痛風の治療は，肥満の是正，飲酒制限，水分摂取，食事療法（適切なエネルギー摂取量にして過食を避けること）などの生活療法が肝要である（表 5-19）。治療目標は，血清尿酸値を 6.0 mg/dL 以下で，このレベルで維持すると痛風発作が減少する。生活療法で不十分な場合は，尿酸生成抑制薬や尿酸排泄促進薬が使われる。

❼ 脂肪肝

（1） 概要

脂肪肝はトリグリセライド（中性脂肪）が肝臓の実質細胞内に沈着する状態で，組織学的には肝細胞の1/3以上に脂肪滴が認められる。無症状であり，健診などでの腹部超音波検査（エコー）で発見されることが多い。脂肪肝の有病率は増加しており，健診受診者では男性の約30%，女性の約15% ほどが脂肪肝である。また，未発見者も多いと思われる。さまざまな原因があり，アルコール，薬剤が主な要因であったが，最近は肥満や糖尿病に合併する代謝性脂肪肝が増加している。

（2） 病態

病理学的には，肝臓の中心静脈周囲に脂肪沈着が起こるが，炎症細胞浸潤はほとんどない（単純性脂肪肝）。特に，病理組織診断あるいは画像診断で脂肪肝を認め，アルコール性肝障害など他の肝疾患を除外した病態を，非アルコール性脂肪性肝疾患（NAFLD：non-alcoholic fatty liver disease）という。しかし，まれに炎症細胞浸潤と線維化を認める非アルコール性脂肪肝炎（NASH：non-alcoholic steatohepatitis）がみられる。これは，アルコール摂取がない脂肪肝でも慢性炎症を起こすことと，肝硬変に進展し，肝細胞がんを発症する場合があることから注目されている（図 5-12）。脂肪肝や NASH では，インスリン抵抗性が増大し，糖尿病，メタボリックシンドロームの合併の頻度が高い。

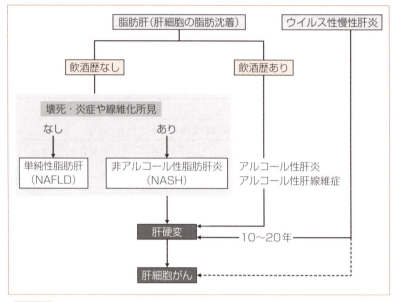

図 5-12　脂肪肝の進展

（3）治療

　非アルコール性の脂肪肝の治療は，食事・運動療法など肥満の治療に準じ，生活習慣の改善が最も重要である。減量治療などにより肝臓内の脂肪量が減少する。糖尿病治療薬や降圧薬の中に脂肪肝改善効果が期待されているものがある。アルコール性脂肪肝では禁酒が重要である。

　「第 6 章　臨床栄養と臨床検査」❶ 臨床栄養 ❹ 病態栄養―各論―（8）肝疾患，慢性肝炎・肝硬変・脂肪肝（p.189）参照。

❽ 骨粗鬆症

（1）概要

　骨組織は，コラーゲン線維と骨塩（カルシウム）からなる骨基質により構成される。骨塩量を測定して骨量や骨密度をみる。骨粗鬆症は，骨質の変化と骨密度の低下により骨の強さである骨強度が低下し，骨折のリスクが高まった病態である。投薬や他疾患に伴う続発性骨粗鬆症と，閉経や加齢による原発性骨粗鬆症がある。人口の高齢化とともに増加し，女性の 60 代で 30％，70 代で 45％，80 代で 55％ 程度，男性でも女性の 25％ 程度の罹病率があり，約 1,300 万人の骨粗鬆症患者がいると見込まれている。

（2）病態

　骨は，重力に対して体を支え，運動能力を維持し，カルシウムなどのミネラルの重要な貯蔵臓器として働くため，常に活発な骨吸収（骨破壊：血液系幹細胞由来の破骨細胞が担う）と骨形成（骨基質の合成：間葉系細胞由来の骨芽細胞が担う）を繰り返して組織を新たなものにつくり替

えており，これを骨のリモデリング（再構築）という。このリモデリングにより骨の構造，骨量やその強度が荷重に適応したものとなり，また副甲状腺ホルモンの作用も加わって体内のカルシウム，リン量の恒常性が維持される。

骨量は成長期以降20～30代に最大骨量（peak bone mass）に達した後，しばらく定常状態にあるが，閉経や加齢により低下し，骨容積はほぼ保たれたまま骨強度が低下していく。女性ホルモンのエストロゲンは骨のエストロゲン受容体を介して，各種炎症性サイトカインを抑制し，骨吸収を抑えるように制御している。閉経後のエストロゲン欠乏は，骨吸収を増大させ，骨形成との平衡が崩れ，高代謝回転の骨粗鬆症を来す。椎骨などの海綿骨に優位に起こる。一方，高齢男性の骨粗鬆症は，骨吸収は変化せずに，骨形成にかかわる成長因子などの低下により骨芽細胞分化が抑制され，骨形成が低下するために起こる低代謝回転の病態である。海綿骨とともに大腿骨などの皮質骨にも起こる。

（3） 診断基準

日本骨粗鬆症学会による診断基準では，DXA法（二重エネルギーX線吸収法）で測定した骨密度が若年成人骨密度平均値（YAM）の70％未満を骨粗鬆症と診断，80％以上を正常，その間を骨量減少とする。また，低骨量が原因で軽微な外力によって起こる非外傷性骨折を脆弱性骨折といい，このような骨折がある症例ではYAM 70～79％の骨量減少レベルでも骨粗鬆症と診断する。骨粗鬆症では骨折の危険性が高く，さらに骨折はQOLや生命予後にも影響を及ぼす。大腿骨頸部骨折などの運動器の障害は，日本の高齢者が寝たきりになる原因の第3位であり，脳卒中と並んで，高齢者のQOLを低下させる大きな要因となっている。椎体圧迫骨折は胸腰椎に好発し，円背などの脊柱変形を起こし，心・肺・消化器などの内臓器官を圧迫して運動機能の低下に至り，QOLや日常の活動度の低下を招く。

（4） 生活習慣病と骨折リスク

骨折リスク増加に関連する生活習慣病を表5-20に示した。糖尿病では，糖化物質のコラーゲン線維への蓄積により骨質が劣化しての骨折が多い。また，慢性腎臓病でも骨折リスクが高くなる。種々の生活習慣病と骨粗鬆症・骨折の発症機序を図5-13に示した。糖尿病治療薬であるチアゾリジン薬は骨折リスクを上昇させる可能性がある。一方，高血圧治療薬であるサイアザイド利尿薬やβ遮断薬は骨折リスクを低下させる。

（5） 治療

骨粗鬆症の発症には，加齢や遺伝とともに生活習慣が重要な役割を果たしている（表5-21）。喫煙は，骨密度の低下を引き起こし，あらゆる種類の骨折の危険因子となる。過度の飲酒（アルコール量＞29 g/日）も骨密度の低下，骨折リスクの増大をもたらす。

表5-20 骨折リスク増加に関連する生活習慣病

生活習慣病
糖尿病：1型および2型 脂質異常症 高血圧 慢性腎臓病 虚血性心疾患 脳卒中

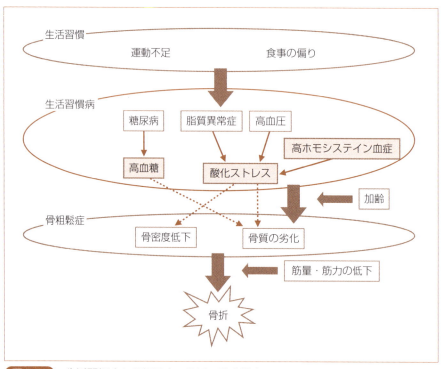

図5-13 生活習慣病と骨粗鬆症・骨折の発症機序

表5-21 骨粗鬆症の危険因子

遺伝的因子，身体的因子，環境・生活習慣以外の因子（コントロールが不可能なもの）	環境因子，生活習慣（コントロール可能なもの）
●加齢※ ●黄色人種・白人 ●遅い初経 ●過去の骨折※ ●胃摘出 ●ステロイド薬服用※	●女性※ ●大腿骨近位部骨折の家族歴※ ●早期閉経 両側卵巣摘出	●カルシウム摂取不足※ ●ビタミンD摂取不足 ●ビタミンK摂取不足 ●リン過剰摂取 ●食塩過剰摂取 ●極端なダイエット（低体重）	●運動不足※ ●日照不足 ●長期臥床 ●喫煙※ ●アルコールの多飲※ ●コーヒーの多飲

※骨折の危険因子でもある。

①食事療法

　栄養要因として，カルシウムを多めに摂取するだけではなく，同時にカルシウムの吸収を促進するビタミンDを十分摂取し，血中ビタミンD濃度を維持することが重要である。これにより，転倒予防と大腿骨近位部などの長管骨の骨折予防がもたらされる。日本人の食生活では，カルシウム摂取が低い傾向にある。特に，高齢者では，カルシウム源となる食品の摂取が少なくなりやすい。骨粗鬆症の治療には，700～800 mg/日以上のカルシウム摂取が勧められている。さらに，加齢に伴い，腎機能が低下すると，ビタミンD活性化が阻害される。高齢者は外出の機会が乏しく，ビタミンD活性化に必要な適度な日光への露出が不足しやすい。このような高齢者のビタミンD活性化の低下は，腸からのカルシウムの吸収率を低下させやすい。また，骨へのカルシウム沈着促進作用のあるビタミンKを含む緑黄色野菜や納豆の摂取が勧められる。しかし，サプリメントとしてのカルシウム摂取については，高用量になると急激に血清カルシウム濃度が上昇する可能性があり，500 mg/回以上にならないよう注意が必要である。高齢者では，またビタミンDを併用する時には，高カルシウム血症が起こりやすい。

②運動療法

　運動については，骨への適度な加重が骨形成を促進し骨量低下を抑制することから，適当な運動で骨密度維持・上昇効果が得られるが，骨折予防効果については研究が乏しい。また，転倒予防が重要であり，筋力や運動平衡感覚のトレーニングが有効である。ゆっくりしたストレッチング，バランス運動，歩行，軽いダンベル運動などが勧められる。

③薬物療法

　薬物療法には，骨吸収を強力に抑制するビスホスホネート製剤が第一選択薬として使用される。1日1回，月1回から年1回とさまざまな製剤がある。これらには骨密度の増加，骨折の予防効果がある。また，選択的エストロゲン受容体モジュレーター（SERM），カルシトニン製剤なども，骨吸収の抑制作用がある。新たに抗RANKL抗体であるデノスマブも注射薬として使われるようになった。一方，骨形成促進薬としては副甲状腺ホルモン製剤や抗スクレロスチン抗体薬がある。

❾ 慢性閉塞性肺疾患（COPD）

（1）概要

　喫煙が主因となり，20年以上の喫煙歴を経て発症する慢性閉塞性肺疾患（COPD：chronic obstructive pulmonary disease）は，日本では年々増加傾向にあり，2017年の死亡者は1万8,523人（男性の死因の8位）である。現在あるいは過去に喫煙歴のある人の約12%が発症していると推測され，今後も有病者の増加が見込まれている。

　日本呼吸器学会「COPD（慢性閉塞性肺疾患）診断と治療のためのガイドライン第5版」では，COPDの定義は「たばこ煙を主とする有害物質を長期に吸入曝露することなどにより生ずる肺疾患であり，呼吸機能検査で気流閉塞を示す。気流閉塞は末梢気道病変と気腫性病変がさまざまな割合で複合的に関与し起こる。臨床的には徐々に進行する労作時の呼吸困難や慢性の咳，痰を示すが，これらの症状に乏しいこともある」とされている。

気道が器質的に狭窄し，肺の弾性収縮力も低下することで，細気管支領域の気管内腔が虚脱しやすくなり，呼気時に肺内の空気を排出しにくくなる気流制限の現象が起こる。気流制限は，肺内のガスの排出を不十分にして，残気量，残気率を増加させる。一方，肺胞壁の破壊から肺拡散能力の低下，換気の不均等分布からシャント様効果により低酸素血症を来す。進行すると呼吸不全や心不全に至り生命にかかわる。

（2） 診断・治療

主な自覚症状は息切れである。呼吸機能検査（フローボリューム検査），胸部X線撮影などから診断される。自覚されないことも多いが，早期発見し，禁煙することが最も重要である。禁煙は，COPD発症後でも予後を改善する。補助的治療薬として，気管支拡張薬などが用いられる。

❿ 慢性腎臓病（CKD）

（1） 概要

糖尿病や高血圧などの生活習慣病の増加を背景に，末期腎不全や心血管疾患のリスクとなる慢性腎臓病（CKD：chronic kidney disease）の罹患者が増加している。日本の成人人口の約13％，1,330万人が慢性腎臓病で，将来の腎不全，血液透析への進展を防ぐため，積極的な予防と治療が急務となっている。

慢性腎臓病は，尿アルブミンやたんぱく陽性などの尿所見や画像，血液検査や病理から腎疾患の存在を示す所見もしくは腎機能低下〔糸球体濾過量（GFR：glomerular filtration rate）が60 mL/分/1.73 m² 未満〕が，3カ月以上続く状態をいう。病期分類を表6-11（p.188）に示した。

健常者にとって腎機能低下の最も大きな要因は加齢であるが，高血圧，糖尿病，肥満，脂質代謝異常による動脈硬化，喫煙がリスクとなる。また，男性では女性にくらべ，尿たんぱくが陽性となる割合が高く，より厳格な生活習慣の改善が求められている。

（2） 治療

慢性腎臓病から末期腎不全に至ると，透析療法を要する。2016年末の日本の透析新規導入者は約3.7万人，透析療法施行中の患者は32万9,609人で，人口100万人当たり2,596人を超え，国民約385人に1人の割合であった。透析新規導入者の原疾患は，多い順に糖尿病性腎症（43.2％），慢性糸球体腎炎（16.6％），腎硬化症（14.2％）で，糖尿病や高血圧症が原因となる割合が多かった。慢性腎臓病では，心血管疾患との関連が強く心腎連関といわれ，心筋梗塞や心不全および脳卒中の発症率や死亡率が増加する。実際に，慢性腎臓病と心血管疾患の危険因子の多くは共通しており，両者は共存するものとして検査治療を行う必要がある。

慢性腎臓病の進展予防は，血圧の管理，血清脂質（LDLコレステロール値）の管理，喫煙，減塩，肥満の是正，食事たんぱく量を軽度制限することなどが基本になる。慢性腎臓病の家族歴を有する場合も，禁煙，減塩，血圧管理が必要である。

「第6章 臨床栄養と臨床検査」❶ 臨床栄養 ❹ 病態栄養―各論―（6） 腎疾患（p.187）参照。

⓫ 動脈硬化性疾患

（1） 概要

　動脈硬化は，内膜・中膜の肥厚やプラーク形成（p.140，図5-6）に始まり，全身の動脈に血管狭窄や閉塞を起こし，動脈瘤や血管壁の解離を起こす（図5-14）。その結果，末梢の組織に虚血状態が生じ，不可逆的な組織壊死を起こす状態を「梗塞」という。心筋栄養血管である冠動脈の病変については，可逆性の心筋虚血が生じる場合を狭心症，心筋壊死が生じる場合を心筋梗塞といい，これらを虚血性心疾患と総称する。また，脳血管に生じた障害は，脳出血あるいは脳梗塞を起こし，これらは脳血管障害と呼ばれる。

（2） 虚血性心疾患

　狭心症は，主に前胸部を中心とした胸痛が起こるが，数分後に改善し，発作中以外は心電図検査でも心筋の虚血所見が消失する。一定の運動やストレスなどの負荷で起こり，発作の頻度や誘発条件が一定化している場合は安定狭心症という。冠動脈に動脈硬化巣があり，運動負荷や安静時でも血管攣縮を起こして一時的に心筋の虚血が起こるが，一時的で必ずしも心筋梗塞に至るわけではない。すなわち，心筋梗塞発症前に狭心症がない場合もあり，これは血管狭窄が徐々に進行するのではなく，突然の病状の発症進行があることを示している。軽度の狭窄を呈する程度の粥状動脈硬化巣（プラーク）であっても，その中に脂質を多く含有しているとプラークを覆っている血管内皮と線維性被膜は薄く脆弱となり，交感神経の亢進状態などを契機に破れやすく（プラーク破裂），そこに血液成分の血小板が凝集して血栓を形成し，血流を著しく急激に障害する。それによって，不安定狭心症や急性心筋梗塞，突然死など（これらを総称して急性冠症候群という）が発症する。

　虚血性心疾患の多くは胸痛を主とした症状を有するが，無症状に心筋虚血発作や心筋梗塞を起こす場合があり，特に高齢者，糖尿病者などでは留意する。急性期虚血性心疾患の治療は，途絶した冠動脈血流を再開する再灌流療法として，血栓溶解法や冠動脈へのカテーテル治療やバイパス術などの血行再建術などが行われる。また，再発予防や慢性的な心機能低下（心不全）の予防などに対して食事療法，薬物療法を行い，血清脂質，特にLDLコレステロール値の積極的な低下療法や高血圧，糖尿病，肥満など各種動脈硬化危険因子の管理を徹底化する。抗血小板剤，β遮断薬なども予後改善効果が明らかで，長期間にわたり処方されることが多い。

（3） 大動脈疾患

　高齢者の増加とともに，動脈硬化から生じる大動脈弁狭窄症も増えている。これは左心室から大動脈への血流の出口である大動脈弁が硬化し，開放制限を生じて，駆出が低下するものである。胸痛，失神，心不全の典型的症状があれば，手術またはカテーテルによる速やかな弁置換術を要する。また，大動脈瘤や大動脈解離，四肢を灌流する動脈の粥状動脈硬化では，閉塞性動脈硬化症（ASO：arteriosclerosis obliterans）が起こってくる。ASOの多くは下肢に起こり，末梢の冷感，しびれ，一定距離を歩くと痛みを生じ，休むと改善してまた歩行可能となる間欠性跛行を生じる。進行すると，安静時の痛み，ひいては足の潰瘍や壊疽を生じる。

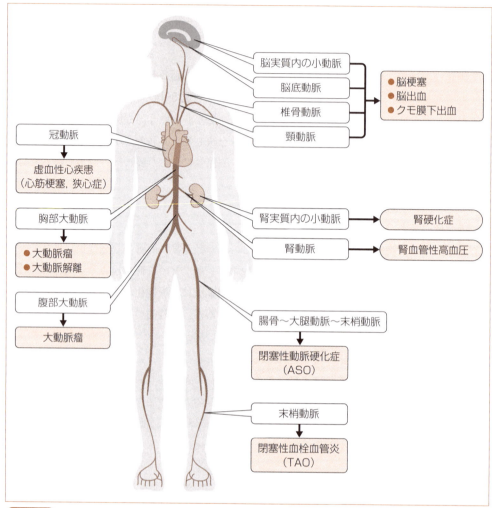

図5-14　動脈硬化の発症部位と臓器障害

（4） 脳血管障害（疾患）

　脳血管障害は，左右内頸動脈と椎骨動脈が環流している脳内の動脈に起こる出血性病変あるいは閉塞性の梗塞病変で，一過性あるいは持続性の脳障害が起こる。脳卒中とほぼ同義語である。通常，脳梗塞，脳出血，クモ膜下出血を総称したものである。

　脳梗塞のうち，アテローム血栓性脳梗塞は虚血性心疾患と同様の粥腫と血栓形成による動脈硬化を基盤とした発症機序で起こる。また，心臓内や血管内で形成された血栓が，血流の末梢である脳血管に閉塞を起こして発症する脳梗塞を脳塞栓症という。脳梗塞の約20％は，心房細動などによる心原性の塞栓症である。高齢者では心房細動が増えるが，脳塞栓症予防のために抗凝固薬が用いられる。高血圧は中大脳動脈の分枝細動脈である穿通枝にフィブリノイド壊死，リポヒアリン変性閉塞や微小粥腫を形成し，ラクナ梗塞と呼ばれる直径15 mm以下の小梗塞を起こす。また同機序から，血管は脆弱化して小動脈瘤ができ，これが破綻すると脳出血を来す。つまり，高血圧は脳出血もラクナ梗塞も起こす要因である。また，脳出血には高齢による脳アミロイド血

管症によるものもある。クモ膜下出血は，脳血管障害の変性や動脈硬化により動脈瘤を形成し，破裂して起こるもので，脳血管障害の約10%を占めている。

日本の脳血管障害の多くは高血圧性脳出血であったが，高血圧治療の向上と食事などの生活習慣の変化により減少し，脳梗塞の比率が増加している。

脳血管障害は，無症状のままCT・MRI検査で発見される無症候性ラクナなどから重篤な意識障害まで，閉塞した血管の支配領域に応じてさまざまな症状を呈する。

急性期治療は病態に応じて行われ，出血性病変時は血腫除去術，脳動脈クリッピングなどの外科治療が行われる。脳梗塞では，発症後超急性期に遺伝子組換え組織プラスミノーゲンアクチベーター（t-PA）による血栓溶解療法が行われ，活性酸素除去などの脳保護が用いられる。また，病状の進展や再発予防に，内膜除去術や血管内ステント留置，浅側頭動脈・中大脳動脈吻合術などの血流灌流保持療法が行われる。発症早期のリハビリテーションと，再発予防のための血圧や各動脈硬化危険因子の管理が重要である。脳梗塞には，基本的に抗血小板剤や抗凝固剤が投与される。

(5) 動脈硬化症の危険因子（リスクファクター）

虚血性心疾患と脳血管障害の危険因子には，不可変的な因子として年齢，男性，家族歴（早発性冠動脈疾患など），可変的因子として高血圧，脂質異常症，糖尿病（耐糖能異常），高尿酸血症，肥満，喫煙，運動しない生活習慣などがある。危険因子の重複が一段と発症リスクを高める。たとえ軽微な異常でも，重複すると危険が高まることから，メタボリックシンドロームが治療対象となっていることは前述のとおりである。

一度，動脈硬化性疾患を発症した場合の再発予防（二次予防）には，各疾患の治療とともに，ほかの血管病変を進展させないために，さらに厳格な危険因子の管理が必要となる。

「第6章 臨床栄養と臨床検査」1 臨床栄養 ❹ 病態栄養―各論―（3）動脈硬化症（p.185）参照。

⓬ がん

(1) 概要

悪性新生物（がん）は1981年以来，日本人の死因の1位で，3人に1人は生涯にがんに罹患するとされている。近年，胃がんの発症が減少してきたが，男性では肺・胃・大腸・肝臓・膵がんが多く，女性は肺・大腸・膵・胃がんでの死亡が多い。

がんは，細胞が繰り返し再生される過程で，正常細胞の遺伝子が変化してがん細胞になって起こる遺伝子の病気であり，がん細胞は自律的な細胞増殖，細胞極性の消失，免疫から逃れる（免疫寛容）能力，浸潤や転移能などの特性を獲得していくと考えられている。胃がんの発症にピロリ菌が関連することが明らかとなったように，がんの発症にはウイルス，細菌感染や化学物質などの刺激が発症の直接的な要因（イニシエーター）となり，そこへ発がんを促進する修飾要因（プロモーター）が加わって進展すると考えられる。その要因は，化学物質，放射線，紫外線，感染性疾患（細菌，ウイルス）など生体を取り巻く環境による外的要因と，体内で生じる内的要因がある。

後者には，細胞増殖時のDNA複製エラーとその修復の異常や活性酸素によるDNA損傷などがある。細胞のがん化と関連する遺伝子として，がん遺伝子（oncogene：ヒトのがんで異常がみられる遺伝子）と，欠損しているとがんを発症させるがん抑制遺伝子（tumor suppressor gene）が同定されてきた。正常細胞ががん化する過程では，これらの遺伝子の異常が複数必要とされる。また，例えば同じ大腸がんであっても，個々の症例ごとに遺伝子の異常が異なり，遺伝子的な個性があるとされる。

　生活習慣はがん発症の外的要因となり，遺伝子メチル化などの内的要因（エピジェネティック）にもなり，がんの発症進展に大きく関与している。最大の関与はタバコであるが，ほかにアルコール，塩分や加工品などの摂取，運動などの生活習慣が問題となる。また，日本におけるがんの約20%は感染によると推計され，感染の予防や治療により発症が抑えられる。ヘリコバクター・ピロリ菌による胃がん，B型やC型肝炎ウイルスによる肝がん，ヒトパピローマウイルスによる子宮頸がんや陰茎がん，エプスタイン・バーウイルス（EBV）による悪性リンパ腫や鼻咽頭がん，ヒトT細胞白血病ウイルス1型（HTLV-1）による成人T細胞白血病／リンパ腫などがある。肥満や糖尿病で増加するがんもある。男性では約50%，女性では約30%のがんの発症に生活習慣や感染が関連しているとされる。がんの予防や再発予防法として勧められる生活習慣を**表6-5**（p.181）に記した。

（2）治療

　治療は外科治療，放射線治療，薬物治療を組み合わせて行う。がん細胞の発生や増殖にかかわるたんぱく質，遺伝子の作用を抑える分子標的薬，がん免疫を強める免疫チェックポイント阻害剤（抗PD-1抗体，抗CTLA-4抗体）などの新たな薬物療法が展開されている。

　「第6章 臨床栄養と臨床検査」**1** 臨床栄養 **❹** 病態栄養―各論―（11）がん（p.191）参照。

❸ 認知症

（1）概要

　認知症は，「通常，慢性あるいは進行性の脳疾患によって生じ，記憶，思考，見当識，理解，計算，学習，言語，判断など多数の高次脳機能障害からなる症候群」とされている（1993年 国際疾病分類第10版：ICD-10）。認知症にはアルツハイマー型と，非アルツハイマー型として変性性のレビー小体病と前頭側頭葉変性症，そして非変性性の血管性認知症や正常圧水頭症などの予防や治療が可能な疾患がある。日本では，2012年の厚生労働省の推計によると，65歳以上の高齢者人口3079万人のうち，認知症の有病率推定値は15%で462万人，正常と認知症の中間とされるMCI（mild cognitive impairment：軽度認知障害）の有病率推定値は13%で約400万人で，2025年には認知症人口は700万人を超えると予想されている。MCIが必ず認知症になるわけではないが，MCIから認知症への進展率はおよそ年間5〜10%と考えられている。

　認知症の基礎疾患としては血管性認知症が減少傾向で，最近はアルツハイマー型が最も多く，60〜70%を占める。これは進行性の認知症を呈し，病理学的には神経細胞脱落，老人斑，神経原線維変化，神経細胞脱落が起こる。老人斑は嗜銀性の構造物であるアミロイドβたんぱくが

主成分である。また，神経原線維変化は，らせん状フィラメント構造でタウたんぱくを主成分とする。これらの病理学的変化は臨床症状よりもずっと早い時から始まっている。最近のできごとを忘れてしまう近時記憶障害を呈する軽度の認知障害から始まって，徐々に進行し，時間や場所への見当識の障害，さまざまな高次脳機能障害，食行動異常，夜間せん妄などが起こり，精神症状も目立つようになる。後期には全面的に介護を要するようになり，寝たきりの状態となる。しかし，このようなアミロイドたんぱく沈着などの生化学的，病理的な変化はかなり早期から始まっており，その後の脳萎縮，認知機能，そして臨床症状の発現よりも何十年も先行して起こっている。

（2） 予防と治療

アルツハイマー型認知症の完全な予防や治療は，現状では不可能である。しかし，MCI の段階から早期に診断し，危険因子を低減することで発症を遅らせ，進行を遅延させることができる。加齢と，遺伝要因としてはアポ E たんぱく遺伝子（ε4）をもつことが危険因子となる。また，環境要因として教育や脳外傷の既往，生活習慣の要因として喫煙，脂質異常症，糖尿病や高血圧などが発症を増加させる。これらの生活習慣関連リスク因子を中年期から適切に管理することが発症抑制に有効とされている。運動によって高インスリン血症が改善することは，直接的にもアルツハイマー型認知症のリスク低減の可能性がある。発症リスクのうち，可変的な部分を管理して発症年齢を遅らせることが重要である。

6　タバコとアルコール

❶ タバコ

（1） 喫煙率

日本の喫煙者は年々減少してきており，1 日の平均喫煙本数も減少傾向で，2017（平成 29）年国民健康・栄養調査では，現在習慣的に喫煙している者の比率は 20 歳以上で男性 29.4％，女性 7.2％であった。また，飲食店，遊技場，路上や職場で毎日受動喫煙の影響を受ける者が 30％ほどいる。

（2） 病態

タバコ煙にはニコチン，タールなどの発がん性物質，一酸化炭素，活性酸素，カドミウムなどの有害物質を主として，約 4,800 種の化学物質が含まれている。ニコチンには薬理的なニコチン作用とともに，血圧上昇，心拍数増加などの交感神経活性化作用もある。また，ニコチン依存症を形成する。

タバコ煙の有害物質により，心血管疾患などの動脈硬化性疾患が増加する。タバコ煙中のニコチン作用により血管内皮が傷害され，LDL コレステロールの取り込み，マクロファージの遊走集積泡沫化を引き起こし，動脈硬化が促進される。また，血清脂質のうち，心疾患発症を抑制する HDL コレステロールを低下させる。さらに，血小板機能亢進やフィブリノーゲン増加作用か

ら血液が凝固しやすくなり，血栓をつくりやすくする。白血球数は増加，赤血球数も増加させ，多血症を来す。これらから，タバコは用量依存的に虚血性心疾患を増やす。

タバコは，肺がんを代表とする各種のがんを発症させる。タバコ煙には，喫煙時に吐き出された呼出煙である「主流煙」と，点火部から出る「副流煙」があるが，後者のほうが有害物質を高濃度に含み，受動喫煙によっても肺がんが増加する。肺がんの疾患感受性要因について明らかになりつつあり，発がん性物質を活性化する代謝が高く，肺がんを起こしやすいものがある。

また，気道や肺胞などの変化を生じ，肺気腫，間質性肺炎，自然気胸，睡眠時無呼吸症候群などを起こしやすい。

基礎疾患があると，タバコは合併症の大きなリスクにもなる。糖尿病性腎症では，喫煙により腎機能低下が促進される。また，中年期以降の喫煙や，頸動脈に動脈硬化所見がある場合の受動喫煙は，認知症の発症を高める。

このように多種の疾患の増加をもたらすため，喫煙者は非喫煙者よりも寿命が3～10年短いとの英国の研究報告がある。

(3) 禁煙治療

喫煙で心身ともにニコチン依存が形成されるため，禁煙は大変困難である。喫煙習慣からの離脱は容易ではないため，若年者に喫煙を始めさせないことが最も重要である。

脳内の神経細胞にはアセチルコリン受容体が分布しているが，そのうち$\alpha 4\beta 2$ニコチンアセチルコリン受容体にニコチンが結合し，ドーパミンなどの神経伝達物質が放出される。その結果，快感，刺激，気分調節，行動変化が起こる。タバコの使用は，WHOの「国際障害疾患分類11版（ICD-11）」では「精神，行動または神経発達の障害」に分類され，アルコール，麻薬，カフェイン，覚せい剤，揮発性溶剤などと同類である。

それほど強い依存症を生じるため，いくつかの方法を組み合わせて対応する。日本では，禁煙指導専門の外来が保険診療となった。動機づけへの支援，具体的な実行法の指導や集団指導，禁煙後のサポートを行う。また，薬剤では禁煙補助剤のバレニクリン（$\alpha 4\beta 2$ニコチン性アセチルコリン受容体の選択的部分作動薬・遮断薬）がドーパミンを分泌して離脱症状を緩和し，喫煙満足感を抑制する。ニコチン離脱症状の緩和に用いられるニコチンパッチ，ニコチンガムなどは自己購入が可能である。早期に禁煙するほど，呼吸機能がよく保持され，心疾患や脳血管疾患の進展が大きく抑制される。

❷ アルコール

(1) 概要

2017（平成29）年国民健康・栄養調査では，生活習慣病のリスクを高める量（1日当たりの純アルコール摂取量が男性で40g以上，女性で20g以上）を摂取している者の割合は，20歳以上で男性14.7％，女性8.6％であった。男女とも40代が最も高かった。

アルコールと心血管疾患の関係については，疾患ごとに影響が異なる。脳血管障害のうち，脳出血やクモ膜下出血は飲酒量とともに増加する。これらは，特に高血圧と関連が深い病態である。

表5-22　アルコールに関連する主な疾患

● ウェルニッケ・コルサコフ症候群 ● ペラグラ脳症 ● 多発神経炎 ● 骨粗鬆症 ● 巨赤芽球性貧血 ● 不整脈 ● 心筋症 ● 高血圧 ● 胃炎，消化性潰瘍 ● 食道静脈瘤	● 消化器がん（口腔・咽頭・喉頭・食道を含む） ● マロリー・ワイス症候群 ● 肝臓障害（脂肪肝，アルコール性肝炎，肝線維症，肝硬変，肝臓がん） ● 膵炎 ● 糖尿病 ● 高尿酸血症，痛風 ● 胎児アルコール症候群 ● 大腿骨頭壊死，骨粗鬆症

　他方，アテローム性動脈硬化症を基盤として発症する虚血性心疾患や脳梗塞，また総死亡率は，非飲酒者にくらべて適度の飲酒者（アルコール約20 g/日）のほうが少なく，少量のアルコール摂取は疾患リスクを軽減させる（Jカーブ現象）。アルコールに関連する主な疾患を表5-22に示した。

（2）病態

　飲酒により口腔・咽頭・喉頭・食道がん，肝細胞がんなどが増加し，大腸・乳がんとの関連も疑われている。アルコール代謝産物であるアセトアルデヒドには発がん性があり，少量のアルコールでも発がんリスクとなる。また，痛風などの発症を増加させる。妊婦の飲酒による胎児への影響や大量飲酒者のアルコール依存症などの問題も大きい。

7　生活習慣と疾患

❶ 睡眠と生活時間

（1）概要

　2015年国民生活時間調査（NHK）によると，国民の平均睡眠時間は平日7時間15分，土曜日7時間42分，日曜日8時間3分であり，また日本人の睡眠時間は，経済協力開発機構（OECD）18か国のうち，韓国と並んで最も短い（2009年調査）。20歳代は，特に夜更かしで，午前0時を過ぎても30～40%の者が就寝していない。また，2016（平成28）年国民健康・栄養調査によると，12～79歳の1日平均睡眠時間は，6～7時間未満の者の割合が最も多かった。また，睡眠による休養を十分とれていない者の割合は20歳以上では23.2%だった。睡眠時間が短いと，糖尿病や高血圧を引き起こしやすいとされている。認知症との関連も示されている。

（2）時計遺伝子と生活習慣

　生活時間の個人差は大きく，特に遅い時刻にシフトした夜型生活者が増えている。本来，体内には，概日リズムという約24時間周期のリズムがある。脳視床下部の視交叉上核は概日リズム

の中枢であり，それを担う CLOCK/BMAL, PER/CRY など，多くの遺伝子および転写因子が知られ，これらは時計遺伝子といわれる。また，同様の時計遺伝子は肝細胞や脂肪細胞などの実質臓器細胞から血中のリンパ球にまで存在しており，代謝状態のリズムに関与している。生体リズム異常は，自律神経，内分泌代謝系など，体内のさまざまなストレスを生じる。

夜勤のあるシフトワーカーでは肥満が多くなり，がんや心血管疾患の発症も増えるとされている。肥満や耐糖能異常を招かないためには，遅い夕食や夜食はできるだけ避けることが必要である。

(3) 睡眠時無呼吸症候群（SAS）

睡眠中に呼吸が停止して低酸素血症（酸素飽和度 SO_2 低下）になる病態を，睡眠時無呼吸症候群（SAS：sleep apnea syndrome）という。これは，10秒以上の無呼吸が1晩（7時間）に30回以上出現する病態と定義される。脳幹部の呼吸中枢が障害されて起こる中枢型もまれにあるが，ほとんどは睡眠中の上気道の閉塞で起こる閉塞型である。睡眠時には舌根が沈下して上気道周辺の筋肉も弛緩し，気道は健常者でも狭小化する。肥満や上気道の変形があると，睡眠時に気道は一段と狭小化して無呼吸となり，酸素飽和度が著しく低下する。そのため，覚醒し，呼吸を再開する。たとえ無自覚でも，酸素飽和度の低下は，高血圧（特に肺高血圧），冠動脈疾患，脳血管障害などの疾患があると，それらの予後を悪化させることがある。また，睡眠の途中覚醒は日中の眠気を生じて過眠を来し，社会生活に多大な影響を及ぼす。交通事故などの原因になることもある。肥満が重要な危険因子であり，日本人は軽度の肥満でも睡眠時無呼吸を起こしやすく，顎の形状や扁桃肥大により非肥満者にも起こりうる。

診断は睡眠中のポリグラフ検査による。1時間当たりの無呼吸と低呼吸の出現回数は，無呼吸・低呼吸指数（AHI：apnea hypopnea index）といい，5を超えると睡眠呼吸障害とする。これに日中の過眠や睡眠呼吸障害による臨床症状があり，ほかに原因となる異常がない場合に睡眠時無呼吸症候群と診断する。

治療の中心は減量などによる気道閉塞要因の改善であるが，減量はなかなか困難なことが多い。睡眠中気道に陽圧を掛ける NCPAP（nasal continuous positive airway pressure）や口腔内装置，気道拡大術など，各人に合った治療法を選択する。

❷ ストレス

(1) 概要

ストレスとは，体外からの刺激（ストレッサー）に対して起こる生体の反応で，ストレス負荷，ストレス耐性，ストレス反応から構成される。生体に心理的・社会的・物理的・化学的・生物的ストレッサーが負荷されると，生体防御のためストレスに対して適応し，生体防御を行う。この適応は，性，年齢，生育環境，体験，教育歴，性格，宗教価値観などにより個々に多様である。

(2) 病態

ストレッサーの強さとストレス耐性のアンバランスがストレス反応となり，身体反応としての自律神経症状（血圧，心拍，発汗，呼吸，胃腸運動など）や不安，抑うつ，過緊張などの心理反

応が起こる。特に，心理的・社会的因子が発症に関与し，器質的ないし機能的障害を起こす。この身体疾患を心身症といい，消化性潰瘍，過敏性腸症候群，高血圧，狭心症，不整脈，気管支喘息，過換気症候群，筋緊張性頭痛，神経性頻尿，円形脱毛症などがある。また，心理反応から精神的疾患として，うつ病，不安症，不眠症，アルコール依存症，過食や拒食などの食行動異常症がある。ストレスによって生活習慣病の管理も悪くなる。

　ストレス刺激は大脳皮質で認知され，セロトニンやドーパミン，ノルアドレナリンなどの神経伝達物質により情動にかかわる大脳辺縁系や記憶にかかわる海馬などへ反応を起こし，また視床下部に至り，内分泌系と自律神経系を刺激し，生体防御のために抗ストレス反応を起こしてストレスに対応する。内分泌反応は，視床下部-下垂体-副腎軸と呼ばれる制御経路により，副腎皮質からのコルチゾールを分泌させストレス耐性を高めるが，消化性潰瘍，免疫抑制などが起こり，神経修復機能抑制により，記憶を司る海馬の萎縮なども起こるとされている。自律神経系の反応は，視床下部から交感神経を介して副腎髄質からアドレナリン分泌を刺激し，交感神経末梢からノルアドレナリンを分泌して，慢性的な交感神経優位状態となり，心拍増加，発汗，血圧上昇，消化液分泌低下，血糖上昇などを引き起こす。

　日本人は常時ストレスを感じる人が多く，仕事や健康，育児などについての悩みを原因としている。2016（平成28）年国民健康・栄養調査では，悩みやストレスのある人の割合を性別にみると，男女ともに30〜50代が高く，男性で42.8％，女性で52.2％で女性が高くなっている。

（3）対処・予防

　ストレスへの対処は，ストレッサーを避ける，自律訓練やリラクゼーション技法によりストレス耐性を高める，ストレス軽減に役立つ栄養素（ブドウ糖，カルシウム，マグネシウム，ビタミンB_1，ビタミンB_2，ビタミンB_{12}，ビタミンC，ビタミンE，ナイアシンなど）の摂取，生活リズムを整え，運動・睡眠・休養をとり，気分転換などを図ることなどがある。

　2015年から，労働安全衛生法の改正により，労働者が50人以上の事業所では毎年1回ストレスチェックテストの実施が義務付けられた。これは，メンタルヘルス不調を未然に防ぐために行われるもので，自分のストレス状態を知り，必要なら医師の助言を受けたり仕事を軽減するなどの対策につなげる。

❸ 紫外線

　日光からの紫外線を過度に浴びることは，皮膚にしみやそばかすなどの老化を生じ，皮膚がんを増加させる。また，白内障，黄斑変性症などの眼疾患の増加をもたらす。夏季の日中は，サングラスや被服，日焼け止めクリームなどにより照射防止を図る。しかし，過剰に日光を避けると，皮膚でのビタミンDの活性化が低下してビタミンD不足が起こったり，成長期には近視の形成に関連するなど，さまざまな健康障害をもたらすため，適度な対応が必要である。

❹ 口腔ケア

　歯槽膿漏は口腔内疾患であるが，病原菌が血行性に全身の血管や臓器に播種し，慢性疾患の原因になることがあり，冠動脈疾患や糖尿病と関連があるとされている。また，歯槽膿漏から歯を喪失することが多いが，認知症の高齢者では歯の本数が少ない。反対に，歯の本数が多く，よく噛めている高齢者ではQOLおよび活動能力が高く，運動・視聴覚機能に優れている。口腔衛生や咀嚼能力を保つことが，高齢者の誤嚥性肺炎予防にも重要である。

　う歯（むし歯）と歯槽膿漏の予防に，日々の食習慣，口腔内ケアと正しいブラッシングが重要である。

参考文献

1) 日本動脈硬化学会：動脈硬化性疾患予防のための脂質異常症診療ガイド2018年版
2) 日本動脈硬化学会：動脈硬化性疾患予防ガイドライン2017年版
3) 日本肥満学会：肥満症診療ガイドライン2016
4) CKD診療ガイドライン2018/日本腎臓学会編（2018）東京医学社
5) 日本糖尿病学会編：糖尿病治療ガイド2018-2019（2018）文光堂
6) 日本神経学会：認知症疾患診療ガイドライン2017 医学書院

臨床栄養と臨床検査

脇　昌子・久保　明

1　臨床栄養

さまざまな病態において，栄養状態のアセスメント（評価）に基づいた的確な治療法を実践することにより，病状の改善や健康増進に寄与することができる。

❶ 栄養アセスメントと栄養療法

（1）体組成

　人体は，常に栄養素を取り入れながら新陳代謝し，約60兆個の細胞からなる体組成や機能を一定に保つ動的平衡状態にある。人体の組成を測定する方法として臨床的に用いられるのは二重エネルギーX線吸収法（DXA法：dual energy X-ray absorptiometry）で，これにより全身重量は骨塩量，脂肪量とそのほかの組織（骨格筋，内臓，皮膚や腱，血液など）の3要素に分けて測定できる。身長170 cm，体重70 kgの成人男性と，身長160 cm，体重56 kgの成人女性の標準的な身体組成を表6-1に示した。摂取するエネルギー・栄養素量と消費するエネルギー・栄養素量が見合っていれば体組成の変化はみられないが，摂取量の過不足からこのような平衡状態が崩れると，体重の変化として現れ，体組成も変化する。

（2）栄養アセスメント（評価）

　問診は，栄養状態の推移の把握や栄養診断を行う上で重要である。体重の経過，体力，活動度の変化など，食事量，口内炎や口腔内疾患，嚥下障害，食欲不振の有無，薬物歴，サプリメントなどの使用歴，嗜好品としてアルコール，喫煙の有無（何年間，1日何本吸うか），食生活（1日

表6-1 栄養学的体組成（標準的な成人）

	男性	女性		男性	女性
身長〔cm〕	170	160	水分〔L〕	42.0(60%)	29.0(50%)
体重〔kg〕	70	56	細胞外液〔L〕	18.2	11.6
脂肪組織〔kg〕	13.5(19%)	16.0(28%)	細胞内液〔L〕	23.8	17.4
｛非必須脂肪〔kg〕	12	15	内臓たんぱく質		
｛必須脂肪※〔kg〕	1.5	1.0	血漿たんぱく〔g〕	202	164
｛皮下脂肪〔kg〕	7.5	13.0	エネルギー換算〔kcal〕	808	656
｛内臓脂肪〔kg〕	5.0	4.0	筋肉組織		
｛間質組織脂肪〔kg〕	1.0	0.7	筋肉率〔%〕	40	29
貯蔵エネルギー〔kcal〕	59,400	65,700	筋肉量〔kg〕	28	16.5
除脂肪組織〔kg〕	52.8(75%)	40.5(70%)	細胞外液〔%〕	16	16
筋肉組織〔kg〕	26.1	19.1	たんぱく質量〔kg〕	23.5	13.9
結合組織〔kg〕	5.1	4.1	エネルギー変換たんぱく質量	4.7	2.8
骨組織〔kg〕	10.0	7.8	（20%）〔kg〕		
内臓〔kg〕	6.4	5.6	エネルギー換算〔kcal〕	18,800	11,200
血液〔L〕	5.2	3.9	貯蔵エネルギー総量〔kcal〕	79,008	77,556

※脂肪組織の必須脂肪：細胞膜・骨髄・神経組織・乳腺に含まれる脂肪分で，栄養状態による変化がない。

何食か，時刻，摂食速度など），既往症や入院歴などを確認する。

主観的包括的栄養評価（SGA：subjective global assessment）は，簡便な質問によって，●体重の変化，●食事摂取状況の変化，●消化器症状，●日常生活動作（ADL：activities of daily living），について評価するものである（図6-1）。これに対して，客観的栄養評価（ODA：objective data assessment）は，身体計測値や血液生化学データなどによる評価で，栄養治療のモニタリングや効果判定に用いられる。

身体計測は身長，体重，皮下脂肪厚，ウエスト周囲長，上腕周囲長，上腕筋面積（算出）など，体組成はDXA法や生体インピーダンス法などによっても計測できる。さらに安静時エネルギー消費量，呼吸商，握力などの生理学的検査，血液・尿生化学検査，免疫能検査などがODAの評価項目としてあげられる（表6-2）。

これらを組み合わせて，手術，抗がん剤，放射線などの治療の術前にその治療成績を予測するのが，予後推定栄養指数（PNI：prognostic nutritional index）である。疾患別にいくつかの指数が提案されている。例えば，小野寺の指数は，次のようにして算出され[1]，高齢者の経皮内視鏡的胃瘻造設術後予後判定に用いられる。簡便であり，ほかの場面にも汎用されている。

　　小野寺のPNI＝血清アルブミン値×10＋末梢血中リンパ球数×0.005

（3）エネルギー設定と栄養素配分

生体活動を維持し，疾病を改善させるために必要なエネルギーは，間接熱量計から得られた安静時エネルギー消費量に1.2～1.3の活動係数，さらに手術や疾患の重症度に応じたストレス係数を掛け合わせて算出する。さらに，呼吸商から必要脂肪量が算定される。また，たんぱく質必要量は尿中に排泄される窒素量から算出できる。これらを合算して必要栄養素量を得る。

しかし，簡易的には体重当たり25～30kcal（代謝亢進がなく，手術などのストレスが軽度の場合），あるいは30～40kcal（代謝亢進やストレス・侵襲が大きい場合）を掛け合わせて算出す

```
A. 病歴
  1. 体重変化
     この1～2か月間の体重減少
     □ なし
     □ あり：約 _____ kg

  2. ふだんと比較した食物摂取の変化
     □ なし
     □ あり：____週間（不十分な固形食____ 完全液体食____ 低カロリー液体食____ 絶食____）

  3. 消化器症状（1週間以上継続しているもの）
     □ なし
     □ 変化あり（悪心____ 嘔吐____ 下痢____ 食欲不振____）

  4. 日常生活動作・身体機能障害（寝たきり，体動時に介助必要，嚥下障害など）
     □ なし
     □ あり　（介助により歩行可能____ 寝たきり____ 咀嚼・嚥下障害____）

  5. 疾患，疾患と栄養必要量の関係
     ストレス/代謝亢進に伴う栄養必要量の増加
     □ なし
     □ あり　（軽度____ 中等度____ 高度____）

B. 身体所見
   ●やせ（るいそう）         □ 無  □ 有（軽度，中等度，高度）
   ●肥満                     □ 無  □ 有（軽度，中等度，高度）
   ●浮腫や腹水               □ 無  □ 有（軽度，中等度，高度）
   ●皮下脂肪，筋肉喪失の喪失  □ 無  □ 有（軽度，中等度，高度）

C. 主観的包括的評価
   □ 栄養状態良好                      A
   □ 中等度の栄養不良（またはその疑い） B  ⇒ 栄養管理計画書の作成へ
   □ 高度の栄養不良                    C
```

図 6-1　栄養状態の主観的包括的アセスメント 簡略版（m-SGA）
資料）静岡市立静岡病院より

る。また，たんぱく質の投与量もストレスがない場合を 0.8～1.0 g/kg/日とし，ストレスに応じて 2.0 g/kg/日まで増量する。総エネルギーの約 55～60％を炭水化物から，約 25％を脂質から摂取する標準的な栄養素配分を基に，必要エネルギーから［たんぱく質量〔g〕× 4 kcal］を引いた残りのエネルギー分を炭水化物と脂質に配分する。

　これらの設定で栄養投与を開始し，前述の栄養評価項目，特に低栄養の場合は代謝速度の速いRTP〔rapid turnover protein（プレアルブミン，トランスフェリン，レチノール結合たんぱく質）〕などを用いてエネルギーやたんぱく質の投与量の過不足を判定して経過の評価を行い，治

表6-2　栄養アセスメント項目

1	身体計測
	①身長・体重：体重変化率，％平常時体重，身長・体重比，％標準体重，BMI ②皮厚：上腕三頭筋部皮下脂肪厚（TSF） ③筋囲：上腕周囲長（AC），上腕筋囲（AMC） ④体組成・体脂肪率測定：BIA法（bioelectrical impedance analysis：生体インピーダンス法），DXA法（dual energy X-ray absorptiometry：二重エネルギーX線吸収法）など
2	血液・尿生化学
	①クレアチニン身長係数 ②窒素出納 ③尿中3-メチルヒスチジン係数 ④血漿たんぱく濃度：アルブミン，プレアルブミン，トランスフェリン，レチノール結合たんぱく質，トランスサイレチン ⑤血清アミノ酸パターン ⑥微量元素：亜鉛，セレン，銅 ⑦アポリポたんぱく
3	免疫能
	①総リンパ球数 ②遅延型皮膚過敏反応：PPD，カンジダ，PHA，SK/SD，DNCB ③リンパ球subpopulation ④NK細胞活性
4	間接熱量測定
5	筋力測定
	①握力 ②呼吸筋力

資料）佐々木雅也：はじめてのベッドサイド栄養管理（2010）文光堂を改変

療法を検討・修正する。ただし低栄養が著しい場合に急激な栄養投与をすると，リフィーディング症候群（refeeding syndrome）と呼ばれる低血糖，低リン血症，低カリウム血症など，電解質異常や代謝異常から重篤な状態を招くため注意を要する。また，過剰栄養は脂肪肝を来し，感染症などさまざまな合併症のリスクを高める。

（4）栄養投与経路

栄養摂取は経口摂取（oral nutrition）が基本である。これは，咀嚼から始まり，消化器官のすべてを使うことで，味覚の楽しみや満足感を得るだけでなく，消化器系神経とホルモン調節，腸内細菌叢の機能保持，脳の活性化，腸管免疫の賦活化など多彩で有益な効果があり，非経口摂取より優れている。

しかし，経口摂取が困難な場合や，経口摂取だけでは栄養量が不足する場合などはそのほかの方法が必要となる。栄養投与経路を選択するための手順を図6-2に示した。

①経腸栄養

経腸栄養（enteral nutrition, tube feeding）は，●経口摂取が困難あるいは不十分ながら，小腸以下の消化管吸収能は正常である場合（意識障害，嚥下困難など），●消化管の安静を要

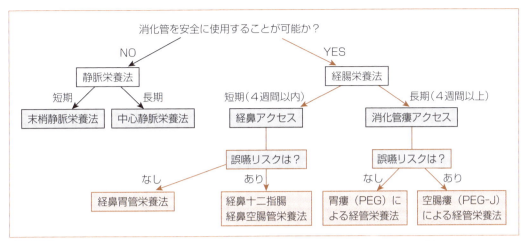

図6-2 経口摂取が困難あるいは不十分な場合の栄養投与経路を選択するための手順
資料）佐々木雅也：はじめてのベッドサイド栄養管理（2010）文光堂を改変

する場合，●炎症性腸疾患，●消化・吸収能低下，●手術の前後，などの場合に用いられる。短期間（4週間以内）には経鼻胃管を使用し，長期間（4週間以上）必要な場合は，消化管瘻を造設する。内視鏡で造設が容易な胃瘻（PEG：percutaneous endoscopic gastrostomy）や，胃食道逆流や誤嚥を起こしにくい空腸瘻（PEJ：percutaneous endoscopic jejunostomy）がつくられる。また，PEGから延長管をつける経胃瘻的空腸瘻（PEG-J：percutaneous endoscopic gastro-jejunostomy）や，PEGが困難な場合に行われる経皮経食道胃管挿入術（PTEG：percutaneus transesophageal gastro-tubing）もある。

　食事の形態には，天然の食品を用いてつくる刻み食や濃厚流動食などがある。またそれにビタミン，微量元素などを添加したり，各栄養素を消化された形にした残渣の少ない栄養剤（半消化態栄養剤，消化態栄養剤）も用いられる。肝不全，糖尿病，慢性閉塞性肺疾患（COPD），高度侵襲期用免疫能賦活栄養剤など，疾患に応じた特殊組成の栄養剤がつくられている。また，成分栄養（ED：elemental diet）は，消化された形態の栄養成分だけで構成され，炭水化物はデキストリン，窒素源（たんぱく質成分）はアミノ酸とし，脂質は制限されており，重症の消化・吸収障害でも使用できる。

②**静脈栄養**

　消化管機能が使用できない場合や経腸栄養のみでは不足の場合，また重症例で呼吸循環動態が安定しない期間などに，静脈栄養（intravenous nutrition）が行われる。

　短期間（約2週間）の栄養投与には，四肢の静脈を使用する末梢静脈栄養（PPT：peripheral parenteral nutrition）が，長期的に高エネルギーを投与するためには，体幹部の中心静脈（内頸静脈や鎖骨下静脈など）から投与する中心静脈栄養（TPN：total parenteral nutrition）が行われる。

❷ ライフステージと栄養

（1） 小児期

　小児は、常に発育し成長する。小児期は、出生前期、新生児期（生後4カ月まで）、乳児期（1歳まで）、幼児期（1〜6歳小学校入学まで）、学童期（6〜12歳小学校在学期間）、思春期（二次性徴の始まりから完成まで。男子は10〜20歳ごろ、女子は8〜18歳ごろ）に区別され、成長の速度が異なる。小児は基礎代謝が大きく、成長のエネルギーも必要とするため、体格にくらべてエネルギー需要が大きい。心身の健全な発育のために、発育段階に応じた適切な量と質の栄養が与えられなくてはならない。

　また、最近は出生時体重が2,500 g未満で生まれる低出生体重児が多い。これには、在胎週数が短いための早産児である場合と、子宮内での発育制限の場合がある。子宮内発育制限は、染色体異常や先天性心疾患などの胎児自身の異常、妊娠中の喫煙や飲酒、ダイエットによるやせ、歯周病、高齢出産、妊娠高血圧症候群などの妊婦側の問題、そして胎盤や臍帯の異常などで起こる。在胎週数に応じた子宮内での体重の増加度は、標準体重と比較して評価される（図6-3）。日本での低出生体重児の割合は少なくない。1970年台までは女性の体格向上などとともに低下していたが、1975年の5.1%を最低値としてその後増加し、最近は9.5%程度で推移している。これには、20〜30代女性のやせの増加や喫煙、高齢出産の増加、不妊治療による多胎率の増加などが影響している。

　低出生体重児には、幼児期には乳歯のエナメル質形成不全、自閉症スペクトラム障害や注意欠如・多動症（ADHD：attention deficit/hyperactivity disorder）、SGA（small-for-gestational age）

出生体重からの定義	4000 g以上	高出生体重児
	2500 g以上4000 g未満	正出生体重児
	2500 g未満	低出生体重児 low birth weight（LBW）infant
	1500 g未満	極低出生体重児 very low birth weight（VLBW）infant
	1000 g未満	超低出生体重児 extremely low birth weight（ELBW）infant
在胎週数に応じた身体の大きさからの定義	身体も体重も10%タイル未満	small for gestational age（SGA）infant small for dates（SFD）infant
	身体も体重も10%タイル以上90%タイル未満	appropriate for gestational age（AGA）infant appropriate for gestational dates（AFD）infant
	身体も体重も90%タイル以上	large for gestational age（LGA）infant large for dates（LFD）infant
出産週数からの定義	在胎週数42週以上で出生	過期産児
	在胎週数37週から42週未満で出生	正期産児
	在胎週数37週未満で出生	早産児
	在胎週数34週から37週未満で出生	後期早産児

図6-3 出生児の分類

性低身長症などの発達障害がみられ，さらに学童期からは肥満などの生活習慣病，慢性腎臓病が起こりやすいとされている．低出生体重児では成長後に，成人から高齢期において心血管病や肥満など多くの疾患のリスクが高いとの観察研究から，胎児期に成人後の疾患の素因が形成されるというDoHaD（Developmental Origins of Health and Disease）説が提唱されている．

小児期に栄養治療が必要な疾患として，肥満や脂肪肝，それに伴うことの多いメタボリックシンドローム，2型糖尿病，脂質異常症，高血圧などがある．小児の肥満は成人の肥満に移行することが多く，将来，心血管疾患や糖尿病になりやすい．乳幼児身体発育曲線，小児の身長体重曲線で50％以上の肥満度で1つ以上の代謝疾患を有する，あるいは50％未満で2つ以上の健康障害を有する場合に肥満症と診断する（表6-3）．小児の生活習慣病は，いずれも肥満を伴って発症することが多い．治療においては正常な成長を妨げず，「肥満度をそれ以上増加させないこと」を第一の管理目標とする．肥満に伴う健康障害をもつ高度肥満では，「肥満度を中等度（＜50％）にすること」を次の目標とする．それ以上の過剰な食事制限は成長を損い，神経性食欲不振症や過食症などの食行動異常を招くこともあるため望ましくない．

表6-3 小児肥満症の診断基準

肥満の定義	肥満度≧20％，かつ有意に体脂肪率が増加した状態 （有意な体脂肪率の増加とは，男児：年齢を問わず25％以上，女児：11歳未満は30％以上，11歳以上は35％以上）
肥満症の定義	肥満に起因ないし関連する健康障害（医学的異常）を合併するが，その合併が予測される場合で，医学的に肥満を軽減する必要がある状態をいい，疾患単位として取り扱う
適用年齢	6歳から18歳未満
肥満症診断	A項目：肥満治療を必要とする医学的異常 B項目：肥満と関連が深い代謝異常 参考項目：身体的因子や生活面の問題 (1) A項目を1つ以上有するもの (2) 肥満度≧50％でB項目の1つ以上を満たすもの (3) 肥満度＜50％でB項目の2つ以上を満たすもの（参考項目は2つ以上あれば，B項目1つと同等） を小児肥満症と診断する
診断基準に含まれる肥満に伴う健康障害	**A項目** 1) 高血圧 2) 睡眠時無呼吸症候群など換気障害 3) 2型糖尿病・耐糖能障害 4) 内臓脂肪型肥満 5) 早期動脈硬化 **B項目** 1) 非アルコール性脂肪性肝疾患（NAFLD） 2) 高インスリン血症　かつ／または　黒色表皮症 3) 高総コレステロール血症　かつ／または　高non HDL-C血症 4) 高トリグリセライド血症　かつ／または　低HDL-C血症 5) 高尿酸血症 **参考項目** 1) 皮膚線条などの皮膚所見 2) 肥満に起因する運動器機能不全 3) 月経異常 4) 肥満に起因する不登校，いじめなど 5) 低出生体重児または高出生体重児

資料）日本肥満学会編：肥満症診療ガイドライン2016

（2） 妊娠期
①妊娠と糖尿病

　糖尿病のある女性が妊娠した場合を糖尿病合併妊娠という。妊娠中に発見される糖代謝異常には，妊娠中の明らかな糖尿病と，妊娠中に初めて発見または発症した糖尿病に至っていない糖代謝異常である妊娠糖尿病（GDM：gestational diabetes mellitus）の2つがある。妊娠初診時およびインスリン抵抗性の高まる妊娠中期に，随時血糖値≧100 mg/dL の場合や，糖代謝異常の危険因子がある場合に，75 gOGTT を実施する（表6-4）。

　糖尿病合併妊娠は，GDM にくらべて胎児奇形のリスクが高い。糖尿病の血糖コントロール不良での妊娠は，網膜症や腎症などの糖尿病合併症を進展させやすく，胎児奇形のリスクが高い。そのため，厳格な血糖管理を達成し，合併症も初期レベルであることが望ましい。妊娠中の血糖管理は厳格に行い，母体や胎児の合併症，巨大児の出産を防ぐ。朝食前血糖値70～100 mg/dL，食後2時間血糖値＜120 mg/dL，HbA1c＜6.2％ を目標とする。

　食事のエネルギーは，およそ標準体重×30 kcal＋付加エネルギー200 kcal（授乳期：＋350 kcal）とし，たんぱく質は非妊娠時より＋10 g（授乳期：＋15～20 g）とする。食後血糖上昇を避けるため，1日の総エネルギーを3回の食事と3～4回の間食に分けて摂取する「分食」にする。

　妊娠中から授乳期を通して，血糖管理の薬物療法にはインスリンを用いる。妊娠中の体重増加は非肥満妊婦で＋8 kg まで，肥満妊婦では＋6 kg までが望ましい。

　GDM は分娩後8週ごろに75 gOGTT を再検査する。糖代謝が正常化することもあるが，後年に糖尿病やメタボリックシンドロームになりやすいため，食事・運動療法の継続と定期検査が必要である。

②妊娠高血圧症候群

　妊娠高血圧症候群は，以前は妊娠中毒症と呼ばれていたもので，母体の妊娠負荷に対する適応不全から高血圧，たんぱく尿，浮腫を来し，母体死亡や胎児機能不全を起こすハイリスク疾患である。妊娠20週以降，分娩後12週までに高血圧，あるいは高血圧とたんぱく尿がみられ，これらが偶発合併症によらないものをいう。肥満が発症リスクとなる。栄養治療としては，適切なエネルギー摂取で妊娠中の体重増加を至適範囲に収め，食塩摂取を7～8 g に制限，たんぱく質は標準体重×1.0 g/kg/日とする。

表6-4　妊娠糖尿病の危険因子，定義と診断基準

妊娠糖尿病の危険因子	尿糖陽性，糖尿病家族歴，肥満，過度の体重増加，巨大児出産の既往，加齢など
妊娠糖尿病の定義	妊娠中に初めて発見または発症した糖尿病に至っていない糖代謝異常
診断基準	75 gOGTT において，次の基準の1点以上を満たした場合に診断する。 　空腹時血糖値≧92 mg/dL 　1時間値　　≧180 mg/dL 　2時間値　　≧153 mg/dL ただし，臨床診断において糖尿病と診断されるものは除外する。

資料）日本糖尿病学会編・著：糖尿病治療ガイド 2018-2019，p.99～101（2018）文光堂を改変

（3） 高齢者
①加齢に伴う体組成変化

　脂肪組織は，乳幼児期には上腕部や大腿部などの四肢に多く分布しているが，年齢とともに体幹部脂肪は増加し，末端ほど減少する。成人後は加齢により脂肪組織量は増加し，男性では，内臓脂肪と呼ばれる体幹部腹腔内の腸管膜に沈着しやすい。女性では，上腕の後ろ，下腹部，臀部，大腿の前後などの皮下脂肪が増加し，分娩のたびに増加することも多い。高齢者では，一段と脂肪組織の割合が多くなりやすい（図6-4）。

　除脂肪組織は加齢とともに減少し，男性では70歳以降に，女性は閉経期以降に低下する（図6-5）。骨格筋，骨量，内臓ともに重量が減少し，それぞれ高齢者の自立活動の制限や骨粗鬆症，臓器機能の低下につながる。また，細胞内水分を有する細胞の数が減るため，体水分量の割合も減少する。このような体組成の変化に伴い，基礎代謝量が低下する。また，身体活動度も少なくなり，必要エネルギーが一段と低下しやすい。

　加齢により筋力と筋肉量は成人期以降低下するが，20～30%にまで落ちることを，サルコペニア（sarcopenia：加齢性筋肉減少症）という。肥満を合併した高齢者にもサルコペニアがあり，歩行障害や転倒を招く。サルコペニアの診断には，骨格筋量や握力，歩行速度などが用いられるが，日本での統一された方法はなく，一案を図6-6に示す。また，フレイルは「加齢に伴う予備能力の低下のためにストレスに対する回復力が低下した状態」を指す"frailty"の日本語訳であり，要介護状態に至る危険が大きい前段階で，自立機能を回復して健常状態やプレ（前）フレイルに復帰できる，可逆性のある段階とされている。身体だけではなく，精神・心理や社会的な問題が含まれている。

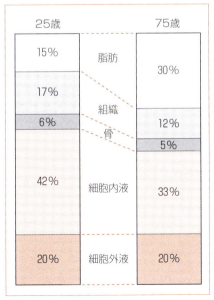

図6-4　加齢に伴う体組成の変化
資料）Goldman

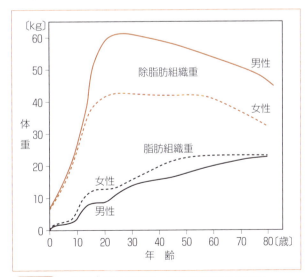

図6-5　加齢と脂肪組織重，除脂肪組織重の変化

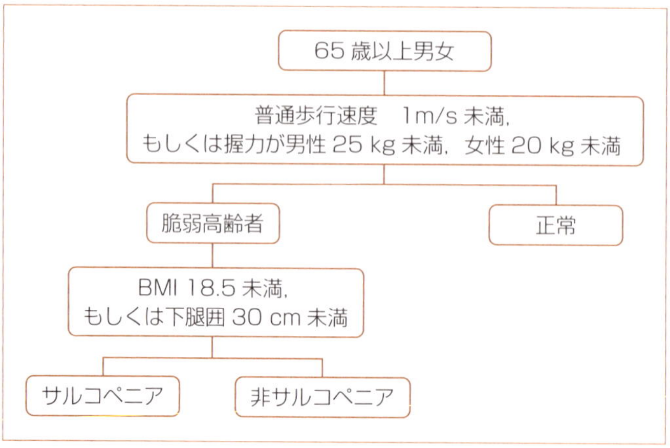

図 6-6 日本人に合ったサルコペニアの簡単基準案
資料）国立長寿医療研究センター・老化に関する長期縦断疫学研究（NILS-LSA）による。一部改変

②栄養状態の評価と対応

　高齢者の栄養状態は個人差が大きく，過剰栄養と低栄養が存在する。高齢者でも過剰栄養は動脈硬化症を含む生活習慣病を招き，肥満は変形性膝関節症などの整形外科的問題を増大させ，生活の質（以下，QOL）を落とすことにつながる。しかし，高齢になるほど，肥満による疾病リスクの増加度は小さくなる。そのため，食事を極端に変えての大きな減量は避け，筋力トレーニングや身体活動レベルを上げることを中心にした緩やかな減量が望ましい。

　他方，高齢者は活動量の低下や咀嚼，消化・吸収能の低下，基礎疾患や医薬品の作用などさまざまな要因で食欲低下，摂食不良となり，低栄養に陥りやすい。その結果，日常生活動作やQOLの低下をもたらし，免疫能低下，呼吸機能低下や誤嚥を来し，生命予後が悪化する。高齢者の栄養アセスメント（評価）には，前述の項目に加え，精神・心理機能として認知症やうつ病，意欲などを評価し，また社会的因子として家族や介護の状況，住居・経済状態などの評価を要する。

　高齢者に多い低栄養は，たんぱく質・エネルギー栄養障害（PEM：protein energy malnutrition）である。必要エネルギーを概算し，窒素平衡を保つように良質のたんぱく質を十分に投与するが，腎機能が低下している場合には注意する。筋肉量や筋力は，十分なエネルギー・たんぱく質摂取だけでは増加せず，運動・筋肉トレーニングを組み合わせることで増加する。サルコペニアの予防には，食事とともに運動療法が重要である。

❸ 疾病予防と健康長寿

（1）がんの予防

　日本人の死因の1位は悪性新生物（がん）で，その原因としては，喫煙，感染，飲酒，過体重・肥満などの生活環境因子が重要であり，多くのがんが適正体重の維持，身体活動，食生活（減塩，野菜摂取など），禁煙，節酒の5つの生活習慣で予防できる可能性がある。日本人のがん

表6-5　日本人のためのがん予防法－現状において日本人に推奨できる科学的根拠に基づく予防法－

喫煙	●たばこは吸わない。 　　吸っている人は禁煙を。 ●他人のたばこの煙を避ける。
飲酒	●飲むなら，節度のある飲酒をする。 　　飲む場合は1日あたりアルコール量換算 約23g程度まで。 　　　（日本酒1合，ビール大瓶1本，焼酎や泡盛2/3合，ウイスキーやブランデーダブル1杯，ワインボトル1/3程度） ●飲まない人や飲めない人は飲まない。
食事	●偏らずバランスよくとる。 　　塩蔵食品，食塩の摂取は最小限にする。 　　　目標：食塩は1日あたり男性 8.0g未満，女性 7.0g未満 　　　特に高塩分食品（塩辛，練りうになど）は週1回未満に控える。 　　野菜や果物不足にならない。 　　　野菜・果物を毎日とる。 　　　目標：1日あたり野菜350g 　　飲食物を熱い状態でとらない。[※1] 　　加工肉や赤肉を控える。[※2]
身体活動	●日常生活を活動的に。 　　目標：歩行または同等以上の強度（3メッツ以上）の身体活動を1日60分以上。 　　また，息がはずみ汗をかく程度の運動を週60分程度。
体形	●成人期での体重を適正な範囲に。 　　中高年期男性のBMI 21～27，中高年期女性 BMI 21～25
感染	●肝炎ウイルス感染検査と適切な措置を。[※3] 　　機会があればピロリ菌感染検査を。[※4]

[※1] 熱い状態でとると，食道の炎症やがんを引き起こす可能性がある。
[※2] ハム・ソーセージ・ベーコンなどの加工肉や牛・豚・羊などの赤肉（鶏肉は含まない）は大腸がんのリスクを上げる。世界がん研究基金など多くの国際的な基準では1週間に500gを超えないよう推奨されている。
[※3] 地域の保健所や医療機関で一度は肝炎ウイルス検査を受け，感染時は専門医に相談する。
[※4] ピロリ菌の除菌療法による胃がんリスク低下については研究中。感染している場合は定期的に胃の検診を受け，また感染の有無にかかわらず，禁煙，塩や高塩分食品のとり過ぎに注意する，野菜・果物が不足しないようにするなどの胃がんに関係の深い生活習慣に注意する。

資料）国立がん研究センター，社会と健康研究センター予防研究グループ：がん予防法の提示
（2017年11月10日改訂版，https://epi.ncc.go.jp/can_prev/93/7957.html）より作表

の予防に望ましい生活習慣を表6-5に示す。

（2）アンチエイジング，長寿医学

　老化のプロセスを遅らせ，健康な寿命を延ばすことを目指した医学研究が行われている。老化や疾病の発症基盤には，活性酸素による過酸化，食後高血糖，インスリン抵抗性，腸内細菌叢などがかかわっている。これらに対し，抗酸化食品（ポリフェノール，ビタミンC，ビタミンE，グルタチオン，コエンザイムQ_{10}，カロテノイドなど）の摂取，単糖類の制限，運動を含めた食生活習慣の確立の有用性が強調されている。また，摂取エネルギー制限が糖尿病やがんなどの発病を抑制して，寿命を長くすることが実験動物で知られている。これらの効果は，まだヒトで実証されたものではなく，今後の進展が期待される分野である。高齢者のQOLを低下させる脳血管障害，認知症，骨折を防ぐためには，小児期や若年期から，喫煙をしないことも含め，減塩に

慣れた味覚を形成し，肥満を防ぐなど，望ましい食事や運動などの生活習慣を獲得していくことが大変重要である。

❹ 病態栄養―各論―

本項では，主に慢性的な栄養管理を要する疾患について述べる。各疾患の病態や治療などの一部は，「第5章 生活習慣病概論」(p.129) で述べたものもあるが，あわせて読了されたい。

（1） 肥満　　　（「第5章 生活習慣病概論」5 生活習慣病―各論― ❶ 肥満（p.132）参照）

生体のエネルギーバランスは，脂肪細胞から分泌されるレプチン系，胃から分泌されるグレリンをはじめとして，多くの生理活性物質や自律神経系が密接にかかわって調節されている。

肥満治療の原則は，エネルギー出納をマイナスバランスにし，特に内臓脂肪を減らすことであるが，治療を継続することは容易ではない。多くの減量治療介入試験は，6～12カ月後から体重が増加に転じるリバウンド現象を示している。どのような栄養組成の食事でも同様のリバウンド傾向を示すが，糖質量が少ない食事組成ではリバウンド量が少なく，やや有利である可能性を示す試験もある。糖質量を減らすと，糖負荷後のインスリン分泌が過剰な者では減量効果が大きいと示した研究もある。

1日200～600 kcal の超低カロリー食療法（VLCD：very low calorie diet）は，食事運動療法での効果が不十分な高度肥満症に対し，医療機関の管理下で短期間に行われる食事療法である（表6-6）。

肥満治療には，食事内容とともに，食習慣・行動の修正が必要である。毎日，朝夕に体重を測定し記録する，朝昼夕の3食を規則的に摂り，就寝2時間前は食事をしない，ながら食べをしない，30回咀嚼法などのよく噛んで食べる習慣や腹八分目とする食べ方，薄味にする，外食や中食をできるだけ避ける，などである。

（2） 糖尿病　　　（「第5章 生活習慣病概論」5 生活習慣病―各論― ❻ 糖尿病（p.146）参照）

糖尿病は，インスリン作用不足により慢性の高血糖状態を主徴とする代謝疾患で，さまざまな合併症を引き起こす。大規模臨床研究の DPP（Diabetes Prevention Program）によれば，境界型耐糖能異常から糖尿病の発症率は，生活習慣介入群のほうが薬物療法群よりも抑制効果が大きいことが示され，境界型からの食事運動療法の重要性が認識されている。

非糖尿病では，1日を通して血糖値はおよそ70～140 mg/dL の範囲で推移する。糖尿病では HbA1c が示す血糖の平均値が増加するだけでなく，食後の血糖上昇が大きく，1日の血糖変動幅が大きいことが，さまざまな合併症を生じる一因になると考えられる。

食事療法は，すべての型の糖尿病において基本である。治療開始時に目安とするエネルギー摂取量は，BMI 22 に相当する標準体重に，身体活動量に応じたエネルギー量を乗じて算定する（表6-7）。その栄養素配分については，総エネルギーの50～60％を炭水化物から，たんぱく質は20％までとし，残りを脂質とするが，25％を超える場合は飽和脂肪酸を減じるなど脂肪酸組成に配慮することが望ましいとされている[2]。「糖尿病食事療法のための食品交換表」を用いた

表6-6　日本肥満学会診療ガイドライン2016の食事療法Statementから抜粋

1. 25 kg/m² ≦ BMI < 35 kg/m² の肥満症では，25 kcal/kg×標準体重/日以下を目安に摂取エネルギー量を算定し，現在の体重から3〜6カ月で3％以上の減少を目指す。
2. BMI ≧ 35 kg/m² の高度肥満症では，20〜25 kcal/kg×標準体重/日以下を目安に摂取エネルギー量を算定し，病態に応じて現在の体重から5〜10％の減少を目指す。減量が得られない場合は600kcal/日以下の超低エネルギー食（VLCD）の選択を考慮する。
3. 指示エネルギーの50〜60％を糖質とし，15〜20％をたんぱく質，20〜25％を脂質とする。
4. 肥満症の食事療法でも必須アミノ酸を含むたんぱく質，ビタミン，ミネラルの十分な摂取が必要であり，フォーミュラ食の併用が有用である。
5. フォーミュラ食を1日1回だけ食事と交換することでも有効な減量や肥満関連病態の改善を期待できる。

資料）日本肥満学会編：肥満症診療ガイドライン2016．p38より改変

表6-7　糖尿病の食事療法におけるエネルギー量の算出方法

身体活動量の目安	エネルギー量
軽労作（デスクワークが多い職業など）	25〜30 kcal/kg 標準体重
普通の労作（立ち仕事が多い職業など）	30〜35 kcal/kg 標準体重
重い労作（力仕事が多い職業など）	35〜　 kcal/kg 標準体重

資料）日本糖尿病学会編・著：糖尿病治療ガイド2018-2019．p.45（2018）文光堂より改変

食事療法は，図6-7のような食品のグループ分けをして行われる。炭水化物の少ない食事組成（低糖質食）の有用性が議論されている。炭水化物の少ない食事組成を長期間続けることの安全性や効果の検証はまだ不十分であるが，食後高血糖をもたらす単糖類を制限することは血糖管理の基本である。

炭水化物含有量が一定でも，食品により食後血糖上昇の程度が異なる。ブドウ糖（グルコース）摂取時の2時間後までの血糖上昇面積を基準値（100）とし，各食品の血糖上昇面積を表したものがグリセミックインデックス（GI：glycemic index）である（図6-8）。低GI食品の食後は，血糖上昇が緩やかであるといえるが，GI値は単品の摂取で求められているため，多食品で構成される実際の食事時にそのまま適用できるものではない。また，個人差もある。一方，1食分の糖質について，食品ごと摂取割合とそのGI値を積算し，食事全体として合算したのがグリセミックロード（GL：glycemic load）である。食事全体としての血糖上昇刺激の程度の指標となる。食後高血糖と病態の関連が深い糖尿病，動脈硬化性疾患において，これらの指標を加味した食事療法が疾患管理上有用である。

1型糖尿病では，食後血糖値に最も影響する食事中の炭水化物量を概算し，その量に応じて注射するインスリン量を調整して血糖コントロールを図るカーボカウント（carbohydrate counting）という方法が行われることも多い。

糖尿病性腎症は，血液透析導入の第1位の原因となっており，腎症進展予防が重視されている。尿中微量アルブミン排泄の増加は，腎臓の濾過装置である糸球体の微細な損傷を現す病的所見である。無自覚のこの異常が検出される段階，あるいは明らかなたんぱく尿が検出される段階（第

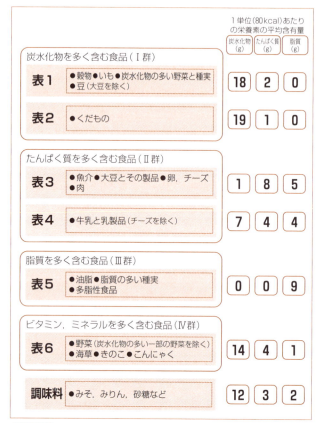

図6-7 糖尿病食事療法のための食品交換表における食品の分類

資料）日本糖尿病学会編・著：糖尿病食事療法のための食品交換表 第7版．p.13（2013），日本糖尿病協会・文光堂より引用改変

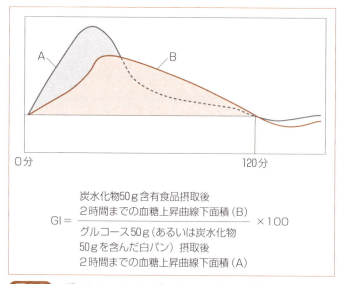

図6-8 グリセミックインデックス（GI）値の算出

表 6-8　糖尿病腎症の生活指導基準

病期	検査値* 尿アルブミン値(mg/gCr)あるいは尿たんぱく値(g/gCr)	検査値* GFR(eGFR)(mL/分/1.73m²)	食事** 総エネルギー(kcal/kg[※1]/日)	食事** たんぱく質(g/kg[※1]/日)	食事** 食塩相当量(g/日)	食事** カリウム(g/日)
第1期（腎症前期）	正常アルブミン尿(30未満)	30以上[※6]	25〜30	20％エネルギー以下	高血圧があれば6未満	制限せず
第2期（早期腎症期）	微量アルブミン尿(30〜299)[※7]	30以上	25〜30	20％エネルギー以下[※2]	高血圧があれば6未満	制限せず
第3期（顕性腎症期）	顕性アルブミン尿(300以上)あるいは持続性たんぱく尿(0.5以上)	30以上[※8]	25〜30[※3]	0.8〜1.0[※3]	6未満	制限せず（高カリウム血症があれば<2.0）
第4期（腎不全期）	問わない[※9]	30未満	25〜35	0.6〜0.8	6未満	<1.5
第5期（透析療法期）	透析療法中		血液透析(HD)[※4]：30〜35 腹膜透析(PD)[※4]：30〜35	HD：0.9〜1.2 PD：0.9〜1.2	HD：6未満[※5] PD：PD除水量(L)×7.5+尿量(L)×5	HD：<2.0 PD：原則制限せず

[※1] 標準体重
[※2] 一般的な糖尿病の食事基準に従う。
[※3] GFR<45では第4期の食事内容への変更も考慮する。
[※4] 血糖および体重コントロールを目的として25〜30 kcal/kg体重/日までの制限も考慮する。
[※5] 尿量，身体活動度，体格，栄養状態，透析間体重増加を考慮して適宜調整する。
[※6] GFR 60 mL/分/1.73 m²未満の症例はCKDに該当し，糖尿病腎症以外の原因が存在し得るため，ほかの腎臓病との鑑別診断が必要である。
[※7] 微量アルブミン尿を認めた症例では，糖尿病腎症早期診断基準に従って鑑別診断を行ったうえで，早期腎症と診断する。
[※8] 顕性アルブミン尿の症例では，GFR 60 mL/分/1.73 m²未満からGFRの低下に伴い腎イベント（eGFRの半減，透析導入）が増加するため，注意が必要である。
[※9] GFR 30 mL/分/1.73 m²未満の症例は，尿アルブミン値あるいは尿たんぱく値にかかわらず，腎不全期に分類される。しかし，特に正常アルブミン尿・微量アルブミン尿の場合は，糖尿病腎症以外の腎臓病との鑑別診断が必要である。

資料）＊日本糖尿病学会糖尿病性腎症合同委員会「糖尿病性腎症病期分類2014の策定（糖尿病性腎症病期分類改訂）について」，糖尿病57（7），529-534，2014に基づいて作表
　　＊＊日本糖尿病学会編・著：糖尿病治療ガイド2018-2019，p.86-88（2018）文光堂より改変して作表

3期）で，血糖と血圧管理に加え，減塩とたんぱく質の過剰摂取を抑える食事療法が必要である（表6-8）。

（3）動脈硬化症（「第5章 生活習慣病概論」5 生活習慣病―各論― ⓫ 動脈硬化性疾患(p.161)参照)

　動脈硬化症は，生じる部位により多様な臨床症状を来す疾患であるが，その予防や治療の基本は共通する。高コレステロール血症をはじめとする多くの危険因子を管理することが重要である。日本動脈硬化学会による「動脈硬化性疾患予防ガイドライン2012」の動脈硬化性疾患予防のた

表 6-9　動脈硬化性疾患予防のための食事療法

①適正体重を維持する。
②脂肪エネルギー比率を 20 ～ 25％，飽和脂肪酸を 4.5％以上 7％未満にする。
③n-3 系多価不飽和脂肪酸の摂取を増やす。
④炭水化物エネルギー比率を 50～60％とし食物繊維の摂取を増やす。
⑤食塩の摂取は 6 g/日未満を目標にする。
⑥アルコール摂取を 25 g/日以下に抑える。

資料）日本動脈硬化学会編：動脈硬化性疾患予防ガイドライン 2012 年版（2012）日本動脈硬化学会および動脈硬化性疾患予防のための脂質異常症診療ガイド 2018 年版より作成

めの食事療法を掲示する（表 6-9）。さらには，減塩した日本食パターン，すなわち肉の脂身や動物脂（牛脂，ラード，バター）を控え，大豆，魚，野菜，海藻，きのこ，くだもの，未精製穀類をとりあわせて食べる食様式が勧められている。また，工業由来のトランス脂肪酸の摂取を控えることが望ましい。食品と薬物の相互作用に注意することも必要である。これらは，個々の危険因子の治療，例えば高血圧の治療とも共通するものである。また，日本循環器学会による「心筋梗塞二次予防のためのガイドライン」において同等の提言がなされている。

（4）心不全

　心不全は，心筋のポンプ機能の低下により血液駆出量が低下した状態である。虚血性心疾患，高血圧性心疾患，弁膜症など，さまざまな心疾患が原因となり，糖尿病や肥満，加齢などが加わると一段と発症しやすい。ポンプ力の低下を補うために，交感神経系やレニン・アンジオテンシン・アルドステロン（RAA）系やナトリウム利尿ペプチド系が亢進し，酸化ストレスなども高くなっている慢性の状態である。これらを改善する薬物療法が進歩し，心不全の予後は改善されてはきたが，依然，再入院率などが高く余命も短い。心不全の予防として，まずその危険因子である高血圧や糖尿病をコントロールし，冠動脈疾患の発症を予防すること，そして進行予防のために減塩や減量が重要である。また，慢性心不全でも，塩分や水分，アルコールの過剰摂取，貧血や低たんぱく血症，低栄養などが急性増悪をもたらすため，食事管理が重要である。食事療法の実践や服薬管理，心不全増悪徴候の早期発見などが予後改善に寄与する。また，心臓悪液質（cardiac cachexia）と呼ばれる骨格筋萎縮や，脂肪量の低下と栄養状態の低下を来す状態がある。リンパ球が産生する生理活性物質である炎症性サイトカインのインターロイキン-6 や，ストレスホルモンであるコルチゾール，カテコールアミン（アドレナリン，ノルアドレナリン）などが増加している。心臓悪液質を伴うと，非合併心不全とくらべて一段と予後が不良である。

　心不全患者への栄養としては，病初期から減塩が重要である。服薬中の薬剤と病態に応じてナトリウムやカリウム，マグネシウムの摂取量を考慮する。例えば，ループ利尿薬は低ナトリウム血症，低カリウム血症を，アンジオテンシン変換酵素阻害薬は高カリウム血症を来しやすい。うっ血や浮腫により消化管機能の低下を来し，消化・吸収不良や食欲低下を来すことも多い。また，減塩食が一段と食欲を低下させやすい。エネルギー，たんぱく質の摂取量を確保できる工夫が必要である。肥満は心不全の一因となり，心不全予防に肥満治療が必要であるが，いったん心不全を生じると肥満者のほうが予後は悪くないという研究報告もある。心筋機能を保つ上でも，心不全での急激な減量は好ましくない。

表6-10　食塩の悪影響

心血管系	血圧上昇，心肥大，血管肥厚・硬化，血小板凝集
心血管疾患	高血圧，脳卒中，虚血性心疾患，心不全，腎機能障害
その他の疾患	尿路結石，骨粗鬆症，胃がん，喘息

資料）日本高血圧学会，河野雄平ほか：日本高血圧学会減塩ワーキンググループ報告（2006）

（5）　高血圧　（「第5章　生活習慣病概論」**5** 生活習慣病—各論— ❹ 高血圧症（p.143）参照）

　高血圧の栄養治療は，減塩と体重管理が中心である。カリウムはナトリウム排泄を促進して降圧をもたらすので，カリウムやマグネシウムなどの多い食事が有効である。

　ナトリウムは循環血液量を増加させ，血圧を上昇させる。実際に減塩食で血圧が低下する場合を食塩感受性という。食塩感受性には個人差があり，全員が減塩だけで充分に降圧に至るわけではない。しかし，食塩非感受性でも，食塩過剰摂取は降圧薬の効果を減弱させてしまう。また，食塩は血圧上昇以外にも直接的な心血管系への悪影響がある（表6-10）。減塩目標は，食塩6 g/日未満とされている（高血圧治療ガイドライン2014）。

　減塩のためには，①調味料，パン・麺類・ハム・チーズなどの加工品，漬物や塩蔵品を控える，②原材料から調理する，③酸味や油，香辛料などの香ばしさを利用する，④ゆっくり咀嚼する（すぐに飲み込まない）などの食べ方を工夫する。また，食品のラベル表示から食塩量を概算することも有用である。近年はナトリウムが食塩相当量として表示されている。1日の塩分摂取量は，食事の分析や1日の尿中のナトリウム排泄量から知ることができる。

$$食塩量（g）＝食塩量（mg）÷1,000＝〔ナトリウム量（mg）×2.54〕÷1,000$$

　また、肥満は高血圧を増悪させる。特に，内臓脂肪の蓄積はインスリン抵抗性を生じ，食塩感受性を一段と高めて血圧上昇に至る。高血圧治療には減量が必要である。

（6）　腎疾患（「第5章　生活習慣病概論」**5** 生活習慣病—各論— ❿ 慢性腎臓病（CKD）（p.160）参照）

　腎疾患では，減塩とたんぱく質摂取制限が必要である。塩分（ナトリウム）は血圧上昇をもたらし，腎機能の低下を促進し，またたんぱく尿から低たんぱく血症の結果生じる全身の浮腫を増悪させる。

　たんぱく質の過剰摂取は，腎臓の糸球体内圧を上昇させて，高血圧と同じように腎機能を低下させる。高度のたんぱく尿を生じるネフローゼ症候群であっても十分なエネルギー摂取のもとでのたんぱく質制限が必要である。食塩は高血圧がある場合，6 g/日未満とする。

　慢性腎疾患は，原疾患，たんぱく尿と糸球体濾過量（GFR）により，重症度が区分される（表6-11）。それに応じた治療方針を表6-12に示した。

　現在，日本では約30万人が血液透析あるいは腹膜を利用する腹膜透析を受けている。それぞれの食事療法について表6-13に示した。体重や骨格筋量を維持するエネルギー量，たんぱく質量の摂取が必要である。

表 6-11 慢性腎疾患のステージとリスク区分

原疾患	たんぱく尿区分		A1	A2	A3
糖尿病	尿アルブミン定量〔mg/日〕尿アルブミン/Cr比〔mg/gCr〕		正常	微量アルブミン尿	顕性アルブミン尿
			30 未満	30〜299	300 以上
高血圧腎炎多発性囊胞腎移植腎不明その他	尿たんぱく定量〔g/日〕尿たんぱく/Cr比〔g/gCr〕		正常	軽度たんぱく尿	高度たんぱく尿
			0.15 未満	0.15〜0.49	0.50 以上
GFR 区分(mL/分/1.73 m²)	G1	正常または高値	≧90		
	G2	正常または軽度低下	60〜89		
	G3a	軽度〜中等度低下	45〜59		
	G3b	中等度〜高度低下	30〜44		
	G4	高度低下	15〜29		
	G5	末期腎不全(ESKD)	＜15		

注）重症度は原疾患・GFR区分・たんぱく尿区分を合わせたステージにより評価する。CKDの重症度は死亡，末期腎不全，心血管死亡発症のリスクを □ のステージを基準に，□，□，■ の順にステージが上昇するほどリスクは上昇する。CKD（慢性腎臓病）とは，腎臓の障害（たんぱく尿など），もしくはGFR（糸球体濾過量）60 mL/1.73 m² 未満の腎機能低下が3カ月以上持続するものである。
資料）日本腎臓学会編：CKD診療ガイド2012（2012）東京医学社

表 6-12 慢性腎臓病（CKD）の治療方針

病　期	食事指導	血圧管理
ハイリスク群	高血圧があれば減塩6 g/日未満3 g/日以上	高血圧ガイドラインに従う。糖尿病（＋）および糖尿病（−）蛋白尿ありでは，130/80 mmHg 未満，RA系阻害薬を選択；糖尿病も蛋白尿も（−）では，140/90 mmHg 未満，RA系阻害薬，Ca拮抗薬，利尿薬を選択
ステージ　G1 A2　　　　　　G1 A3	高血圧があれば減塩6 g/日未満3 g/日以上	130/80 mmHg 以下原則的に ACE 阻害薬や ARB を処方
ステージ　G2 A2　　　　　　G2 A3	高血圧があれば減塩6 g/日未満3 g/日以上	130/80 mmHg 以下原則的に ACE 阻害薬や ARB を処方
ステージ　G3a A1　　　　　　G3a A2　　　　　　G3a A3	減塩6 g/日未満　3 g/日以上たんぱく質制限食※(0.8〜1.0 g/kg 体重/日)	130/80 mmHg 以下原則的に ACE 阻害薬や ARB を処方
ステージ　G3b A1　　　　　　G3b A2　　　　　　G3b A3	減塩6 g/日未満　3 g/日以上たんぱく質摂取量は0.6〜0.8 g/kg 体重/日高カリウム血症があれば摂取制限	130/80 mmHg 以下原則的に ACE 阻害薬や ARB を処方
ステージ　G4 A1　　　　　　G4 A2　　　　　　G4 A3	減塩6 g/日未満　3 g/日以上たんぱく質制限食※(0.6〜0.8 g/kg 体重/日)高カリウム血症があれば摂取制限	130/80 mmHg 以下原則的に ACE 阻害薬や ARB を処方
ステージ　G5 A1　　　　　　G5 A2　　　　　　G5 A3	減塩6 g/日未満たんぱく質制限食※(0.6〜0.8 g/kg 体重/日)高カリウム血症があれば摂取制限	130/80 mmHg 以下原則的に ACE 阻害薬や ARB を処方

※エネルギー必要量は健常者と同程度（25〜35 kcal/kg 体重日）
資料）日本腎臓学会編：慢性腎臓病生活・食事指導マニュアル〜栄養指導実践編〜

表 6-13　透析時の食事療法基準

	エネルギー (kcal/kg/日)	たんぱく質 (g/kg/日)	食　塩 (g/日)	水　分	カリウム (mg/日)	リン (mg/日)
血液透析 (週3回)	30〜35[1,2]	0.9〜1.2[1]	< 6[3]	できるだけ 少なく	≦2,000	≦たんぱく質(g) ×15
腹膜透析	30〜35[1,2,4]	0.9〜1.2[1]	PD除水(L)×7.5 +尿量(L)×5	PD除水量 +尿量	制限なし[5]	≦たんぱく質(g) ×15

[1] 体重は基本的に標準体重 (BMI= 22) を用いる。
[2] 性別，年齢，合併症，身体活動度により異なる。
[3] 尿量，身体活動度，体格，栄養状態，透析間体重増加を考慮して適宜調整する。
[4] 腹膜吸収ブドウ糖からのエネルギー分を差し引く。
[5] 高カリウム血症を認める場合には血液透析同様に制限する。

資料）日本腎臓学会：慢性腎臓病に対する食事療法基準 2014 年版，日腎会誌，56 (5)，553-599 (2014)

(7) 慢性閉塞性肺疾患

　喫煙を主な原因として慢性的に気流制限を来す慢性閉塞性肺疾患（COPD：chronic obstructive pulmonary disease）は，慢性炎症や呼吸障害の程度に応じて呼吸筋の仕事量が増大し，消費エネルギーが増加する。腹部は膨化した肺に圧迫されて食欲不振が生じ，体重減少が起こる。COPD の予後規定因子として 1 秒率などの呼吸機能の低下度や心拍数増加などとともに，BMI の低下が重要である。そのため，栄養評価を行い，特に体重を重視して積極的な栄養管理を行う。エネルギー源として脂質は炭水化物にくらべて，燃焼により産生する二酸化炭素量が少なく，すなわち呼吸商が小さい。また，換気を増やさず，血液の炭酸ガス増加による呼吸性アシドーシスを生じにくい。さらに，脂質は高エネルギーであるため，COPD 患者の栄養補給として優れている。血中分枝アミノ酸（BCAA）濃度が低下しているため，これを中心とした高たんぱく質食とする。

(8) 肝疾患，慢性肝炎・肝硬変・脂肪肝

（「第 5 章 生活習慣病概論」 5 生活習慣病—各論— ❼ 脂肪肝（p.155）参照）
　かつて，日本では，B 型や C 型肝炎ウイルス感染による慢性ウイルス性肝炎が多く，10〜20 年で肝硬変に至り，さらには肝がん発症の主因となっていた。昨今，ウイルスの検出，感染予防が可能となって新規感染者が減少し，また既感染者に対してはインターフェロン治療が行われ，肝硬変にまで至る例は減少してきている。他方，栄養過多やアルコール多飲に起因する脂肪肝が著しく増加し，肝硬変症や肝細胞がんに至る場合もある。
　脂肪肝の食事療法は，エネルギー制限食が主軸である。単純性脂肪肝が非アルコール性脂肪肝炎（NASH：non-alcoholic steatohepatitis）に移行する原因は未解明であるが，脂肪肝に至る因子を first hit，次に遺伝的要因や酸化ストレス，エンドトキシン，インスリン抵抗性などが second hit と呼ばれる第二段階の因子となり，NASH に至るとの説がある。このような second hit の軽減に抗酸化療法としてのビタミン C，ビタミン E，β-カロテンや抗酸化ポリフェノール類を多く含む食品摂取が有効と考えられる。同じく抗酸化療法として，鉄制限食およびその延長として瀉血療法も行われる。
　ウイルス性を中心とした慢性肝炎では，肥満を合併すると，肝硬変，肝がんへの進展率が高いとの報告もあり，過剰な栄養摂取を避け，バランスのよい食事を摂る。また，肝臓に鉄沈着が起

こりやすく，血清フェリチン値も上昇するが，鉄は強力な酸化作用で炎症を強め，発がん率を増加させる。鉄制限食（1日6 mg 以下）とし，フェリチン値 100 ng/mL を目標とする。瀉血療法も行われる。また，肝臓障害の進展とともに亜鉛欠乏に至りやすい。

　肝臓障害が進み，肝硬変となり，肝機能が低下すると，安静時エネルギー代謝の亢進，脂肪燃焼の亢進，炭水化物燃焼の低下，分枝アミノ酸（BCAA）の減少などが起こり，症状としては腹水，黄疸，高アンモニア血症や肝性脳症などの肝不全症状を呈するようになる。安静時エネルギー代謝が亢進し，肝内グリコーゲン貯蔵量が低下する。そのため，脂肪分解が促進してグリセロールが増加し，アミノ酸から糖新生を行うため，骨格筋が減少し，窒素出納も負に傾く。また，たんぱく質合成が低下して血中アルブミン値が低下し，血中 BCAA も減少し，肝臓で代謝される芳香族アミノ酸（AAA）は増加し，その結果，Fisher 比（BCAA/AAA）が低下する。肝硬変で血中 BCAA が低下するのは，ブドウ糖（グルコース）の利用が低下し，BCAA をエネルギー源として利用するためである。

　肝硬変の栄養は，エネルギー，たんぱく質代謝状態を把握し，食事摂取基準を基本とした十分なエネルギー量とする。早朝のグリコーゲン枯渇と脂肪燃焼亢進を防ぐために，夜間軽食摂取療法（LES：late evening snack）として就寝前に 200 kcal ほどの夜食をとる。たんぱく質摂取量は，高アンモニア血症や肝性脳症などでは低たんぱく質食（0.5〜0.7 g/日）に肝不全用経腸栄養剤を用い，それ以外では 1.0〜1.5 g/kg 程度とする。脂肪はエネルギーの 20〜25%，塩分も 6 g 程度に制限する。肝硬変の栄養療法のフローチャートが日本消化器学会による「肝硬変の診療ガイドライン 2015」に示されている。経口用の BCAA 顆粒製剤や，BCAA とエネルギー補給用の肝不全用経腸栄養剤が開発されている。BCAA 製剤投与により，低アルブミン血症の改善，肝性脳症や QOL の改善が得られる。肝不全用経腸栄養剤は LES としても用いられる。また，食事摂取不良時や高アンモニア血症時などは BCAA 輸液を投与する。便秘は，高アンモニア血症から肝性脳症を引き起こす誘因となるため，食物繊維を十分にとる。肝硬変では，ビブリオ菌に汚染した食材や皮膚からの菌の侵入で，時に致死的な敗血症になる危険があり，生の魚介類などの摂取は避けるべきである。

（9）胃食道逆流症（逆流性食道炎）

　胃食道逆流症（GERD：gastroesophageal reflux disease）は，胃酸を含む胃内容物が逆流して，胸やけ，胸痛，げっぷ，咽頭部違和感などの症状を起こす状態で，上部消化管内視鏡検査で食道に粘膜障害を認めた場合は逆流性食道炎といい，粘膜障害がない場合は非びらん性胃食道逆流症という。食生活の変化，ピロリ菌感染者の減少などにより胃酸分泌が亢進したり，肥満や骨粗鬆症による円背で腹圧が上がり下部食道括約筋が弛緩して逆流が起こりやすくなるなどが関与して症例が増えている。治療はプロトンポンプ阻害薬（PPI）が薬物療法の中心であるが，生活習慣として，①肥満者は減量する，②症状増悪の原因となる食品を控える，③アルコールや喫煙を控える，④前傾姿勢を正し，衣服などで過剰に腹部を締めつけない，⑤食後すぐの臥位を避ける，などが必要である。

(10) 炎症性腸疾患

クローン病や潰瘍性大腸炎は，消化管に潰瘍を起こす原因不明の慢性炎症性疾患である。クローン病は若年者に多くみられ，消化管の全層に及ぶ非連続性の慢性肉芽性病変を呈する疾患である。腹痛や下痢，発熱などの症状を来し，食事摂取量の低下や消化・吸収能の低下，たんぱく質漏出，異化亢進などにより潰瘍性大腸炎よりもたんぱく質・エネルギー栄養障害（PEM）に陥りやすい。急性期に抗TNF-α抗体を投与することで寛解導入が可能となった。脂肪摂取量がクローン病の病態に関連すると考えられており，脂肪含有量が0.6%と著しく低い成分栄養剤（ED）の有効性が確かめられている。寛解期の食事療法には，経腸成分栄養剤を用いたり，バランスのよい食事で動物性脂肪や飲酒を控え，消化のよいものを摂るなどがある。

潰瘍性大腸炎は大腸粘膜にびらんや潰瘍を形成し，粘血下痢便が特徴である。治療の中心は，サラゾピリン，ペンタサ，ステロイドホルモンなどの抗炎症剤の投与である。また，炎症によるエネルギー代謝亢進や下痢による体液の漏出に対して栄養管理が必要である。

(11) がん　　（「第5章 生活習慣病概論」5 生活習慣病―各論― ⓬ がん（p.163）参照）

がん患者では低栄養状態になることが多く，特に頭頸部がん，食道・胃・膵臓などの消化器系のがんに多い。化学療法は，食欲不振や味覚変化，嘔気・嘔吐，口内炎，下痢などを起こすことが多い。放射線療法では照射部位や線量などによるが，食欲不振，消化管の粘膜障害，下痢などが起こり，栄養状態を低下させる。

がん悪液質は，腫瘍から分泌される因子や腫瘍に対する生体反応としてリンパ球から分泌されるインターロイキン炎症性サイトカイン（インターロイキン-1，インターロイキン-6，腫瘍壊死因子-α，インターフェロン-γなど）により，食欲低下，エネルギー代謝亢進，体たんぱく質・体脂肪の分解促進を起こし，進行性の体重減少が起こる状態である。

栄養状態を評価し，適切な栄養補給を行うことで治療効果や病状改善や延命を図ることができる。特に，がん罹患による精神的落ち込みからの食欲低下や，化学療法，放射線療法などによる栄養障害は改善が見込まれる。在宅での経腸栄養や静脈栄養は，家族の協力と看護体制の整備が必要である。

他方，終末期の強制栄養補給の実施に際しては，病状や症状，生命予後，本人や家族の希望などを多職種の医療チームで総合的に評価し，患者にとって最善の医療とケアの体制を作る必要がある。不適切な水分・栄養投与がかえって苦痛を助長する場合もある。認知症や慢性疾患末期の高齢者などでも同様の判断がされるべきであろう。厚生労働省から「人生の最終段階における医療の決定プロセスに関するガイドライン」（2018年3月改訂）が発表されている。

2　臨床検査

臨床検査については，多くの医療施設で用いられている検査項目を表6-14にまとめた。ここでは，腫瘍マーカーのうち，よく用いられるものをあげた。これらを用いたがんの診断はできないことを留意すべきであり，治療後評価などを含め，ひとつの目安として使用される。各基準値は，各検査機関によって異なるため，割愛した。

表 6-14　医療施設で用いられている検査項目

区 分		検査項目	備 考
基本検査項目	身体計測	身長	
		体重	
		肥満度	
		BMI	
		腹囲	
	生理	血圧測定	原則2回測定値と平均値
		心電図	
		心拍数	
		眼底	両眼撮り
		眼圧	
		視力	
		聴力	簡易聴力
		呼吸機能	1秒率，％肺活量，%1秒量（対標準1秒量）
	X線・超音波	胸部X線	2方向
		上部消化管X線	食道・胃・十二指腸。4ツ切等8枚以上[※1]
		腹部超音波	検査対象臓器は肝臓（脾臓を含む）・胆嚢・膵臓・腎臓・腹部大動脈とする。ただし，膵臓検出できない時は，その旨記載すること。
	生化学	総たんぱく	
		アルブミン	
		クレアチニン	
		eGFR	
		尿酸	
		総コレステロール	
		HDLコレステロール	
		LDLコレステロール	
		non-HDLコレステロール	
		中性脂肪	
		総ビリルビン	
		AST（GOT）	
		ALT（GPT）	
		γ-GT（γ-GTP）	
		ALP	
		血糖（空腹時）	
		HbA1c	

区　分		検査項目	備　考
基本検査項目	血液学	赤血球	
		白血球	主に炎症や感染症で増加する。
		血色素	
		ヘマトクリット	
		MCV	
		MCH	
		MCHC	
		血小板数	
	血清学	CRP	定量法
		血液型（ABO　Rh）	本人の申し出により省略可
		HBs抗原	本人の申し出により省略可
	尿	尿一般・沈渣	たんぱく，尿糖・潜血など 沈渣は，たんぱく，潜血反応が陰性であれば省略可
	便	潜血	免疫法で実施（2日法）
	医療面接（問診）		医療職が担うこと（原則，医師・保健師・看護師とする） 問診票（質問票）は，特定健診対象者には特定健診質問票22項目を含むこと。
	医師診察		胸部聴診，頸部・腹部触診など。※2
	結果説明		医師が担うこと。 受診勧奨，結果報告書，特定健康診査対象者には情報提供※2
	保健指導		医療職が担うこと（実施者は「特定健康診査・特定保健指導の円滑な実施に向けた手引き（第3版）」に準ずること。医師の結果説明の間での実施も可とする） 受診勧奨，結果報告書，特定健康診査対象者には情報提供※2
オプション検査項目	上部消化管内視鏡		※3
	乳房診察＋マンモグラフィ		乳房診察は医師の判断により省略することも可。
	乳房診察＋乳腺超音波		
	婦人科診察＋子宮頚部細胞診		検体採取は医師が実施すること。
	PSA		
	HCV抗体		※4

※1 X線検査を基本とする。本人および保険者から内視鏡検査の申し出があった場合は，オプション項目に掲げる金額を加算し実施する。
※2 診察・説明・指導は，施設の実状を踏まえた効率的な運用を認める。なお，原則として医師による診察と結果説明は別々に行うこと。
※3 内視鏡検査を行う際は，別途，十分な説明のもとに本人から文書同意を取得すること。原則，鎮痛薬・鎮静薬は使用しない。
※4 厚生労働省の肝炎総合対策に基づき，未実施の場合は実施を推奨する。
〈補足〉梅毒検査は，本契約における基本検査項目およびオプション検査項目には含まれないが，受診者本人の申し出により実施することは妨げない。
資料）日本総合健診医学会：総合健診の基準検査項目（平成30年4月）を一部改変

身体活動と栄養

第7章

久保 明

1 身体活動に関するエッセンス─代謝からアセスメントまで─

❶ 身体活動

　身体活動は，大脳運動野からの運動指令が脊髄路から脊髄α運動ニューロンに至り，その支配筋線維を支配することによって生じる。α運動ニューロンと筋線維接合部ではアセチルコリンが伝達物質となり，筋の収縮はATP（アデノシン三リン酸）をエネルギー源とし，筋細胞内のCaイオン濃度によって収縮・弛緩する。筋線維は，収縮の速度によって遅筋（タイプⅠ）と速筋（タイプⅡa，Ⅱx，Ⅱb）に分けられる。タイプⅡaは速筋ではあるが，ミトコンドリアに富み，有酸素運動に関与するため，性質上はタイプⅠに似ている。

　身体活動は安静にしている状態よりも多くのエネルギーを消費するすべての体の動きとして捉えられる。安静時，生命維持に必要な体温保持，呼吸，循環などに必要なエネルギー量は基礎代謝と呼ばれ，成人で1,200〜1,400 kcal/日程度である。一方，身体活動は家事，通勤などを含む非常に幅広いものである。

❷ 体力，運動

　体力とは，身体活動を行う能力に関連する要素であり，有酸素的能力（全身持久力），無酸素的能力，静的または動的筋力，柔軟性，巧緻性，敏捷性などがあげられる。

　運動といった場合は，計画的・反復的であり，体力の改善または維持を目的とする意図的な身体活動の一部である。

❸ 身体活動のエネルギー源と代謝

　身体活動のエネルギー源は，ATP（アデノシン三リン酸）であり，ADP（アデノシン二リン酸）となるときに 7.4 kcal/mol のエネルギーを放出する（図 7-1）。ミトコンドリアで生じた ATP は，クレアチンリン酸の産生と共役しており，クレアチンリン酸として存在する。骨格筋細胞のミトコンドリアに機能障害があると，運動継続が困難となる。

　このエネルギー源としての ATP は骨格筋にわずかに蓄えられている以外，主として脂質，炭水化物から TCA サイクル（クエン酸回路）を経て供給される（図 7-2）。供給源は身体活動の強さや持続時間によって異なり，安静時には遊離脂肪酸（FFA）が主なエネルギー源となる。また，低い運動強度で長時間動く場合や運動強度が漸増する場合は，血中グルコース（ブドウ糖）も用いられる。最大酸素摂取量の 50％ 以下の強度では，脂質と炭水化物はそれぞれ 50％ の割合で利用される。

　一方，運動の初期（10〜15 秒間）など，比較的無酸素的に供給する場合はクレアチンリン酸からの ATP 供給が機能し，運動強度が高く 30〜40 秒間の運動時には骨格筋中のグリコーゲンが供給源となる。この両者は無酸素系とも呼ばれる。

　これらのエネルギー供給系として，解糖経路では 1 分子のグルコースから 2 分子の乳酸と ATP が生じ，有酸素系では 1 分子のグルコースから 38 分子の ATP が産生される。このように，炭水化物は無酸素的および有酸素的代謝でエネルギー（ATP）供給が可能であるが，脂質は有酸素的代謝でのみエネルギーを供給する。

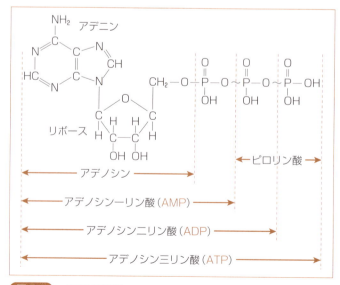

図 7-1　ATP の構造

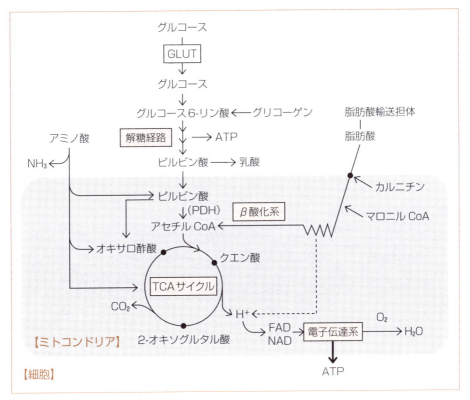

図 7-2 細胞内のエネルギー代謝系

❹ 呼吸商

呼気ガス分析からの呼吸商（CO_2/O_2）によってエネルギー源がわかる。脂質の燃焼のみでは 0.7，炭水化物のみでは 1.0 となる。たんぱく質は体内で完全に酸化されることはなく，身体活動のエネルギーとして用いられるのは約 10％ であり，呼吸商は 0.8 となる。

❺ AMPK の作用

身体活動が持続的に行われるとエネルギー源である ATP が減少し，AMP（アデノシン一リン酸）が増加する。AMP によって，AMPK（AMP activated protein kinase）というリン酸化酵素が活性化する。AMPK は，ビグアナイド，チアゾリジン（いずれも糖尿病治療薬）によっても活性化し，GLUT4（グルコース輸送体：glucose transporter）による骨格筋へのグルコース取り込みを促し，脂質の燃焼を増す。一方，mTOR（mammalian target of rapamycin）を抑制することで寿命にも関連している。mTOR は，身体活動によって亢進するオートファジー（不要なたんぱく質の処理システム）に対しても抑制している。

さらに，ATP 産生を担うミトコンドリアの機能上昇，脂肪酸酸化などのエネルギー代謝を円滑化する PGC-1α（PPARγ コアクチベータ）の機能亢進も注目される。

❻ 身体活動強度

身体活動の強さは，自覚強度である Borg 指数やエネルギー消費率で表す。エネルギー消費率は代謝率（MET：metabolic equivalent）で示し，安静時に対する活動時代謝の比で表される。1 MET は酸素摂取量 3.5 mL/分/kg に相当する。これらを比較した身体活動強度の分類を表7-1 に示す。

また，余暇や日常生活動作のエネルギー必要量を表7-2 に，さらに 200 kcal 消費する運動の目安を表7-3 に示した[1]。

表7-1　身体活動強度の分類

	持久型運動							筋力型運動
	自覚強度	相対強度		絶対強度（METs）				相対強度
	Borg 指数	%最大酸素摂取量	%最大心拍数	若年 20〜39歳	中年 40〜64歳	高齢 65〜79歳	超高齢 80歳以上	%最大随意収縮
非常に軽い	<10	<20%	<35%	<2.4	<2.0	<1.6	<1.0	<30%
軽い	10〜11	20〜39%	35〜54%	2.4〜4.7	2.0〜3.9	1.6〜3.1	1.1〜1.9	30〜49%
中等度	12〜13	40〜59%	55〜69%	4.8〜7.1	4.0〜5.9	3.2〜4.7	2.0〜2.9	50〜69%
きつい	14〜16	60〜84%	70〜89%	7.2〜10.1	6.0〜8.4	4.8〜6.7	3.0〜4.25	70〜84%
非常にきつい	17〜19	≧85%	≧90%	≧10.2	≧8.5	≧6.8	≧4.25	≧85%
最大	20	100%	100%	12.0	10.0	8.0	5.0	100%

資料）*Heart View*, 15 (9), 74 (2011)

表7-2　余暇や日常生活動作のエネルギー必要量

	軽度		中等度		活発	
	身体活動	METs	身体活動	METs	身体活動	METs
余暇	歩行（3.2 km/時）	2.5	歩行（4.8 km/時）	3.3	歩行（8.0 km/時）	8.0
	ビリヤード	2.4	歩行（6.4 km/時）	4.5	ジョギング 1.6 km(10分)	10.2
	社交ダンス	2.9	柔軟体操（負荷なし）	4.0	坂を上る	6.9
	ゴルフ（カート利用）	2.5	サイクリング（ゆっくり）	3.5	サイクリング（中等度）	5.7
	乗馬（歩行）	2.3	ゴルフ（カート利用なし）	4.4	社交ダンス（速く）	5.5
	バレーボール（非競争的）	2.9	水泳（ゆっくり）	4.5	エアロビックダンス/バレエ	6.0
					アイススケート	5.5
					ローラースケート	6.5
					スキー(水上,ダウンヒル)	6.8
					テニスダブルス	5.0
					サーフィン	6.0
					水泳	7.0
					スカッシュ	12.1
日常生活動作	静かに横たわる	1.0	家事	3.5		
	乗り物に乗る	1.5	掃除機をかける	3.5		
	草木に水をやる	2.5	ゴミを出す	3.0		
			園芸（持ち上げ動作なし）	4.4		
			芝刈り（電動芝刈り機）	4.5		
			物を連続的に持ち上げる	4.0		
			車の荷積み	3.0		

資料）*Heart View*, 15(9), 75 (2011)

表 7-3 200 kcal 消費するための運動

速歩[※1]	5 km を 60 分で歩く。
ランニング[※1]	4 km を 20 分で走る。
水泳（平泳ぎ）[※2]	800～1,000 m を 20～30 分で泳ぐ。
自転車	8～9 km こぐ。
階段	25 階まで昇る。
サッカー[※3]	30 分
テニス[※4]	20～30 分
縄跳び	12～13 分

[※1]体重による差異あり。
[※2]水中歩行はこの倍の時間。
[※3]上手くなるとあまり消費しなくなる。ポジションで差がある。
[※4]上手くなるとあまり消費しなくなる。
注）ゴルフは 1 ラウンドで 300～350 kcal を消費する。
原表）久保明

❼ 全身持久力性能力

全身持久力性能力は最大酸素摂取量（VO_2 max）で示され，漸増運動負荷テストなどによって判断する。無酸素性閾値（AT：anaerobic threshold）とは，運動のエネルギー源供給として有酸素的なものに無酸素的 ATP 産生が加わるポイントで，最大酸素摂取量の約 60％ 程度とされる。この測定には，呼気ガスを用いた方法（JT）または血中乳酸濃度を用いた方法（LT）などがある。酸素摂取量は，次の式で求められる。

酸素摂取量〔mL/分〕＝ 1 回拍出量〔mL〕×心拍数〔拍/分〕×動静脈酸素較差〔mL/mL〕

❽ 運動処方

特に全身持久性運動に関する運動処方は，次のいずれかを用いて行う。
① VO_2 max，②最高心拍，③ Borg 指数
最高心拍を用いる方法は，次のカルボーネンの式に基づいて行う。

目標心拍数 ＝（最高心拍数[※1]－安静時心拍数）×k[※2]＋安静時心拍数

[※1]最高心拍数：220 － 年齢
[※2]k：運動強度　通常は 0.5～0.7 程度

❾ 身体活動基準

健康づくりのための身体活動基準 2013 を表 7-4 に示す。レジスタンストレーニングは，図 7-3 に示したように 8～10 回繰り返して行える動作であれば 2 セットを基本として行う[2]。マシーンを用いない場合は，壁立て伏せや腕立て伏せ（最初は膝をついても可），ハーフスクワットなども有効である。

表7-4　健康づくりのための身体活動基準2013

ライフステージに応じた健康づくりのための身体活動（生活活動・運動）を推進することで健康日本21（第二次）の推進に資するよう、「健康づくりのための運動基準2006」を改定し、「健康づくりのための身体活動基準2013」を策定した。

- 身体活動（生活活動及び運動）[※1]全体に着目することの重要性から、「運動基準」から「身体活動基準」に名称を改めた。
- 身体活動の増加でリスクを低減できるものとして、従来の糖尿病・循環器疾患等に加え、がんやロコモティブシンドローム・認知症が含まれることを明確化（システマティックレビューの対象疾患に追加）した。
- 子どもから高齢者までの基準を検討し、科学的根拠のあるものについて基準を設定した。
- 保健指導で運動指導を安全に推進するために具体的な判断・対応の手順を示した。
- 身体活動を推進するための社会環境整備を重視し、まちづくりや職場づくりにおける保健事業の活用例を紹介した。

血糖・血圧・脂質に関する状況		身体活動（生活活動・運動）[※1]		運動		体力（うち全身持久力）
健診結果が基準範囲内	65歳以上	強度を問わず、身体活動を毎日40分（＝10メッツ・時/週）	今より少しでも増やす（例えば10分多く歩く）[※4]	―	運動習慣をもつようにする（30分以上・週2日以上）[※4]	―
	18〜64歳	3メッツ以上の強度の身体活動[※2]を毎日60分（＝23メッツ・時/週）		3メッツ以上の強度の運動[※3]を毎週60分（＝4メッツ・時/週）		性・年代別に示した強度での運動を約3分間継続可能
	18歳未満	―		―		―
血糖・血圧・脂質のいずれかが保健指導レベルの者		医療機関にかかっておらず、「身体活動のリスクに関するスクリーニングシート」でリスクがないことを確認できれば、対象者が運動開始前・実施中に自ら体調確認ができるよう支援した上で、保健指導の一環としての運動指導を積極的に行う。				
リスク重複者またはすぐ受信を要する者		生活習慣病患者が積極的に運動をする際には、安全面での配慮がより特に重要になるので、まずかかりつけの医師に相談する。				

注）[※1]「身体活動」は、「生活活動」と「運動」に分けられる。このうち、生活活動とは、日常生活における労働、家事、通勤・通学などの身体活動を指す。また、運動とは、スポーツなどの、特に体力の維持・向上を目的として計画的・意図的に実施し、継続性のある身体活動を指す。
　　[※2]「3メッツ以上の強度の身体活動」とは、歩行またはそれと同等以上の身体活動。
　　[※3]「3メッツ以上の強度の運動」とは、息が弾み汗をかく程度の運動。
　　[※4]年齢別の基準とは別に、世代共通の方向性として示したもの。

資料）厚生労働省：健康づくりのための身体活動基準2013（2013）

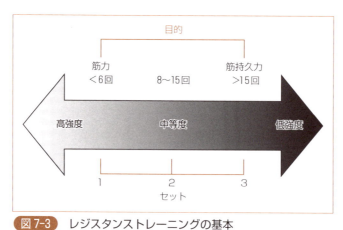

図7-3　レジスタンストレーニングの基本

資料）*Circulation*, 116 (5), 572-84 (2007)

2 生活習慣病の予防と治療における運動療法

　身体活動の生活習慣病に及ぼす影響を把握するためには，まず身体活動の体に対する影響を理解する必要がある。身体活動の呼吸器系・循環器系への影響を表 7-5 に，身体活動の全身への影響を図 7-4 に示す[3]。

❶ 身体活動と糖質代謝

　一方，身体活動の糖質代謝に及ぼす影響を急性効果・継続効果に分けて表 7-6 にまとめる[4]。身体活動の筋肉組織における細胞内 GLUT4 の形質膜への移動は Ca^{2+}, AMP, cAMP など多くの因子が関与してリン酸化酵素 TBC1D1 に働き掛けることによって生じる。身体活動によって，GLUT4 の遺伝子発現やたんぱく量が増加する。

表 7-5 身体活動と呼吸器系・循環器系の影響

呼吸器系の反応

	安静時	運動時
呼吸数	10〜15/分	増加
1回換気量	400〜500 mL/回	増加
分時換気量	6〜8 L/分	増加（最大で安静時の 10〜20 倍）

循環器系の反応

	安静時	運動時
心拍数	60〜80 拍/分	増加（最大で安静時の 2〜3 倍）
1回拍出量	70〜80 mL/回	増加[*]（最大で安静時の 1.5〜2 倍）
心拍出量	4〜5 L/分	増加（最大で安静時の約 5 倍）
動静脈血酸素較差	50〜60 mL/L	増加（最大で安静時の 2〜2.5 倍）
収縮期血圧	100〜130 mmHg	上昇

[*]1回拍出量は中等度の強度の運動までは増加するが，その後はほぼ一定。

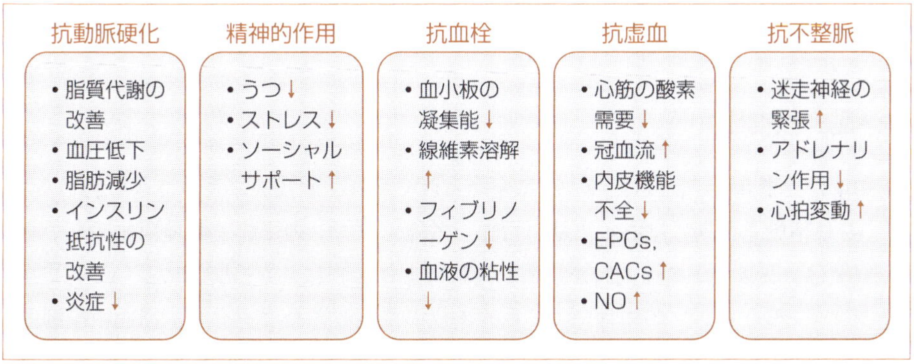

抗動脈硬化	精神的作用	抗血栓	抗虚血	抗不整脈
・脂質代謝の改善 ・血圧低下 ・脂肪減少 ・インスリン抵抗性の改善 ・炎症↓	・うつ↓ ・ストレス↓ ・ソーシャルサポート↑	・血小板の凝集能↓ ・線維素溶解↑ ・フィブリノーゲン↓ ・血液の粘性↓	・心筋の酸素需要↓ ・冠血流↑ ・内皮機能不全↓ ・EPCs, CACs↑ ・NO↑	・迷走神経の緊張↑ ・アドレナリン作用↓ ・心拍変動↑

図 7-4 身体活動の全身への影響
資料）*Circulation*, 123 (20), 2274-83 (2011)

表 7-6　運動強度と糖質代謝

効　果	運動強度	糖代謝
急性効果	55〜75%VO₂ max 運動後 48〜72 時間まで効果	血糖 20〜40 mg/dL ↓ インスリン感受性改善
継続効果 (糖尿病発症頻度減少効果)	500 kcal/週 40 分/週の中程度以上の運動強度 30 分/日の運動＋生活習慣改善 fight fit vs low fit	6% 減少 減少 半減 1/3

資料）*Med Sci Sports Exerc*, 33 (6 Suppl), S495-500 (2001)

　一方，インスリンの場合は AKT2（たんぱく質コード遺伝子）による AS160（Rab GTP 分解酵素活性化たんぱく質）への影響が中心となるため，身体活動による筋肉組織への糖取り込みとは異なっている。身体活動を継続すると，骨格筋毛細血管壁のリポたんぱく質リパーゼ（LPL）の活性が高まり，血中遊離脂肪酸が増加してエネルギー源として利用される。また，骨格筋細胞内脂肪（IMCL：intramyocellular lipid）は異所性脂肪の一種とされ，ミトコンドリアで脂肪酸酸化障害があると増加することから全身の運動能力とも関連する。

　このような細胞レベルでの変化を繰り返すことによって糖尿病発症頻度減少という疫学的効果が生じる。糖尿病発症に関する生活習慣の効果は多くの研究で示されているが，遺伝子多型によって糖尿病発症頻度が高い症例によっても，1 週間に 150 分の軽い運動と 7% 以上の減量によって数十％の発症を抑えるという研究は遺伝的要因と生活習慣のかかわりという点からも注目される。

❷ 身体活動と脂質代謝

　脂質代謝に及ぼす身体活動の影響についても多くの研究が行われている。中性脂肪レベルの改善は著明であるが，身体活動だけで LDL コレステロール値の減少，HDL コレステロール値の増加を達成することは容易ではない。図 7-5 に Grundy SM らがまとめた身体活動と代謝指標を示す[5]。

❸ 身体活動と高血圧

　高血圧基準は，表 5-9（p.144）のように定められており，測定法によって基準値（表 7-7）が異なる[6]。身体活動急性期には心拍出量の増加，各種ホルモンの影響で収縮期血圧を中心に上昇し，その程度はレジスタンス運動時が有酸素運動時よりも著しい。長期的にみると，交感神経系の抑制や NO（一酸化窒素）の増加による血管内皮の機能改善などを介し，高血圧症例において VO₂ max の運動施行で収縮期・拡張期血圧ともに 5〜10 mmHg 程度の低下が期待できる。

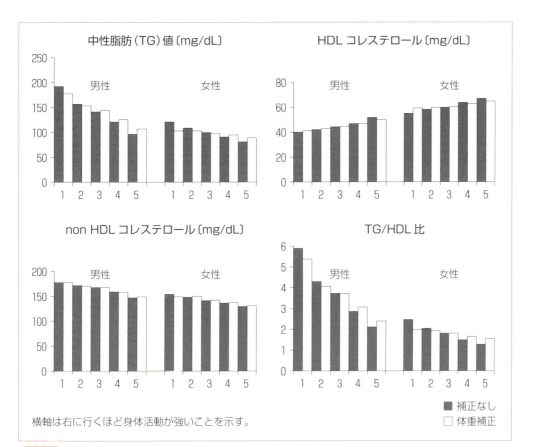

図 7-5 心血管フィットネスと代謝指標

資料）*Am J Cardiol*, 109 (7), 988-93 (2012)

表 7-7 異なる測定法における高血圧基準

	収縮期血圧〔mmHg〕		拡張期血圧〔mmHg〕
診察室血圧	≧ 140	かつ/または	≧ 90
家庭血圧	≧ 135	かつ/または	≧ 85
自由行動下血圧			
24 時間	≧ 130	かつ/または	≧ 80
昼間	≧ 135	かつ/または	≧ 85
夜間	≧ 120	かつ/または	≧ 70

資料）日本高血圧学会：高血圧治療ガイドライン 2014（2014）

❹ 身体活動と肥満

さらに栄養との関連で重要な指標である体重，BMI，ウエスト周囲長などと身体活動レベルとの関係を図 7-6 に示す[5]。

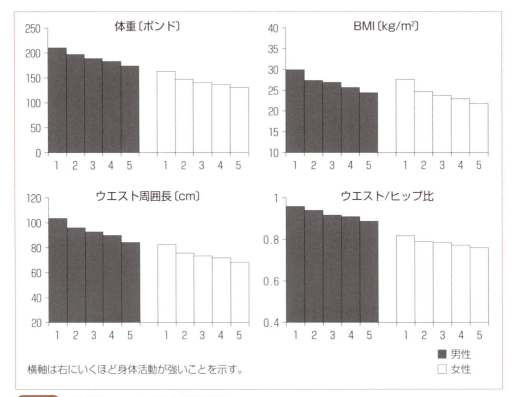

図 7-6 心血管フィットネスと代謝指標

資料）*Am J Cardiol*, 109（7），988-93（2012）

　1日当たりの総エネルギー消費量（TEE：total energy expenditure）は，「基礎代謝量＋食事誘発性熱産生＋身体活動によるエネルギー消費」として示される。

　肥満はエネルギー摂取とエネルギー消費との収支によって決まるため，肥満の治療法（減量法）としての身体活動に関する研究は極めて多い。

　Thorogood Aらは，減量法として有酸素運動のみを対象としたメタ解析を行った。その結果，6カ月，12カ月プログラムの減量はそれぞれ－1.6 kg，－1.7 kgであり，ウエスト周囲長の減少はそれぞれ－2.12 cm，－1.95 cmであった。この結果は大きいとはいえず，やはり減量効果を確実にするためには食事療法との併用が求められる。表7-8に1年で7～10％の減量達成に向けた生活習慣改善の提案を示す[7]。

　最近，身体活動の減量メカニズムを説明するマイオカインが注目されている。irisin（アイリシン）と呼ばれるマイオカインの一種は，脂肪細胞の性質を変換し，UCP1（uncoupling protein 1）を増やしてよりエネルギーを消費しやすい褐色脂肪細胞様にする。ヒトでは10週間程度の身体活動で，基礎レベルの2倍程度に上昇する。

　身体活動による減量効果はエネルギー消費や基礎代謝などで説明されるが，実際には個人差が著しく，irisinは個人差を説明し得る物質としての可能性があり，今後はirisinを増加させる栄養素も注目されるであろう。

表 7-8　1 年で 7～10% の減量達成に向けた生活習慣改善

項　目	減量目的	減量維持目的
コンタクトの頻度と期間	●週1回の面会/電話によるコンタクトを20～26週間（インターネット/メールによるコンタクトでは減量効果減少） ●グループもしくは個別コンタクト	●隔週のコンタクトを52週間もしくはそれ以上（月1回のコンタクトで十分な可能性あり） ●グループもしくは個別コンタクト
食事指導	●低エネルギー食（体重が250ポンド（約114 kg）未満は 1,200～1,500 kcal，それ以上は 1,500～1,800 kcal） ●標準的な三大栄養素の比率 　脂質＜30%（飽和脂肪酸＜7%），たんぱく質 15～25%，残りを炭水化物	●減量維持に適した低エネルギー食 ●標準的な三大栄養素の比率：減量時とほぼ同等
身体活動の指導	●中強度の有酸素運動（速歩など）を 180 分/週 ●筋力トレーニングも組み合わせることが望ましい。	●中強度の有酸素運動（速歩など）を 200～300 分/週 ●筋力トレーニングも組み合わせることが望ましい。
行動療法	●毎日の食生活と身体活動モニタリング（日記：紙/電子媒体） ●週に一度の体重モニタリング ●行動変容のための構造化されたカリキュラム（DPP：糖尿病予防プログラムなど） ●指導者からの定期的なフィードバック	●不定期～毎日の食生活と身体活動モニタリング（日記：紙/電子媒体） ●週に二度，毎日の体重モニタリング ●行動変容のためのカリキュラム（リバウンド予防や個別の問題解決など） ●指導者からの周期的なフィードバック

資料）*Circulation*, 125（9），1157-70（2012）

❺ 身体活動と尿酸値

　尿酸に関しては身体活動によって血中乳酸濃度が増加する一方，尿酸クリアランスが低下する。さらに ATP 消費が過剰になると，2 分子の ADP から ATP と AMP がつくられ，AMP からキサンチンを介して尿酸となるため，著しいレジスタンストレーニングは好ましくない。

　一方，最大心拍の 30% 程度の身体活動であれば AMP 増加も伴わず，利尿作用による尿酸低下作用も期待できる。

❻ 身体活動と冠動脈疾患

　呼吸・循環・代謝などへの影響が統合された結果として，身体活動により冠動脈疾患発症の減少や寿命延長として現れる。図 7-7 に 1 週間における身体活動時間を基に冠動脈疾患の発症予防効果を示した。同一身体活動量であっても男女差があり，女性のほうが男性よりも予防効果が明らかである[8]。

❼ 身体活動と健康増進

　厚生労働省による国民健康・栄養調査では，各年齢別の「運動習慣者（1 回 30 分以上の運動を週 2 回以上実施し，1 年以上継続している者）の割合」が示されており（図 7-8），男女ともに 60 歳未満における身体活動の少なさが特徴的である[9]。

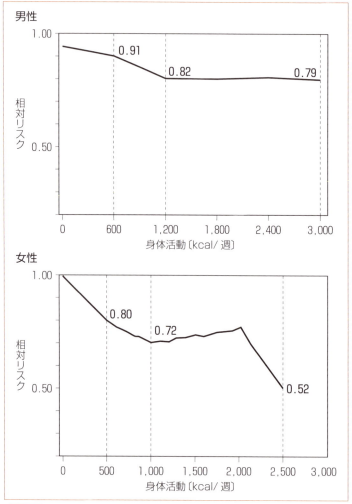

図7-7 身体活動による冠動脈疾患の発症予防効果
資料) *Circulation*, 124 (7), 789-95 (2011)

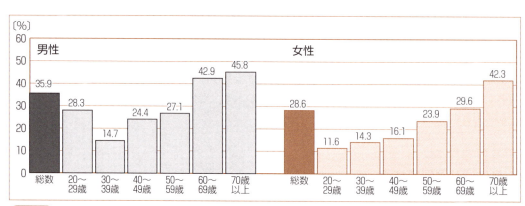

図7-8 運動習慣のある者の割合（20歳以上，性・年齢階級別）
資料) 厚生労働省：平成29年国民健康・栄養調査

表7-9 WHOの身体活動の勧告案による身体活動の利点

①心・呼吸器の健康：高血圧，心血管病変，冠動脈疾患，脳卒中
②代謝の健康：肥満，糖尿病，脂質異常症※
③筋骨格の健康：骨，骨粗鬆症，変形性関節症※，サルコペニア※
④がんの予防：大腸がん，乳がん，前立腺がん※
⑤機能的健康，転倒予防
⑥うつ病，認知症※

※著者追加，Global Recommendations on Physical Activity for Health より

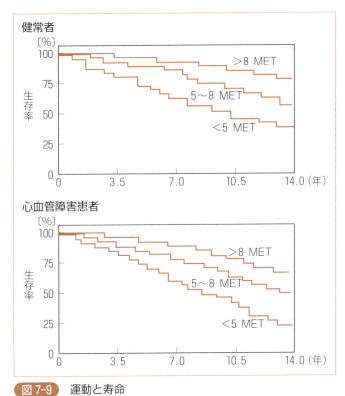

図7-9 運動と寿命
資料) N Engl J Med, 346, 793-801 (2002)

　これらの現状を踏まえ，2011年にWHO（世界保健機関）は身体活動の勧告案の中で，表7-9のような身体活動の利点をあげた[10]。さらに，寿命への影響をMETによって示したのが図7-9である[11]。基礎疾患をもたない者でも，10年くらいの時間的経過によって身体活動能が低いと，寿命が短いことが示唆されている。軽度の身体活動（レジャー活動程度）でも，長寿の遺伝子とされる染色体末端部分のテロメアの長さが長くなるとされており，身体活動の寿命への影響は多岐にわたっている。

　Wen CPらは1日15分程度の身体活動でも死亡率が低下することを示した。10～15分間，体を動かすことを何回か行うことでも，体への好ましい影響が認められており[12]，「20分以上体を動かさなければ意味がない」などの誤った考え方を正すことがさらなる健康増進につながる。さらに，6分間歩行試験による自覚症状の変化，歩行距離などを運動負荷試験として用いることもある。

3 ライフステージと身体活動

❶ ロコモティブシンドローム

　加齢に伴う生理的な筋力・持久力の低下は1年間で1〜2％とされる。さらに、身体活動に影響を及ぼす病態として、骨・関節・筋肉の運動器を中心とした機能障害であるロコモティブシンドローム（locomotive syndrome）が進行すると、歩けない、立ち上がれない状態を引き起こし、介護を必要とする。

　骨は骨粗鬆症、関節は変形性腰・膝関節症、筋肉ではサルコペニア（sarcopenia）という症状があり、栄養素・栄養状態もこれらの発症に深く関連している。日本整形外科学会では、日常生活におけるロコモティブシンドロームの発見に役立つ7つのチェックを提案している（図7-10）。

　サルコペニアは加齢性筋肉減少症と呼ばれ、ギリシャ語のsarco（肉）・penia（減少）に由来し、45歳以上では約1/4の罹患率が推測される。本症の発症には、酸化ストレス（ROS）、成長ホルモン系（GH、IGF-1）、転写共役因子のPGC-1α、炎症性サイトカイン（IL-6, TNF-α）などの多くの因子が関係しており、幹細胞の老化や間葉系前駆細胞の障害も示唆されている。

　臨床的にサルコペニアは、一次性（加齢に伴う）と二次性に分類され、後者は疾患によるもの

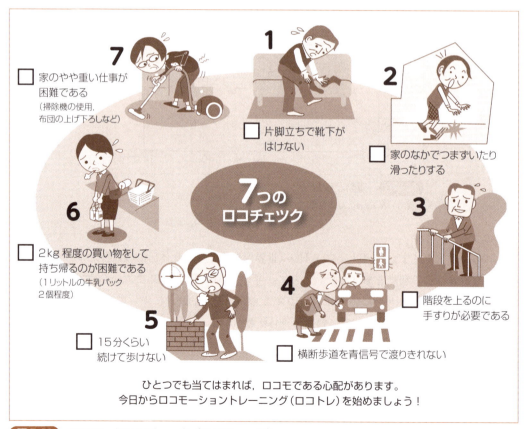

図7-10 ロコモーションチェック（ロコチェック）
資料）日本整形外科学会：ロコモパンフレット2010年度版

（呼吸・循環器疾患や悪性腫瘍など），身体活動の低下（ベッド上安静）によるもの，栄養・吸収不良によるものなどに分けられる。

Morley JE らは，図 7-11 のようなサルコペニアの診断手順を提案している[13]。臨床現場では，筋量以外に握力も有効な診断方法となり得る。さらに，下腿の周囲長が 31 cm 未満では日常生活制限が生じるともいわれている。

また，筋肉組織内に脂肪細胞が浸潤した状態を sarcopenic obesity と呼ぶこともある。一方，疾患により骨格筋（一部脂肪）の減少を特徴とする複雑な代謝性症候群をカヘキシア，多臓器の生理機能・予備能低下を伴う加齢による虚弱をフレイル（フレイルティ）と呼び，サルコペニアとともに要介護状態を招く重大な病態である。

サルコペニアの予防・治療では身体活動が有効である。筋肉運動では，8～15 回くらい繰り返し運動可能な負荷を 2 セット行うことが中等度とされるが，上腕・大腿の伸筋群を意識してこのようなトレーニングを行い，さらに速歩を加えることが望ましい。

栄養面では，アミノ酸（特に，筋肉で分解されるバリン，ロイシン，イソロイシンなど），カロテノイド，さらには速筋増大に働く可能性を有するビタミン D などの栄養素も重要である。

❷ 認知症

65 歳以上の高齢者が全人口に占める割合は高齢化率と呼ばれ，7% を超えると高齢化社会，21% を超えると超高齢社会とされる。超高齢社会のわが国では，加齢とともに認知症の頻度は増加し，2010 年には全国で 242 万人の認知症患者がおり，2030 年には 300 万人以上に達するとの予測もある。認知症の半分～2/3 をアルツハイマー病（AD）が占め，そのほかに脳血管障害

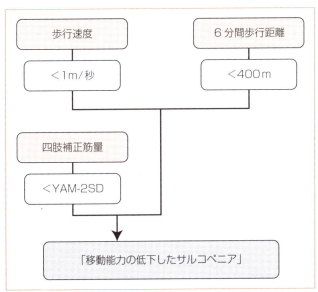

図 7-11 SSCWD のコンセンサスによる「移動能力の低下したサルコペニア」の診断手順

資料) *J Am Med Dir Assoc.* 12(6), 403-9（2011）を改変

性，レビー小体型認知症などが含まれる。認知症の臨床症状は，知的機能障害からなる中核症状と知的障害に基づく不穏・徘徊などの情緒行動障害（BPSD：behavioral and psychological signs of dementia）とからなる。

ADの薬剤治療としては，ChE阻害薬のドネペジル（アリセプト®），ガランタミン（レミニール®），リバスチグミン（リバスタッチ®），NMDA阻害薬のメマンチン（メマリー®）の4種が用いられているが，アミロイドβ（Aβ）を標的とした根本的な予防・治療薬の実用までには時間を要する。

疫学・観察研究では，野菜・果物の摂取は有意にAD発症の減少と関連するという報告がある。また，介入研究では，多価不飽和脂肪酸のドコサヘキサエン酸（DHA），エイコサペンタエン酸（EPA），ビタミンB，ビタミンEなどが用いられているが，認知症発症の予防効果は明らかではない。

一方，身体活動は，骨格筋が分泌するマイオカインの一種であるBDNF（brain derived neurotrophic factor）のみならず，インスリン抵抗性の改善が抗酸化酵素の誘導，血流の改善などを介して認知症の発症予防や一部治療的効果を有する。このメカニズムを図7-12に示した[14]。身体的に健康な高齢者は，そうでない高齢者とくらべて海馬や灰白質の体積が大きいとされる。

Buchman ASらは，716人の高齢者に対して身体活動を4年間にわたって指導することで，AD発症が減少したことを報告した。また，軽度認知障害（MCI：mild cognitive impairment）のADへの移行は10～15%/年であり，正常認知機能を有する高齢者の約10倍高いことから注目すべき病態とされている[15]。MCIに対しても身体活動介入を行った研究がなされており，限定的ではあるが，その有効性が確認されている。MCIの診断基準を表7-10に示す。

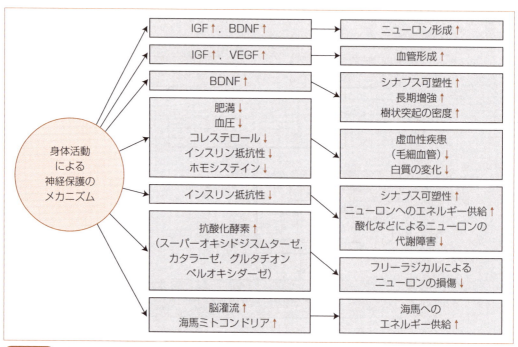

図7-12　身体活動の抗認知症のメカニズム
資料）*Age Ageing*, 41 (1), 5-8 (2012)

表 7-10　軽度認知機能障害（MCI）の診断基準

①もの忘れの自覚がある。本人以外の情報提供者による裏づけがあることが望ましい。
②年齢と教育水準を考慮して，客観的にも記憶障害がある。
③一般的な認知機能はほぼ保たれている。
④認知症の定義にはあてはまらない。

4　スポーツ医学と栄養

スポーツ選手は，日常の激しいトレーニングによって非常に多くのエネルギー（ATP）を必要とする。そのため，エネルギー産生にかかわる各種のビタミン・ミネラル類の需要が高まり，これらをサプリメントとして補う必要がある。その種類は形状と含有成分によって分類され，ドリンク，ゼリー，パウダー，タブレット，バー，ブロックなどがあげられる。

❶ グリコーゲンローディング

クエン酸や酢酸，さらにはアミノ酸・果糖・乳酸など糖の代謝過程に入ってくるものを一緒に摂取すると，筋肉でのグリコーゲン合成が亢進し，スポーツ選手などでは疲労回復に有効だと考えられる。

1,500 kcal 程度貯蔵されている筋グリコーゲンを 20～30% 増加させる目的で，積極的に一度減らしてから合成能をより高める方法を**グリコーゲンローディング**という。長距離走の当日から 1 週間前～4 日前までは糖質の少ない食事で運動を行い，レース当日前 3 日間は糖質の多い食事によってグリコーゲン量を増やそうとするものである。しかし，糖質の少ない時期の疲労感や糖質負荷時の消化管の負担など，極端なやり方には問題点が多い。

グリコーゲンは水分と結合した形で存在するため，激しい練習中には体重チェックがグリコーゲン減少の指標となる。

❷ エルゴジェニックエイド

エルゴジェニックとは，特定成分を摂取することで，筋肉増量，パフォーマンス能力の向上，免疫能や回復力の向上を意図したものである。スポーツ医学にかかわる各専門団体においてもその評価に差が認められるが，表 7-11 に 4 団体が取り上げたエルゴジェニックエイドのうち，主要な 14 種類をまとめた。さらに，4 団体が共通して取り上げたカフェイン，クレアチン，重炭酸ナトリウム，HMB（βヒドロキシβメチルブチレート）について，表 7-12～7-15 にまとめた。このほか，乳清たんぱく質，大豆たんぱく質，分枝アミノ酸（BCAA：branched chain amino acid）のバリン，ロイシン，イソロイシンは筋肉関連のアミノ酸としてまとめられる。たんぱく質は運動終了直後に糖質とともに摂取すると，筋たんぱく質の合成を刺激する[16～19]。

表7-11　主なエルゴジェニックの有効性に対する主要機関の見解

	ISSN (The International Society of Sports Nutrition) 2010			Am College of Sports Medicine 2009	American Family Physician 2001	AIS (Australian Institute of Sport) Sports Supplement Program 2012
	筋肉増量	減量	パフォーマンス向上			
スポーツドリンク，ゼリー，バーなど菓子類				○		○
炭水化物			○		○	
たんぱく質/アミノ酸	○			○	○	○（乳漿たんぱく）
BCAA	△		△		△	
カフェイン			○	○	○	○
クレアチン/クレアチンモノハイドレート	○		○	○	○	○
重炭酸ナトリウム			○	○	△	○
HMB（βヒドロキシβメチルブチレート）	△		△	△	△	△
グルタミン				△	△	
初乳				△		△
エフェドリン/カフェイン		○（&サリシン）			△	△
ビタミンE					△	△
β-アラニン			○			△
カルシウム		△				○

原表）久保明・仁瓶史美

表7-12　エルゴジェニック：カフェイン

メカニズム		● 血中の遊離脂肪酸が上昇することで筋グリコーゲンが温存される。 ● 中枢神経系の興奮により疲れなどを感じにくくなる。
有効性	激しい運動	エビデンスは限定的である。
	持久運動	複数の試験でパフォーマンス向上が認められている。 ※カフェインを日常的に摂取していない者において効果が認められており，日常的に摂取している者では効果が薄れる可能性がある。
安全性		概して安全だと考えられているが，過剰摂取でイライラ・不眠・心拍数上昇・下痢・不安感などを生じることがある。
摂取目安量・タイミング		下記いずれかが推奨される。 ● 運動の30〜90分前に3〜9 mg/kg ● 250 mg/日程度 ※摂取前に脱カフェインを7日以上したほうが大きな効果が得られる可能性がある。

表 7-13　エルゴジェニック：クレアチン

メカニズム		●筋内に蓄えられているクレアチン・クレアチンリン酸（激しい活動におけるエネルギー源）が最大50%上昇する。 ●新しいクレアチンリン酸を生成する速度が上昇する。
有効性	激しい運動	ISSNは身体活動能力向上に最も有効なサプリメント成分だとしている（特に重量挙げなど，激しい運動の繰り返しに有効）。
	持久運動	試験結果は一貫していないが，カーボ・ローディング前のクレアチン摂取で，より多くの炭水化物を蓄えられパフォーマンスが向上するとの報告もある。
	筋肉増量	ISSNは最も有効なサプリメント成分だとしている。（4～12週間のトレーニングで対照群より2～5ポンドの筋肉増量）
安全性		●最近行われた長期試験では，重篤な副作用は認められなかった。 ●副作用として1～4kgの体重増加（水分）・腹痛・吐き気・下痢などがあるが，概して安全だと考えられており，怪我の予防に有効だとの報告もある。
摂取目安量・タイミング		●ローディング期：最大0.3g/kg/日もしくは10～28g/日（4回に分けて）を4～6日 →　維持期：2～5g/日程度 ●上記より少ない量（2～3g/日）の摂取でも3～4週間で筋内のクレアチン量増加がみられるが，パフォーマンスに対する影響は不明である。 ●摂取したクレアチンの筋内への取り込みは，運動・インスリンにより促進される。

表 7-14　エルゴジェニック：重炭酸ナトリウム

メカニズム		●重炭酸により嫌気代謝で生成された乳酸が中和される。 ●ナトリウムにより血液量が上昇し，乳酸の濃度が低下する。
有効性	激しい運動	1～15分程度の激しい運動では有効との報告が多い（400～800m走，水泳100～200mなど）。
安全性		胃腸障害（下痢など）が頻繁に報告されている。 ※胃腸障害が生じる場合，代替案としてクエン酸ナトリウムが使われているが，その有効性に関するエビデンスは重炭酸ナトリウムより弱い。
摂取目安量・タイミング		下記のいずれかが推奨される。 ●運動の60～90分前に0.3g/kg ●5g/回×2回/日を5日間

表 7-15　エルゴジェニック：HMB（βヒドロキシ βメチルブチレート）

メカニズム		ロイシン（筋肉に多く含まれるアミノ酸）の代謝産物であるHMBを摂取することで，たんぱく質の分解速度が抑制される。
有効性	筋肉増量・筋力上昇	有効と考えられる（3～6週間のトレーニングで対照群より0.5～1kgの筋肉増量）。 ※これまでに運動をしていない者や高齢者における有効性については多くのエビデンスがあるが，日常的に運動をしており，すでに筋肉がある者においては有意な効果が得られていない。
安全性		特に副作用は報告されていない。
摂取目安量・タイミング		1.5～3g/日

表 7-16 2016 年禁止表国際基準の構成（抜粋）

常に禁止される物質と方法（競技会（時）および競技会外）
禁止物質 　S0.　無承認物質 　S1.　蛋白同化薬 　S2.　ペプチドホルモン，成長因子，関連物質および模倣物質 　S3.　ベータ2作用薬 　S4.　ホルモン調節薬および代謝調節薬 　S5.　利尿薬および隠蔽薬 禁止方法 　M1.　血液および血液成分の操作 　M2.　化学的および物理的操作 　M3.　遺伝子ドーピング
競技会（時）に禁止される物質と方法
前文 S0～S5，M1～M3 に加えて，以下のカテゴリーは競技会（時）において禁止される。 禁止物質 　S6.　興奮薬 　S7.　麻薬 　S8.　カンナビノイド 　S9.　糖質コルチコイド
特定競技において禁止される物質
P1.　アルコール 　P2.　ベータ遮断薬

注）上記の表は2016年禁止表国際基準を一部改変および簡略化して記載している。原本となる英文版および日本語版はJADAホームページに掲載されている。

❸ ドーピング

　世界ドーピング防止規程禁止表国際基準は，毎年禁止物質を定めている（表7-16）。物質（S：substance）と方法（M：method）に分けられ，競技会か競技会外（練習や宿泊場所など）かによって禁止される物質が異なっている。

　S1の蛋白同化薬は，筋肉増強作用を目的として用いられたことがある。S3のベータ2作用薬は気管支喘息，S5の利尿薬は降圧剤として用いられることがあるため，疾病を有する選手の競技会参加時には注意を要する。

❹ 運動による中枢性疲労

　運動によって分枝アミノ酸濃度が低下すると，血液から脳へ取り込まれる輸送体を共有するトリプトファンの脳内移行が増加し，脳内でのセロトニン合成が高まることで疲労感を生じるとされる。

参考文献

1) 木庭新治：運動療法の基礎と実際，*Heart View*, **15** (9), 73-79 (2011)
2) Williams MA, *et al.*：Resistance exercise in individuals with and without cardiovascular disease：2007 update：a scientific statement from the American Heart Association Council on Clinical Cardiology and Council on Nutrition, Physical Activity, and Metabolism. *Circulation*, **116** (5), 572-84 (2007)
3) Franklin BA, *et al.*：Recent advances in preventive cardiology and lifestyle medicine：a themed series. *Circulation*, **123** (20), 2274-83 (2011)
4) Kelley DE, *et al.*：Effects of exercise on glucose homeostasis in Type 2 diabetes mellitus. *Med Sci Sports Exerc*, **33** (6 Suppl), S495-501 (2001)
5) Grundy SM, *et al.*：Cardiorespiratory fitness and metabolic risk. *Am J Cardiol*, **109** (7), 988-93 (2012)
6) 日本高血圧学会：高血圧治療ガイドライン 2014 (2014)
7) Wadden TA, *et al.*：Lifestyle modification for obesity：new developments in diet, physical activity, and behavior therapy. *Circulation*, **125** (9), 1157-70 (2012)
8) Sattelmair J, *et al.*：Dose response between physical activity and risk of coronary heart disease：a meta-analysis. *Circulation*, **124** (7), 789-95 (2011)
9) 厚生労働省：平成 29 年国民健康・栄養調査報告 (2017)
10) World Health Organization：Global recommendations on physical activity for health (2010)
11) Myers J, *et al.*：Exercise capacity and mortality among men referred for exercise testing. *N Engl J Med*, **346** (11), 793-801 (2002)
12) Wen CP, *et al.*：Minimum amount of physical activity for reduced mortality and extended life expectancy：a prospective cohort study. *Lancet*, **378** (9798), 1244-53 (2011)
13) Morley JE, *et al.*：Sarcopenia with limited mobility：an international consensus. *J Am Med Dir Assoc*, **12** (6), 403-9 (2011)
14) Barber SE, *et al.*：Is there a role for physical activity in preventing cognitive decline in people with mild cognitive impairment? *Age Ageing*, **41** (1), 5-8 (2012)
15) Buchman AS, *et al.*：Total daily physical activity and the risk of AD and cognitive decline in older adults. *Neurology*, **78** (17), 1323-9 (2012)
16) Kreider RB, *et al.*：ISSN exercise & sport nutrition review：research & recommendations. *J Int Soc Sports Nutr*, **7**, 7 (2010)
17) Rodriguez NR, *et al.*：Position of the American Dietetic Association, Dietitians of Canada, and the American College of Sports Medicine：Nutrition and athletic performance. *J Am Diet Assoc*, **109** (3), 509-27 (2009)
18) Benardot D：Ergogenic Aids. Advanced Sports Nutrition-2nd Edition, pp. 110-130 (2011) Human Kinetics
19) Australian Government Australian Sports Commission: AIS Supplement Group Classification System (2012-06-23)
20) 鈴木秀典：ドーピング禁止物質・禁止方法の最新動向，臨床スポーツ医学，**33** (2), 118-122 (2016)

食品安全衛生学

第8章

志村二三夫

　NR・サプリメントアドバイザーには，健康食品の安全・安心な利用に向けて適正な情報を提供する役割がある。健康食品には，さまざまな食品素材のほかに添加物※や容器包装が用いられることも多い。当然，NR・サプリメントアドバイザーは，食品などの安全性や衛生管理に関する知識を身につけておかなくてはならない。そこで，本章では，食品などの安全や衛生について，必要な基本事項を中心に解説する。

1　食品の安全とは

　本章の主題は，食品などの安全や衛生であるが，日常よく用いられるこれらの言葉の意味についてまずは簡単に述べる。

　「安全」とは，一般に物事が損傷したり，危害を受けたりするおそれのないこと[1]とされる。したがって，ある食品が安全かどうかは，その食品自体の品質などが損なわれていないかどうかとともに，その食品を摂取したヒトの健康に悪影響が生じないかどうかという面から客観的・科学的に判断する必要がある。

　一方，安全と割合によく似た「安心」という言葉もある。しかし，安心とは，心配・不安がなくて，心が安らぐこと，また安らかなこと[1]であり，主観の問題である。客観的・科学的に安全性が高いと判断されても，安心できないこともある。逆に，安心して利用している食品が安全ではないこともあり得る。NR・サプリメントアドバイザーは，両者の違いを理解していなければならない。

※一般には食品添加物のほうがなじみ深いが，食品安全基本法や食品衛生法では単に添加物と記載されている。本章では，これに倣い，添加物という語を用いる。

また,「衛生」とは,文字通り,生を衛ることであり,もっぱら健康の保全・増進を図り,疾病の予防・治療に努めること[1]といった意味で用いられるが,さらに,清潔,すなわち汚れがなくきれいな状態を意味する場合も多い。周知のように,死亡例を生じた病原性大腸菌 O157 や O111 をはじめ,ノロウイルスやアニサキスなどの病原体で汚染された食品の摂取に伴う食中毒が,国内外で繰り返し発生している。食品を清潔に保つ処置,すなわち衛生管理が不適切だったことが,健康被害の発生を招いたといえる。

日本では,食品の安全や衛生に関する法的な事項は,主に食品安全基本法と食品衛生法が取り決めている。どちらの法も,食品を医薬品医療機器等法(旧薬事法,平成 26 年 11 月 25 日名称変更)に規定する医薬品および医薬部外品を除いたすべての飲食物と定義している。

食品安全基本法では,食品の安全性確保に関する基本理念を定めており,そこには「この法律は,……食品の安全性の確保に関し,基本理念を定め,ならびに国,地方公共団体および食品関連事業者の責務ならびに消費者の役割を明らかにするとともに,施策の策定にかかわる基本的な方針を定めることにより,食品の安全性の確保に関する施策を総合的に推進することを目的とする」とある。また,食品衛生法では,食品の安全性確保の実践についてより具体的に定めており,そこには「この法律は,食品の安全性の確保のために公衆衛生の見地から必要な規制その他の措置を講ずることにより,飲食に起因する衛生上の危害の発生を防止し,もって国民の健康の保護を図ることを目的とする」とある。食品の安全性確保の原点は,これらの法の遵守にある。

一方,ヒトはほかの生物あるいはその生産物を食べなければ,生存・活動できない。ヒトは従属栄養生物であり,植物のように光合成を行い,ほかの生物に依存せずに栄養を営む独立栄養生物とは異なり,生存・活動に不可欠なエネルギー源や生体構成成分となる物質をほかの生物に依存している。また,現代の生命科学が示すところによれば,生物体は極めて多彩な化学物質からなり立ち,またそれらが生産・消費され,相互作用が行われる複雑な化学システムである[2]。したがって,基本的に,化学物質の安全性確保の考え方が添加物や残留農薬はもとより,食品素材自体の安全性確保のために役立つ。

この化学物質の安全性について,近代毒性学の祖とされる 16 世紀のスイス人医師パラケルスス(Paracelsus, 1493〜1541 年)※は,「毒でないものはない。すべてのものが毒となる。毒でなくするものはただ量だけである」と述べている。これは的を射た洞察であり,毒性学の最も基本的な原理となっている。また,絶対的に安全な化学物質は存在しないということを意味し,後で述べるリスク分析の重要性を示している。

例えば,血糖値のコントロールが悪い糖尿病患者では,安全な物質であるはずのグルコースの血中濃度が高いために,たんぱく質に糖が付加し,その結果,細胞傷害作用を生じたり,さまざまな合併症の原因となる。一方,フグの猛毒テトロドトキシンは,危険部位である肝臓などに濃縮されており,わずかであるが可食部の筋肉にも含まれている。しかし,筋肉は少し多めに食べても有害作用を示さない。これは,テトロドトキシンの摂取量が致死量(1〜2 mg 程度)を十分に下回るためである。

※パラケルスス:スイス人で,医師,錬金術師,魔術師,思想家である。フェッラーラ大学などで医学を学んだ後,ヨーロッパ諸国を遍歴し,鉱物から抽出する薬物などを研究。さまざまな患者と症例から経験を積む。バーゼル大学教授となるがすぐ追放される。毒物に関するその洞察ゆえに毒性学の始祖とされる。

表 8-1　急性毒性に基づく化学物質の毒性の強さの区分

経口投与での LD_{50} の範囲〔mg/kg 体重〕	区　分[※1]	該当物質の例〔LD_{50} mg/kg 体重〕[※2]：説明	生体への影響[※1]
$0 < LD_{50} \leq 5$	区分 1	サキシトキシン・二塩酸塩 [0.26]：麻痺性貝毒の代表成分 テトロドトキシン [0.44]：フグ毒 ミクロシスチン-LR [5]：アオコ由来の毒素の一つ	嚥下すると生命に危険
$5 < LD_{50} \leq 50$	区分 2	エフェドリン [8]：マオウの成分 シアン化カリウム [8.5]：いわゆる青酸カリ ニコチン [24]：タバコの成分	嚥下すると生命に危険
$50 < LD_{50} \leq 300$	区分 3	カフェイン [140]：コーヒー・茶の成分 ケルセチン [160]：フラボノイド，柑橘類・タマネギ・ソバなどに含有 クマリン [200]：トンカ豆・桜餅の芳香成分	嚥下すると危険
$300 < LD_{50} \leq 2,000$	区分 4	吉草酸 [600]：セイヨウカノコソウ（吉草）から最初に発見 グリホサート [1,500]：農薬，除草剤 ブチルヒドロキシアニソール [2,000]：指定添加物，酸化防止剤	嚥下すると有害
$2,000 < LD_{50} \leq 5,000$	区分 5	ビタミン A [2,600] エタノール [3,500] 食塩 [4,000]	嚥下すると有害のおそれ
$5,000 < LD_{50}$	GHS モデルの区分外[※3]	キャプタン（別名：オーソサイド水和剤）[7,000]：農薬，N-ハロアルキルチオ系殺菌剤 L-グルタミン酸ナトリウム [11,000]：指定添加物，調味料 サッカリンナトリウム [18,000]：指定添加物，甘味料	

[※1] 毒性の強さの区分および生体への影響の表現は "Globally Harmonized System of Classification and Labelling of Chemicals（GHS），Sixth revised edition, United Nations, 2015"（アドレス https://www.unece.org/trans/danger/publi/ghs/ghs_rev06/06files_e.html）による．
[※2] 各物質の LD_{50} 値は，米国国立医学図書館の TOXNET で検索して得た．マウスへの経口投与試験における値であり，複数の値が示されている場合は小さいほうを採用し，また数値は有効数字 2 桁以内にまるめた．
[※3] GHS モデルには，区分外という設定はないが，ここではどのような物質が該当するかを参考のために示してある．

　このように，食品成分をはじめ，ある化学物質が安全であるかどうかを判断する上で最も重要なのは，その用量である．例えば，化学物質の急性毒性試験における毒性指標のひとつに 50% 致死量（LD_{50}：50% lethal dose）がある．LD_{50} は，通常はラットやマウスなどの試験動物の半数を死亡させる量を体重 1 kg 当たりの値で表示する．この LD_{50} に基づく毒性の強弱は，おおよそ表 8-1 のように区分される．毒性の強い物質でも実際に摂取する量が少なければ，安全とみなせることもあり，その逆の場合もあり得る．

　例えば，セレンは抗酸化酵素であるグルタチオンペルオキシダーゼの成分であり，不足による欠乏症状を来す必須ミネラルであり，食事摂取基準が設定されている．しかし，過剰摂取による有害作用も知られている．「有効性の確率−有害性の確率」を「有用性の目安」とすると，一定量以上の過剰摂取は百害あって一利なしであることが一目瞭然である（図 8-1）．

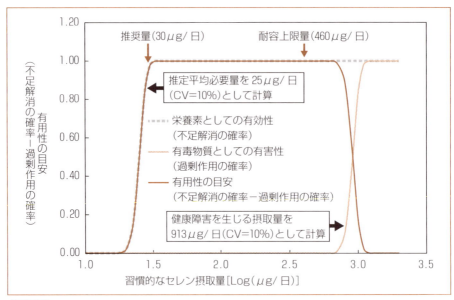

図 8-1 パラケルススの洞察を理解するためのセレンの用量作用曲線・有用性の目安（18～29 歳男性）

資料）厚生労働省：日本人の食事摂取基準（2015 年版）（2014）

2　食品のリスク分析

　近年，BSE（牛海綿状脳症）や病原性大腸菌 O157 による死亡を伴う食中毒，無登録農薬の使用や食品の偽装事件，健康食品の利用に伴う健康被害など，食品の安全を脅かす問題が続発した。また，日本は食品の約 60％ を輸入しており，食のグローバル化が進むとともに，遺伝子組換え食品のような新食材も登場した。これらを背景に，食品への国民の不安が非常に高まった。食品安全基本法は，こうした状況を受けて 2003 年に制定された法律であり，文字通り，食品の安全性確保に関する国の施策を総合的に進めるための基本方針を定めたものである。

　食品安全基本法は，食品の安全性確保のための施策の策定に関する基本方針として，次の 3 つの取り組みを示している。

①食品健康影響評価の実施
②国民の食生活の状況等を考慮し，食品健康影響評価の結果に基づいた施策の策定
③情報および意見交換の促進

　食品健康影響評価とは，食品安全基本法によれば「人の健康に悪影響を及ぼすおそれがある生物学的，化学的もしくは物理的な要因または状態であって，食品に含まれ，または食品が置かれるおそれがあるものが当該食品が摂取されることにより人の健康に及ぼす影響についての評価」である。また，その実施は施策ごとに行われなければならないとされている。

　食品安全基本法が示す 3 つの取り組みは，安全性確保のために国際的に広く認知，採用されているリスク分析（risk analysis）の 3 つの要素，①リスク評価（リスクアセスメント），②リスク管理（リスクマネジメント），③リスクコミュニケーションに対応している。

❶ 食品安全からみたハザードとリスク

　ハザード（hazard）とは，健康に有害な影響をもたらす原因となる可能性がある食品中の物質あるいは食品が置かれた状態のことであり，危害要因ともいう。ハザードは，生物学的要因，化学的要因，物理的要因に大別できる。
　①生物学的要因：食中毒の原因となる細菌，真菌，ウイルス，寄生虫など
　②化学的要因：農薬，添加物，食品が本来もつ有害物質など
　③物理的要因：異物，放射線，食品が置かれている環境の温度・湿度・光照射など
　リスク（risk）とは，食品中にハザードが存在する結果として，健康への有害影響が生じる可能性の度合いである。つまり，リスクは危険や危害そのものではなく，健康への有害影響が生じる確率およびその影響の重篤度から推計される度合いのことである。

❷ 食品の安全性確保とリスク分析

　パラケルススの洞察は，化学物質をはじめ，世の中にはゼロリスクのものは存在しないという先駆的な提言といえる。ゼロリスクとは，リスクの原因となるハザードの曝露※がゼロ，またはハザードが毒性を示さないということである。
　近年，分析技術の向上などもあって，食の安全にゼロリスクはあり得ないことが広く認められている。例えば，ダイオキシン類は100兆分の1gという超微量であっても検出可能であり，飲食物などからのダイオキシン曝露がゼロということはあり得ないことが明らかになっている。
　ゼロリスクがあり得ないならば，食品の安全性確保のためには，食品中にはハザードが潜在的に存在することを前提に，一定条件下で，ヒトの有害影響が生じる確率とその重篤度を科学的知見に基づいて評価することが重要である。さらに，評価結果に基づいて，リスクの発生を防ぎ，その影響を最小限に抑えるための実効的な方策を立て，実施することも必要となる。そして当然ながら，こうした取り組みは透明性をもって，すなわち消費者を含む関係者すべての協議，情報交換を行いつつ進められなくてはならない。
　食品中のハザードなどによりヒトの健康が脅かされる可能性がある場合に，その発生を防止し，またその影響を最小限にするためには，このように総合的な取り組みが必要である。こうした総合的な取り組みとして，FAO/WHOなどを中心に体系化されてきたのが食品安全におけるリスク分析である。
　リスク分析とは，絶対的な安全はあり得ないという前提に立ち，安全性を合理的に考えていく方法である。実際に起こるかどうか不確実な将来の損失，悪影響の可能性や程度を推定し，それを予防し，低減する措置をとる取り組みで，主に保険，投資や金融の分野で発展してきた。
　コーデックス委員会（codex alimentarius）やWTO（世界貿易機関）では，食品の安全性確保のためにいち早くこの方法を取り入れてきた。日本では食品安全基本法の制定を機に，なお一層の推進が図られている。

※法律では暴露と表記するが，専門用語としては曝露を使う場合が多い。本書でもこれに倣う。

❸ 食品のリスク分析の要素

FAO/WHO 専門家会議によると，食品の安全性に関するリスク分析とは，ある集団が食品の摂取に伴い，特定の有害事象にさらされる可能性がある場合に，その状況をコントロールするプロセスである。リスク分析は，リスク評価，リスク管理，リスクコミュニケーションの3つの要素からなり，これらの要素は相互に作用し合う関係にある（図8-2）。

日本では，前述したようにこのリスク分析の3つの要素に対応した取り組みを進めることが食品安全基本法に明示されている。さらに，内閣府に食品安全委員会が設置され，現在，日本の食品安全行政は，同委員会を含む図8-3のような枠組みの中で行われている。

次に，リスク分析の3つの要素について，それぞれの概要を述べる。

（1）リスク評価

リスク評価は，食品由来のハザードへの曝露によって生じる可能性がある健康への有害影響について，その質や強度を科学に基づいて評価する作業である。その目的は，例えば，ある新規物質はヒトに安全か，どのような曝露・摂取条件ならヒトに害がないと判断できるか，といった疑問に答えることにある。そのために，リスク評価では，ハザード同定，ハザード特性づけ，曝露評価，リスク判定というステップを経て，リスクを定性的および定量的に示し，評価に付随する不確実性を明示する（表8-2）。

①ハザード同定

特定の食品や食品群に存在し，健康に有害影響を及ぼす可能性のある要因を同定する過程である。その目的は，毒性および作用のメカニズムに関する利用可能なあらゆるデータ（ヒトを対象とした試験，動物試験，*in vitro* 試験，構造活性相関など）を評価し，ヒトにおける有害影響に関する証拠の重みを評価することにある。

このようにして，「ある物質がヒトの健康に対して有害性を示すかどうか」「どのような状況

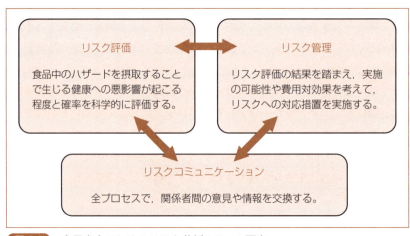

図8-2　食品安全のためのリスク分析の3つの要素

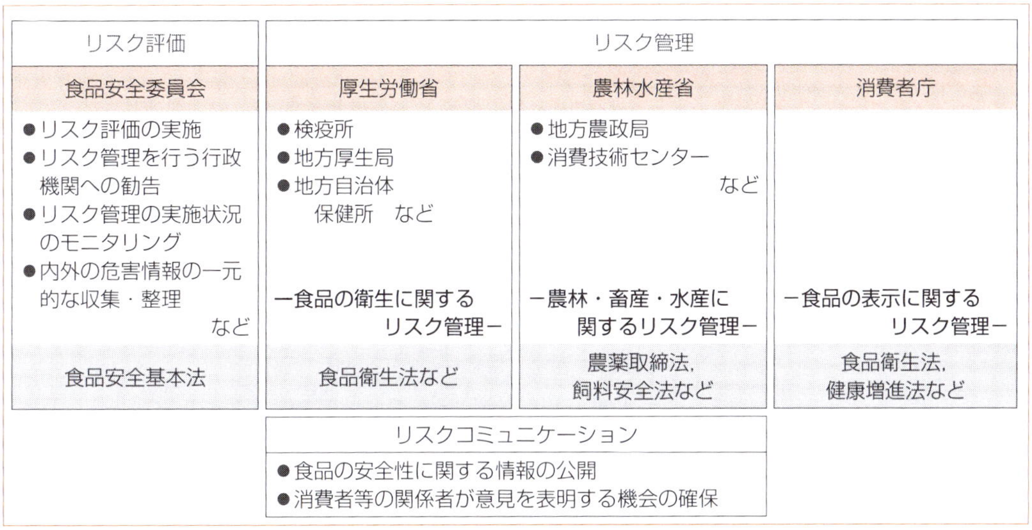

リスク評価	リスク管理		
食品安全委員会	厚生労働省	農林水産省	消費者庁
●リスク評価の実施 ●リスク管理を行う行政機関への勧告 ●リスク管理の実施状況のモニタリング ●内外の危害情報の一元的な収集・整理　など	●検疫所 ●地方厚生局 ●地方自治体 　保健所　など	●地方農政局 ●消費技術センター 　　　　　など	
	―食品の衛生に関するリスク管理―	―農林・畜産・水産に関するリスク管理―	―食品の表示に関するリスク管理―
食品安全基本法	食品衛生法など	農薬取締法, 飼料安全法など	食品衛生法, 健康増進法など

リスクコミュニケーション
- 食品の安全性に関する情報の公開
- 消費者等の関係者が意見を表明する機会の確保

図8-3 リスク分析の考え方を取り入れたわが国の食品安全行政の枠組み

資料）厚生労働省：食品の安全確保に向けた取組，2013

表8-2 FAO/WHO 専門家会議によるリスク評価のステップの説明

ハザード同定 (hazard identification)	食品中に含まれる，または食品そのものの性状として，健康に有害影響を及ぼす可能性がある生物学的・化学的・物理学的要因（ハザード）を同定。
ハザード特性づけ (hazard characterization)	食品中のハザードによる健康への有害影響の特性を定性的・定量的に評価。化学物質の場合には，投与量と反応の関係を評価。生物学的・物理学的要因についても，データが入手可能なら用量反応関係を評価。
曝露評価 (exposure assessment)	食品からのハザードの定性的・定量的曝露量を推測。
リスク判定 (risk characterization)	ハザード同定，ハザード特性づけ，曝露評価を総合し，一定の集団において起こり得る健康への有害影響を推測。付随する不確実性も推定。

で有害性が発現されるか」「有害性の性質はどのようなものか」という3つの問題について答え，ある要因が特定の曝露条件下で健康上の有害作用を及ぼすかどうかを科学的に判断する。

- **ヒトを対象とした試験**：ヒトにおける詳細な症例報告，臨床試験や疫学調査からは，ヒトの健康影響について最も妥当な情報が得られる。なお，ヒトのボランティアが参加する試験では，ヘルシンキ宣言に基づく倫理指針などの遵守が求められる。
- **動物試験**：ヒトでの情報が限られている場合は，実験動物などを用いた毒性試験の成績が重要となる。化学的ハザードへの曝露の場合，毒性の指標は投与回数や観察期間により，また毒性の内容により，表8-3のように区分できる。

表 8-3　毒性指標の種別とその説明

	種別	説明
投与回数・観察期間による区分（一般試験[1]）	急性毒性	単回または反復投与（2週間ほどまで）後，2週間ほどの間にみられる影響
	中期毒性	1～3カ月の投与による影響
	長期毒性	試験動物のほぼ全生涯（ラット，マウスでは約1年半～2年）にわたり投与したときの影響
毒性の内容による区分（特殊毒性）	刺激性，感作性	皮膚や目への刺激，アレルギー反応などの影響
	生殖・発生毒性	親世代の曝露に伴う，生殖能力や子孫の発生への影響。発生への影響は，構造・機能の両面から検討
	神経毒性	中枢・末梢神経の構造・機能への影響。遅発性の場合もある。薬物依存性（精神的・身体的依存性）は，特殊なタイプの神経毒性
	免疫毒性	免疫系への影響を多面的に評価
	発がん性[2]	試験動物のほぼ全生涯にわたり投与したときのがんの発生への影響
	肝毒性，腎毒性	肝臓や腎臓の構造・機能への影響。物質の代謝・分解，排泄が障害される可能性がある[3]。

注）遺伝子毒性や変異原性の試験では，主に微生物や培養細胞が用いられ，化学物質が突然変異や染色体異常などを引き起こすか否かを調べる。

[1] 一般試験では，体重・摂餌量の減少，死亡を含む外観に現れる症状などを観察し，症状に関連しそうな臓器の重量，組織病理のほか，血液像，血清生化学所見などを評価する。結果を基に，ヒトが曝露されたときに起こり得る毒性の種別，強度，作用機作を検討する。

[2] 発がん物質には，遺伝子毒性をもち，DNAに傷をつけるなどして，がんを起こすものがある。また，すでに変異を生じている細胞の変化や異常増殖を引き起こし，がんに導くものもある。

[3] 化学物質の曝露に伴い，肝臓の薬物代謝酵素の活性が適応的に亢進することがある。従来，このような変化は毒性とはみなされなかったが，食品成分には同様の作用を示し，医薬品の有効性に影響するものがあるので，注意が必要。

　毒性試験は，公的に認められた優良試験所規範（GLP：good laboratory practice）に沿って実施することが求められている。不適切な動物試験の結果は，ヒトへの影響の推定に使用できない。

　化学物質は代謝されて，作用（薬効，毒性）が弱まる場合もあれば，その逆もあるので，体内動態（図8-4）の把握も重要である。例えば，タバコ煙などに含まれる環境化学物質ベンゾ[a]ピレンは，本来は薬物の解毒に働くはずの薬物代謝酵素によって代謝されて，発がん性を示すようになる（代謝活性化）。

- in vitro 試験（試験管内試験）：生体の試験では把握しにくい個々の臓器や細胞における反応，物質の代謝速度や違い，毒性メカニズムなど，動物からヒトへの数量範囲の予想（外挿），またヒトの個体間の感受性の違いなどを考察するためのデータが得られる。
- 構造活性相関：物質の構造と活性の関係を示す構造活性相関は，毒物動態の特性予測や評価の優先順位の決定に有用である。

②ハザード特性づけ

　化学物質（添加物・残留農薬など）の場合は，物質の投与量と有害作用の頻度・強度の関係を判定する用量反応評価（dose-response assessment）が中心となる。

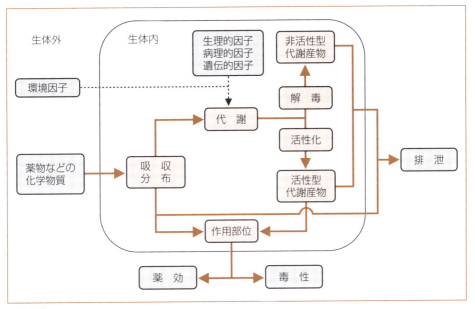

図 8-4 化学物質の体内動態

注）医薬品の経口投与後，全身循環系に入る薬物量の割合を生体利用度（bioavailability：バイオアベイラビリティ）という．全身循環系に入る前に腸や肝臓で代謝されることを初回通過効果（first pass effect）という．食品成分には，医薬品の生体利用度を変化させるものがある．

　遺伝子毒性をもつ発がん物質の場合については，ほかの専門書に譲るが，これ以外の物質については有害作用の閾値を推定するための無毒性量あるいは無影響量を求める．通常，ヒトでのデータは得られないので，慢性毒性・発がん性・繁殖試験などの長期反復投与毒性試験から導かれ，1日当たり・体重1 kg 当たりの用量（mg/kg/日）で示す．

- 無毒性量（NOAEL：no-observed adverse effect level）：動物に対して有害作用が認められない最大の用量
- 無影響量（NOEL：no-observed effect level）：動物に対して何らの影響も認められない最大の用量

　添加物の場合，長期毒性試験は通常2種以上の動物種で行う．ヒトの安全量推定には，被験物質に高い感受性を示した動物のデータを用い，複数の臓器に異常がある場合は，感受性の高いほうで評価する．添加物の危害特性明確化のための指標の概要を表 8-3 に示す．

③曝露評価

　曝露評価（exposure assessment）は，評価対象物のヒトでの曝露・摂取経路，濃度，期間を調べ，曝露・摂取量，濃度を算定ないし推定する作業である．影響を受けるヒト集団（一般人，特異集団，年齢，性）の確認，それらの集団での曝露量を算出・推定する作業，その論理的組み立ても曝露評価に含まれる．

　添加物の曝露評価のための方法には，国民一人当たり使用量調査法，使用基準ベース（理論1日最大摂取量）調査法，回想法，食品日誌法，陰膳法，マーケットバスケット法などがある．それぞれに長所・短所があり，目的や利用可能な資源などによって適切な方式を選択する．

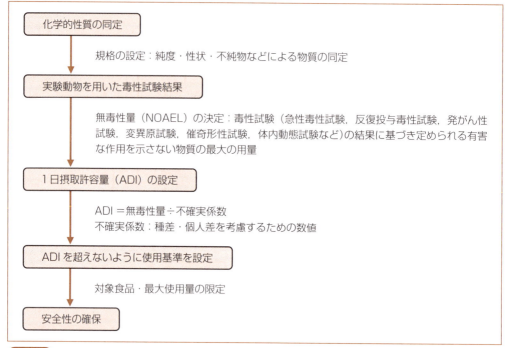

図 8-5 添加物の安全性確保の流れ

　日本では，主にマーケットバスケット法が実施されている。スーパーマーケットなどで食品を購入し，添加物量を実際に分析して測り，その結果に「国民健康・栄養調査」に基づく食品の摂取量を乗じて摂取量を求める。汚染物質摂取量調査にも用いられるが，費用・手間・時間がかかる。

④リスク判定

　リスク判定（risk characterization）は，リスク評価の最終過程であり，ハザード同定，ハザード特性づけ，曝露評価の過程で検証された科学的証拠を総合し，特定の集団に対する既知または潜在的な健康への有害影響が発生する確率や重篤性を定性的ないし定量的に予測する。それに付随する不確実性の予測も行い，リスク管理のための判断根拠となる 1 日摂取許容量（ADI：acceptable daily intake）などの指標を提示する（図 8-5）。また，実際の曝露レベルとの比較も行う。

　添加物や残留農薬の場合は，NOAEL または NOEL を不確実係数（安全係数）で除して，ADI を算出する。ADI は，ヒトが生涯にわたり毎日摂取しても健康上有害な影響が認められないと推定される量で，1 日当たり・体重 1 kg 当たりの用量（mg/kg/ 日）で示される。

　添加物の ADI は，国際的には FAO/WHO 合同食品添加物専門家会議（JECFA：Joint FAO/WHO Expert Committee on Food Additives，p. 246）の設定したものが利用される。JECFA は，添加物の安全性についての評価基準を示している。

　添加物の場合，不確実係数として，通常 100 が用いられる。ヒトと実験動物の種差は通常 10 倍を超えず，またヒトの個体差（性別，年齢，疾病の有無などによる）も 10 倍を超えない

表8-4　HERPよりみた発がん物質の危険性の比較

危険性 HERP[※1] [%]	食品, 医療品などの1日当たり摂取量（ヒト）	げっ歯類に対する発がん物質の1日当たり摂取量（ヒト）	TD$_{50}$[※2] [mg/kg/日]
12	フェノバルビタール, 睡眠薬1錠	フェノバルビタール, 60 mg	7.38
3.6	アルコール飲料, 全タイプ	エチルアルコール, 22.8 mL	9,110
0.5	デヒドロエピアンドロステロン（DHEA）	DHEAサプリメント, 25 mg	68.1
0.1	コーヒー, 11.6 g	カフェ酸, 20.8 mg	297
0.04	レタス, 14.9 g	カフェ酸, 7.90 mg	297
0.03	オレンジジュース, 138 g	d-リモネン, 4.28 mg	204
0.03	コンフリーハーブ茶, 1杯（根1.5 g）	シネフィチン, 38 μg	1.91
0.03	トマト, 88.7 g	カフェ酸, 5.46 mg	297
0.02	リンゴ, 32.0 g	カフェ酸, 3.40 g	297
0.002	ブチルヒドロキシアニソール（BHA）, 1日平均摂取量（1987年米国）	BHA, 700 μg	606
0.002	ジクロロ・ジフェニル・トリクロロエタン（DDT）, 1日平均摂取量（1972年米国）	DDT, 13.8 μg	12.8
0.0004	水道水, 1 L（1987-1992年）	ブロモジクロロメタン, 13 μg	47.7
0.00000008	キャプタン（農薬）, 1日摂取量（1990年米国）	キャプタン, 115 ng	2,080

[※1] HERP：マウスなどのげっ歯類に対する発がん物質のヒト1日当たり摂取量 [mg/kg/日] が TD$_{50}$ の何％に当たるかを示した指標。
[※2] 試験に用いたげっ歯類のうち, 半数ががんを発生させたと推定される量。

という従来からの知見に基づく。

　添加物などと異なり, 本来食品に混入してはならない物質（ダイオキシンなど）については, 内容や計算方法は同様であるが, ADIの代わりに1日耐容摂取量（TDI：tolerable daily intake）という用語が用いられる。

　なお, HERP（human exposure/rodent potency）という指標が提唱されている。これは, ある物質のげっ歯類における発がん性の指標（TD$_{50}$値）に対するヒトでの摂取量の割合（％）である。トマトやリンゴについて, HERPでみると, 例えば農薬のキャプタン（オーソサイド水和物）よりも危険性が高い（表8-4）。

（2）リスク管理

　FAO/WHOによれば, リスク管理（risk management）はリスク評価とは明確に区分され, すべての利害関係者との協議の基に政策の選択肢を検討・評価・決定する過程であり, リスク評価の結果はもとより, 消費者の健康保護や公正な貿易の推進に関する諸要因を考慮しつつ実施され, また必要に応じて適切な予防・管理手段を選択する過程である。

　おおむねこれと整合するように, 内閣府食品安全委員会はリスク管理について, リスク評価の結果を踏まえて, すべての関係者と協議しながら, 技術的な実行可能性, 費用対効果, 国民感情などさまざまな事情を考慮した上で, リスクを低減するための適切な政策・措置（規格や基準の設定など）を決定, 実施することとしている。

リスク評価は，前述したようにハザードへの曝露に伴う健康への有害影響の質や強度を科学的に評価する過程であるが，リスク管理では，リスクの科学的側面だけではなく，経済的，法律的，社会心理的あるいは政治的要素，また国際動向なども考慮する必要がある。

　リスク管理実施の枠組みはいろいろあり得るが，FAO/WHOは食品の安全性確保に向けた汎用的枠組みとして，①予備的なリスク管理活動，②リスク管理の選択肢の特定・選定，③リスク管理の意思決定の実行，④監視と点検・評価という4つの過程からなるモデルを示している。全体の流れは，①から始まり①へと戻る循環型であるが，各過程間は反復的で，一方向性の過程ではない。効果的なリスク管理には，このように再検討や変更の繰り返しなどが可能で，柔軟に対応できる方式が求められる。

　①～④のモデルの内容は，次のようになっている。

①予備的なリスク管理活動：食品の安全性にかかわる問題の確認およびその特徴の明確化，リスク管理の目標の設定，リスク評価の必要性の判定・方針の設定，必要に応じてその委任，リスク評価の結果の考慮，必要に応じたリスクの格づけが行われる。

②リスク管理の選択肢の特定・選定：可能な選択肢の確認，選択肢の評価，適切な選択肢（複数可）の選定が行われる。

③リスク管理の意思決定の実行：対策措置の妥当性の確認，選択された対策措置の実行，実行状況を確認する。

④監視と点検・評価：対策措置の結果を監視するとともに対策措置そのものを点検・評価する。

（3）リスクコミュニケーション

　リスク分析の全過程において，リスク管理機関，リスク評価機関，消費者，NR・サプリメントアドバイザー，研究者，事業者などの関係者がそれぞれの立場から相互に情報や意見を交換する過程である。リスクコミュニケーション（risk communication）を行うことで，検討すべきリスクの特性やその影響に関する知識を深め，リスク管理やリスク評価を有効に機能させることができる。

　食品安全・衛生問題の多様化，複雑化とともに，リスク管理施策を効果的に実施する上で，食品の危害要因とこれに関する情報をリスク管理者が関係する行政機関，研究者，消費者・消費者団体，業界，マスコミなどに効果的に伝え，対話することの重要性が増している。リスク管理者から消費者等への一方通行ではなく，各関係者が一定の役割・責任をもつ双方向のコミュニケーションでなくてはならない。

①消費者・消費者団体

　リスクについて自らの関心と意見を，リスク管理者に伝える責任がある。消費者向けのメッセージが適切に作成・伝達されるようにリスク管理者に働きかけることも重要である。安全性に関する情報を得るのみならず，安心を得るためにもリスクコミュニケーションへの積極的な参加が求められる。

②NR・サプリメントアドバイザー

　詳しくは **5 健康食品のリスクコミュニケーション**（p.254）で述べるが，消費者のかかわる双方向のコミュニケーションへの直接的な関与や，間接的な支援により，その円滑化を進める

役割がある。
③**事業者**
　保有する情報の提供は，リスク評価者・管理者の適切な判断のためにしばしば不可欠となる。
④**研究者**
　リスク評価を中心に，リスク分析で重要な役割を担う。独立の情報源として，一般に消費者やマスコミから信頼される立場にある。また，リスク管理者のメッセージを補佐する役割もある。

3　衛生管理

　食品は，清潔また衛生的に扱わなくてはならないことは常識である。しかし，往々にして覆されることがある。
　食品衛生法では，販売用の食品や添加物の採取・製造・加工・調理・貯蔵などは清潔で衛生的に行われなければならず，また食品事業者は自らの責任で，食品の安全性確保に必要な措置をとることを努力義務としている。食品の安全性は，科学的な安全性評価が必要な添加物や残留農薬などを除けば，人類の長い食経験に基づいて確立されてきたといえる。したがって，食経験が豊かな個々の食品素材自体は，通常の食品の形態で利用する限りは安全であろうという想定のもとに，安全性確保の取り組みがなされてきた。
　前述したように，物理的・化学的・生物学的なさまざまなハザードが食品の安全性を脅かすおそれがある。食品の安全性の確保の取り組みでは，食品がこうしたハザードにさらされて汚れないように，きれいな状態が保たれるよう対処すること，すなわち衛生管理が基本となる。特に，食品は置かれた状態によっては，微生物の繁殖に好適な条件を提供するので，病原微生物による危害の発生防止に重点が置かれている。なお，食品の衛生管理は，総合的品質管理（total quality control）※の一環として実践される場合も少なくない。
　また，食品の安全性確保には，農産物，畜産物，水産物の栽培・飼育・採取などの生産現場から貯蔵・運搬，食品の形態への加工・製造，調理・陳列，さらに流通を経て，最終的に飲食店や家庭の食卓で飲食されるまでの一貫した衛生管理が必要となる。米国クリントン大統領教書（1997年）の言葉「food safety from farm to table（農場から食卓までの食品安全）」は，衛生管理の基本を端的に示している。
　このように，衛生管理の実践は広範囲にわたるが，食品衛生法の遵守がそのための最低要件である。また，健康食品のほとんどは素材の加工・製造を経て販売される。
　そこで，次にNR・サプリメントアドバイザーが知っておくべき基礎知識として，食品の加工・製造過程における衛生管理の要点について，食品衛生法の条項に対応させて述べる。

※総合的品質管理：製品の設計品質・製造品質，費用，納期などについて包括的に全員参画で取り組み，改善し，経営の質を高めるための総合的な取り組みの総称。

❶ 食品衛生法に基づく衛生管理

（1） 不衛生な食品等の販売，販売のための採取・製造等について（第6条）

健康を損うおそれのある，次のような食品または添加物の製造・販売等は禁止されている。
①腐敗・変敗したもの
②有毒・有害物質を含むもの
③病原微生物に汚染されたもの
④異物の混入したもの

（2） 食経験が乏しいものなどの販売について（第7条）

厚生労働大臣は，食品衛生上の危害の発生を防止するために必要があると認めるときは，薬事・食品衛生審議会の意見を聴いて，次のようなものの食品としての販売を禁止できる。
①食経験が乏しく，健康を損うおそれがないという確証がないもの
②食経験があっても，通常とは著しく異なる方法で摂取されるもので，健康を損うおそれがないという確証がないもの
③食品によることが疑われる重大な健康被害が生じ，その食品に被害を生ずるおそれのある食経験が乏しいものが含まれていることが疑われる場合

衛生管理の第一の目的は，食品による消費者の健康被害を防ぐことにある。そのための法的根拠として，食品衛生法では健康を損うおそれのある食品を流通から排除できるよう規定している。

なお，②を根拠に，粉末剤や錠剤などの形状のサウロパス・アンドロジナス（別名：アマメシバ）製品が販売禁止となった（2003年）。サウロパス・アンドロジナスは，マレーシアなどの東南アジアでは生鮮野菜として，一般に加熱調理により摂取されている。しかし，痩身目的でその粉末剤を利用していた複数の女性に健康被害（閉塞性細気管支炎）が発生し，関連性が疑われたためである。

また，（1）②を根拠に，シンフィツム（別名：コンフリー）およびこれを含む食品の販売などが禁止となった（2004年）。コンフリーには，肝臓障害を引き起こす可能性のある echimidine というピロリジジンアルカロイドが含まれ，このアルカロイドの摂取に伴う肝静脈閉塞性疾患などの健康被害例が海外において多数報告されているためである。

（3）特定の食品等の販売等の禁止について（第8条）

食品衛生上の危害の発生を防止する見地から，特別の注意を必要とする成分や物において，厚生労働大臣が薬事・食品衛生審議会の意見を聴いて指定したもの（以下，指定成分等含有食品）を取り扱う営業者は，その取り扱う指定成分等含有食品が，人の健康に被害を生じたり，または生じさせるおそれがあると情報を得た場合は，その情報を，厚生労働省令に従い，遅れることなく，都道府県知事，保健所を設置する市の市長，または特別区の区長に届け出なければならないと定められている。

（4）病肉等の販売等の制限について（第11条）

　食品衛生上の危害の発生を防止するために，特に重要な工程を管理するための措置が講じられていることが必要であり，厚生労働省令で定める食品または添加物は，当該措置が講じられていることが確実であるものとして，厚生労働大臣が定める国，もしくは地域または施設において製造し，または加工されたものでなければ，これを販売として輸入してはならないとしている。

　前述の第6条に掲げる食品または添加物のいずれにも該当しないこと，その他厚生労働省令で定める事項を確認するために，生産地における食品衛生上の管理の状況の証明が必要であり，厚生労働省令で定める食品または添加物は，輸出国の政府機関によって発行され，かつ，その事項を記載した証明書または写しを添付したものでなければ，販売用として輸入してはならないと定められている。

（5）添加物の販売等について（第12条）

　添加物およびそれを含む製剤や食品は，人の健康を損うおそれがないものとして厚生労働大臣が定めるもの以外は，販売または販売のための製造・輸入・使用等が禁じられている。

　無許可の添加物の混入・誤使用は，故意・過失を問わず，重大な違法である。健康被害の有無にかかわらず，消費者・社会に大きな不安・不信を与えることになる。製造者自身の現場はもとより，使用する原材料の購入先での管理を含めた対応が必要となる。農場から製造現場までの一貫した管理を徹底しなければならない。

（6）食品・添加物等の規格・基準について（第13条）

① 厚生労働大臣は，公衆衛生の見地から，販売のための食品や添加物の成分の規格，またそれらの製造・加工・使用等の方法について基準を定めることができる。なお，一般的には，「規格」とは機械・製品・材料の型や品質などについて定められた標準であり，「基準」とは最低それだけは満たされていなければならないとされる決まりとして理解されている[1]。食品衛生の分野では，食品や添加物の成分については「規格」，製造・加工・使用・保存等の方法については「基準」という用語が用いられている。

② 規格・基準が①により定められている場合は，規格に合わない食品・添加物の，また規格に合う食品・添加物であっても，基準に合わない方法による製造・輸入・加工・販売等は禁じられている。

③ 農薬・飼料添加物・動物用医薬品等が人の健康を損うおそれのない量として厚生労働大臣が定める量を超えて残留する食品の販売，また販売のための製造・輸入・加工等は禁じられている。

　それぞれの具体的な規格・基準は，「食品，添加物等の規格基準（昭和34年厚生省告示第370号，平成30年8月最終改正）」および「乳および乳製品の成分規格等に関する省令（昭和26年厚生省令第52号，平成30年8月最終改正）」に示されている。

　食品，添加物等の規格基準では，「乳・乳製品以外の食品」「添加物」「器具・容器包装」「おもちゃ（幼児が口にする可能性があるため）」「洗浄剤」の5分野の品目について，規格・基準が記載されている。

食品については，まず食品一般の成分規格，製造・加工・調理基準や，保存基準が示されている。

そのほか，個別の食品のいくつかについても同様に，成分規格や製造・加工・調理基準が示されている。このような個別に定めのある食品には，2018年7月現在，「清涼飲料水」「粉末清涼飲料」「氷雪」「氷菓」「食肉・鯨肉」「生食用食肉」「食鳥卵」「血液・血球・血漿」「食肉製品」「鯨肉製品」「魚肉ねり製品」「いくら・すじこ・たらこ」「ゆでだこ」「ゆでがに」「生食用鮮魚介類」「生食用かき」「寒天」「穀類・豆類・野菜」「生あん」「豆腐」「即席めん類」「冷凍食品」「容器包装詰加圧加熱殺菌食品」がある。各食品の規格・基準は，厚生労働省のウェブページ「食品別の規格基準について」に収載されている。そのほか，放射性セシウム（セシウム134およびセシウム137），残留農薬・動物用医薬品等の基準が記載されている食品が多数ある。

個別に定めのある食品の成分規格は，大腸菌群・細菌数等の微生物的安全性に関する規格，重金属・汚染物質等の化学的安全性に関する規格が主である。製造基準としては，成分規格を満たすよう，製造時に守るべき具体的な製造条件，すなわち使用する原材料の規格，殺菌・除菌条件（殺菌温度・時間等）等が定められている。

しかし，食品，添加物等の規格基準に示されている規格・基準は，十分な条件ではなく，衛生的に安全な食品の製造・加工に必要最低限のものである。個別の規格・基準がない食品もあり，製造・加工者の自主的判断と運営に委ねられている部分が多い。実際の製造・加工現場では，原材料はもとより，製造加工設備，製造加工技術，流通・店頭・家庭内での取り扱い，消費者の衛生知識といった安全性にかかわるさまざまな要素を十分に考慮して，製品の成分規格や製造加工条件を設定する必要がある。

添加物については，食品の場合と同様に，一般共通事項と個別の成分規格・保存基準および使用基準とに分けられて定められている。個別の添加物の使用基準では，使用できる目的・使用できる食品・使用できる量の制限が定められている。

一般に，欧米諸国にくらべて，日本では許可されている添加物の種類や使用基準の制限が厳しい。したがって，特に輸入食品・輸入原材料については十分な注意が必要となる。

（7） 有毒物質の混入防止等の措置基準について（第50条）

厚生労働大臣は，食品・添加物の製造・加工過程で有毒・有害な物質が混入するのを防ぐために，都道府県において，条例で施設の内外の清潔保持，ネズミ類・昆虫の駆除，そのほか公衆衛生上とるべき措置に関し，必要な基準を定めることができるとしている。各都道府県での基準設定のために，「食品等事業者が実施すべき管理運営基準に関する指針（ガイドライン）（平成16年2月27日食安発第0227012号）」が示されている。管理運営基準の設定は任意ではあるが，設定された場合は遵守義務が生じる。実際にはすべての都道府県で設定されている。

（8） 営業施設の業種別基準について（第55条）

都道府県は，条例で公衆衛生に与える影響が著しい営業のうち，政令で定めた業種の施設について，業種別に必要な基準を定めなければならないとしている。政令で定められている業種は，飲食店営業，食品販売業，食品製造業，添加物製造業などの34業種である（2018年6月現在）。

衛生管理の基盤となる管理運営基準と施設基準の詳細は，各都道府県の条例として規定されている。しかし，食生活に密着し，衛生的にも問題を生じやすいもの，すなわち，「弁当・そうざい」「漬物」「洋生菓子」「セントラルキッチン／カミサリー・システム」「生めん」については，条例ではなく，厚生労働省からの通知により，衛生規範が定められている。

（9） 検査・登録検査機関について（第25～47条）

検査，検査命令，輸入の届出，報告・臨検検査・収去，衛生検査施設，食品衛生監視員，登録検査施設などの営業者の自主的検査以外に行政が行う検査，命じる検査，営業施設等の監視指導検査機関の「食品衛生検査施設および指定検査機関における業務管理規範（GLP：good laboratory practice）」などが定められている。

❷ HACCPシステム

HACCP（hazard analysis and critical control point）システムは，危害分析（hazard analysis）と重要管理点（critical control point）の管理を特徴とする，食品安全確保のための総合的な管理システムである。

1970年代初期に，米国の航空宇宙局（NASA）と民間企業が宇宙飛行士のための安全な食料確保を目的とする衛生管理システムとして開発したのがその始まりである。以後，大規模食中毒の防止策としての有効性が次第に認知され，内容も整備・強化されて，1990年代には欧米諸国が公衆衛生行政に取り入れるようになった。

HACCPシステムは，食品の国際貿易にも大きく影響する。輸入国がある食品についてHACCPシステムの導入を義務化している場合，その国に輸出しようとする国はHACCPシステムと同等の衛生管理システムを導入していなくてはならない。FAO/WHO合同食品規格委員会（コーデックス委員会：国際食品規格の策定機関）では，HACCPシステムの国際調和を目指し，1993年に「HACCPシステム適用のガイドライン」が検討され，1997年に「食品衛生の一般原則」の付属文書として正式に採択された。

日本では，1995年に食品衛生法が一部改正され，同法第13条によりHACCPシステムを包括した総合衛生管理製造過程が制度化された。なお，平成30年6月に公布された食品衛生法等の一部を改正する法律で，これまでの総合衛生管理製造過程承認制度に関する規定（現行の第13条及び第14条）が削除され，同制度は廃止される。そして，原則として全ての食品等事業者はHACCPに沿った衛生管理の実施が求められる。

HACCPシステム以前の衛生管理は，抜き取り検査などによる最終製品の検査に重点を置いていた。HACCPシステムは，このような従来方式とは異なり，食品の安全性に関する危害を分析（hazard analysis）し，その危害を管理することができる工程を重要管理点（critical control point）として定め，そこを重点的に管理することにより，製品の安全確保を図る。

具体的には，事業者自らが次のような一連のプロセスを履行することで，工程全体を通して危害の発生を防ぎ，結果として最終製品全体の安全を保証することとなる。

①食品の製造・加工のすべての工程で発生するおそれのある微生物などの危害を調査・分析する。

表 8-5	HACCP システム適用のための 12 の手順
手順 1	専門家チームの編成
手順 2	製品の記述
手順 3	意図される使用方法の確認
手順 4	製造工程一覧図および施設の図面
手順 5	現場確認
手順 6	危害分析（原則 1）
手順 7	重要管理点の特定（原則 2）
手順 8	管理基準の設定（原則 3）
手順 9	モニタリング方法の設定（原則 4）
手順 10	改善措置の設定（原則 5）
手順 11	検証方法の設定（原則 6）
手順 12	記録保存および文書作成規定の設定（原則 7）

表 8-6	一般的衛生管理の方法
①	施設設備の衛生管理
②	従事者の衛生教育
③	施設設備，機械器具の保守点検
④	ネズミ類や昆虫の防除
⑤	使用水の衛生管理
⑥	排水および廃棄物の衛生管理
⑦	従事者の衛生管理
⑧	食品などの衛生的取り扱い
⑨	製品の回収方法
⑩	製品などの試験検査に用いる機械器具の保守点検

②この分析結果に基づいて，何らかの対策を立てることで危害の発生を防止でき，安全な製品が得られる工程を重要管理点として定める。

③重要管理点が常に管理されていることを確認するため，常時，集中的に監視する。

④重要管理点の管理状態が不適切な場合には，速やかに改善対策をとる。

⑤管理内容をすべて記録する。

　HACCP システムを具体的に実地に適用するための手順は，コーデックス委員会のガイドラインを基に国際的に統一されている（表8-5）。手順6～12はHACCPの7原則といわれるものであり，手順1～5は原則1の危害分析に必要な準備手順にあたる。HACCPシステムでは，これらの各手順に従い，衛生管理の実施計画を策定し，文書化して実施することが求められている。

　HACCPシステムが効果的に運営されるためには，当然，施設設備の衛生管理・保守点検，原材料の保管などの衛生的扱い，従事者の衛生管理・教育など，表8-6のような一般的衛生管理が確実に実施されていなくてはならない。ただしHACCPに沿った衛生管理は，認証や承認の制度ではなく，事業者の実施状況については，保健所等が，営業許可の更新時や通常の定期立入検査等の際に，HACCPの7原則の考え方に基づいて，衛生管理計画の作成や実践がなされているか監視指導が行われる仕組みとなっている。

　HACCPシステムの考え方は，農場から食卓までの食品を扱うすべての過程・業種に適用可能である。現在では，その有効性が周知され，多くの事業者が，自らの衛生管理体制確立のためにHACCPシステムに取り組んでいる。

❸ 品質マネジメント

　HACCP システムの主眼は，食中毒などの微生物的危害や異物混入の防除にある。一方，製造物責任につながるような欠陥，異味・異臭，おいしさを持続する安定性の欠如，包装の不良などがある製品は，仮にヒトの健康を損うおそれがなくても，不適格商品である。故意，過失にかかわらず，表示違反などの違法商品も許されない。

　不適格商品などを排除し，顧客の満足が得られる高品質製品を生産するには，安全性の確保を

前提に製品の設計開発段階での管理，製造コストや納期確保といった問題も含めた包括的活動が求められる．品質に関するこのような広範囲の活動体系は，品質マネジメントと呼ばれ，企業の透明性（transparency）や説明可能性（accountability）が強く求められる昨今，企業が社会的信頼を確保する上で重要な取り組みとなっている．

品質マネジメントのための規格のうち，広く普及しているのはISO（international organization for standardization：国際標準化機構）による規格である．ISOは1947年に設立された非政府機関であり，1987年に品質マネジメントの国際規格ISO 9000シリーズを制定し，以後数回の改定を行っている．企業などの品質マネジメントシステムがISO 9000シリーズの要求事項に適合していることを審査登録機関が審査し，適合していればその企業などは登録・公表され，社会的認知を受けることになる．

ISO 9000シリーズの中でも，ISO 9001は食品の製造・加工を含む多くの業種・組織にも対応できるように，品質マネジメントシステムに求められる要求事項を示している．なお，ISO 14000シリーズは，環境マネジメントシステム規格として，組織の活動によって生じる環境への負荷を低減するように配慮・改善するための一連の評価項目を定めている．

詳細は，専門書に譲るが，ISO 9001の要求事項とHACCPシステムでの必要要件は多くの部分で重なっている．したがって，両者の認証を別々に取得するのは効率的ではない．一方，ISOは，HACCPシステムを核にISO 9001の要素を加味した食品安全マネジメントシステムとして，2005年にISO 22000を策定し，審査・認証活動を展開している．これは，社会的な客観性と国際的認知が得られるHACCPシステムの第三者認証のしくみとみなせる．各国とも，HACCPシステムの認証を取得できる食品は限られているので，指定外の食品企業にとって，ISO 22000の認証取得は意義が大きい．

4　食品の安全性確保

食品の安全性確保の取り組みは，前述した食品衛生法に基づく衛生管理のようにさまざまな方式で，また特定の食品を対象に行われている．特定保健用食品制度は，健康食品を法的根拠のない「いわゆる健康食品」と栄養機能食品・特定保健用食品に区分することで，健康食品の安全性確保を目指す制度である．本章では，これら以外，すなわち，製造規範やトレーサビリティの保証などの方式，牛海綿状脳症（BSE），遺伝子組換え食品，添加物・容器包装，いわゆる健康食品などを対象とする安全性確保について述べる．

❶ 適正製造規範（GMP）

適正製造規範（GMP：good manufacturing practice）とは，医薬品などの安全性を含む品質の保証手段として，工場などの製造設備（ハード）およびその品質管理・製造管理（ソフト）について，事業者の遵守事項を明確にした基準である．

GMPを初めて法制化したのは米国であり，1962年に「薬品の製造規範（GMP）に関する事項」が「連邦食品・医薬品・化粧品法」の中に盛り込まれた．WHOはこれを基にGMPを作成

し，1969年の国連総会で，加盟国は国内でGMPを採用し，医薬品貿易においてGMPに基づく証明制度を採用するように勧告した。WHOの定義では，GMPは「製品が一貫して生産され，その使用目的に適合し，製造承認によって求められるような品質規格に統制されていることを保証する品質保証の一部」とされる。

日本では，こうした流れを受けて，1974年に厚生省薬務局長通知「医薬品の製造および品質管理に関する基準」により医薬品GMPが作成された。2005年の改正薬事法によってGMP適合が製造・販売・承認の要件とされた。

食品に関するGMPは，米国では1969年に制定された。日本では同様の法制度はないが，内容的には「一般的衛生管理の方法」や同法に基づき地方自治体が定める「施設基準」「管理運営基準」などがGMPに該当する。一方，健康食品には，錠剤やカプセルなどの形状のものが多く，素材成分の濃縮などにより個々の製品の成分の偏りが生じ，必ずしも設計通りの安全性や期待される有効性が確保できない可能性もある。そこで，厚生労働省は，医薬食品局食品安全部長通知[3]として錠剤，カプセルなどの形状の食品に関するGMPのガイドラインを示しており，これは健康食品の安全・安心な利用への一助にもなっている。

❷ トレーサビリティ

（1） トレーサビリティとは

トレーサビリティは，日本語では追跡可能性と呼ばれることもあり，物品の流通経路が生産段階から最終消費段階，あるいは廃棄段階まで追跡可能である状態をいう。コーデックス委員会は，食品のトレーサビリティを，「生産，加工および流通の特定のひとつまたは複数の段階を通じて，食品の移動を把握できること」と定義している（2004年）。

日本では，牛海綿状脳症（BSE）の国内での発生（2001年）を契機に牛肉について，また非食用の事故米を不正転売した事件（2008年）を契機に米・米加工品について，トレーサビリティが法的に義務化された。

食品分野では，HACCPやISO 9001などを導入して，食品の衛生・安全性や品質の管理が行われてきた。しかし，BSEの発生や偽装表示事件などにより，消費者の食品への信頼が損われ，生産から流通に至る履歴を明確にできる食品の供給に対する消費者の要望が高まった。また，それらの各段階で食品の安全確保対策の一層の充実・強化が求められるようになり，食品トレーサビリティシステムの構築が緊急課題となった。

食品トレーサビリティシステムは，トレーサビリティを実現するしくみ，すなわち食品の取り扱いの記録を残すことなどにより，食品の移動を把握できるようにするしくみである。食品の移動を把握できるとは，川の流れにたとえると，川上の事業者にとっては自分が扱ったものが「どこに行ったか」がわかり（追跡可能），川下の事業者にとっては自分が扱っているものが「どこから来たか」がわかる（遡及可能）ことを意味する。

ひとつの段階，例えば，ある食品加工工場内で，原料が製品になるまでの間で食品の移動を把握できることも，一種のトレーサビリティであり，これを**内部トレーサビリティ**という。これに対して，例えば，生産から小売までのように，複数の段階を通して食品の移動が把握できること

をチェーントレーサビリティという。

　トレーサビリティシステムがしっかり機能して食品の移動を把握できれば，食品事故が発生した場合に，川下へと追跡することで製品回収が，川上へと遡及することで問題発生箇所の絞り込みが容易になる。さらに，原産地表示などの情報の信頼性を高めることにより，消費者が安心して食品を購入できるように役立てることもできる。

（2）食品トレーサビリティシステムの目的
　法制化されている牛肉や米・米加工品以外の食品については，生産者・食品事業者や関連組織・業界団体が食品トレーサビリティシステムの導入を広く進めている。それは，次のような目的を明確にすることによるメリットが大きいためである。

①食品の安全性確保への寄与
　食品事故が発生した場合に，その原因の究明やその製品の迅速な撤去・回収が容易になる。また，事業者の責任を明確にできる。トレーサビリティ自体は，必ずしも食品の安全性の確保の直接手段ではないが，トレーサビリティシステムを導入・実施していることで，事業者が消費者や取引先からの信頼を得るのに役立つ。

②情報の信頼性の向上
　消費者の食品選択に必要な原産地表示などが正しいことを検証でき，誤りを防止できる。さらに，消費者・取引先・公的機関などからの問い合わせに，迅速かつ積極的に情報提供できる。

③業務の効率化
　在庫管理や品質管理が効率化され，費用の削減や品質向上が期待でき，ひいては消費者の利益にもつながる。

　多くの場合，これらの目的は同時に追求されるが，品目の特性やフードチェーンの状態，特別に対応が必要な問題の有無，消費者の要望によって，各項目の優先順位は異なる。

（3）牛海綿状脳症とトレーサビリティ
①牛海綿状脳症（BSE）
　牛海綿状脳症（BSE：bovine spongiform encephalopathy）は，一般に狂牛病と呼ばれ，牛の脳組織にスポンジ（海綿）状の病変を生じる中枢神経系疾患である。遅発性（潜伏期間は数カ月から数年に及ぶ）で，進行性・致死性の疾患である。神経過敏，食欲減退による体重減少・消耗，異常姿勢，協調運動失調，麻痺，起立不能などの臨床症状を示し，死の転帰をとる。羊のスクレイピーや鹿の慢性消耗病，ヒトのクロイツフェルト・ヤコブ病（CJD：Creutzfeldt-Jakob disease）などとともに，伝達性海綿状脳症（TSE：transmissible spongiform encephalopathy）と呼ばれることもある。家畜伝染病予防法によって指定されている監視伝染病のひとつである。

　BSEの原因は，通常の感染症の原因となる細菌やウイルスとは異なる。ほかのTSEの原因と同様に十分に解明されてはいないが，たんぱく質からなるプリオンと呼ばれる伝達性因子を原因とする説が主流である。プリオンは，通常の細胞がもつ正常プリオンたんぱく質の立体構造が変化した，異常プリオンたんぱく質により構成されている。細菌・ウイルス感染に有効な

薬剤であってもプリオンには無効とされ，通常の加熱調理などではプリオンは不活化されない。

このような異常プリオンたんぱく質により構成されたプリオンが人工飼料などを介して牛などの体内に入ると，正常プリオンたんぱく質が徐々に異常プリオンたんぱく質に変えられて，BSE発症につながると推定されている。しかし，このしくみには不明な部分が多い。

BSEは，1986年の英国での発見以来，世界各地で20万件近い事例が報告されているが，英国での事例が圧倒的に多い。英国での発生は，飼料として与えた汚染肉骨粉（食肉処理の過程で得られる肉・皮・骨などの残渣から製造される飼料原料）によると考えられている。日本では，2001年以来2012年までに36頭がBSEと診断されており，肉骨粉とともに牛用代用乳が原因として疑われている。

ヒトの変異型CJD（vCJD：variant CJD）は，BSEと病態がよく似ている。英国の海綿状脳症諮問委員会は，両者の間に直接的な科学的証拠はないが，vCJD患者の発生は，特定の内臓の使用禁止（1989年）以前に，それらを摂取したことと関連があるとしている。なお，日本で2005年にvCJDと確認された1名の患者は，英国滞在時に感染した可能性が高いと考えられている。

②国内でのBSE対策とトレーサビリティ

BSEは，世界を揺るがす食品安全上の大問題となった。BSEの感染経緯や発症機構は不明の点が多いが，プリオンは熱に極めて強いため，広く規制する措置がとられている。英国では，2000年に感染の可能性が疑われる425万頭もの牛が殺処分された。世界各国で，牛の検査や特定の国からの輸入停止，飼料や加工過程の規制，感染牛の肉や乳およびそれらの加工品が消費者に渡らないように対策がとられている。しかし，畜産業界などの政治的圧力の強い国では，政治的な問題となり，必ずしも解決に積極的ではない。また，当事国内では解決されたとみなされても，国際的には汚染地域として輸出の制限が続く場合もある。

日本では，2001年に国産牛にBSEが発症したことを受け，まず2001年に飼料安全法により，肉骨粉などを含むすべての家畜用飼料の製造・販売・家畜への給与が禁止された。さらに，と畜場法施行規則一部改正（2001年）により，食肉処理される牛すべてに対し，BSEスクリーニング検査が実施され，すべての牛の頭部（舌，頬肉を除く）などの危険部位の焼却などの衛生的な処理が義務づけられた。スクリーニング検査後の確認試験で陽性となったものは焼却される。

なお，食品安全委員会プリオン専門調査会は，2012年に国内における検査，海外からの輸入禁止，特定危険部位の除去の対象を30カ月齢以上に引き上げた場合のリスクの差は，あったとしても非常に小さく，ヒトへの健康影響は無視できる旨の評価書（案）を報告している。

日本では，BSEのまん延防止措置の的確な実施や個体識別情報の提供の促進などを目的として，2003年に「牛の個体識別のための情報の管理および伝達に関する特別措置法」が成立し，同法に基づいて牛トレーサビリティ制度が運用されている。

その概要としては，まず国内で生まれたすべての牛と輸入牛に，10桁の個体識別番号が印字された耳標が装着される。さらに，その個体識別番号によって，その牛の出生からと殺までの詳しい履歴がデータベースに記録される。牛肉となってからは，加工・流通過程で，販売業者などにより，個体識別番号が表示され，仕入れの相手先などが帳簿に記録・保存される。こ

れにより，牛の出生から消費者に供給されるまでの間の生産・流通履歴情報の追跡・遡及が可能となっている。消費者は，購入した牛肉に表示されている個体識別番号により，インターネットを通じて牛の生産履歴を調べることができる。

（4） 米・米加工品のトレーサビリティ

米・米加工品（米穀等）のトレーサビリティの確保のために，「米穀等の取引等に係る情報の記録及び産地情報の伝達に関する法律"米トレーサビリティ法"」が制定されている（2009年）。同法は，米穀事業者に対して，次の2点を義務づけている。

- 米穀等を取引したときの入荷・出荷記録を作成・保存すること
- 事業者間および一般消費者への米穀の産地，米加工食品の原料米の産地伝達

これらの義務づけにより，同法は米穀等に関して，次の4点から国民の健康の保護，消費者の利益の増進ならびに農業およびその関連産業の健全な発展を図ることを目的としている。

- 食品として安全性を欠くものの流通を防止する。
- 表示の適正化を図る。
- 適正かつ円滑な流通を確保するための措置の実施の基礎とする。
- 米穀等の産地情報の提供を促進する。

対象品目は，米穀（玄米・精米など），米粉や米こうじなどの中間原材料，米飯類，もち・米菓・清酒などであり，対象事業者は米穀等を取り扱う生産者，製造業者，流通業者，小売業者，外食業者など，記録すべき事項は品名，産地，数量，年月日，取引先名，搬出入した場所などとなっている。

❸ 遺伝子組換え食品

健康食品には，遺伝子組換え食品が用いられている可能性がある。NR・サプリメントアドバイザーは，遺伝子組換え食品の安全性などについても，ある程度の知識が求められる。

（1） 遺伝子の働き

「カエルの子はカエル」という諺のように，生物の形質（形や性質）は，親から子へと代々遺り伝わる。この遺伝という現象を担う因子が遺伝子である。個々の遺伝子は，長い鎖状分子DNA（デオキシリボ核酸）上に特定の領域として存在している。そして，DNAがもつ化学的情報が遺伝情報の役割を担う。DNAは，自己複製能（DNA→DNA）という独特の性質を備え，自らを鋳型として自らを増やすことができる（図8-6）。こうして，遺伝情報はDNAの複製に伴い，遺り伝わっていく。

一方，DNAはRNA（リボ核酸）を介して，たんぱく質（protein）づくりの設計図となっている。生命（life）の基本単位である細胞（cell）は，DNAがもつ遺伝情報に基づいてつくられた多種多様なたんぱく質が，ミクロの建築資材や機械や装置のようなさまざまな働きをして築かれる（図8-6）。DNA→RNA→proteinの過程は，遺伝子発現と呼ばれる。遺伝情報には，たんぱく質の構造を決める情報のほかに，そのたんぱく質をどの細胞が，いつ，どのくらいの量をつ

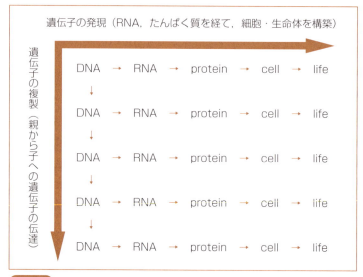

図 8-6　遺伝情報の流れ

くるかなどの遺伝子発現の調節に関する情報も記されている。

　DNA→DNA として複製される遺伝情報は，親から子へと代々伝わるとともに，個体内で細胞が分裂して増殖する際にも伝わる。しかし，遺伝子発現の仕方は細胞が置かれた状況によって異なるので，つくられるたんぱく質の質や量に違いが生じる結果，働きの異なる細胞（例えば，血液細胞，筋肉細胞，神経細胞）を生み出すことにもなる。

　一方，親から子へと遺伝情報が代々伝わる過程で，長い時間を経て，DNA 構造すなわち遺伝情報にわずかな変異が生じる。性が分化している生物種では，交配を通してこのような変異が種内に広がる。また，生活環境の隔離などの理由で交配の範囲が限られた集団は，ひとつの種内での変種となる可能性があり，さらには「トビがタカを生む」という事実とは違うが，わかりやすい諺に象徴されるように，新たな生物種へとつながる可能性がある。生物多様性は，おおよそこうして生じたのであろう。

（2）遺伝子組換え食品とは

　従属栄養生物であるヒトは，ほかの生物を食べなくてはならないという宿命に従い，農耕や牧畜という食料生産法を編み出し，生物多様性を活用して食料確保に適するようにほかの生物の育種や品種改良を行ってきた。自然に生じた有用な形質を選別するほか，植物の品種改良では，紫外線照射や化学薬品処理などにより DNA の変異を誘発させる人工的な遺伝子操作技術も古くから用いられた。ただし，これらの手法では，有用な形質変化は偶発的であり，品種改良には長い年月と労力を要した。

　これに対し，組換え DNA 技術を用いれば，より短期間に品種改良が可能となる。このような DNA 組換え技術を応用した食品が遺伝子組換え食品である。DNA 組換え技術は，山中伸弥教授（2012 年，ノーベル生理学・医学賞受賞）が開発した iPS 細胞の作製や医薬品製造をはじめ，多分野で広く利用されている。

農作物の分野では，食経験が豊富な植物（宿主）の生産性や利用性を向上させるため，ほかの生物から有用な性質を有する遺伝子を取り出して，宿主に導入する組換えDNA技術が用いられている。遺伝子導入法の主なものにアグロバクテリウム法がある。この方法では，アグロバクテリウム（土壌細菌の一種）の遺伝子に目的とする有用遺伝子を結合させ，アグロバクテリウムを植物に感染させることで，植物に目的とする遺伝子を導入することができる。アグロバクテリウムは一般に土壌中にみられ，自然界でもこの働きにより，植物内で遺伝子組換えが起こっている。

遺伝子組換え技術により，従来の育種技術では不可能と考えられていた，害虫抵抗性や除草剤耐性の農作物がつくり出されている。例えば，害虫抵抗性のトウモロコシでは，トウモロコシの茎の内部に住み，農薬では駆除できない害虫の繁殖を抑えることができる。また，除草剤耐性のダイズでは，特定の除草剤への耐性が付与された結果，その除草剤の利用により，雑草除去作業が軽減され，また耕運が不必要となり，地表の土壌の損失を防止できる。米国では，この土壌損失が深刻な環境問題となっており，環境保全への寄与も大きいとされている。

こうした利点がある一方，遺伝子組換えは歴史がまだ浅いので，新たな食品などのみならず，既存のものについても，リスク分析の考え方に立った適切な安全性確保の取り組みが求められる。

（3） 遺伝子組換え食品の現状

遺伝子組換え作物の作付面積は，2016年現在，世界26カ国で，日本の農地面積の40倍以上に当たる1億8510万ha（ヘクタール）に達している。国別では，米国（39%），ブラジル（27%），アルゼンチン（13%），カナダ（6%）がトップ4である。作物別では，大豆（49%），とうもろこし（33%），わた（12%），なたね（5%）がトップ4である。

遺伝子組換え生物等の利用に伴い，生物多様性の保全やその持続可能な利用に悪影響が生じるおそれがある。その防止のために，「生物多様性条約カルタヘナ議定書（2000年）」が国際的に取り決められている。日本では，これに整合した「遺伝子組換え生物等の使用等の規制による生物の多様性の確保に関する法律（カルタヘナ法）」が施行されている（2004年）。この法律は，遺伝子組換え生物等の生産または流通をする者は，生物多様性影響評価を受けるなどの手続きを経て，所管省庁の承認を得なくてはならないと規定している。なお，国内では，2015年現在，食用の遺伝子組換え作物は商業的には栽培されていない。

しかし，日本の農産物の自給率は低く，2015年の統計によれば，とうもろこしは国内消費量のほぼ全量，大豆は約93%が輸入品であり，輸入先は大豆の65%，とうもろこしの84%が米国である。米国での遺伝子組換え作物の作付面積割合は，大豆が94%，とうもろこしが92%である。したがって，遺伝子組換え作物は，日本でも食品や家畜用飼料として広く用いられているといえる。

遺伝子組換え作物や微生物を用いた食品・添加物には，食品衛生法第13条に基づく規格基準が設定されており，安全性審査を受けていないものは，製造，輸入，販売などが禁止されている。規格基準に適合しない遺伝子組換え食品・添加物が市場に出回った場合は，廃棄命令，回収命令，輸入食品の本国への積み戻し命令などの行政処分の対象となる。

このような審査を経て安全性が確認されているものは，2018年7月現在，食品は8作物（計319品種），添加物は15種類（計35品目）ある（表8-7）。

表 8-7　これまでに安全性審査が行われた遺伝子組換え食品および遺伝子組換え技術によって生産された添加物の概要（2018年7月現在）

食　品	性　質
じゃがいも	害虫抵抗性，ウイルス抵抗性，アクリルアミド産生低減，打撲黒斑低減
大豆	除草剤耐性，高オレイン酸形質，害虫抵抗性，低飽和脂肪酸，ステアリドン酸産生
てんさい	除草剤耐性
とうもろこし	害虫抵抗性，除草剤耐性，組織特異的除草剤耐性，高リシン形質，耐熱性α-アミラーゼ産生，乾燥耐性
なたね	除草剤耐性，雄性不稔性，稔性回復性
わた	害虫抵抗性，除草剤耐性
アルファルファ	除草剤耐性，低リグニン
パパイヤ	ウイルス抵抗性

添加物	性　質
α-アミラーゼ	生産性向上，耐熱性向上，スクロース耐性向上
キモシン	生産性向上，キモシン生産性
プルラナーゼ	生産性向上
リパーゼ	生産性向上
リボフラビン	生産性向上
グルコアミラーゼ	生産性向上
α-グルコシルトランスフェラーゼ	生産性向上，性質改変
シクロデキストリングルカノトランスフェラーゼ	生産性向上，性質改変
アスパラギナーゼ	生産性向上
ホスホリパーゼ	生産性向上
β-アミラーゼ	生産性向上
エキソマルトテトラオヒドロラーゼ	耐熱性向上
酸性ホスファターゼ	酸性ホスファターゼ生産性
グルコースオキシターゼ	生産性向上
プロテアーゼ	生産性向上

（4）遺伝子組換え食品の安全性評価

　厚生労働省への遺伝子組換え食品の安全性審査の申請に対しては，専門家で構成される食品安全委員会において安全性が評価される（食品健康影響評価）。その結果，安全性に問題がないと判断された食品は，安全性審査を経た旨が公表される。安全性審査の手続きは，おおむね図 8-7 の流れに沿って行われている。また，遺伝子組換え食品の安全性に関する詳細は，関係省庁のウェブページで情報提供されている。

　食品安全委員会における安全性評価は，「遺伝子組換え食品（種子植物）の安全性評価基準」「遺伝子組換え植物の掛け合わせについての安全性評価の考え方」「遺伝子組換え微生物を利用し

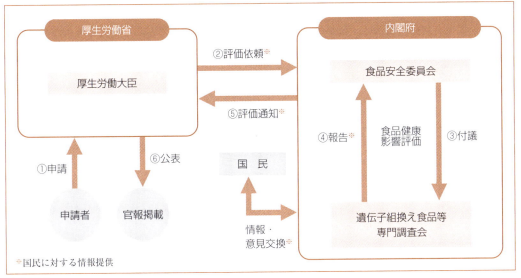

図 8-7　遺伝子組換え食品の安全性審査の流れ

表 8-8　遺伝子組換え食品（種子植物）の安全性評価の基本的考え方

1. 安全性評価が可能な場合：遺伝子組換え食品（種子植物）が食経験ある既存の宿主等を対象として比較検討できる場合。
2. 考慮すべき要点：新しく意図的に付加・改変・欠失された形質，有害成分の増大，主要栄養成分の変化等がおよぼすヒトへの健康影響。
3. 安全性評価の対象範囲：組換えDNA技術により種子植物に付加されると予想される全ての性質の変化，またその可能性。
4. 家庭での調理や食品加工の影響の検討も必要。
5. 残留農薬等について：組換え体が有害物質を間接的に蓄積させる可能性を生じる形質（除草剤耐性等）を示す場合もあり得ることを考慮すべき。
6. 評価対象の種子植物の部位：主たる利用部位に限らず，食品として利用される可能性がある部位を広く検討。
7. 安全性評価試験：科学的に信頼できる概念と原則，必要に応じGLPに従って計画・実施されるべき。
8. 遺伝子組換え食品（種子植物）に新たに発現される物質の試験：製法や起源が異なるものを利用する場合は，組換え体による生成物との生化学的同等性等が示されるべき。
9. 遺伝子組換え体選抜に用いるマーカー遺伝子：カナマイシン等に対する耐性遺伝子は，安全性上直ちには問題とはならない。今後は，安全性が充分に評価され，かつ抗生物質耐性マーカー遺伝子を用いない形質転換技術についても考慮すべき。
10. 基準の見直し：日々進歩する組換えDNA技術に合わせた見直しが必要。

注）環境への影響評価は，カルタヘナ法にのっとって，別途評価される。
資料）食品安全委員会：遺伝子組換え食品（種子植物）の安全性評価基準（平成16年1月29日）に基づき作成

て製造された添加物の安全性評価基準」「遺伝子組換え食品（微生物）の安全性評価基準」などに沿って行われる。

　評価の際は，遺伝子を組み込まれる前の既存の食品が，健康に有害な影響を与えるような変化を生じないかどうかを中心として，表8-8に示す安全性評価基準のように，さまざまな視点で検討・確認が行われる。

（5） 遺伝子組換え食品の表示

　遺伝子組換え食品の表示は，ほかの食品の表示とともに消費者の安心を支える大事な基盤である。これについては，「第13章 国内外の関連法規」（p.391）や規制担当の消費者庁の食品表示に関するウェブページを参照されたい。

❹ 添加物

（1） 添加物とは

　人間は昔から食品の保存，味をよくする，色や香りをつけるなどの目的で，塩やたき火の煙，植物の実や葉などの天然物を食品に加えていた。また，豆乳に海水からとったにがり（塩化マグネシウム）を加えて凝固させ，豆腐をつくるといった創意工夫も行っていた。これらが添加物の始まりであるが，化学工業が発展した19世紀後半になってから化学的合成品が利用されるようになった。

　近年，食品加工技術の進歩により，多種多様な加工食品が広く流通し，食生活はより豊かになった。このような加工食品の製造には，多くの場合，添加物が使用されている。

　現在，日本では安全性が確認され，その使用が消費者に何らかの意味で利点を与えるものとして厚生労働大臣が定めたものでなければ使用できない。しかし，食品の輸入増加に伴い，諸外国との法制度の違いにより，輸入食品からわが国では禁止されている添加物が検出されることもある。

　ここで改めて確認すると，食品衛生法では，「添加物は食品の製造過程，食品の加工や保存の目的で，食品に添加，混和，浸潤，その他の方法で用いるもの」として定義されている。また，食品や添加物を入れたり，包むもので，食品または添加物を授受する場合，そのままで引き渡すものを容器包装という。健康食品で用いられるハードカプセルやソフトゲルもこれに該当する。添加物には，用途別に次のようなものがある。

①食品の製造※1や加工※2のために必要な製造用剤
②食品の風味や外観をよくするための甘味料，着色料，香料
③食品の保存※3性をよくする保存料（食品中の微生物やカビの繁殖を防ぐために使用），酸化防止剤（油脂などの酸化による変質を防ぐために使用）など
④食品の製造に先立って，原材料に付着している微生物を殺菌・除去するための殺菌料
⑤果物（主にかんきつ類）にカビが発生するのを防ぐための防カビ剤
⑥食品の栄養成分を強化する栄養強化剤

　このように，食品の製造・加工の工程で添加されるものが添加物であり，そのものを直接摂取する場合は食品とみなされる。しかし，食品と添加物の区別は，国際的に統一されているわけではない。例えば，砂糖，食塩，寒天などは，日本では食品扱いであるが，海外では添加物として扱っている国もある。

※1 製造：あるものに工作を加え，その本質を変化させて別のものをつくること。例 デンプンを原料にアメをつくる。
※2 加工：あるものに工作を加え，その本質を変えずに，形態だけを変えて別のものをつくること。例 食品の味つけや着色。
※3 保存：微生物や空気中の酸素による食品の劣化を防ぐこと。

（2） 添加物の区分

現在，日本では添加物は，次の4つに区分されている。なお，（　）内は2018年9月現在の品目数。

①指定添加物（455品目）

厚生労働大臣が安全性と有効性を確認して指定したもので，食品衛生法施行規則別表第1「指定添加物リスト」に収載されている。既存添加物，天然香料，一般飲食物添加物を除き，指定添加物以外の添加物やそれを含む製剤および食品の製造，輸入，販売，使用などは禁止されている。

②既存添加物（365品目）

長年の使用実績があるものとして厚生労働大臣が認めた天然添加物で，「既存添加物名簿」に収載されている。

③天然香料

動植物由来の着香を目的とした添加物で，一般に使用量が微量であり，長年の食経験で健康被害がないとして使用が認められているもの。「天然香料基原物質リスト」に基原物質が収載されている。

④一般飲食物添加物

一般に食品として飲食に供されているもので，添加物としても使用されるもの。例えば，抹茶を着色する目的で使用する場合，こんにゃくの成分であるグルコマンナンを増粘の目的で使用する場合などがこれにあたる。「一般飲食物添加物品目リスト」に収載されているが，添加物として使用される場合はすべての食品が対象となる。

このような区分は，次のような経緯で生じた。

1947年，食品衛生法の制定の際，添加物のポジティブリスト方式が世界で初めて採用された。「○○は使用してもよい」とリスト化したものがポジティブリスト，「○○を使用してはいけない」とリスト化したものはネガティブリストである。ポジティブリスト方式では，当然，リストにないものは，添加物として使用できない。リストにある添加物は，国が使用してもよいと指定（許可）した添加物なので，これを指定添加物と呼ぶことになった。

1955年に「ヒ素ミルク事件」が発生した。原因は，乳児用粉乳に添加されたpH調整剤（リン酸水素二ナトリウム）に混入していたヒ素である。130人もの子どもが命を奪われた。これを契機に，食品衛生法が大改正（1957年）され，添加物の規制が抜本的に変更された。すなわち，添加物の規格基準の整備，それらを収載した食品添加物公定書の作成が規定された。さらに，化学的合成品という語が新たに定義され，「厚生大臣が指定したもの以外の化学的合成品は添加物として使用してはならない」と規定された。そのため，天然物と同じ化学構造でも，分解反応以外の化学反応により製造されたものは，化学的合成品として扱われるようになった。例えば，クエン酸は果実などに多く含まれる有機酸であるが，化学的純度の高い合成品は合成添加物として扱われるようになった。以後10年ほどで，合成添加物として新たに指定された品目が急増した。

その後，「添加物の使用は極力制限する方向で措置すること」が国会で附帯決議（1972年）され，指定添加物の数を極力増やさない方針がとられ，また使用実態がなくなった品目は指定が削除されてきた。そのため，指定添加物の数は2000年ごろまでほぼ一定であった。

一方で，化学的合成品でないものは規制対象にならず，また消費者の天然志向もあり，天然添加物が多数開発された。しかし，合成添加物と天然添加物を区別しない世界的状況の中で，日本は例外的な国になってしまった。そのため，天然添加物を別扱いにするのは非関税貿易障壁であるという諸外国からの反対も強かった。

　このような背景から，1995年の食品衛生法の大改正の際に，化学的合成品と天然物を区別せずに，いずれもが指定制度の対象となった。ただし，その時点で使用されていた天然添加物については，新しい指定制度を適用せず，既存添加物という区分を設け，引き続き使用を認めることになった。また，天然添加物の中で主に食品として流通していたものは，一般飲食物添加物（一般に食品として飲食に供されているものであって添加物として使用される品目）の区分で扱い，添加物ではあるが，以後も指定制度の対象外とされた。品目としては，「果実・野菜色素」「イカスミ色素」「抹茶」などの着色料が多い。「バニラ」「クローブ」「ショウガ」などの天然物由来の多くの香料も，天然香料として区分され，指定制度の対象外となった。

　既存添加物として引き続き使用が認められたものは，品名（名称，別名），簡略名または類別名，基原・製法・本質，用途，英名などが，既存添加物名簿収載品目リストに記載されている。既存添加物名簿が告示された当初（1996年）は，489品目が収載されていた。しかし，その後の見直しにより，発がん性が認められたアカネ色素（着色料）が2004年に削除されたのをはじめ，安全性の問題や添加物としての使用実態がないなどの理由で削除されたものがあり，2016年10月現在，365品目となっている。

（3）　国際汎用添加物

　食品の国際流通が頻繁となり，日本で利用される食品に占める輸入食品の割合は，約6割と非常に高いにもかかわらず，指定添加物の数を極力増やさない方針が長く続いたため，海外で広く使用され，安全性の評価が完了しているものであっても，使用できない添加物が多くなっていった。このような不整合がある状況下で，2002年には添加物の違反事例（無許可香料化合物の事例など）が明らかになり，大規模な製品回収が行われ，社会問題となった。しかし，添加物そのものの安全性，ADI（1日摂取許容量）に関しては，毒性の専門家の科学的評価に国際的に大きな乖離があるとは考えがたい。そこで，世界的な食品貿易の実情を考慮して，同年の薬事・食品衛生審議会食品衛生分科会において，2002年の時点で次の要件を満たすものとして選定された46品目の「国際汎用添加物」について，企業からの要請がなくとも国が主体的に指定に向けた検討を進めることになった。これを契機に指定添加物の数は増加に転じた。

①FAO/WHO合同食品添加物専門家会議（JECFA*）において，国際的に安全性評価が終了し，一定の範囲で安全性が確認されているもの（表8-9）

②米国およびEU諸国等で使用が広く認められ，国際的に必要性が高いと考えられるもの

　さらに，2011年には「規制・制度改革にかかわる方針」が閣議決定され，添加物の指定手続の簡素化・迅速化のための措置がとられた。これに沿って，国際汎用添加物45品目のうち未指

---

*JECFA（Joint Expert Committee on Food Additives）：FAO（国際連合食糧農業機関）とWHO（世界保健機関）が合同で運営する専門家委員会。FAO，WHO，それらの加盟国などに対する科学的な助言機関として，添加物，汚染物質，動物用医薬品などの安全性評価を行っている。国際的には，添加物のADIはJECFAが設定したものが用いられる。

表 8-9　JECFA による添加物の安全性評価の基準・区分および該当する添加物の例

暫定 ADI	追加データが得られるまでの期間，暫定的に設定された ADI。 例 キラヤ抽出物
ADI を特定または制限しない	摂取量の上限値を数値で明確に定めないもの。極めて毒性の低い物質に限られ，食品中の常在成分，食品もしくはヒトの通常の代謝物とみなし得るものに設定。 例 L-アスコルビン酸（特定しない），乳酸（制限しない）
ADI を設定せず	①データが不十分で未評価，②JECFA が求めた追加データが未提供，③添加物としての使用は不適当という安全性評価結果のいずれかに該当。 例 DL-酒石酸，ステアリン酸マグネシウム
現在の使用を認める	現在の特定用途（および摂取量下）での使用は毒性学的に問題がないと考えられる場合。 例 グリシン，チアミン塩酸塩（別名：ビタミン B_1 塩酸塩）
LGMP（GMP により制限されるもの）	当該食品添加物の食品への使用は，GMP に適合した製造技術上，官能上などの理由からおのずと制限され，最大限度値設定の対象とする必要がない場合。 例 ヘキサン，ヘプタン
グループ ADI	毒性学的に類似の一群の化合物について，基本骨格の化合物もしくは総量で許容量を設定し，それらの累積的な摂取を制限している場合。 例 アジピン酸およびその塩類，DL-リンゴ酸およびその塩類
MTDI（最大耐容 1 日摂取量）	リン酸塩としてのリンのように必須栄養素であり，かつ食品中に必ず存在する成分について示す場合。 例 リン酸（天然食品由来を含め，すべての摂取源からのリンとして），PMTDI 0.8 mg/kg/日（鉄および鉄塩の暫定耐容最大 1 日摂取量。鉄として）
PTWI（暫定週間耐容摂取量）	重金属類のような蓄積性のある化学物質の安全度を表す。健全で栄養価のある食品に必ず混在する化学物質に対するヒトの週間耐容曝露量。 例 硫酸アルミニウムアンモニウム（アルミニウムおよびその塩として）

注）日本食品化学研究振興財団は，日本で使用されている食品添加物のうち，JECFA で安全性が評価されているものを取りまとめて公開している（アドレス http://www.ffcr.or.jp/tenka/secure/post-20.html）。本表は，そのデータを基に作成した。

定の品目について指定に向けた取り組みが速やかに進められている。

　なお，米国には，GRAS（generally recognized as safe，一般に安全と認められる）物質という区分がある。添加物規制の大改訂（1958 年）によりポジティブリスト制度が導入された際，従来からの慣習による使用品目のうち，動物実験などによる毒性データは乏しいが，食経験や科学的な知見を専門家が判断して，一般的な使用法では安全上，特別な問題はないとみなされたものである。GRAS 物質は，その後の FDA による再評価において GRAS であることが確認された場合には GRAS 確認済み物質となる。再評価の結果，使用禁止になる場合もある。例えば，ラットへの大量投与により膀胱がんの発生が確認されたサイクラミン酸がこれにあたる。

　米国の添加物リストに収載されていない添加物や，GRAS 以外の添加物が使用されている食品を米国で販売するには，GRAS 認証が必要となる。製造者が集めた科学的データや専門家の意見を添えて，製造者が自主的に申告し，FDA から「異議なし」との文書の回答を得ることで，GRAS 物質とみなされる。

（4） 添加物の成分規格・使用基準等

食品衛生法第13条第1項に基づき，添加物には成分規格や使用基準等が定められており，食品添加物公定書に収載されている。

①成分規格

添加物そのものに有害な不純物が含まれていると，健康危害を引き起こす原因となる危険性がある。そこで，添加物の指定の際には，個別に成分規格が定められている。成分規格には，添加物の純度のほか，製造時に生じる副産物や有害なヒ素および重金属の含有量の上限値などがあり，この成分規格に合わない添加物の使用・販売はできない。成分規格は，指定添加物だけでなく，既存添加物についても必要に応じて定められている。このほか，業界団体の一般社団法人日本食品添加物協会は，365品目の天然添加物について自主規格を定めている。

②使用基準

指定添加物には，安全性試験や有効性評価の結果に基づいて，必要に応じて使用基準が設定されている。使用基準とは，ある添加物を使用してもよい食品や，使用量などの最大限度・残存限度，使用する場合の条件，使用した後の中和や除去などを定めたものである。摂取量はADIより少なくなるように定められている。しかし，安全性に問題がないアミノ酸などには設定されていない。既存添加物でも着色料，グアヤク脂などの酸化防止剤，不溶性鉱物性物質に対して使用基準が定められている。

使用基準を定める場合は，まず動物実験などを基にして，ヒトが一生涯にわたって毎日摂取しても全く影響がない量としてADIを求める。このADIを基に，さらに安全性や日本人の各食品の摂取量などを考慮した上で，使用対象食品や最大使用量などが決められる。したがって，仮に使用基準の上限量を添加された食品を摂取したとしても，添加物についてはADIを十分下回る量しか摂取しないようにされている。なお，実際に使用される添加物の量は，基準値より少ない場合が多い。

③保存基準

添加物の保存条件を規定したもので，コレカルシフェロール（ビタミンD_3）やビタミンA油などのビタミン類のほか，少数について設定されている。例えば，コレカルシフェロールでは，「遮光した密封容器に入れ，空気を不活性ガスで置換し，冷所に保存する」と規定されている。

④製造基準

添加物を製造する際の条件を規定したものである。添加物全般に対しては，添加物やその製剤を製造する際の原料などについて規定されている。例えば，添加物の製剤を製造する際の水は，飲用適の水を使うこととされている。特定品目別では，かんすいの製造に使う原料や，特定の既存添加物を製造する際の溶媒とその残留量が規定されている。

⑤表示基準

添加物やその製剤に対して，表示すべき事項を定めたものである。実際の加工食品への添加物の表示に関係する基準ではない。

（5） 添加物の表示

　食品表示法第4条に基づく食品表示基準第3条に従い，容器包装に入った加工食品には，原則として使用したすべての添加物名を記載する必要がある。JAS法は，農林物資の規格化等に関する法律と名称変更され，表示に関する規定はすべて食品表示法に一元化された。食品表示法では，一括表示の原材料欄に，添加物以外の原材料と添加物に区分し，重量の割合の多い順に使用したすべての原材料を記載することもできる。

　店頭でのバラ売り食品であっても，防カビ剤（オルトフェニルフェノールなど）や甘味料の一部（サッカリンなど）を使用した場合には，売り場に表示する義務がある。

　栄養強化の目的で使用されるビタミン類，ミネラル類，アミノ酸類については，表示が免除されている。ただし，調製粉乳においては，栄養強化の目的で使用しても，主要な混合物として表示する必要がある。同じ添加物でも，栄養強化の目的以外で使用する場合は，表示する必要がある。例えば，L-アスコルビン酸を栄養強化の目的で使用する場合は表示免除であるが，酸化防止剤として使用する場合は，酸化防止剤（ビタミンC）というように表示しなくてはならない。加工助剤[※1]やキャリーオーバー[※2]に該当する添加物も表示が免除されている。

　添加物は，原則として物質名を表示する。しかし，化学物質名では一般になじみがなく，わかりにくい場合もある。そこで，添加物の品名（名称および別名），簡略名および類別名を定めたリスト[※3]が示されており，表示にはそれらを使用することとなっている。

　例 化学物質名：L-アスコルビン酸
　　　　簡略名：アスコルビン酸，V.C

　消費者が商品を判断する際に重要と考えられる8つの用途「甘味料」「着色料」「保存料」「増粘剤・安定剤・ゲル化剤・糊料」「酸化防止剤」「防カビ剤」「発色剤」「漂白剤」については，用途名を記載する必要がある。この場合は，「保存料（ソルビン酸K）」「甘味料（ステビア）」のように，用途名と物質名を併記する。

　添加物は，個々の物質名を表示するのが原則であるが，イーストフードや香料を含む14種類の用途で使用する場合には，使用の目的を表す「一括名」で表示することが認められている。例えば，微量の物質を調合した食品用香料は，調合した物質すべてを表示するよりも，「香料」と表示するほうがわかりやすいためである。

[※1] 加工助剤：食品の加工の際に添加されるもので，次の3つに該当する場合は表示が免除される。
　①食品の完成前に除去されるもの　**例** 油脂製造時の抽出溶剤であるヘキサン
　②最終的に食品に通常含まれる成分と同じになり，かつ，その成分量を増加させるものではないもの　**例** ビールの原料水の水質を調整するための炭酸マグネシウム
　③最終的に食品中にごくわずかな量しか存在せず，その食品に影響を及ぼさないもの　**例** 豆腐の製造工程中，大豆汁の消泡の目的で添加するシリコーン樹脂

[※2] キャリーオーバー：原則として，食品の原材料に使用された添加物についても表示する必要がある。ただし，原材料の製造または加工の過程で使用され，その食品の製造過程では使用されず，最終食品への効果が発揮できる量より明らかに少ない場合には表示が免除される。例えば，保存料の安息香酸を含むしょうゆで味つけしたせんべいでは，この安息香酸は含有量が少ないので，せんべいへの効果は発揮できない。このような場合はキャリーオーバーとなり，表示の必要はない。

[※3] 「食品衛生法に基づく添加物の表示等について（平成22年10月消食表第377号　消費者庁次長通知，最終改正平成27年2月20日消食表第52号）」

❺ いわゆる健康食品の安全性と食薬区分

　健康食品の用語は，法的に定義されてはいないが，健康の維持・増進に役立つと示唆・標榜して製造・販売・利用される食品全般を示すものとしてよく使われている[4]。保健機能食品に区分される特定保健用食品や栄養機能食品も，広い意味で健康食品といえるが，これらは健康増進法によって規定されている。一方，このような根拠法のないものは，いわゆる健康食品[4]と呼ばれることが多い。

　米国には，「ダイエタリーサプリメント健康教育法案（DSHEA：Dietary Supplement Health and Education Act）」があり，健康食品に類するダイエタリーサプリメントを規定している[5]。同法は，ダイエタリーサプリメントを通常の食事で不足しがちな栄養素や，保健機能をもつ食品成分の補給・補完（supplement）を目的とし，ビタミンやミネラル，アミノ酸，ハーブなどの原材料を使用した新しいカテゴリーの食品と定義している。形状は，通常の食品と容易に区別できること，すなわち錠剤やカプセルなどを要件とし，そのほかのいくつかの要件を満たせば，身体の構造・機能に関する強調表示をすることができる。

　日本では，錠剤やカプセル状の健康食品は，米国のダイエタリーサプリメント（健康補助食品と呼ぶ場合が多い）との類縁性からサプリメントと呼ばれることが多い。しかし，通常の食品の形状の健康食品もサプリメントと呼ばれることがある。サプリメントは，法的に規定されてはいないので，いわゆる健康食品に該当するといえる。

　法的に規定されていないいわゆる健康食品であっても，優れた製品があると考えられる。一方，健康食品の利用に伴う健康被害はあとを絶たないが，そのほとんどはいわゆる健康食品による。健康食品の安全・安心な利用には，まずは製品の品質，安全性，有効性がしっかりしていることが肝心である。健康食品の有効性とその評価の詳細は「第9章 健康食品」（p.261）に述べられている。ここでは主に品質や安全性について述べる。

（1） 健康食品GMP

　前述したように，厚生労働省は健康食品として用いられることの多い錠剤，カプセルなどの形状の食品に関するGMP（適正製造規範）のガイドラインを示している。このガイドラインでは，製品の品質を保つための3つの原則，またGMP認定工場が品質管理を行う上で遵守すべき事項が示されている。

　GMPの認定は，このガイドラインに沿って，民間団体である第三者機関が申請のあった健康食品製造会社の工場ごとに審査・査察を行い，客観的に実施している。現在，国内で審査を行っている第三者機関には，「公益財団法人 日本健康・栄養食品協会」と「一般社団法人 日本健康食品規格協会」の2つがある。国内のGMP認定工場で製造された健康食品には，各認定機関が定めたマークが示され，消費者が製品を選択する際に品質が保証されているという目安になる。

（2） 食薬区分（医薬品の範囲に関する基準）

　健康食品と称するものには，医薬品的な効能・効果を示唆・標榜しているものがある。それを信じた消費者が有効性の乏しいものを摂取し続けると，経済的な損失だけでなく，正しい医療を

受けずに疾病を悪化させるおそれもある。

　食品衛生法では，医薬品医療機器等法で規定されている医薬品と医薬部外品以外のすべての飲食物を食品という。食品と称していながら，医薬品医療機器等法に照らし合わせたときに医薬品と判断されるものは，無承認無許可医薬品に該当し，そのような製品を製造・販売すると罰則の対象となる。NR・サプリメントアドバイザーは，健康食品の安全・安心な利用に向けて適正な情報を提供し，消費者のインフォームドチョイス（informed choice：情報提供に基づく選択）を支援する役割をもち，かつ，医薬品と食品とを見極められるだけの力量が求められる。医薬品医療機器等法（第2条）は，次のようなものを医薬品として定義している。

①日本薬局方に収められているもの
②人または動物の疾病の診断，治療または予防に使用されることが目的とされているものであって，機械器具等（機械器具，歯科材料，医療用品，衛生用品ならびにプログラム）でないもの（医薬部外品および再生医療等製品を除く）
③人または動物の身体の構造または機能に影響を及ぼすことが目的とされているものであって，機械器具等でないもの（医薬部外品，化粧品および再生医療等製品を除く）

　また，医薬品を国内で流通させるには，事業者は製造販売業許可取得に加えて，製造・販売する医薬品によっては，品目ごとに承認を得なければならない。このような承認・許可を得ていない製品は，無承認無許可医薬品として罰則の対象となる。

（3）医薬品かどうかの判断基準

　日本では，高度経済成長期（1950年代後半～1970年代前半）に，食品成分の薬理作用や健康の保持・増進効果を活用した健康食品が次第に増え，医薬品との区別があいまいになってきた。そこで，食品と医薬品を明確に区分する必要から，1971年，厚生省薬務局長通知「無承認無許可医薬品の指導取締りについて」が出され，医薬品と食品の区分の判断基準が示された。

　これによると，外観，形状などから明らかに食品と認識されるもの以外について，次の4つの観点から医薬品か食品かを判断する。

①成分本質（原材料）の性状等　　②医薬品的な効能・効果の標榜
③医薬品的な形状　　　　　　　　④医薬品的な用法・用量の表示

　これらの4つのうちひとつでも医薬品的と判断されれば，そのものは医薬品に該当し，もし医薬品としての承認・許可を得ていないならば，薬事法違反の無承認無許可医薬品とみなされる。

①成分本質（原材料）の性状等

　もっぱら医薬品として使用される成分本質（原材料）を含むものは医薬品と判断される。これに該当するものは，解熱鎮痛消炎剤，ホルモン，抗生物質，消化酵素などがある。また，これら以外のもので，動植物由来物（抽出物を含む），化学的合成品などであり，次のいずれかに該当するものも医薬品と判断される。ただし，一般に食品として飲食に供されているもの，薬理作用が期待できない程度の量で，着色・着香などの目的のために使用されている場合は除く。

- 毒性の強いアルカロイド，毒性たんぱくなど，そのほかの毒劇薬指定成分に相当する成分を含むもの
- 麻薬，向精神薬および覚せい剤様作用があるもの

表 8-10 医薬品リスト・非医薬品リスト収載品目の一部の例

医薬品リスト	非医薬品リスト
医薬品リストの成分本質は、いわゆる健康食品に使用できない。これらを一種でも用いたものは「医薬品」と判断。ただし、薬理作用の期待できない微量を、着色・着香などのための食品添加物として加えていることが明確な場合は、「医薬品」と判断されない場合もある。	非医薬品リストの成分本質は、医薬品医療機器等法上は医薬品に該当しないと判断されているにすぎない。食品添加物として認められていないなどの理由で食品に使用できないもの、食品添加物の基準に従って使用しなければならないものがある。
アスピリン、アロエ（葉の液汁/根・葉肉は「非医」、キダチアロエの葉は「非医」）、インドジャボク属（根・根茎）、ウワウルシ（葉）、エフェドリン、hEGF（ヒト上皮細胞増殖因子）、N-アセチルシステイン、N-ニトロソフェンフルラミン、カバ（全草）、γブチロラクトン、キョウニン（アンズ、クキョウニン、ホンアンズ）、グルタチオン、ゴールデンシール（根茎）、ココツ（トラ）、スカルキャップ（根/根以外は「非医」）、セイヨウトチノキ（種子/樹皮・葉・花・芽は「非医」、トチノキの種子は「非医」）、タウリン、胆汁・胆嚢（ウシ、クマ、ブタ）、トチュウ（樹皮/果実・葉・葉柄・木部は「非医」）、脱 N-ジメチルシブトラミン、ダイオウ（根茎／葉は「非医」）、ダミアナ（葉）、1-デオキシノジリマイシン、DHEA（デヒドロエピアンドロステロン）、5-HTP（ヒドロキシトリプトファン）、ヒマシ油（種子油）、ベラドンナ属（根）、ホモシルデナフィル、マオウ（地上茎）、マンドラゴラ属（根）、メラトニン（松果体ホルモン）、ヨヒンベ（樹皮）	アカショウマ（根/ショウマの根茎は「医」）、アガリクス、アサ（発芽防止処理されている種子/発芽防止処理されていない種子は「医」）、アスタキサンチン、アスパラギン、イチョウ、雲母、オクタコサノール、カキ（へた）、L-カルニチン、岩石粉、肝臓（ウシ・トリ・ブタの肝臓・エキス）、γ-アミノ酪酸（ギャバ）、絹、金、クコ（果実・葉/根皮は「医」）、グルコサミン塩酸塩、グルコン酸亜鉛、クレアチン、クロム（Ⅲ）、クワ（葉・花・実/根皮は「医」）、ゲルマニウム、コエンザイム Q_{10}、骨粉（ウシ・魚類などの骨の粉末）、ゴマ（種子・種子油・根）、サソリ（食塩水に入れ殺して乾燥したもの）、セイヨウオトギリソウ（全草）、セレン、センナ（茎/果実・小葉・葉柄・葉軸は「医」）、ダイダイ（果実・果皮・蕾・花）、タイム（全草）、トウチュウカソウ（全草）、トウモロコシ（種子油・デンプン・花柱・柱頭）、ヘビ（全体/ヘビ毒は「医」）、フェルラ酸、ブラックコホッシュ（全草）、マツ（殻・殻皮・種子・樹脂・葉・樹皮）、メリロート（全草）、レモン（葉）

資料）厚生労働省：医薬品の範囲に関する基準の一部改正について（平成 27 年 12 月 28 日薬生発 1228 第 4 号）

- 指定医薬品または要指示医薬品に相当する成分を含むものであって、保健衛生上の観点から医薬品として規制する必要性があるもの

また、このような食薬区分の目安として、厚生労働省は「もっぱら医薬品として使用される成分本質（原材料）リスト」および「医薬品的効能・効果を標榜しない限り、医薬品と判断しない成分本質（原材料）リスト」を例示している。表 8-10 は、それらのごく一部の抜粋である。リストは東京都福祉保健局ウェブページ※などから入手できる。時折改訂されるので、注意が必要である。

なお、リストに収載されているハーブは多く、類縁種間（例 ケープアロエとキダチアロエ）で、さらに一つの植物種（例 センナとトチュウ）でも部位により区分の異なるものがある。米国でダイエタリーサプリメントに使用されていても、日本では医薬品成分（例 カバ、ヨヒンベ）にあたるものもある。また、米国ではマオウ（エフェドリン含有）は、かつてダイエタリーサプリメントに用いられていたが、死亡例を含む健康被害が多発したため、2004 年に販売が禁止された。

※ アドレス http://www.fukushihoken.metro.tokyo.jp/kenkou/kenko_shokuhin/ken_syoku/kanshi/seibun.html

②医薬品的な効能・効果の標榜

　疾病の治療・予防，身体の構造・機能への影響を目的とする表現，例えば「高血圧の改善」「肝機能向上」といった表現は，医薬品的な効能・効果に該当する。また，「健康維持」「美容」の表現自体は医薬品的な効能・効果に該当しないが，「美白」や「美肌」が身体（皮膚）の構造・機能への影響を目的とするのであれば，医薬品的な効能・効果に該当する。

　なお，食品表示法に基づく規定により，保健機能食品以外の食品は，保健機能食品と紛らわしい名称，栄養成分の機能や特定の保健の目的が期待できる旨の表示をすることが禁じられている。特定保健用食品・栄養機能食品に認められている効能・効果は，医薬品的とはみなされない。しかし，特定保健用食品の保健の効果などの表示は国から許可されたものであり，製品に記載された表示だけでなく，広告などにおいても許可内容を逸脱した表示は禁じられている。

　また，食品として販売するものは，健康増進法によって，健康保持増進効果などについて虚偽・誇大な表示をすることが禁止されている。

③医薬品的な形状

　日本では以前は，錠剤やカプセルは医薬品の形状とされた。しかし，これがダイエタリーサプリメントなどの貿易の際に非関税障壁となるため，規制緩和がなされ，現在は形状からだけで直ちに医薬品とは判断しないこととなっている。ただし，アンプルや舌下錠は，医薬品的な形状と判断される。

④医薬品的な用法・用量の表示

　医薬品は，疾病の治療・予防という目的を達成し，安全に使用するために，服用時期や量，方法などがはっきり定められている。一方，健康食品はあくまで食品であり，これに類する表示は消費者に医薬品的な効能・効果を期待させるので，不適切である。しかし，過剰摂取や長期摂取により，健康への悪影響が生じるおそれもあるので，摂取法の目安や注意の表示が必要な場合もある。例えば，「食前，食後に1個から2個ずつ…」といった表現は医薬品的と判断されるが，「食事の際に，1個から2個ずつ…」という表現は必ずしも医薬品的とは判断されない。

(4) 健康食品と添加物

　健康食品のほとんどは加工食品であり，添加物とともにカプセルやソフトゲルなどの容器包装もよく用いられている。一方，保健機能食品制度では，カプセルや錠剤など，通常の食品の形でない保健機能食品の成分となる物質のうち，栄養成分のビタミン類やミネラル類，製造・加工などに使用される賦形剤や乳化剤などは添加物として扱われ，指定を受けたものは使用基準が定められている。例えば，ステアリン酸マグネシウム（製造用剤）は，カプセル剤・錠剤型の保健機能食品以外への使用は禁止されている。また，トコフェロール酢酸エステル（強化剤）・ビオチン（強化剤）は，保健機能食品以外には使用不可である。グルコン酸亜鉛（強化剤）・グルコン酸銅（強化剤）の使用は，母乳代替食品および保健機能食品に限られている。これらは，国によるリスク分析を経て添加物に指定されたものといえる。

　一方，健康食品の中には，亜鉛・鉄・銅などの栄養機能成分として認められているもののほか，セレン・マンガン・モリブデンなどのように，食事摂取基準は定められてはいるが，栄養機能成

分や添加物としては認められていない微量ミネラルを比較的高濃度で含む製品がある。こうした製品では，ミネラルを高濃度に取り込んだ酵母が利用されている。このようなミネラル酵母は，国による安全性評価を受けたものではない。

（5）ハーブ

　ハーブは，日本では一般に薬草，香辛料とする草，また天然物なので安全と理解されている。しかし，この捉え方は一面的であり，誤解である。生物学分野では，ハーブは価値（有効性や安全性など）とは無縁であり，単に木本（arbor）に対する草本（herb）を示したものである[6]。また，ハーブの専門事典では，草本の枠を超え，木本から菌類にまでハーブの範囲は広がり，医療や健康の維持・増進，病虫害駆除，そのほかのさまざまな経済・産業面での有用性をもつ植物，また抽出物などとして，実用面からハーブが定義されている[7]。国際的にはこうした幅広い捉え方が一般的である。したがって，香草，香辛料とする草とは似ても似つかないイチョウ，ナンバンゲ，マツ（樹皮）をはじめ，表8-10に掲載されている植物はすべてハーブである。

　ハーブは生物多様性を反映して多種多彩である。ドクニンジンやマチン（ホミカ）は古くから毒薬として使用され，コカ葉やケシは「麻薬及び向精神薬取締法」などにより強く規制されている。これらもハーブである。ハーブ自体は，必ずしも安全であるわけではない。しかし，健康食品の原材料としてのハーブは安全が第一である。ハーブの成分の多くは人体にとっては生体異物である。また，脂溶性成分が多い。したがって，ハーブの有害作用は，脂溶性生体異物の処理器官である肝臓を標的とすることが多い。

　「医薬品的効能・効果を標榜しない限り医薬品と判断しない成分本質（原材料）リスト」にあるハーブには，疾病の治療における有効性がヒト対象試験で実証されているものがある。セイヨウオトギリソウはうつ症状，バターバー（セイヨウフキ）は片頭痛の症状改善にある程度有効であることが確認されている。一方，セイヨウオトギリソウは肝臓の薬物代謝を高めるために多くの医薬品の有効性を低下させ，バターバーはヨーロッパで肝臓障害との関連が疑われており，いずれも使用にあたっては注意する必要がある。

5　健康食品のリスクコミュニケーション

❶ 健康食品のリスクコミュニケーションとNR・サプリメントアドバイザー

　食品の安全性確保は，国際的にも最重要課題のひとつであり，国内外でリスク分析が導入されている。リスクコミュニケーションは，リスク分析の全過程において，リスク評価者，リスク管理者，消費者，事業者，研究者，そのほかの関係者の間で情報および意見を相互に交換することであり，リスク評価の結果およびリスク管理の決定事項の説明も含まれる。

　前述したように，日本の行政では，リスク評価は食品安全委員会，リスク管理は厚生労働省と農林水産省，リスクコミュニケーションは食品安全委員会，厚生労働省，農林水産省などが担当することとなっている。

　リスクコミュニケーションについては，実際にさまざまな形での取り組みがなされている。例

えば，消費者がかかわるリスクコミュニケーションとしては，行政や関連団体との意見交換会や懇談会が国内各地で開催されており，さらに科学的視点に基づいて得られた健康影響評価結果に対する意見・情報の募集がインターネットを介して行われている．また，食品安全委員会では，日常の生活を通じた消費者からの意見などを収集する「食品安全モニター」が募集され，さらに「食の安全ダイヤル」を開設し，食品の安全性に関して，消費者からの情報提供・問い合わせ・意見の募集などができる体制がとられている．

健康関連の話題は国内外で関心が高く，学術的な研究も数多く行われている．研究成果は学術論文として公表されているが，昨今はその情報量が膨大になり，専門家であっても専門分野の情報をすべて把握することは難しく，ましてや専門外の情報については，正確に把握するのが困難な状況にある．

一方，マスメディアやインターネットには毎日のように健康食品や健康関連の情報が流され，社会的な影響力も大きい．したがって，たとえ信頼性の高い情報であっても，その伝え方次第では，一般消費者が誤った先入観をもったり，正しく理解できない状況に陥ってしまう可能性もある．こうしたことから，情報提供者と消費者・その関係者が参加して，双方向のオープンな意見交換であるリスクコミュニケーションを行うことが極めて重要である．リスクコミュニケーションの成否は，次の3つの要因に大きく依存している．

①科学的で中立的な情報の作成
②情報の正しい伝達
③提供した情報についての消費者からの反応を適切に把握できるシステム

しかし，科学的で中立的な情報が消費者に伝えられたとしても，それが一方通行の伝達であれば，消費者が提供された情報を正しく理解することは容易ではない．また，情報が消費者に正しく伝わったかどうかを確認することも困難である．個々の消費者に対面で情報を適切に伝え，その確認を行い，また消費者の立場で意見を代弁することができる専門職の役割は重要である．NR・サプリメントアドバイザーは，まさに健康食品の分野におけるその担い手といえる．

NR・サプリメントアドバイザーは，決して健康食品の販売促進員ではない．消費者に正しい情報を適切に提供し，消費者の適確な選択を支援して，自立的な健康行動を促す役割をもつといえる．インフォームドチョイスの支援者であるように心掛けることが大切である．

❷ 健康食品に関する情報提供：問題点と対応策

健康食品は玉石混交であり，玉といえるような製品がある一方，品質・安全性・有効性などの面で問題を抱える石に相当する製品もある．このような好ましくない製品に対しては，行政は従来，問題となった製品の摘発・公表という措置をとってきた．しかし，そうした製品の情報が消費者に伝えられたとしても，情報はやがて消費者の記憶から忘れ去られ，類似製品が市場に再登場するのを可能にしている．このような理由から，摘発・公表という措置だけでは，健康食品の問題を根本的に解決するのは困難である．これは，健康食品の問題には，主に次のような2つの要因が深くかかわっているからである．

- 不確かな情報の氾濫

●生活習慣の乱れ

この2つの要因が重なることにより，科学的根拠のない健康食品が安易に利用され，その不適切な利用による健康障害，また経済的損失が発生していると推定される。特に，マスメディアやインターネットウェブサイトから流されている情報には不確かなものが少なくなく，そのような情報の氾濫が科学的根拠のないいわゆる健康食品の安易な利用につながる一因になっているともいえる。このような健康食品に関する問題への対応策としては，次のアプローチが考えられる。

①消費者自身が健康の維持増進には，食生活や運動を含めたバランスのとれた生活習慣の実践が最も重要であることをしっかり認識し，実行できるように取り組む。

②情報の発信者が健康食品の安全性・有効性に関して，科学的根拠のある情報を消費者に適切に伝えるよう取り組む。

①に関しては，国民健康づくり運動である健康日本21，特定健康診査・特定保健指導などが国の主導によって行われている。また，NR・サプリメントアドバイザーは健康食品の情報提供役であるとともに，①のような消費者の自立的な健康行動を支援する役割をもつ。

②に関しては，保健機能食品制度の創設がひとつの突破口になったといえる。保健機能食品制度は，端的にいえば，食品の表示に関する制度である。この制度の創設により，従来は医薬品にしか認められていなかった効能・効果に関する表示，すなわちビタミンやミネラルの栄養機能表示，また関与成分の保健用途における有効性の表示が食品においても可能となった点で意義が大きい。これにより，健康食品は法的に規定されたいわば別格の健康食品である保健機能食品と，根拠法をもたないいわゆる健康食品に区分されることになった。健康食品の摂取に伴う健康被害や経済的損失は，いわゆる健康食品に発生している。

一方，国立研究開発法人 医薬基盤・健康・栄養研究所 国立健康・栄養研究所が運営するウェブサイト「健康食品」の安全性・有効性情報では，健康食品の安全性・有効性，そのほかの種々の情報が科学的根拠に基づいて提供され，持続的に更新が行われている（図8-8）。国内で運営される健康食品の公正・公平な情報源としては特に優れている。NR・サプリメントアドバイザーにとっては，情報収集のための大切な拠り所であろう。

❸ 国立研究開発法人 医薬基盤・健康・栄養研究所 国立健康・栄養研究所による「健康食品」の安全性・有効性情報

インターネットによる情報提供は，迅速かつ効果的である。その一方，提供された情報が誤解されたり，正しく伝わらない可能性も高い。国立研究開発法人 医薬基盤・健康・栄養研究所 国立健康・栄養研究所では，こうした問題への対策として，「健康食品」の安全性・有効性情報というウェブサイトを立ち上げている。

このサイトでは，図8-8のように，現場の専門職が消費者に個別に情報提供する方法を取り入れているのが特徴である。すなわち，この方式により，個々の消費者に正しい情報をより的確に伝えることができるよう，また逆に，消費者が抱えている疑問・意見などを把握できるよう，双方向のリスクコミュニケーションの達成を目指している。

同サイトには，このような考えに基づき，一般消費者を対象とする「一般公開ページ」と，専門職から構成される登録制の「会員ページ」がつくられている。「会員ページ」は，内容的には

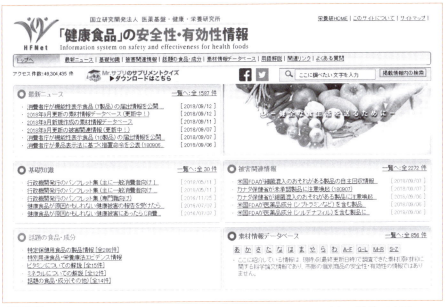

図 8-8 国立研究開発法人 医薬基盤・健康・栄養研究所 国立健康・栄養研究所 「健康食品」の安全性・有効性情報

「一般公開ページ」とほぼ同じであるが，「一般公開ページ」にはないシステムとして，一般公開前の新規情報を検討したり，会員が専門職として現場で得た情報の書き込みなどができるようになっている。また，会員間の意見交換ができる「交流広場」もあり，専門職間での問題共有，情報交換ができるようになっている。

「会員ページ」は，消費者とのリスクコミュニケーションを図る上で重要な役割があり，消費者の立場で「健康食品」や栄養の問題に対応できる専門職の参加が継続的に呼びかけられている。異なる専門職間での意見交換は，医薬品と一般食品との間の中間的な立ち位置にあるともいえる「健康食品」の問題への新しい対応策を考えていく上で意義があり，NR・サプリメントアドバイザーの会員としての参画と同サイトのさらなる発展が期待される。

❹ 健康食品に関する情報源

消費者を対象とするリスクコミュニケーションは，科学的根拠に基づく安全性・有効性などに関する知見について，公正・公平に行われなくてはならない。このような知見を収載した情報源は少なくないが，消費者やNR・サプリメントアドバイザーの利用に適すると考えられるものを次に紹介する。

①国立研究開発法人 医薬基盤・健康・栄養研究所国立健康・栄養研究所「健康食品」の安全性・有効性情報の素材情報データベース

　前述した「健康食品」の安全性・有効性情報の特に重要な内容として，健康食品素材の一般的性状・安全性・有効性などに関する情報データベース（素材情報データベース）がある。

このデータベースは，信頼できると考えられる学術論文ならびに書籍を参考に，素材品目別の情報が集められている。ただし，それらの情報はあくまでも素材（成分）の情報であり，市販されている個別製品についての情報と同等とは限らない点に留意する必要がある。

一般に流通している「健康食品」の品質は，製造方法，利用した原材料（素材）によってもさまざまである。例えば，仮に同じ名称のハーブ素材が用いられていても，品種・栽培地や栽培方法・収穫時期などによって製品の品質に大きな違いが生じる可能性がある。さらに，製品には複数の素材が配合されている場合も多いので，素材間の相互作用によって，あるいは日常的に服用している医薬品との相互作用などによっては，有効性が減弱したり，身体への悪影響が生じる可能性も考えられる。

これらを十分に認識した上で，素材（成分）の情報を拡大解釈せずに，個々の情報を客観的にみて，各製品の評価・判断の一助とすべきである。さらに，情報の中には「調べた文献の中で見当たらない」という表示がされているが，これは情報が現時点では見つからないこと，今後新しく情報が見つかれば追加されることを意味している。わかっていることは，あくまでも現時点の情報なのである。

このサイトの具体的なコンテンツの一例を図 8-9 に示す。科学的根拠のある安全性・有効性情報を基に掲載記事を編集し，特に有効性については，ヒトのデータを重視して動物のデータとは区別している。また，すべてのヒトにとって安全なものはないという考え方から，安全性については，ヒトにおける具体的な内容のデータ（誰が，何を，どれだけの期間，どれほどの量を摂取し，どのような影響を受けたか），ならびに動物のデータもできるだけ取り入れて掲載している。

アドレス https://hfnet.nibiohn.go.jp/

②厚生労働省のウェブサイト

「健康食品」のウェブページが設けられており，「健康食品」の安全性に関し，関係法令・通知，「健康食品」に関する Q＆A，健康被害情報，無承認無許可医薬品情報などの情報が提供されている。

アドレス http://www.mhlw.go.jp/stf/seisakunitsuite/bunya/kenkou_iryou/shokuhin/hokenkinou/index.html

厚生労働省法令などデータベースサービスでは，法令・通知の検索ができる。

アドレス https://www.mhlw.go.jp/hourei/

③消費者庁のウェブサイト

食品表示に関するウェブページでは，食品表示全般に関する情報とともに，健康や栄養に関する表示制度についての情報が提供されている。

アドレス http://www.caa.go.jp/policies/policy/food_labeling/

④内閣府食品安全委員会のウェブサイト

食品の安全性全般に関する情報とともに，食品健康影響評価（リスク評価）の審議状況が添加物・農薬・新開発食品（特定保健用食品など）・遺伝子組換え食品・プリオンなどについて情報提供されている。

アドレス http://www.fsc.go.jp/

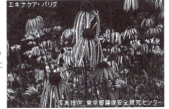

図 8-9 国立研究開発法人 医薬基盤・健康・栄養研究所 国立健康・栄養研究所「健康食品」の素材情報データベースよりダウンロードしたエキナセアの情報

注）本図は概要を示しているが，「すべての情報を表示」をクリックすると，より詳細な情報を得ることができる。安全性や有効性の科学的根拠を示した文献にもリンクが張られている。

⑤ 東京都福祉保健局のウェブサイト「健康食品ナビ」

消費者向けおよび事業者向けの情報が詳細にわたって提供されている。消費者向けの情報に関しては，例えば，注意が必要な健康食品として，成分・原材料など，また違反製品の情報なども東京都独自の調査結果を踏まえて情報提供されている。事業者向けの情報に関しては，例えば事業者が健康食品を取り扱う際に違反などが生じないよう，確認すべきポイントについての情報が提供されている。

アドレス http://www.fukushihoken.metro.tokyo.jp/anzen/supply/index.html

⑥ PubMed

米国国立医学図書館の膨大な医学・生物学関連の文献データベースである。ほとんどの論文の要約を読むことができ，全文の無料ダウンロードが可能なものは，そのサイトへのリンクが張られている。健康食品素材の安全性・有効性に関しても，基盤的で重要な情報源である。

アドレス https://www.ncbi.nlm.nih.gov/pubmed

⑦ The Cochrane Library

網羅的に収集した無作為化比較試験（RCT）のうち，一定の基準を満たした複数の論文について，メタアナリシスによる統計学的解析を基に作成されたコクラン・システマティックレビューのデータベースが収載されている。科学的根拠に基づく医療の情報源として定評がある。

ただし，有料である．健康食品素材については，セイヨウオトギリソウの抑うつ症状の改善効果やクランベリーの尿路感染予防効果などに関する情報が収載されている．

アドレス https://www.cochranelibrary.com/

⑧ **Natural Medicines Comprehensive Database（NMCD）**

ダイエタリーサプリメントなどに用いられている天然素材について，科学的根拠を基に記載した素材品目ごとの論文を収めた民間の有料のデータベース．収載品目（1,000 以上）が極めて多く，素材の一般的性状，品質，安全性，有効性，医薬品との相互作用などの情報が掲載され，新たなデータを基に絶えず更新されている点など，同類の情報源では信頼性が高く優れている．特に，安全性および有効性については，公のデータベースにはできないランクづけによる評価がなされている．安全性は，「likely safe」「possibly safe」「possibly unsafe」「likely unsafe」「unsafe」の 5 段階にランクづけされている．また，有効性は，「effective」「likely effective」「possibly effective」「possibly ineffective」「likely ineffective」「ineffective」の 6 段階にランクづけられている．信頼の置けるデータが十分ではないと判断される場合には，その旨が記載され，ランクづけは示されていない．

なお，可能性を表す副詞の「likely」は 70〜80% ほどの可能性，「possibly」は 40% 以下ほどの可能性を示すといわれている[8]．

NMCD は，健康食品のリスクコミュニケーションのツールとして活用度が高い．しかし，米国の民間組織によって運営されている点で限界がある．例えば，ハーブ素材については，日本でよく利用されて人気が高いものであっても，米国で一般的でないものは，品目自体の論文が作成されていない場合が多い．また，安全性や有効性に関する論文が日本語で書かれている素材については，特定保健用食品の関与成分であるような信頼の置ける素材であっても，仮に論文が作成されている場合でも，信頼の置けるデータは不十分であるとされることが多い．NMCD の利用では，このような限界にも留意が必要である．

アドレス http://naturaldatabase.therapeuticresearch.com/home.aspx?cs=&s=ND

参考資料

1) 広辞苑 第 6 版／新村出編（2008）岩波書店
2) 細胞の分子生物学 第 5 版／中村桂子，松原謙一監訳（2010）ニュートンプレス出版
3) 厚生労働省医薬食品局食品安全部長：錠剤，カプセル状等食品の適正な製造に係る基本的考え方についておよび錠剤，カプセル状等食品の原材料の安全性に関する自主点検ガイドライン（2005）（平成 17 年 2 月 1 日付け食安発第 0201003 号）
4) 志村二三夫：健康・栄養食品アドバイザリースタッフ・テキストブック 第 7 版（2010）第一出版
5) Bas IS and Young AL: Dietary Supplement Health and Education Act—A Legislative History and Analysis (1996) The Food and Drug Law Institute
6) 岩波生物学事典 第 3 版／山田常雄ほか編（1983）岩波書店
7) Bown D: Encyclopedia of Herbs & Their Uses (1995) Dorling Kindersley
8) 鈴木英次：科学英語のセンスを磨く オリジナルペーパーに見られる表現（1999）化学同人

健康食品

第9章

梅垣敬三

1　健康食品の全体像

❶ 健康食品の歴史

　健康食品は，その言葉を知らない人がいないと断言できるほど，私たちの生活に深く浸透している。「より健康でいたい」「美しくなりたい」「長生きしたい」という思いは，誰もが抱いている願望であり，その願望を消費者自身が実践でき，容易に叶えられると思われているものが，健康効果や保健効果を標榜した多様な健康食品となっている。このように一般に広く認識されている健康食品とは，「健康に何らかのよい効果がイメージされる多種多様な食品の総称」であり，その名称には何ら法令上の定義はない。

　現在のように健康食品が注目されるようになったのは，戦後の食料供給がある程度満たされてきたころと考えられる。「栄養と食養の系譜」[1]（表9-1）によると，1945年ごろからは青汁，1955年ごろからクロレラ，玄米食，乳酸菌飲料，1970年ごろからローヤルゼリー，1980年ごろからカルシウムやビタミンC，ビタミンEなどが話題になった。特筆すべきことは，それらの食品は廃れることがなく，現在も人気の高い健康食品として流通していることである。健康食品の流行の発端は，その時点における食品や健康に関する社会問題への改善策，有名人や権威者の発言，あるいは最新の研究論文が関係している。例えばクロレラは，たんぱく質含量が高いことから食料難の時代に対応する未来の食料源として注目され，研究されていたようである。農薬や添加物の問題が注目された時期には，化学合成した物質は危険で，天然や自然のものは安全で体によいというイメージがもたれ，自然食品と呼ばれる食品が登場した。健康食品の中で植物エキスを添加した製品が注目されているのは，薬害などで化学合成された医薬品の副作用が注目され，

第9章 健康食品

表 9-1 「健康食品」流行の歴史

年代	流行した健康食品の例	関連した事項
1945〜	青汁	栄養改善法（1952年）
1955〜	マムシなど強壮食品，乳酸菌飲料，小麦胚芽，はちみつ，クロレラ，玄米食，酵素食品，コンフリー，清浄野菜，ビフィズス菌	
1970〜	自然食品（無添加食品），ドリンク剤，ローヤルゼリー，ゲルマニウム，クロレラ，深海鮫エキス，朝鮮人参，紅茶きのこ，プルーン，サルノコシカケ，べに花の油，かきエキス，梅製品，健康酢，霊芝，自然食品（天然食品），マンナン，スピルリナ	食薬区分（46通知「無許可無認可医薬品の指導取締りについて」）（1971年） アメリカ上院栄養問題特別委員会レポート（マクガバンレポート，1977年）
1980〜	ビタミン類（ビタミンC，ビタミンE），ミネラル類（カルシウム），サプリメント，スポーツドリンク，豆乳，小麦胚芽油，ハーブ，フラクトオリゴ糖，アスパルテーム，EPA，機能性食品，健康酢	文部省による機能性食品特別研究班（1984〜1986年） 厚生省が機能性食品の表示制度について検討（1988年）
1990〜	食物繊維，DHA，野菜ジュース，野菜スープ，ヨーグルトきのこ，赤ワイン，ココア，ポリフェノール食品，カプサイシン，ブルーベリー	特定保健用食品制度（1991年） 米国DSHEA法（1994年） 栄養表示基準制度（1996年） 医薬品の範囲に関する基準の改正（1999年）
2000〜	ビール酵母，海洋深層水，黒ごま，アミノ酸，カスピ海ヨーグルト，β-カロテン，キシリトール，にがり，豆乳，黒豆ココア，コエンザイム Q_{10}	保健機能食品制度（2001年） 健康増進法（栄養改善法の廃止，2002年） 食品安全基本法（2003年）
2005〜	寒天，マクロビオティック，酸素飲料，植物性乳酸菌，コラーゲン	「健康食品」に関する制度見直し（特定保健用食品に条件付き，規格基準型，疾病リスク低減表示を追加，2005年） 消費者庁設立，特別用途食品制度を大幅改正（2009年）
2010〜	チアシード，キヌア，アサイー，えごま油，アマニ油，ココナッツオイル	薬事法を「医薬品，医療機器等の品質，有効性及び安全性の確保等に関する法律（医薬品医療機器等法）」へ改正（2014年） 食品表示法，機能性表示食品（2015年）

資料）萩原弘道：栄養と食養の系譜─主食論争から健康食品まで（1985）サンロード出版を改変

その副作用に対する不安感が影響した結果と考えられる。

特定成分が濃縮された，いわゆるサプリメントの利用が世界中で拡大しているが，それらは米国から由来している。その発端は米国で増大した医療費の対応として，1977年に米国上院に設置された栄養問題特別委員会がまとめたマクガバンレポート（マクガバンは上院議員の名前）といえるであろう。そのレポートにおいて，「慢性疾患の原因には不適切な食生活が関連し，その改善策としてビタミンやミネラルを補うことが必要である」と指摘された。その後，1994年には「ダイエタリーサプリメント健康教育法（DSHEA：Dietary Supplement Health and Education Act）」が成立し，ビタミン，ミネラル，ハーブ，アミノ酸などを含み，医薬品でもなく通常食品でもないダイエタリーサプリメント（dietary supplement）という新しいカテゴリーの製品が認められることとなった[2]。ちなみに日本でカタカナ表記しているサプリメントには定義がなく，飲料などの通常の食品形態の製品もサプリメントと認識されており，米国のダイエタリー

サプリメントとは若干意味する製品が異なっている。

　日本では，1991年に食品の三次機能（体調調節機能）に着目した特定保健用食品制度が創設された。また，米国のダイエタリーサプリメントなどの影響を受けて，2001年からは保健機能食品制度が創設され，ビタミンやミネラルを含む製品が栄養機能食品として認められた。そして，以前は医薬品として判断されていた錠剤やカプセル状の製品でも「食品」との表示があれば，直ちに医薬品とは判断されないこととなった。2005年には特定保健用食品の表示に関して，新たに，「条件付き」「規格基準型」「疾病リスク低減表示」のものが認められるようになった。2009年には消費者庁が創設され，食品表示の一元化の対策から，特定保健用食品，栄養機能食品，特別用途食品の表示の業務が，厚生労働省から消費者庁に移管された。2015年に食品表示法が施行され，新たに機能性表示食品制度が創設された。なお，国が法令上認めている食品名とその英語訳は，特別用途食品（food for special dietary uses），保健機能食品（food with health claims），特定保健用食品（food for specified health uses），栄養機能食品（food with nutrient function claims）[3]，機能性表示食品（food with function claims）となっている。

　食料が十分になかった時期には，エネルギーや主要栄養素を多く摂取できる製品が注目されていた。しかし，現在のように食生活が豊かになると，むしろ低エネルギーで消化吸収がよくないダイエット関連の製品，あるいは美容効果や運動能力向上といった，いわゆる贅沢な効果を期待させる製品が注目されている。健康効果や保健効果を標榜した食品は，その時代時代において，健康や長寿といった人々の願望や希望が容易に叶うものとして，変遷しながら市場に出現してきたのである。健康効果や保健効果を標榜した多様な食品（一般に認識されている健康食品）において留意すべきことは，あくまで食品であり，病気の治療や治癒を目的に利用するものではないことである。実際，栄養改善法（現　健康増進法）のもとで特別用途食品ができ，その後に特定保健用食品制度や保健機能食品制度ができてきても，食品と医薬品は明確に区別されている。ちなみに米国で法令上の定義のあるダイエタリーサプリメントについても，「病気を診断する」「予防する」「治療する」「軽減する」などの表現は許されていない[2]。

❷ 多様な健康食品

　健康食品という名称が意味する製品には明確な法令上の定義はなく，一般的に認識されている健康食品は，健康によいといわれる野菜や果物から，特定成分が濃縮された錠剤やカプセル状のいわゆるサプリメント製品まで，多岐にわたっている。成分あるいは製品の有効性や安全性についても，栄養機能食品に含まれるビタミンやミネラルなどのように，科学的根拠の豊富なものから，ほとんど根拠のないものまで多種多様である。健康食品という言葉からイメージする製品は人によって異なり，また，一般人と専門職でも異なっている[4]。この点は，アドバイザリースタッフが消費者にアドバイスする際に留意しておく重要なポイントとなる。すなわちアドバイザリースタッフは，まず相手がどのような製品を健康食品とイメージしているかを確認しなければ，適切なアドバイスをすることはできない。なお，最近は錠剤やカプセル状の健康食品の流通が増加してきたことから，錠剤やカプセル状のサプリメントと認識されている製品と健康食品は同義のものと捉えている人が多い[5]。

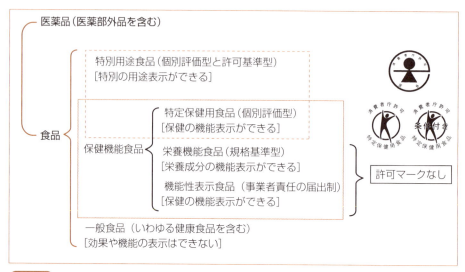

図 9-1 医薬品と食品の分類

注）経口摂取するもので，医薬品（医薬部外品を含む）以外のものがすべて食品。特別用途食品と保健機能食品（特定保健用食品＋栄養機能食品＋機能性表示食品）については，例外的に限定的な特別の用途または機能の表示が認められている。

　人が経口摂取するもので，医薬品以外のものがすべて食品に分類され，消費者が自己判断で選択利用できる一般食品に対して，医薬品と誤認や混同するような「身体の構造や機能に影響する表示」「健康の保持増進に資する表示」「病者に適する表示」をすることは，原則として認められていない（図 9-1）。それは，もし食品に医薬品のような表示があると，消費者がその製品を自己判断で病気の治療や治癒などに利用し，適切な医療を受けられなくなる可能性が出てくるためである。医薬品とみなされるべきものが，食品の名目のもとに製造・販売されることがないようにするため，医薬品医療機器等法などの規定に基づく無承認無許可医薬品監視指導マニュアルなどにより，厳重な指導取り締まりが行われている。特別用途食品には特別の用途に適する表示，保健機能食品（特定保健用食品，栄養機能食品，機能性表示食品の総称）については保健機能や栄養機能の表示がそれぞれ認められているが，これらはあくまで例外的な食品と考えるべきである。ちなみに特別用途食品でも，その利用上の留意事項として，医師，管理栄養士等の指示に従って使用する旨の表示があり，保健機能食品の表示については，病名は基本的には入っておらず，病気の治療や治癒を期待して利用するものではないことに配慮されている。

　前述したように健康食品という用語に法令上の定義はないが，特別用途食品と保健機能食品は，健康増進法や食品表示法で規定されている。保健機能食品以外の食品にあっては，保健機能食品と紛らわしい名称，栄養成分の機能および特定の保健の目的が期待できる旨の表示をすることはできない。特別用途食品は，病者用の製品など，医師や管理栄養士等の管理下で利用する食品も含まれていることから，消費者が自己判断で自由に利用できる保健機能食品と特性が少し異なっている。このような背景から健康食品とは，法令上の定義のある保健機能食品と，法令上の定義のない「いわゆる健康食品」に便宜的に大別できる（図 9-2）。いわゆる健康食品には保健機能や栄養機能などの表示をすることが認められないことから，体験談などを利用して製品の有効性や安全性がアピールされている。いわゆる健康食品に分類される製品の名称としては，機能性食

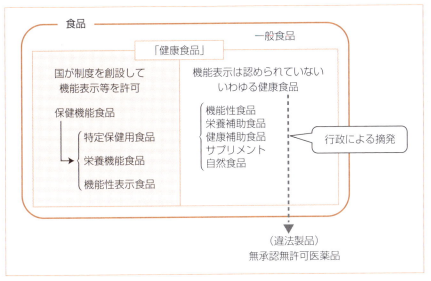

図 9-2 保健機能食品と「いわゆる健康食品」の大まかな関係

品，栄養補助食品，健康補助食品，サプリメント，自然食品などがある。なお，いわゆる健康食品＝健康食品と解釈し，保健機能食品は健康食品とはいわないとする考え方もある。また，特別用途食品も健康食品の一つに含めるとの考え方もある。このような考え方がされるのは，健康食品という言葉自体に明確な法令上の定義がないためである。いわゆる健康食品の中には，医薬品のような病気の治療・治癒の効果を表示した製品，あるいは違法に医薬品成分を添加した製品が紛れている。それらの製品は医薬品医療機器等法に違反しており，「無承認無許可医薬品」として行政から摘発され，もはや食品のカテゴリーには入らない。表9-2に健康食品として想定されている食品の概略を示した。

❸ 健康食品の問題点

健康食品は，健康になろうとの思いから利用されている。そのような健康食品を安全に効果的に利用するためには，健康食品が関連した問題点を認識しておく必要がある。その問題点とは，経済的被害や健康被害を受ける可能性である。

経済的被害は，利用者が健康食品に対して医薬品のような強い効果を期待し，また，高額な製品ほど，望ましい効果が得られるとの思いで，高額な製品を購入した状況で認められる。一方，健康被害としては，2つのパターンがある。

その1つは，違法製品（無承認無許可医薬品）や粗悪な品質の製品など，利用される製品自体に問題があり，その結果として健康被害を受けてしまう事例である。違法製品の利用が関係した健康被害は重篤であり，ダイエット関連の食品では死者が出たこともある。また，違法製品はインターネットを介して個人輸入されたり，製品の形状が医薬品と誤認するような錠剤やカプセル状といった特徴をもつ[6]。

表 9-2　健康食品として想定されている食品の概略

①機能等が表示できる製品		
特別用途食品		乳児，妊産婦・授乳婦，病者など，医学・栄養学的配慮が必要な対象者の発育や健康の保持・回復に適するという「特別の用途の表示」が国によって許可された食品。
保健機能食品	特定保健用食品	特定の保健の目的が期待できることを表示した製品で，特保（トクホ）とも呼ばれる。国がヒトでの保健効果および安全性を製品として審査・許可。現時点で許可されている製品のほとんどは明らかな食品形態。 注）制度が創設されたときの分類の関係上，特別用途食品の一つでもある。
	栄養機能食品	国の定めた規格基準で栄養素が含まれている製品に栄養機能を表示したもの。現時点で表示できる栄養素はビタミン13成分とミネラル6成分（亜鉛，カリウム，カルシウム，鉄，銅，マグネシウム），n-3系脂肪酸。国への届け出や審査は不要で，製造者の自己認証により表示されている。製品の形状は，錠剤・カプセル状から，通常の明らかな食品形態まで多様。過剰摂取のリスク回避から，カリウムについては，錠剤，カプセル剤等の食品は対象外。
	機能性表示食品	特定の保健の目的が期待できる機能性を表示した製品で，事業者の責任において，科学的根拠に基づいた機能性を表示した食品。販売前に，安全性および機能性の根拠に関する情報などが消費者庁長官に届け出られたもの。 注）特定保健用食品とは異なり，消費者庁長官の個別許可を受けたものではない。
②機能等の表示ができない製品（いわゆる健康食品）		
栄養補助食品		米国の制度で用いられている"dietary supplement"の日本語訳と考えられるもの。国が制度化・定義しているものではない。製品中のビタミンやミネラル，n-3系脂肪酸が国の規格基準を満たしたものは栄養機能食品となっている。
健康補助		栄養成分の補給や健康の保持・増進および健康管理の目的で摂取される食品として，公益財団法人日本健康・栄養食品協会が提唱しているもの。
サプリメント		一般には米国の"dietary supplement"のように特定成分が濃縮された錠剤やカプセル形態のものが該当。ただし，わが国では言葉に法令上の明確な定義がないため，人によって想定する製品はさまざま。
③違法な製品		
無承認無許可医薬品		違法に医薬品成分が含有されていたり，医薬品のような病気の治療・治癒を謳った製品であることが，行政の検査によって判明したもの。

　もう1つの健康食品が関連した健康被害のパターンとは，製品自体に問題がなくても，利用者が不適切な利用を行ったことが原因となる事例である。具体的には，「医薬品は副作用があるが，健康食品は食品なのでいくら摂取しても安全」と解釈して製品を過剰摂取した場合，病気の治療や治癒を目的にして製品が利用された場合，製品が利用者の体質に合わなかった場合（アレルギーなど），製品が医薬品と併用されることによる医薬品の薬効の減弱や副作用の増強（相互作用）が起こった場合などで有害事象が認められる。

　このような健康食品による経済的被害と健康被害のほとんどに，インターネット，テレビ，雑誌，新聞などの広告に出されている不確かな情報の氾濫が深く関係している。科学的根拠に基づく情報や，有効性情報とともに安全性情報が適切かつ効果的に提供されていて，健康食品の実態が消費者に正しく理解されていれば，粗悪な製品が選択されることはなく，優れた製品が安全に有効に利用されるようになるであろう。すなわち，健康食品に関する正しい情報提供が，健康食品の問題を解決するためには最も重要といえる。

2　特定保健用食品

❶ 特定保健用食品制度の概要

　食品分野における研究の進歩から，食品には一次機能，二次機能，三次機能という3つの機能があることが明らかにされている。一次機能（栄養機能）とは，生命維持のための栄養面での働き，二次機能（感覚機能）とは，食事を楽しむという味覚・感覚面での働き，三次機能（体調調節機能）とは，生体の免疫系，神経系，内分泌系，循環器系などの生体の調節面での働きである。食品の機能性研究は，1980年代半ばから大学などで実施され，多くの研究成果が出されている。通常の食品はすべて3つの機能を有しているが，特に三次機能に着目し，その作用を強化した食品が機能性食品（functional food）と呼ばれるものである[2]。そして，その機能性食品のひとつが特定保健用食品（トクホまたは特保）であり，「食生活において特定の保健の目的で摂取する者に対し，その摂取により当該保健の目的が期待できる旨の表示をする食品」と定義されている。

　特定保健用食品の制度が創設された背景としては，①食品分野における研究の進歩，②生活習慣病等の予防に，食品の機能性を積極的に活用したいという社会的ニーズ，③健康食品の選択における情報の混乱を防止するために，国が科学的根拠に基づく情報提供を積極的に行う必要性，の3点があげられる。特定保健用食品制度が創設された際，「機能性食品」ではなく「特定保健用食品」という言葉が使用されたのは，機能性食品の「機能」という表現が，医薬品の有する「機能」と混同されるおそれがあり，機能のみに着目した「機能性食品」という言葉よりも，栄養機能（一次機能）や味覚・感覚機能（二次機能）をあわせもつ特別用途食品のひとつとして評価することが妥当と考えられたからである[3]。

　現在，特定保健用食品に対して医薬品のような効果を期待する動きがあるが，特定保健用食品は，その制度創設時からあくまで食品のひとつという位置づけであり，病気の治療や治癒に利用される医薬品と誤解されないように配慮されてきている。

　特定保健用食品は，一般に認識されている機能性食品の中で，その保健の用途および，ヒトにおける有効性，適切な摂取量，摂取に伴う安全性などが個々の製品として医学・栄養学的に明らかにされているもので，国が客観的かつ科学的な審査を行い，消費者庁（以前は厚生労働省）が，製品に対して保健機能の表示を認めた食品である。言い換えれば，一般に認識されている機能性食品は，保健作用に関与する成分（関与成分）の有効性に関して科学的根拠があったとしても，多種類の原材料から構成される「製品としての有効性」が定かでなく，また，製品の適切な摂取対象者や摂取量が客観的に評価できるレベルに達していないと解釈することができる。最近，製品としての有効性や安全性に関する科学的根拠が乏しい「いわゆる健康食品」の流通が拡大している状況で，健康食品が備えておくべき安全性や有効性の科学的根拠のあり方を消費者に理解してもらう意味においても，特定保健用食品の存在価値は大きいといえるであろう。

　特定保健用食品の制度は，1991（平成3）年9月から開始され，栄養改善法（現 健康増進法）で規定された特別用途食品のひとつとして位置づけられた。医薬品と混同されることを避けるため，当初，特定保健用食品は明らかな食品形態をしていることが，その許可要件のひとつとなっていた。しかし，2001（平成13）年4月の保健機能食品（当時は特定保健用食品と栄養機能食

品の総称）制度の実施に伴い，錠剤やカプセル状などの形態でも許可されることになり，安全性の確保や監視指導の強化という意味から，健康増進法とともに食品衛生法によっても規定された。また，2003 年，内閣府食品安全委員会が発足したことから，特定保健用食品の安全性は，厚生労働省に代わって食品安全委員会（新開発食品専門調査会）で審査されるようになった。2005（平成 17）年 2 月には，食品の機能について正確で十分な情報を国民に提供する観点から，保健機能食品制度が改正された。これは 2004 年 6 月に取りまとめられた「健康食品に係る今後の制度の在り方について（提言）」を受けて法制化されたもので，特定保健用食品については，①「条件付き特定保健用食品」の制度の導入，②「規格基準型特定保健用食品」の創設，③「疾病リスク低減表示」の容認という 3 つの表示と制度の拡充が行われた（平成 26 年 6 月 17 日付け食安発 0617 第 2 号）。具体的な内容は次のとおりである。

（1） 条件付き特定保健用食品

これまでの特定保健用食品の審査で要求している有効性の科学的根拠のレベルには届かないが，一定の有効性が確認される食品に対して，限定的な科学的根拠である旨の表示を許可したものである。通常の特定保健用食品と条件付き特定保健用食品の科学的根拠の考え方を表 9-3 に示した。

（2） 規格基準型特定保健用食品

これまでの特定保健用食品で許可実績が多く，科学的根拠が蓄積されている関与成分（保健作用に関係する成分）を含む食品については，担当事務局において規格基準に適合するか審査して許可するものである。安全性については当該製品による過剰摂取試験が求められているが，有効性に関する資料は省略できる。その規格基準を表 9-4 に示した。

（3） 疾病リスク低減表示

これまでの特定保健用食品には許可されていなかったが，医学的・栄養学的に疾病リスクの低減効果が確立されていることが示された場合には，その表示を認めるものである。現時点では，「カルシウムと骨粗鬆症」「葉酸と神経管閉鎖障害」の 2 つの表示が対象となっている。なお，葉酸は，天然型のプテロイルポリグルタミン酸と合成型のプテロイルモノグルタミン酸があり，疾病リスク低減表示の関与成分（保健作用に関与する成分）は合成型のプテロイルモノグルタミン酸となっている。疾病リスク表示の詳細を表 9-5 に示した。

2005 年の制度改正において，特定保健用食品に過度の期待をして摂取する傾向が危惧される

表 9-3 特定保健用食品と条件付き特定保健用食品の科学的根拠の考え方

作用機序 \ 試験	無作為化比較試験 危険率 5% 以下	無作為化比較試験 危険率 10% 以下	非無作為化比較試験（危険率 5% 以下）	対照群のない介入試験（危険率 5% 以下）
明確	特定保健用食品	条件付き特定保健用食品	条件付き特定保健用食品	
不明確	条件付き特定保健用食品	条件付き特定保健用食品		

表9-4 規格基準型特定保健用食品における規格基準

区分	第1欄 関与成分	第2欄 1日摂取目安量	第3欄 表示できる保健の用途	第4欄 摂取上の注意事項
Ⅰ (食物繊維)	難消化性デキストリン (食物繊維として)	3～8g	○○（関与成分）が含まれているのでおなかの調子を整えます。	摂り過ぎあるいは体質・体調によりおなかがゆるくなることがあります。多量摂取により疾病が治癒したり，より健康が増進するものではありません。他の食品からの摂取量を考えて適量を摂取して下さい。
	ポリデキストロース (食物繊維として)	7～8g		
	グアーガム分解物 (食物繊維として)	5～12g		
Ⅱ (オリゴ糖)	大豆オリゴ糖	2～6g	○○（関与成分）が含まれており，ビフィズス菌を増やして腸内の環境を良好に保つので，おなかの調子を整えます。	摂り過ぎあるいは体質・体調によりおなかがゆるくなることがあります。多量摂取により疾病が治癒したり，より健康が増進するものではありません。他の食品からの摂取量を考えて適量を摂取して下さい。
	フラクトオリゴ糖	3～8g		
	乳果オリゴ糖	2～8g		
	ガラクトオリゴ糖	2～5g		
	キシロオリゴ糖	1～3g		
	イソマルトオリゴ糖	10g		
Ⅲ (難消化性デキストリン)	難消化性デキストリン (食物繊維として)	4～6g (1日1回食事とともに摂取する目安量)	食物繊維（難消化性デキストリン）の働きにより，糖の吸収をおだやかにするので，食後の血糖値が気になる方に適しています。	血糖値に異常を指摘された方や，糖尿病の治療を受けておられる方は，事前に医師などの専門家にご相談の上，お召し上がり下さい。摂り過ぎあるいは体質・体調によりおなかがゆるくなることがあります。多量摂取により疾病が治癒したり，より健康が増進するものではありません。他の食品からの摂取量を考えて適量を摂取して下さい。
Ⅳ (難消化性デキストリン)	難消化性デキストリン (食物繊維として)	5g (1日1回食事とともに摂取する目安量)	食事から摂取した脂肪の吸収を抑えて排出を増加させる食物繊維（難消化性デキストリン）の働きにより，食後の血中中性脂肪の上昇をおだやかにするので，脂肪の多い食事を摂りがちな方，食後の中性脂肪が気になる方の食生活の改善に役立ちます。	摂り過ぎあるいは体質・体調によりおなかがゆるくなることがあります。多量摂取により疾病が治癒したり，より健康が増進するものではありません。他の食品からの摂取量を考えて適量を摂取して下さい。

- 関与成分：第1欄に掲げるもの。定められた成分規格に適合していること。1品目中に第1欄に掲げるものを複数含んではならないこと。1日摂取目安量は第2欄に掲げる分量。
- 食品形態および原材料の種類：表の区分ごとにすでに許可されているもの。原則として，関与成分と同種の原材料（他の食物繊維またはオリゴ糖）を配合しない。過剰用量における摂取試験が実施されていること。
- 表示：表示できる保健の用途は第3欄の通り，摂取上の注意事項は第4欄の通りに表示。必要に応じた注意事項の記載を求める場合がある。容器包装において関与成分以外の原材料にかかわる事項を強調して表示するなど，不適切な表示を行うものでないこと。

ことから，「食生活は，主食，主菜，副菜を基本に，食事のバランスを。」という表示が義務づけられた。また，特定保健用食品の許可品目が増加して，制度も次第に普及してきたことも関連して，特定保健用食品のヒトを対象とした試験の留意事項という通知も出されている。その留意事

表9-5 疾病リスク低減表示を認める特定保健用食品の関与成分と表示事項

関与成分	1日摂取目安量	特定の保健の用途に係る表示	摂取をする上の注意事項
カルシウム（食品添加物公定書等に定められたもの，又は食品等として人が摂取してきた経験が十分に存在するものに由来するもの）	300〜700 mg	この食品はカルシウムを豊富に含みます。日頃の運動と適切な量のカルシウムを含む健康的な食事は，若い女性が健全な骨の健康を維持し，歳をとってからの骨粗鬆症になるリスクを低減するかもしれません。	一般に疾病は様々な要因に起因するものであり，カルシウムを過剰に摂取しても骨粗鬆症になるリスクがなくなるわけではありません。
葉酸（プテロイルモノグルタミン酸）	400〜1,000 μg	この食品は葉酸を豊富に含みます。適切な量の葉酸を含む健康的な食事は，女性にとって二分脊椎などの神経管閉鎖障害を持つ子どもが生まれるリスクを低減するかもしれません。	一般に疾病は様々な要因に起因するものであり，葉酸を過剰に摂取しても神経管閉鎖障害を持つ子どもが生まれるリスクがなくなるわけではありません。

項の一部を下記に示した（ほかの留意事項ならびに詳細については平成17年2月1日付け食安新発第0201002号を参照）。

- ヒト試験は動物試験において有効性を確認後に原則として「申請食品」で実施し，保健の用途にかかわる効果および摂取量を確認すること。
- 設定しようとする1日摂取目安量による長期摂取試験を実施し，その摂取期間は有効性の発現，経時的な効果の減弱（慣れ）がないことの確認のため，一般的には3カ月程度以上とすること。
- 被験者は健常人から疾病の境界域の者に至るまでの範囲において，目的とする保健の用途の対象として適切な者とすること。
- 被験者数は，統計学的手法によって有意差検定が可能な被験者数を確保（試験内容や実施方法により必要な数は異なる）すること。

特定保健用食品が創設されてから現在までの制度の変遷の概略を図9-3に示した。

❷ 特定保健用食品の表示内容と許可

特定保健用食品は，「個別許可型」の食品である。その有効性・安全性，適切な摂取量等に関する科学的根拠は，個々の製品ごとに評価されており，表9-6に示した項目の許可要件を満たさなければならない（平成28年9月30日付け消食表第609号）。特定保健用食品を利用すれば，乱れた食生活の不安が癒やせるような宣伝や消費者の認識がみられるが，この原因は，特定保健用食品の許可要件の表9-6に記載されている「食生活の改善が図られ，健康の維持増進に寄与することが期待できるもの」の意義と重要性が製造・販売者にも消費者にも理解されていないためであろう。

特定保健用食品に認められている保健の用途の表示は，「容易に測定可能な体調の指標の維持に適するまたは改善に役立つ」「身体の生理機能，組織機能の良好な維持に適するまたは改善に役立つ」「身体の状態を本人が自覚でき，一時的であって継続的，慢性的でない体調の変化の改

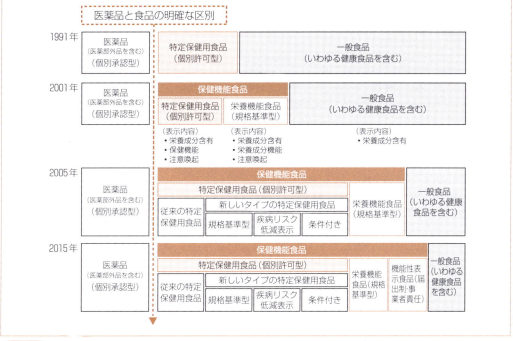

図9-3 特定保健用食品制度の変遷の概略

表9-6 特定保健用食品に求められている許可要件

食生活の改善が図られ，健康の維持増進に寄与することが期待できるものであって，次の要件に適合するものについて許可等を行うものであること
(1) 食品または関与成分について，表示しようとする保健の用途にかかわる科学的根拠が医学的，栄養学的に明らかにされていること
(2) 食品または関与成分についての適切な摂取量が医学的，栄養学的に設定できるものであること
(3) 食品または関与成分が添付資料などからみて安全なものであること
(4) 関与成分について，次の事項が明らかにされていること。ただし，合理的理由がある場合は，この限りでない
　ア　物理学的，化学的および生物学的性状ならびにその試験方法
　イ　定性および定量試験方法
(5) 食品または関与成分が，ナトリウムもしくは糖類などを過剰摂取させることとなるものまたはアルコール飲料ではないこと。
(6) 同種の食品が一般に含有している栄養成分の組成を著しく損なったものでないこと
(7) 日常的に食される食品であること
(8) 食品または関与成分が，「無承認無許可医薬品の指導取締りについて」（昭和46年6月1日付け薬発第476号厚生省薬務局長通知）の別紙「医薬品の範囲に関する基準」の別添2「専ら医薬品として使用される成分本質（原材料）リスト」に含まれるものではないこと

善に役立つ」「疾病リスクの低減に資する（医学的，栄養学的に広く確立されているもの）」となっている。

　特定保健用食品が医薬品と誤解されないようにするため，疾病の診断・治療・予防などに関係する表現は認められていない。認められない表示の例としては，「高血圧症（高血圧）を改善する食品です」（直接症状，疾病の改善につながる体調の指標を用いている），「解毒作用，脂質代

表 9-7　特定保健用食品の表示すべき事項

- 商品名（許可等申請書中の商品名通りに表示）
- 許可証票または承認証票
- 許可等を受けた表示の内容（許可等を受けた表示の内容の通り表示）
- 栄養成分量および熱量（記載順は，熱量，たんぱく質，脂質，炭水化物，ナトリウムおよび関与成分の順）
- 原材料の名称（製造に使用したすべての原材料[添加物を含む]を表示）
- 特定保健用食品である旨（条件付き特定保健用食品にあっては，条件付き特定保健用食品である旨）
- 内容量
- 摂取をする上での注意事項
- 1日当たりの摂取目安量
- 関与成分が栄養素等表示基準値の定められた成分である場合，1日摂取目安量に含まれる当該栄養成分の当該栄養素等表示基準値に占める割合
- 摂取，調理または保存の方法に関し，特に注意を必要とするものにあっては，その注意事項
- 消費期限または賞味期限，保存の方法，製造所所在地および製造者の氏名
- バランスのとれた食生活の普及啓発を図る文言（「食生活は，主食，主菜，副菜を基本に，食事のバランスを。」と表示）

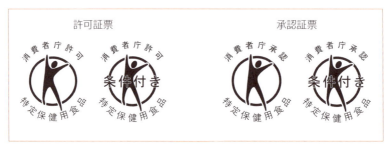

図 9-4　特定保健用食品の許可証票・承認証票

謝促進の効果がある食品です」（明らかに疾病の改善に関係する），「老化防止に役立つ食品です」（科学的根拠が不明確）などがある。

　特定保健用食品において表示すべき事項を表 9-7，許可証票・承認証票を図 9-4 に示した。許可証票は国内において製造・貯蔵された製品，承認証票は国外で表示された製品に対してそれぞれつけられるものである。特定保健用食品としての審査等に関して，許可証票と承認証票に違いはない。

　特定保健用食品として一度許可されれば，失効や許可の取り消しがない限りその表示は無期限に有効であるが，許可を受けたときの必要表示事項に違反して虚偽の表示を行ったときは，その許可が取り消される。詳細は❺特定保健用食品の再審査と取り消し（p. 277）を参照。

　特定保健用食品の品質確保や不適切な表示に対する監視指導のため，必要に応じて食品衛生監視員によって収去（市場からの抜き取り検査）などが行われている。

❸ 特定保健用食品の申請と許可の概略

　当初，特定保健用食品の制度は厚生労働省において創設されて許認可が行われてきたが，2009年9月の消費者庁設立により，その業務が消費者庁ならびに消費者委員会に移管され，許可・承

認証票も厚生労働省許可から消費者庁許可となった。安全性評価は，2003年から厚生労働省に代わって内閣府食品安全委員会で行われている。具体的な製品の審査・許可のステップは図9-5に示した。製品の受付と許可をしているのは消費者庁，有効性ならびに総合的評価を実施しているのは消費者委員会であり，両者はいずれも内閣府の別組織である。特定保健用食品の申請から許可までの流れは，図9-6のようになっている。

特定保健用食品の安全性評価については，2004（平成16）年7月21日に食品安全委員会の新開発食品専門調査会から，「特定保健用食品の安全性評価に関する基本的考え方」が示されている。その考え方とは，「安全性評価は，個別食品ごとにケースバイケースで行うものであるが，当該食品の構成成分，当該食品または関与成分の食経験，食品形態を十分に考慮し，原則として当該食品中の関与成分について安全性の評価を行うこと」「通常の食品形態とは異なる，いわゆる錠剤，カプセル剤，エキス，粉末といった形態である場合には，過剰摂取される可能性といった観点から，剤形・摂取量等を考慮した上で，当該食品の安全性について十分な評価を行うこと」である。具体的には，次の4事項がある。

①食経験
　具体的なデータなどを踏まえて判断・評価を行うこと。
② *in vitro* および動物を用いた *in vivo* 試験など
　安全性にかかわる用量と反応の関係，毒性所見などの幅広い情報を得ること。
③ヒト試験
　当該食品または関与成分を継続的または過剰に摂取した場合の安全性について，十分評価すること。摂取対象者が制限されるものではないことから，患者，乳幼児，高齢者，妊婦等を含むすべての人が摂食することを考慮し，安全性の評価を行うこと。ヘルシンキ宣言に十分に配慮し，ヒト試験と適切な統計学的手法により結果を処理する。
④その他
　当該食品または関与成分の製造・加工方法などについても確認して検討すること。当該成分の許容量（閾値など）の設定について検討すること。考え方は現時点でのものであり，今後の安全性にかかわる科学的知見などの集積，評価法の開発などに伴い，必要に応じた見直しを行っていくこと。

また，2007（平成19）年5月10日，食品安全委員会として「特定保健用食品個別製品ごとの安全性評価等の考え方について」が出され，次の4項目が示された。
①食品中に含まれる関与成分が医薬品として用いられている場合
　厚生労働省が「原則として医薬品として用いられている量を超えることがないように設定すること」と指導していることを重視するとともに，食品としての健康影響評価を行う。
②摂取者の健康状態にかかわるコントロールの難しい製品の取り扱い
　血糖および血圧に影響する製品の摂取者の状態によっては，健康に大きな影響を与える可能性を否定できないため，事業者に「健康被害情報の収集・情報提供」と「医師等への相談が必要であることの製品への表示」を求める。
③安全性情報の表示区分について
　消費者が見やすいように，品名，原材料名，内容量，賞味期限などと分けて表示する。

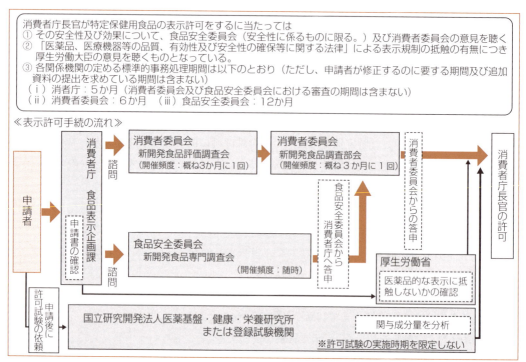

図 9-5 特定保健用食品の表示許可手続（並行審査）

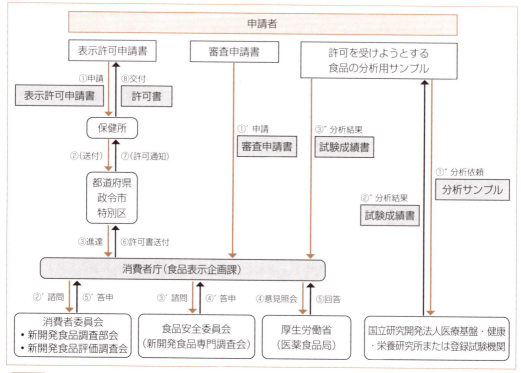

図 9-6 特定保健用食品の申請から許可までの流れ

④新たな特定保健用食品について

新たな関与成分の健康影響評価にあたっては，評価手法の整備を含めた，安全性に関する相応の評価が必要であること。

これまで特定保健用食品として認められている主な保健の用途，食品の種類，関与成分は，表9-8のようになっている。

表9-8 特定保健用食品に表示できる保健の用途と代表的な関与成分

保健の用途の表示内容	表示できる保健の用途（例）	食品の種類（例）	代表的な関与成分
お腹の調子を整える，便通改善など	お腹の調子を整えます。お通じの気になる方に適しています。	粉末清涼飲料 卓上甘味料 乳酸菌飲料	各種オリゴ糖，ラクチュロース，ビフィズス菌，各種乳酸菌，食物繊維（難消化性デキストリン，ポリデキストロース，グアーガム，サイリウム種皮など）など
血糖値関係	糖の吸収を穏やかにします。食後の血糖値が気になる方に適しています。	粉末清涼飲料 茶系飲料 乾燥スープ	難消化性デキストリン，小麦アルブミン，グアバ葉ポリフェノール，L-アラビノースなど
血圧関係	血圧が高めの方に適しています。	錠菓 清涼飲料水	ラクトトリペプチド，カゼインドデカペプチド，杜仲葉配糖体（ゲニポシド酸），サーデンペプチドなど
コレステロール関係	コレステロールの吸収を抑える働きがあります。コレステロールが高めの方に適しています。	粉末清涼飲料 調製豆乳	キトサン，大豆たんぱく質，低分子化アルギン酸ナトリウム
歯，歯茎関係	歯を丈夫で健康にします。	チューインガム	パラチノース，マルチトース，エリスリトールなど
脂肪関係	体脂肪が気になる方に適しています。食後の血中中性脂肪の上昇を抑えます。	食用調整油 コーヒー飲料	グロビン蛋白分解物，コーヒー豆マンノオリゴ糖など
コレステロール＆お腹の調子，コレステロール＆脂肪関係等	コレステロールが高めで気になる方，おなかの調子が気になる方の食生活の改善に役立ちます。	粉末ゼリー飲料 清涼飲料水	低分子化アルギン酸ナトリウム，サイリウム種皮の食物繊維など
脂肪＆お腹	体脂肪が気になる方，おなかの調子が気になる方の食生活の改善に役立ちます。	清涼飲料水	コーヒー豆マンノオリゴ糖
脂肪＆血糖値	血中中性脂肪が高めの方，食後の血糖値が気になる方の食生活の改善に役立ちます。	茶系飲料	難消化性デキストリン
骨関係	カルシウム吸収に優れ，丈夫な骨をつくるのに適した食品です。	清涼飲料水 納豆	大豆イソフラボン，MBP（乳塩基性タンパク質）など
ミネラルの吸収関係	貧血気味の人に適しています。	清涼飲料水	クエン酸リンゴ酸カルシウム，カゼインホスホペプチド，ヘム鉄など
疾病リスク低減	骨粗鬆症になるリスクを低減するかもしれません。	魚肉ソーセージ	カルシウム
ミネラル＆お腹	おなかの調子を良好に保つとともに，カルシウムの吸収を促進します。	卓上甘味料	フラクトオリゴ糖など

❹ 特定保健用食品の利用法

　特定保健用食品は，消費者が日常の食生活において多様な食品の選択肢のひとつとして利用するべきものである。特定保健用食品を利用する前に考慮しなければならないことは，まず日常のバランスのとれた食生活の重要性を認識し，その努力をすることである。特定保健用食品に頼って基本的な食生活のバランスが崩れるようなことになれば，特定保健用食品を有効に活用することはできない。特定保健用食品の利用の際に注意するポイントとしては，①設定されている利用対象者を確認する，②イメージだけで選ばない，③医薬品と誤解した利用はしない，④過剰摂取に注意する，といった事項があげられる。

（1）　設定されている利用対象者を確認する

　特定保健用食品は，健康が気になり始めた人，普段の食生活のバランスが乱れがちな人を対象に設定された食品であり，それらの対象者の利用が最も望ましい。病気の人や治療中の人が利用することもあるが，その場合には適宜，医師，薬剤師，管理栄養士等の助言を受ける必要がある。特定保健用食品に対して過度に医薬品的な期待をすると，疾病の悪化や，医薬品との相互作用などから，医薬品を用いた治療の障害につながる可能性がある。

（2）　イメージだけで選ばない

　一般に，「特定保健用食品は国が認めている」という事実と，期待される効果のみが注目され，その効果的な利用法や利用上の注意などが認識されにくい状況になっている。「特定保健用食品は国のお墨つきだから」と絶対の安心感をもってしまう消費者が見受けられるが，「特定保健用食品」という名前のとおり，特定保健用食品も「食品」のひとつであり，商品を選択するときのひとつの判断基準を示したものと考えるのが妥当である。

（3）　医薬品と誤解した利用はしない

　特定保健用食品は，医薬品ではない。そのため，特定保健用食品に病気の治療や治癒の効果を求めることは正しいとはいえない。普段利用している同種の食品と置き換えて利用することが基本である。そのような基本的な考え方を踏まえて，特定保健用食品の効果的な利用を考えることが重要である。

（4）　過剰摂取に注意する

　特定保健用食品には科学的根拠に基づいた期待できる効果があるが，逆にとり過ぎた場合には，望まない作用を起こす可能性がある。利用する際は，必ず記載されている注意事項などを読み，摂取量や摂取方法に注意する必要がある。現在，錠剤やカプセル状の形態も特定保健用食品として許可を受けることができる。しかし，錠剤やカプセル状の製品は通常の形態の食品よりも精製・濃縮した成分を一度に大量摂取できるため，特定成分を過剰に摂取してしまう可能性がある。2種類の特定保健用食品で，効果についての表示が異なる製品でも，関与成分が同じ場合がある。例えば，「難消化性デキストリン」を関与成分としている複数の特定保健用食品を，異なる期待

で同時に利用した場合，製品によっては1種類の関与成分を過剰摂取することとなる。

　特定保健用食品は，その名前が示す通り，あくまでも「食品のひとつ」である。食生活の乱れや，食事内容の不安の解消を目的として利用しても，期待する効果は得られない。特定保健用食品は現在の食生活を改善するきっかけとして，適切に利用することにより，一定の効果が得られるものといえる。特定保健用食品に「食生活は，主食，主菜，副菜を基本に，食事のバランスを。」という文言の表示が義務づけられているように，まずは日常の食生活を見直すことが大切である。バランスのよい食事，望ましい食生活については，食事バランスガイドや食生活指針が参考になる。特定保健用食品の効果的な利用の考え方の詳細については，「健康食品」の安全性・有効性情報※の基礎知識の項目にある「特定保健用食品（通称：トクホ）の上手な利用法」を参照されたい。

❺ 特定保健用食品の再審査と取り消し

　特定保健用食品の有効性や安全性の判断は，新しい科学的な知見が得られた時点で変わる可能性がある。そのひとつとして2009年，ジアシルグリセロールを含む食用油製品に安全性が危惧されるグリシドール脂肪酸エステルが高濃度に含まれていた事例がある。これを契機に消費者庁・消費者委員会は，特定保健用食品の再審査や許可の取り消しに関する検討を行った（「特定保健用食品の表示許可制度専門調査会」報告書，2011年6月24日）。

　再審査に関しては，健康増進法に規定する特別用途表示の許可等に関する内閣府令第5条において，①内閣総理大臣は，消費者庁長官が法第26条第1項の許可を行った特定保健用食品について，新たな科学的知見が生じたとき，その他必要があると認めるときは，食品安全委員会（安全性にかかわるものに限る）および消費者委員会の意見を聞くものとする，②消費者庁長官は，前項の意見を踏まえ，再審査を行い，必要に応じ，当該特定保健用食品にかかわる法第26条第1項の許可を法第28条第3項の規定により取り消すものとする，との記載がある。また，許可の取り消しについて，健康増進法第28条において，①第26条第6項の規定に違反したとき，②当該許可にかかわる食品につき虚偽の表示をしたとき，③当該許可を受けた日以降における科学的知見の充実により当該許可にかかわる食品について当該許可にかかわる特別用途表示をすることが適切でないことが判明するに至ったとき，のいずれかに該当するときは，対応できる旨の記載がある。

　科学技術の進歩に伴って新たな知見が蓄積されれば，すでに許可された特定保健用食品の有効性や安全性の評価の考え方が変わることは当然予想できる。特定保健用食品について，その有害事象の調査が行われたが，ほとんどは通常の食品でも認められている消化管症状や軽微なアレルギー症状であった[7]。これは現在流通している特定保健用食品の大部分が，明らかな食品形態をしていることによると考えられる。しかし，有害事象が起こらないことはない。そこで，特定保健用食品の許可等を受けた者には，「許可等後の科学的知見の集積等により，その保健の用途に係る有効性や当該食品の安全性等に問題が生じていないか否かの確認」「保健の用途に係る有効性や当該食品の安全性等に問題が生じる可能性のある新たな知見を入手した際は，入手30日以

※ アドレス https://hfnet.nibiohn.go.jp/

内に消費者庁食品表示企画課への報告」「消費者からの健康影響に関する苦情等について，処理経過を含め，記録・保存すること」が求められている（平成30年1月12日付け消食表第621号）．

3　栄養機能食品

❶ 栄養機能食品の概要

　栄養機能食品は，2001年4月食品衛生法のもとに定められた保健機能食品のひとつである．2015年に出された食品表示基準によると，栄養機能食品は，「食生活において別表第11の第1欄に掲げる栄養成分（ただし，錠剤，カプセル剤等の形状の加工食品にあっては，カリウムを除く．）の補給を目的として摂取をする者に対し，当該栄養成分を含むものとしてこの府令に従い当該栄養成分の機能の表示をする食品（特別用途食品および添加物を除き，容器包装に入れられたものに限る．）をいう．」と定義されている．すなわち，栄養機能食品は，高齢化や食生活の乱れなどにより，通常の食生活を行うことが難しく，1日に必要な栄養成分を摂取できない場合などに，その栄養成分の補給・補完の目的で摂取する食品である．

　栄養機能食品を含めた保健機能食品制度が2001年に創設された背景は，①食生活の乱れ，生活習慣病の増加，医療費の高騰等を背景とした国民の健康に対する関心が高まる中，食品に求められる機能が複雑かつ多様化したこと，②食品科学や技術開発の進歩による多種多様な機能をもつ新しい食品が開発されたこと，③規制緩和の流れや国際化による食薬区分の見直し，④食品についての適切な情報提供に対する消費者からの要望の高まり，⑤不適切な表示や摂取方法などによる食品に対する健康危害や苦情の散見，⑥海外において一定の機能をもつ食品の規格基準をはじめ，特に表示に関して健康強調表示についての検討が進行したことなどである．2001年の保健機能食品制度の創設により，それまでは食品として認められていなかった錠剤やカプセル状のビタミンやミネラルの製品が，栄養機能食品として食品の範疇で流通するようになった〔2014（平成26）年6月17日付け食安発0617第2号〕．

　栄養機能食品には，製品中に含まれる栄養素（ビタミンとミネラルなど）の1日当たりの摂取目安量が定められた上限値および下限値の範囲内に適合していれば，国への許可申請や届出をしなくても既定の栄養機能表示ができる．すなわち，栄養機能食品は自己認証によって表示ができる「規格基準型」の食品であり，許可証票も存在しない．この点が，製品ごとに審査・許可される「個別許可型」の特定保健用食品との大きな違いである．栄養機能食品が「規格基準型」として認められるのは，表示が認められた栄養成分が人間の生命活動に不可欠な栄養素であって，その科学的根拠が医学栄養学的に確立したものであることによる．

　栄養機能食品が導入された2001年において，表示できる成分はビタミン12成分（ビタミンK以外）とミネラル2成分（鉄，カルシウム）であり，「保健機能食品（栄養機能食品）」と表示することとなっていた．その後，2004（平成16）年4月1日に栄養成分として3成分（亜鉛，銅，マグネシウム）が追加された（平成16年3月25日付け食安新発第0325001号）．また，2005（平成17）年2月には，栄養機能食品の表示が「保健機能食品（栄養機能食品）」から「栄養機能食品（補給補完する成分名）」となり，バランスのとれた食生活の普及啓発を図る文言「食生活は，主食，主

菜，副菜を基本に，食事のバランスを。」という表示が義務づけられた。また，栄養機能食品にはダイエットなどの機能の表示をすることが禁止された。2005年7月には，それまで下限値が「第六次改定日本人の栄養所要量」で定められた各栄養成分の所要量の1/3に設定されていたが，「日本人の食事摂取基準（2005年版）」の策定に伴い，各栄養成分の栄養素等表示基準値（NRV：nutrient reference value）の30%に見直された（平成17年7月1日付け食安新発第0701006号）。そして，2015年4月には，ビタミンK，カリウム，n-3系脂肪酸が表示対象成分として追加され，生鮮食品も対象となった。

❷ 栄養機能食品の規格基準など

　現時点で栄養機能食品として表示できる成分は，ビタミン13成分，ミネラル6成分，n-3系脂肪酸である。その製品中の栄養成分の1日摂取目安量の上限値と下限値は表9-9，9-10のようになっている。下限値は「日本人の食事摂取基準（2015年版）」に示されている各栄養成分の値を，性および年齢階級ごとの人口により荷重平均した値である栄養素等表示基準値（NRV）（表9-11）の30%と定めている。上限値は，基本的に医薬部外品の最大分量を超えない値と定めている。すなわち，UL（耐容上限量）やNOAEL（健康障害非発現量）から，現実に摂取している栄養素摂取量を差し引いた値と，医薬品医療機器等法の規定に基づく新指定医薬部外品（ビタミンC剤，ビタミンE剤，ビタミン含有保健剤，カルシウム剤などの内用剤）の製造（輸入）承認基準における1日最大分量値を比較して，低いほうの数値が上限値となっている。その上限値設定の考え方を表9-12に示した[3]。

　栄養機能食品制度の発足に伴い，リン酸三マグネシウムとビオチンが栄養成分として新たに指定添加物となった。マグネシウムについては，すでに指定されていた塩化マグネシウムや硫酸マグネシウムは苦みがあり，栄養強化の目的に適さないため，水に溶けにくく苦みの少ないリン酸三マグネシウムの利用が求められたためである。また，ビオチンについてはそれまで指定添加物とはなっていなかったためである。なお，ビオチンは調製粉乳および母乳代替食品ならびに保健機能食品以外では使用不可となっている。

❸ 栄養機能食品の表示

　栄養機能食品は，食品中に含まれている既定の栄養成分の上限値と下限値が，定められた規格基準に適合していればよい。前述のように2015年4月からは，対象食品として，加工食品だけでなく容器包装されていれば生鮮食品にも適用され，栄養機能表示が可能である。栄養機能表示ができる成分を含む食品であっても，規格基準に適合しないものは，栄養機能食品と紛らわしい名称（「○○機能食品」「機能○○食品」「栄養機能○○食品」といった「機能」の記載が含まれる名称）や栄養成分の機能の表示はできない。栄養機能食品における栄養成分の名称の表示は，「栄養機能食品（表示するビタミン，ミネラル名）」とし，複数の栄養成分については，「栄養機能食品（ビタミンC，ビタミンE）」などと表示できる。4つ以上の栄養成分について機能の表示をする場合は，そのうち任意の3つを表示すれば足りると判断されている。複数の栄養成分の

表9-9 栄養機能食品の上限値と下限値と許可されている栄養機能表示と注意喚起表示（ビタミン）

栄養成分	1日当たりの摂取目安量に含まれる栄養成分量 下限値	1日当たりの摂取目安量に含まれる栄養成分量 上限値	栄養機能表示	注意喚起表示
ナイアシン	3.9 mg	60 mg	ナイアシンは，皮膚や粘膜の健康維持を助ける栄養素です。	本品は，多量摂取により疾病が治癒したり，より健康が増進するものではありません。1日の摂取目安量を守ってください。
パントテン酸	1.44 mg	30 mg	パントテン酸は，皮膚や粘膜の健康維持を助ける栄養素です。	
ビオチン	15 μg	500 μg	ビオチンは，皮膚や粘膜の健康維持を助ける栄養素です。	
ビタミンA※	231 μg	600 μg	ビタミンAは，夜間の視力の維持を助ける栄養素です。ビタミンAは，皮膚や粘膜の健康維持を助ける栄養素です。	本品は，多量摂取により疾病が治癒したり，より健康が増進するものではありません。1日の摂取目安量を守ってください。妊娠3か月以内または妊娠を希望する女性は，過剰摂取にならないよう注意してください。
ビタミンB_1	0.36 mg	25 mg	ビタミンB_1は，炭水化物からのエネルギー産生と皮膚や粘膜の健康維持を助ける栄養素です。	本品は，多量摂取により疾病が治癒したり，より健康が増進するものではありません。1日の摂取目安量を守ってください。
ビタミンB_2	0.42 mg	12 mg	ビタミンB_2は，皮膚や粘膜の健康維持を助ける栄養素です。	
ビタミンB_6	0.39 mg	10 mg	ビタミンB_6は，たんぱく質からのエネルギーの産生と皮膚や粘膜の健康維持を助ける栄養素です。	
ビタミンB_{12}	0.72 μg	60 μg	ビタミンB_{12}は，赤血球の形成を助ける栄養素です。	
ビタミンC	30 mg	1,000 mg	ビタミンCは，皮膚や粘膜の健康維持を助けるとともに，抗酸化作用を持つ栄養素です。	
ビタミンD	1.65 μg	5.0 μg	ビタミンDは，腸管でのカルシウムの吸収を促進し，骨の形成を助ける栄養素です。	
ビタミンE	1.89 mg	150 mg	ビタミンEは，抗酸化作用により，体内の脂質を酸化から守り，細胞の健康維持を助ける栄養素です。	
ビタミンK	45 μg	150 μg	ビタミンKは，正常な血液凝固能を維持する栄養素です。	本品は，多量摂取により疾病が治癒したり，より健康が増進するものではありません。1日の摂取目安量を守ってください。血液凝固阻止薬を服用している方は，本品の摂取を避けてください。
葉酸	72 μg	200 μg	葉酸は，赤血球の形成を助ける栄養素です。葉酸は，胎児の正常な発育に寄与する栄養素です。	本品は，多量摂取により疾病が治癒したり，より健康が増進するものではありません。1日の摂取目安量を守ってください。葉酸は，胎児の正常な発育に寄与する栄養素ですが，多量摂取により胎児の発育がよくなるものではありません。

※ビタミンAの前駆体であるβ-カロテンについては，ビタミンA源の栄養機能食品として認めるが，その場合の上限値は7,200 μg，下限値1,620 μg。この場合，「妊娠3カ月以内または妊娠を希望する女性は過剰摂取にならないよう注意してください」という旨の注意喚起表示は不要。

資料）内閣府：食品表示基準 別表11，内閣府令第10号（http://www.caa.go.jp/policies/policy/food_labeling/food_labeling_act/pdf/food_labeling_act_180921_0001.pdf）

表 9-10 栄養機能食品の上限値と下限値と許可されている栄養機能表示と注意喚起表示（ミネラル，n-3 系脂肪酸）

栄養成分	1日当たりの摂取目安量に含まれる栄養成分量 下限値	1日当たりの摂取目安量に含まれる栄養成分量 上限値	栄養機能表示	注意喚起表示
亜鉛	2.64 mg	15 mg	亜鉛は，味覚を正常に保つのに必要な栄養素です。亜鉛は，皮膚や粘膜の健康維持を助ける栄養素です。亜鉛は，たんぱく質・核酸の代謝に関与して，健康の維持に役立つ栄養素です。	本品は，多量摂取により疾病が治癒したり，より健康が増進するものではありません。亜鉛の摂りすぎは，銅の吸収を阻害するおそれがありますので，過剰摂取にならないよう注意してください。1日の摂取目安量を守ってください。乳幼児・小児は本品の摂取を避けてください。
カリウム※	840 mg	2,800 mg	カリウムは，正常な血圧を保つのに必要な栄養素です。	本品は，多量摂取により疾病が治癒したり，より健康が増進するものではありません。1日の摂取目安量を守ってください。腎機能が低下している方は本品の摂取を避けてください。
カルシウム	204 mg	600 mg	カルシウムは，骨や歯の形成に必要な栄養素です。	本品は，多量摂取により疾病が治癒したり，より健康が増進するものではありません。1日の摂取目安量を守ってください。
鉄	2.04 mg	10 mg	鉄は，赤血球を作るのに必要な栄養素です。	
銅	0.27 mg	6.0 mg	銅は，赤血球の形成を助ける栄養素です。銅は，多くの体内酵素の正常な働きと骨の形成を助ける栄養素です。	本品は，多量摂取により疾病が治癒したり，より健康が増進するものではありません。1日の摂取目安量を守ってください。乳幼児・小児は本品の摂取を避けてください。
マグネシウム	96 mg	300 mg	マグネシウムは，骨や歯の形成に必要な栄養素です。マグネシウムは，多くの体内酵素の正常な働きとエネルギー産生を助けるとともに，血液循環を正常に保つのに必要な栄養素です。	本品は，多量摂取により疾病が治癒したり，より健康が増進するものではありません。多量に摂取すると軟便（下痢）になることがあります。1日の摂取目安量を守ってください。乳幼児・小児は本品の摂取を避けてください。
n-3 系脂肪酸	0.6 g	2.0 g	n-3 系脂肪酸は，皮膚の健康維持を助ける栄養素です。	本品は，多量摂取により疾病が治癒したり，より健康が増進するものではありません。1日の摂取目安量を守ってください。

※カリウムについては，過剰摂取のリスク（腎機能低下者において最悪の場合，心停止）を回避するため，錠剤，カプセル剤等の食品を対象外とする。

資料）内閣府：食品表示基準 別表 11，内閣府令第 10 号（http://www.caa.go.jp/policies/policy/food_labeling/food_labeling_act/pdf/food_labeling_act_180921_0001.pdf）

表9-11 栄養素等表示基準値（NRV：nutrient reference value）

栄養成分および熱量	単位	栄養素等表示基準値	栄養成分および熱量	単位	栄養素等表示基準値
熱量（エネルギー）	kcal	2,200	マンガン	mg	3.8
たんぱく質	g	81	モリブデン	μg	25
脂質	g	62	ヨウ素	μg	130
飽和脂肪酸	g	16	リン	mg	900
n-3系脂肪酸	g	2.0	ナイアシン	mg	13
n-6系脂肪酸	g	9.0	パントテン酸	mg	4.8
炭水化物	g	320	ビオチン	μg	50
食物繊維	g	19	ビタミンA	μg	770
亜鉛	mg	8.8	ビタミンB_1	mg	1.2
カリウム	mg	2,800	ビタミンB_2	mg	1.4
カルシウム	mg	680	ビタミンB_6	mg	1.3
クロム	μg	10	ビタミンB_{12}	μg	2.4
セレン	μg	28	ビタミンC	mg	100
鉄	mg	6.8	ビタミンD	μg	5.5
銅	mg	0.9	ビタミンE	mg	6.3
ナトリウム	mg	2,900	ビタミンK	μg	150
マグネシウム	mg	320	葉酸	μg	240

資料）内閣府：食品表示基準 別表10，内閣府令第10号（http://www.caa.go.jp/policies/policy/food_labeling/food_labeling_act/pdf/food_labeling_act_180921_0001.pdf）

表9-12 栄養機能食品の規格基準の上限値設定の考え方

基準設定のための根拠資料				条件 A：UL－栄養素摂取量 B：医薬部外品最大分量 C：NOAEL－栄養素摂取量	栄養機能食品の上限値	該当栄養成分
医療用医薬品の承認基準	NOAEL	UL	栄養素摂取量			
○	○	○	○	A＞Bの場合	B	ビタミンA，ビタミンB_6
				A＜Bの場合	A	カルシウム，鉄，ビオチン
○	○	×	○	C＞Bの場合	B	ビタミンB_1，ビタミンB_{12}，ビタミンC
○	○	○	×	A＞Bの場合	B	ビタミンE，ビタミンD，葉酸
				A＜Bの場合	A	ナイアシン
○	○	×	×	C＞Bの場合	B	パントテン酸
○	×	×	○	Bがある場合	B	ビタミンB_2
×	－	－	－	銅の上限値：UL（摂取量に関する報告の最大値）		銅
				亜鉛の上限値：UL（平均摂取量＋2SD値）		亜鉛
				マグネシウムの上限値：米国の通常食品以外から摂取するUL値350 mgを日本人で体重補正した300 mgを採用		マグネシウム

注）UL：耐容上限量，NOAEL：健康障害非発現量

表9-13 栄養機能食品に必要な表示事項

① 栄養機能食品である旨および栄養成分の名称「栄養機能食品（○○）」
② 栄養成分の機能（既定の表示内容以外の記載は認められない）
③ 1日当たりの摂取目安量
④ 摂取の方法
⑤ 摂取をする上での注意事項
⑥ バランスのとれた食生活の普及啓発を図る文言「食生活は，主食，主菜，副菜を基本に，食事のバランスを。」
⑦ 消費者庁長官の個別の審査を受けたものではない旨「本品は，特定保健用食品と異なり，消費者庁長官による個別審査を受けたものではありません。」
⑧ 1日当たりの摂取目安量に含まれる機能に関する表示を行っている栄養成分の量が栄養素等表示基準値に占める割合
⑨ 栄養素等表示基準値の対象年齢（18歳以上）および基準熱量（2,200 kcal）に関する文言
⑩ 調理または保存の方法に関し特に注意を必要とするものは，その注意事項
⑪ 特定の対象者に対し，注意を必要とするものは，その注意事項

資料）内閣府：食品表示基準，内閣府令第10号（http://www.caa.go.jp/policies/policy/food_labeling/food_labeling_act/pdf/food_labeling_act_180921_0001.pdf）

栄養機能の表示事項が同一の場合，栄養成分の表示事項を，例えば「ナイアシン，ビオチンおよびビタミンB_2は，皮膚や粘膜の健康維持を助ける栄養素です」のようにまとめて記載することは認められている。

栄養機能食品に表示すべき具体的な事項を表9-13に示した。この表示における特定保健用食品との大きな違いは，許可承認の証票がないこと，表示できる成分と機能表示の文言があらかじめ決められていること，「本品は，特定保健用食品と異なり，消費者庁長官による個別審査を受けたものでない旨」の表示をしなければならないことである。許可されている栄養機能表示と注意喚起表示は表9-9，9-10のようになっている。表示内容の主旨が同じものであっても，告示で定められた表示内容以外の記載は認められない。定められた栄養機能表示以外で，疾病名の表示，その他医薬品と誤認されるおそれのある表示をした場合には医薬品医療機器等法違反となる。この理由は，栄養機能食品はあくまで食品のひとつとしての位置づけで，栄養素の補給・補完を目的に利用するものであり，製品に医薬品と誤認するような表示がなされていると，消費者が自己判断で病気の治療や治癒を目的に利用し，適切な医療にアクセスする機会を逃してしまう可能性が危惧されるからである。

ビタミンAについては「妊娠3カ月以内または妊娠を希望する女性は過剰摂取にならないよう注意してください」，葉酸については「葉酸は，胎児の正常な発育に寄与する栄養素ですが，多量摂取により胎児の発育がよくなるものではありません」という個別の注意喚起表示がある。ビタミンAの前駆体であるβ-カロテンについては，ビタミンAと同様の栄養機能が認められるが，「妊娠3カ月以内または妊娠を希望する女性は過剰摂取にならないよう注意してください」という注意喚起表示は不要である。葉酸には天然型と合成型があり，特定保健用食品の疾病リスク低減表示では，合成型のプテロイルモノグルタミン酸となっているが，栄養機能食品では天然型・合成型の区別はされていない。

栄養機能食品として流通している製品の中には，「栄養機能食品（栄養成分名）」という表示があっても，既定の栄養成分ではない成分が強調された製品も散見される。このような製品を消費者がみたとき，その強調された成分も国が栄養機能食品として認めていると誤解する可能性があ

る。栄養機能食品で認められている成分以外を強調することは，栄養機能食品の本来の趣旨に反する行為であるが，そのような製品が流通する原因は，栄養機能食品では規格基準型の自己認証制がとられており，また，食品表示の制度が消費者に十分に周知できていないためであろう。

❹ 栄養機能食品の利用上の留意点

栄養機能食品は，表示されている栄養素の不足している者が，補助的に摂取した条件で有益となる。すなわち，有効性の科学的根拠は，不足している状態で摂取したときに認められている。該当する栄養成分を十分に摂取している者が，その栄養成分を栄養機能食品からさらに摂取して，有益な効果が得られたという確かな証拠はいまだ得られていない。栄養機能食品が効果的に利用されるためには，アドバイザリースタッフによる利用対象者の「習慣的な」ビタミンやミネラルなどの摂取量の推定などが必要であろう。栄養機能食品については，栄養機能のみが注目されるが，同時に表示の義務づけ「本品は，多量摂取により疾病が治癒したり，より健康が増進するものではありません」という注意喚起表示にも注意を払うことが，適切な製品の選択と利用において重要である。

表 9-10 に示したように，亜鉛，銅およびマグネシウムについては，乳幼児・小児が栄養機能食品から摂取することを避けるよう注意喚起されている。これは，乳幼児・小児については，当該成分は基本的に通常の食生活で満たされることから，あえてサプリメントと呼ばれる錠剤やカプセルの形状で，それらの成分を補給・補完する必要性がないためである。最近の調査から幼児の約 10％ が錠剤・カプセル状のいわゆるサプリメントを利用しているという実態が明らかになっている[8]。保護者が幼児にサプリメントを利用させる原因として，保護者自身のサプリメントの利用，およびインターネットなどから保護者に対して幼児の成長などの不安を煽る情報の提供がある。幼児期は適切な食習慣を身につける上で重要であり，亜鉛，銅およびマグネシウムに限らず，ビタミンであっても錠剤・カプセル状の製品から安易に摂取することは避けるべきである。

カリウムについては，腎機能が正常であり，特にカリウムのサプリメントなどを使用しない限りは，過剰摂取になるリスクは低いと考えられる。一方，腎機能低下者がカリウムのサプリメントなどを利用したとき，最悪の場合，心停止を起こす可能性がある。そこで，錠剤，カプセル等の食品にカリウムの栄養機能表示はできない。

4 機能性表示食品

❶ 機能性表示食品の概要

規制改革実施計画および日本再興戦略（平成 25 年 6 月 14 日閣議決定）を受け，いわゆる健康食品などの加工食品および農林水産物について，国ではなく事業者などの責任で科学的根拠を基に機能性が表示できる，新たな制度が創設された（2015 年 4 月）。これが機能性表示食品で，従来の特定保健用食品および栄養機能食品とともに，保健機能食品のひとつとして食品表示法の中に位置づけられた。

機能性表示食品制度の創設の基本的考えは，「安全性確保」「機能性表示を行うに当たって必要な科学的根拠の設定」「適正な表示による消費者への情報提供」を踏まえ，消費者の誤認を招かない，自主的かつ合理的な商品選択に資する表示制度になることである。

　機能性表示食品の定義は，次のとおりである。機能性表示食品は，疾病に罹患していない者〔未成年，妊産婦（妊娠を計画している者を含む）および授乳婦を除く。〕に対し，機能性関与成分によって健康の維持および増進に資する特定の保健の目的（疾病リスクの低減に係るものを除く）が期待できる旨を科学的根拠に基づいて容器包装に表示をする食品（特別用途食品，栄養機能食品，アルコールを含有する飲料および国民の栄養摂取の状況からみてその過剰な摂取が国民の健康の保持増進に影響を与えているものとして健康増進法施行規則（平成15年厚生労働省令第86号）第11条2項で定める栄養素の過剰な摂取につながる食品を除く）であって，当該食品に関する表示の内容，食品関連事業者名および連絡先等の食品関連事業者に関する基本情報，安全性および機能性の根拠に関する情報，生産・製造および品質の管理に関する情報，健康被害の情報収集体制，その他必要な事項を販売日の60日前までに消費者庁長官に届け出たものをいう（内閣府令第10号食品表示基準）。

　機能性表示食品は特定保健用食品と同様，機能性を表示することができるが，特定保健用食品との大きな違いとして，事業者の責任において表示されていること，販売60日前までに安全性および機能性の根拠に関する情報などを消費者庁長官へ届け出ること，消費者庁長官の個別の許可を受けたものではないことがあげられる。

❷ 対象者と対象食品

　対象者は前述のとおり，疾病に罹患していない者〔未成年，妊産婦（妊娠を計画している者を含む）および授乳婦を除く〕であるが，これは境界域までの者をいい，診断基準で軽症以上と判定される者は該当しない。

　対象食品は食品全般で，サプリメント形状の加工食品，サプリメント形状の加工食品以外の加工食品（その他加工食品），生鮮食品の3つに分けられる。サプリメント形状の加工食品は，天然由来の抽出物であって分画，精製，化学的反応等により本来天然に存在するものと成分割合が異なっているもの，または化学的合成品を原材料とする錠剤，カプセル剤，粉末剤，液剤等の形状である食品をさす。

　また，機能性関与成分は，特定の保健の目的（疾病リスクの低減に係るものを除く）に資する成分で，食事摂取基準が策定されている栄養素を含め，食品表示基準別表第9の第1欄に掲げる成分は対象外である。ただし，糖質，糖類については，主として栄養源（エネルギー源）とされる成分（ブドウ糖，果糖，ガラクトース，ショ糖，乳糖，麦芽糖およびでんぷん等）を除いた糖質，糖類が対象成分となり得る。特定保健用食品と同様，当該食品または機能性関与成分について，「専ら医薬品として使用される成分本質（原材料）リスト」に含まれるものであってはならない。

　機能性関与成分の規格は，機能性に関する科学的根拠に示された被験食に含まれる機能性関与成分の量以上である。生鮮食品の機能性表示については，表示される1日当たりの摂取目安量は機能性が報告されている機能性関与成分の量の少なくとも50％以上である必要がある。

❸ 安全性と機能性の評価

　安全性の評価は，今まで広く食べられていたかどうかの食経験，安全性に関する既存情報の調査，動物やヒトを用いての安全性試験の実施のいずれかによって評価される。また，機能性関与成分と医薬品との相互作用，機能性関与成分を複数含む場合については，当該成分同士の相互作用の有無が評価される。機能性関与成分の安全性を既存情報で評価する場合，届出をしようとする最終製品の1日当たりの摂取目安量に含まれる当該成分の量以上（サプリメント形状の加工食品については摂取量の5倍量，その他加工食品および生鮮食品については摂取量の3倍量まで）における健康被害情報を確認することが求められている。

　機能性の評価は，「最終製品を用いた臨床試験」「最終製品または機能性関与成分に関する文献調査（研究レビュー）」のいずれかによって評価される。定性的研究レビューまたは定量的研究レビュー（メタアナリシス）は，「totality of evidence」（研究レビューで採用した関連研究について，肯定的・否定的内容および研究デザインを問わず検討し，総合的観点から肯定的といえるかを判断）の観点から実施し，表示しようとする機能性について肯定的と判断できるものに限り，機能性表示食品の機能性に係る科学的根拠になり得るものとされている。

❹ 機能性の表示範囲

　機能性表示食品の表示義務事項および表示禁止事項は，表9-14 示した。

　機能性の表示範囲は，疾病に罹患していない者の健康の維持および増進に役立つ旨または適する旨（疾病リスクの低減に係るものを除く）を表現するものであり，以下が該当する。
- 容易に測定可能な体調の指標の維持に適するまたは改善に役立つ旨
- 身体の生理機能，組織機能の良好な維持に適するまたは改善に役立つ旨
- 身体の状態を本人が自覚でき，一時的な体調の変化（継続的，慢性的でないもの）の改善に役立つ旨

なお，明らかに医薬品と誤認されるおそれのある表示であってはならない。認められない表現として，以下の例がある。
- 疾病の治療効果または予防効果を暗示する表現。
  - 例 「糖尿病の人に」「高血圧の人に」 等
- 健康の維持および増進の範囲を超えた，意図的な健康の増強を標榜するものと認められる表現。
  - 例 「肉体改造」「増毛」「美白」 等
- 科学的根拠に基づき説明されていない機能性に関する表現。
  - 例 限られた免疫指標のデータを用いて身体全体の免疫に関する機能があると誤解を招く表現，*in vitro* 試験や *in vivo* 試験で説明された根拠のみに基づいた表現，抗体や補体，免疫系の細胞などが増加するといった *in vitro* 試験や *in vivo* 試験で科学的に説明されているが，生体に作用する機能が不明確な表現　等。

表 9-14 新たに創設された機能性表示食品における表示事項（2015 年 3 月）

義務表示事項（第 3 条第 2 項, 第 18 条第 2 項）
1) 機能性表示食品である旨
2) 科学的根拠を有する機能性関与成分および当該成分または当該成分を含有する食品が有する機能性
3) 栄養成分の量および熱量
4) 一日当たりの摂取目安量当たりの機能性関与成分の含有量
5) 一日当たりの摂取目安量
6) 届出番号
7) 食品関連事業者の連絡先
8) 機能性および安全性について国による評価を受けたものではない旨
9) 摂取の方法
10) 摂取をする上での注意事項
11) バランスのとれた食生活の普及啓発を図る文言
12) 調理または保存の方法に関し特に注意を必要とするものにあっては当該注意事項
13) 疾病の診断, 治療, 予防を目的としたものではない旨
14) 疾病に罹患している者, 未成年者, 妊産婦（妊娠を計画している者を含む。）および授乳婦に対し訴求したものではない旨
15) 疾病に罹患している者は医師, 医薬品を服用している者は医師, 薬剤師に相談した上で摂取すべき旨
16) 体調に異変を感じた際は速やかに摂取を中止し医師に相談すべき旨

表示禁止事項（第 9 条第 1 項第 8 号, 第 23 条第 1 項第 6 号）
1) 疾病の治療効果または予防効果を標榜する用語
2) 消費者庁長官に届け出た機能性関与成分以外の成分を強調する用語
3) 消費者庁長官の評価, 許可等を受けたものと誤認させるような用語
4) 別表第 9 の第一欄に掲げる栄養成分の機能を示す用語

資料）内閣府：食品表示基準, 内閣府令第 10 号 (http://www.caa.go.jp/policies/policy/food_labeling/food_labeling_act/pdf/food_labeling_act_180921_0001.pdf)

　製品の機能性表示が,「最終製品を用いた臨床試験」あるいは「最終製品または機能性関与成分に関する文献調査（研究レビュー）」のどちらで評価されたかを明確にするため, 科学的根拠が「最終製品を用いた臨床試験」により示されている場合, 商品パッケージに「○○の機能があります」のように表示し,「研究レビュー」により示されている場合,「○○の機能があると報告されています」のように表示することが基本である。

❺ 製品の届出, 健康被害情報の収集体制, 届出製品の検索

　機能性表示食品の届出等のフローは, 図 9-7 に示した。健康被害の発生の未然防止および拡大防止を図るため, 健康被害の情報収集に係る事項が定められている。届出者は健康被害の情報を収集し, 行政機関への報告を行う体制を整備すること, 健康被害が発生した情報を入手した際には, 情報が不十分であったとしても速やかに報告することが求められている。
　届け出られた安全性や機能性の根拠などの情報は, 消費者庁のウェブサイト※で公開されている。

※ アドレス https://www.fld.caa.go.jp/caaks/cssc01/

対象食品となるかの判断

- 疾病に罹患している者，未成年者，妊産婦（妊娠を計画している者を含む。），授乳婦を対象としていない
- 機能性関与成分が明確であり，食事摂取基準が定められた栄養素でない
- 特別用途食品，栄養機能食品，アルコールを含有する飲料，脂質やナトリウム等の過剰摂取につながる食品でない

安全性の根拠

以下のいずれかにより，安全性の評価を行う。
- 喫食実績により，安全性を説明できる
- 既存情報を調査し，安全性を説明できる
- 安全性試験を実施し，安全性を説明できる

機能性関与成分の相互作用に関する評価を行う。
- 機能性関与成分と医薬品の相互作用
- 機能性関与成分を複数含む場合，当該成分同士の相互作用の有無
  ※相互作用が報告されている場合，届出しようとする食品を摂取しても安全な理由を説明すること。

生産・製造及び品質の管理

機能性表示食品に特化した要件は定めないが，消費者の食品の選択に資する情報として，以下の情報を説明する。（加工食品，生鮮食品）
- 加工食品における製造施設・従業員の衛生管理体制
- 生鮮食品における生産・採取・漁獲等の衛生管理体制
- 規格外製品の出荷防止体制
- 機能性関与成分の分析方法　　　　　　　　　　　　　　　　　　　　　　　　　　　　等

製品規格を適切に設定するとともに，製品分析を実施して適合を確認する。

健康被害の情報収集体制

健康被害の情報収集体制を整えている。

機能性の根拠

以下のいずれかにより，表示しようとする機能性の科学的根拠が説明できる。
- 最終製品を用いた臨床試験
- 最終製品または機能性関与成分に関する研究レビュー

表示の内容

容器包装に適正な表示が行われている。
（ガイドラインの他，食品表示基準，同基準に関する通知およびＱ＆Ａを参照のこと。）

届出

図9-7 機能性表示食品の届出等に関するガイドライン構成

5　特別用途食品

❶ 特別用途食品の概要

　特別用途食品とは，乳児の発育や，妊産婦，授乳婦，えん下困難者，病者などの健康の保持・回復などに適するという特別の用途について表示を行うものである。特別の用途に適する旨の表示（特別用途表示）をするためには，健康増進法（第26条）に基づく内閣総理大臣（権限は消費者庁長官に委任，2009（平成21）年8月末日までは厚生労働大臣）の許可が必要である。なお，わが国で販売しようとする食品に対して，外国において特別用途表示をしようとする場合（輸入して販売すること）は，内閣総理大臣（消費者庁長官）の承認を受ける取り扱いとなっている。

　特別用途食品は，「病者用食品」「妊産婦，授乳婦用粉乳」「乳児用調製乳」「えん下困難者用食品」「特定保健用食品」に分類される（図9-8）。病者用食品には，許可基準型と個別評価型があり，許可基準があるものについてはその適合性が審査され，許可基準がないものについては個別に評価される。許可基準型の病者用食品には「低たんぱく質食品」「アレルゲン除去食品」「無乳糖食品」「総合栄養食品（いわゆる濃厚流動食）」がある。保健機能食品のひとつである特定保健用食品は，その制度創設時の関係から特別用途食品のひとつとしても位置づけられている。

　特別用途食品の歴史は古く，1952（昭和27）年に制定された栄養改善法（現健康増進法）において，特定の栄養成分の補強を行う旨の「特殊栄養食品」として位置づけられたときまでさかのぼる（図9-9）。その制度の創設時は，食料不足による栄養失調の改善が大きな目的であった。その後，妊産婦用食品，病者用食品，乳児用調製粉乳の表示許可，特定保健用食品制度の創設，

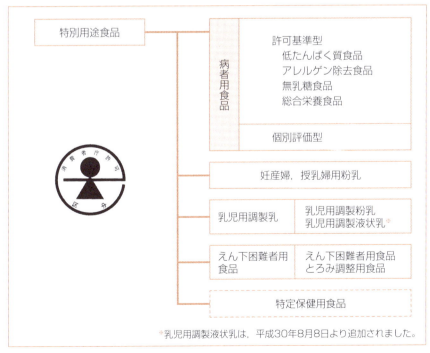

図9-8　特別用途食品の分類図

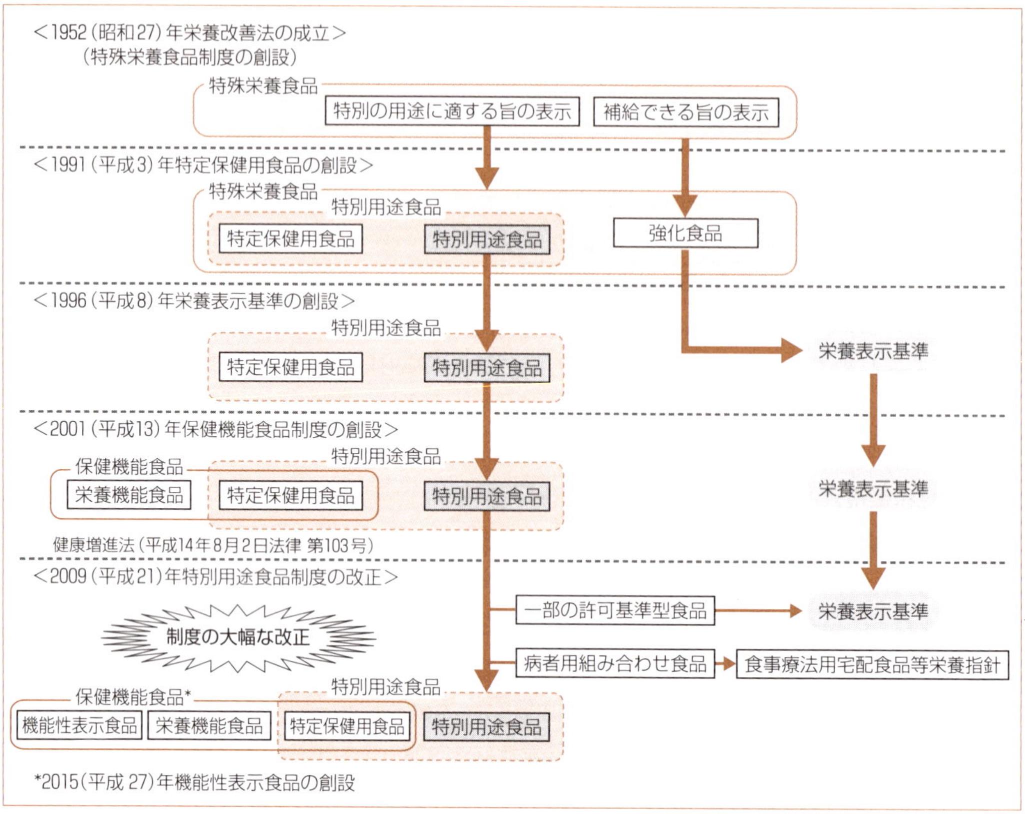

```
<1952（昭和27）年栄養改善法の成立>
（特殊栄養食品制度の創設）
    特殊栄養食品
    ┌─────────────────────────┐
    │ 特別の用途に適する旨の表示    補給できる旨の表示 │
    └─────────────────────────┘

<1991（平成3）年特定保健用食品の創設>
    特殊栄養食品    特別用途食品
    ┌──────────────────┐  ┌──────┐
    │ 特定保健用食品  特別用途食品 │  │ 強化食品 │
    └──────────────────┘  └──────┘

<1996（平成8）年栄養表示基準の創設>
                特別用途食品
         ┌──────────────────┐         栄養表示基準
         │ 特定保健用食品  特別用途食品 │
         └──────────────────┘

<2001（平成13）年保健機能食品制度の創設>
  保健機能食品         特別用途食品
  ┌──────────────────────┐       栄養表示基準
  │ 栄養機能食品 特定保健用食品 特別用途食品 │
  └──────────────────────┘
健康増進法（平成14年8月2日法律 第103号）

<2009（平成21）年特別用途食品制度の改正>
                        一部の許可基準型食品 → 栄養表示基準
   制度の大幅な改正
                        病者用組み合わせ食品 → 食事療法用宅配食品等栄養指針

  保健機能食品*                 特別用途食品
  ┌──────────────────────┐
  │ 機能性表示食品 栄養機能食品 特定保健用食品 特別用途食品 │
  └──────────────────────┘
*2015（平成27）年機能性表示食品の創設
```

図 9-9 特別用途食品制度の変遷

　栄養表示基準制度の創設による特殊栄養食品の名称変更，高齢者用食品の追加など，特別用途食品はさまざまな変遷を遂げてきた。そして，2009（平成21）年4月，急速な高齢化や医学・栄養学の著しい進歩など，特別用途食品制度を取り巻く状況が大きく変化したことを受けて，抜本的な制度改正が行われた。その改正により，2009（平成21）年3月まで認められていた病者用食品の中の「低ナトリウム食品」，「低カロリー食品」，「低（無）たんぱく質高カロリー食品」，「高たんぱく質食品」については栄養表示制度で，病者用組み合わせ食品については食事療法用宅配食品等栄養指針でそれぞれ対応することとなり，それらは特別用途食品の対象外となった。また，高齢者用食品としてきた区分は，「えん下困難者用食品」という新しい分類となった（平成23年6月23日消食表第277号）。2018年4月にはえん下困難者用食品の中に「とろみ調整用食品」が追加された。また，同年8月に「乳児用調製液状乳」（乳児用液体ミルク）が追加された。これにより新たに「乳児用調製乳」の区分が追加され，その下に「乳児用調製粉乳」と「乳児用調製液状乳」の区分が設定された（図 9-8）。

❷ 特別用途食品の基準と表示

　特別用途食品の所管が以前は厚生労働省であったことから，厚生労働省の通知が参照されてきたが，現在はそれによらず消費者庁から出された通知（平成23年6月23日消食表第277号）に

基づいて対応することとなっている。それぞれの特別用途食品には，表示の適用範囲，許可基準，必要な表示事項，試験方法が定められている。それらは，次のとおりである（特定保健用食品については特定保健用食品の項目を参照）。

（1） 病者用食品

病者用食品の特別の用途に適する旨の表示とは，次の各項のいずれかに該当するものである。

- 単に病者に適する旨を表示するもの。
  例 「病者用」「病人食」など
- 特定の疾病に適する旨を表示するもの。具体的な疾病名を表示した場合だけでなく，表現がある特定の疾病名を表示したものと同程度の効果を消費者に与えると考えられる場合も含まれる。
  例 「糖尿病者用」「腎臓病食」「高血圧患者に適する」「血糖値に影響がありません」「浮腫のある人に適する」など
- 許可対象食品群名に類似の表示をすることによって，病者用の食品であるとの印象を与えるもの。
  例 「低たんぱく食品」「低アレルゲン食品」など

「病者用食品たる表示の許可基準」には，次に示す「基本的許可基準」と「概括的許可基準」がある。

① 基本的許可基準
- 食品の栄養組成を加減し，または特殊な加工を施したものであって，医学的，栄養学的見地からみて特別の栄養的配慮を必要とする病者に適当な食品であることが認められるものであること。
- 特別の用途を示す表示が，病者用の食品としてふさわしいものであること。
- 適正な試験法によって成分または特性が確認されるものであること。

② 概括的許可基準
- 指示された使用方法を遵守したときに効果的であり，しかもその使用方法が簡明であること。
- 品質が通常の食品に劣らないものであること。
- 利用対象者が相当程度に広範囲のものであるか，または病者にとって特に必要とされるものであること。

許可基準型の病者用食品については，「基本的許可基準」および「概括的許可基準」に加え，食品群別の許可基準（規格，許容される特別用途表示の範囲，必要的表示事項）がある（表9-15～9-18）。同種の食品が存在しない場合における食品群別許可基準の適用にあたっては，その規格欄のうち，通常の同種の食品の特定成分含量との比較規定は適用せず，許可申請食品の成分構成やその用途などから，当該食品が病者用食品として許可するにふさわしいものであるかどうかを個別に判断して許可の決定がされる。2009年の大幅な制度改正により，低たんぱく質食品の食品中のたんぱく質含量の基準は，通常の同種の食品にくらべて「50%以下」から「30%

表 9-15　低たんぱく質食品の規格，許容される特別用途表示の範囲，必要的表示事項

規　格	許容される特別用途表示の範囲	必要的表示事項
①たんぱく質含量は，通常の同種の食品の含量の30％以下であること ②熱量は，通常の同種の食品の含量と同程度またはそれ以上であること ③ナトリウムおよびカリウム含量は，通常の同種の食品の含量より多くないこと ④食事療法として日常の食事の中で継続的に食するものであり，これまで食していたものの代替となるものであること	たんぱく質の摂取制限を必要とする疾患（腎臓疾患等）に適する旨	①医師にたんぱく質摂取量の制限を指示された場合に限り用いる旨 ②製品の一定量（例えば，1個または1片）当たりのたんぱく質含量 ③100 gおよび1食分，1包装，その他の1単位当たりの熱量およびたんぱく質，脂質，炭水化物，ナトリウム，カリウム，カルシウム，リンその他意図的に強化された成分の含量※ ④「低たんぱく質」を意味する文字 ⑤医師，管理栄養士等の相談または指導を得て使用することが適当である旨 ⑥食事療法の素材として適するものであって，多く摂取することによって疾病が治癒するというものではない旨

※栄養成分等については，熱量，たんぱく質，脂質，炭水化物，ナトリウム，カリウム，カルシウム，リンその他意図的に強化された成分の含量の順に表示することとし，その他の表示方法については栄養表示基準に準じることとする。

表 9-16　アレルゲン除去食品の規格，許容される特別用途表示の範囲，必要的表示事項

規　格	許容される特別用途表示の範囲	必要的表示事項
①特定の食品アレルギーの原因物質である特定のアレルゲンを不使用または除去（検出限界以下に低減した場合を含む）したものであること ②除去したアレルゲン以外の栄養成分の含量は，通常の同種の食品の含量とほぼ同程度であること ③アレルギー物質を含む食品の検査方法により，特定のアレルゲンが検出限界以下であること ④同種の食品の喫食形態と著しく異なったものでないこと	特定の食品アレルギー（牛乳等）の場合に適する旨	①医師に特定のアレルゲンの摂取制限を指示された場合に限り用いる旨 ②食品アレルギーの種類または除去したアレルゲンの名称（目立つような表示） ③除去したアレルゲンの代替物の名称 ④ビタミンおよびミネラルの含量 ⑤標準的な使用方法 ⑥医師，管理栄養士等の相談，指導を得て使用することが適当である旨 ⑦食事療法の素材として適するものであって，多く摂取することによって疾病が治癒するというものではない旨

以下」と低く設定された。総合栄養食品は新しくできたカテゴリーであり，その栄養成分等の基準ならびに標準範囲は表9-19の値となっている。個々の許可基準型病者用食品に共通した必要的表示事項としては，「医師，管理栄養士等の相談や指導を受けて利用することが適当である旨」という表示事項，「食事療法の素材として適するものであって，多く摂取することによって疾病が治癒するというものではない旨」という表示事項がある。さらに，低たんぱく質食品には「医師にたんぱく質摂取の制限を指示された場合に限り用いる旨」，アレルゲン除去食品には「医師に特定のアレルゲンの摂取制限を指示された場合に限り用いる旨」，無乳糖食品には「医師に乳糖またはガラクトースの摂取制限を指示された場合に限り用いる旨」という表示事項が追加されている。

表 9-17　無乳糖食品の規格，許容される特別用途表示の範囲，必要的表示事項

規　格	許容される特別用途表示の範囲	必要的表示事項
①食品中の乳糖またはガラクトースを除去したものであること ②乳糖またはガラクトース以外の栄養成分の含量は，通常の同種の食品の含量とほぼ同程度であること	乳糖不耐症またはガラクトース血症に適する旨	①医師に乳糖またはガラクトースの摂取制限を指示された場合に限り用いる旨 ②乳糖またはガラクトースの代替物の名称 ③ビタミンおよびミネラルの含量 ④標準的な使用方法 ⑤「無乳糖」を意味する文字 ⑥乳たんぱく質を含む場合はその旨 ⑦医師，管理栄養士等の相談や指導を受けて使用することが適当である旨 ⑧食事療法の素材として適するものであって，多く摂取することによって疾病が治癒するというものではない旨

表 9-18　総合栄養食品の規格，許容される特別用途表示の範囲，必要的表示事項

規　格	許容される特別用途表示の範囲	必要的表示事項
①疾患等により経口摂取が不十分な者の食事代替品として，液状または半固形状で適度な流動性を有していること ②栄養成分等の基準（表 9-19）に適合したものであること* （粉末状等の製品にあっては，その指示通りに調製した後の状態で，上記①および②の規格基準を満たすものであれば足りる）	食事として摂取すべき栄養素をバランスよく配合した総合栄養食品で，疾患等により通常の食事で十分な栄養を摂ることが困難な者に適している旨	①「総合栄養食品（病者用）」の文字 ②医師，管理栄養士等の相談，指導を得て使用することが適当である旨 ③栄養療法の素材として適するものであって，多く摂取することによって疾病が治癒するというものではない旨 ④摂取時の使用上の注意等に関する情報 ⑤基準量および標準範囲（表 9-19）を外れて調整した成分等がある場合はその旨（「○○調整」） ⑥1 包装当たりの熱量 ⑦1 包装当たりおよび 100 kcal 当たりのたんぱく質，脂質，炭水化物，糖質，食物繊維，ナトリウム（食塩相当量），水分および基準量または標準範囲（表 9-19）を外れて調整された成分の含量 ⑧欠乏または過剰摂取に注意すべき成分がある場合はその旨

＊ただし，個別に調整した成分等については，この限りではない。

　個別評価型病者用食品については，基本的許可基準および概括的許可基準に加え，「保健機能食品制度の見直しに伴う特定保健用食品の審査等取扱いおよび指導要領の改正について」（平成 17 年 2 月 1 日付け食安発第 0201002 号）の別添 1「特定保健用食品の審査等取扱いおよび指導要領」に規定する特定保健用食品の評価方法と同様に，個別に科学的な評価を行って表示が許可される。表示の許可は，表 9-20 に規定するすべての要件を満たさなければならない。その許可の適否は，専門の学識経験者の意見を聞き判断される。

（2）妊産婦，授乳婦用粉乳，乳児用調製乳，えん下困難者用食品

　妊産婦，授乳婦用粉乳，乳児用調製乳，えん下困難者用食品の規格，許容される特別用途表示の範囲，必要的表示事項は，表 9-21〜9-23 のようになっている。

表 9-19 総合栄養食品の栄養成分等の基準値

栄養成分等の基準	
熱量（100 mL または 100 g 当たりの熱量）	80～130 kcal
成分（100 kcal 当たりの組成）	たんぱく質[※1] 3.0～5.0 g, 脂質[※2] 1.6～3.4 g, 糖質・食物繊維 50～74%（熱量比として），ナトリウム 60～200 mg, ナイアシン 0.45 mgNE～15[※3] (5[※4]) mg, パントテン酸 0.25 mg 以上, ビタミン A 28 μgRE～150 μg レチノール[※5], ビタミン B_1 0.04 mg 以上, ビタミン B_2 0.05 mg 以上, ビタミン B_6 0.06～3.0 mg, ビタミン B_{12} 0.12 μg 以上, ビタミン C 5 mg 以上, ビタミン D 0.3～2.5 μg, ビタミン E 0.4～30 mg, ビタミン K 3～13 μg, 葉酸 12～50 μg, 塩素 50～300 mg, カリウム 80～330 mg, カルシウム 33～115 mg, 鉄 0.3～1.8 mg, マグネシウム 14～62 mg, リン 45～175 mg
標準範囲	
成分（100 kcal 当たりの組成）	ビオチン 2.3 μg 以上, 亜鉛 0.35～1.5 mg, クロム 1～7 μg, セレン 1～18 μg, 銅 0.04～0.5 mg, マンガン 0.18～0.55 mg, モリブデン 1～12 μg, ヨウ素 8～120 μg

[※1] アミノ酸スコアを配慮すること。　[※2] 必須脂肪酸を配合すること。　[※3] ニコチンアミドとして。
[※4] ニコチン酸として。　[※5] プロビタミン・カロテノイドを含まない。

表 9-20 個別許可型病者用食品に必要な要件と必要的表示事項

必要な要件

① 特定の疾病のための食事療法の目的の達成に資するための効果が期待できるものであること
② 食品または関与する成分について，食事療法上の効果の根拠が医学的，栄養学的に明らかにされていること
③ 食品または関与する成分について，病者の食事療法にとって適切な使用方法が医学的，栄養学的に設定できるものであること
④ 食品または関与する成分は，食経験などからみて安全なものであること（食品衛生上問題がない食品であることはもとより，これまでも人による食経験があるものであるとともに，その摂取量，摂取方法などからみて過剰摂取による健康障害，栄養のアンバランスなどを生じないものであること）
⑤ 関与する成分は，次に掲げる事項が明らかにされていること
　● 物理学的，化学的および生物学的性状ならびにその試験方法
　● 定性および定量試験方法
⑥ 同種の食品の喫食形態と著しく異なったものではないこと（病者用食品は食事療法として日常の食事の中で継続的に食するものであり，食事様式を大きく変えることなく，今まで食べていたものと置き換えることにより食事療法を容易にするために必要な要件であること）
⑦ まれにしか食されないものでなく，日常的に食される食品であること
⑧ 原則として，錠剤型，カプセル型などをしていない通常の形態の食品であること
⑨ 食品または関与する成分は，「無承認無許可医薬品の指導取締りについて」（昭和46年6月1日薬発第476号）別紙「医薬品の範囲に関する基準」の別添2「専ら医薬品として使用される成分本質（原材料）リスト」に含まれるものではないこと
⑩ 製造方法，製品管理方法が明示されているものであること

必要的表示事項

① 病者用食品である旨
② 医師に指示された場合に限り用いる旨
③ ○○疾患に適する旨
④ 医師，管理栄養士などの相談，指導を受けて使用することが適当である旨
⑤ 食事療法の素材として適するものであって，多く摂取することによって疾病が治癒するというものではない旨
⑥ 表示許可の条件として示された事項がある場合は当該事項
⑦ 過食による過剰摂取障害の発生が知られているもの，またはそのおそれがあるものについては，申請書に添付した資料に基づきその旨

表9-21　妊産婦，授乳婦用粉乳の許可基準

規格		許容される特別用途表示の範囲	必要的表示事項
成　分	製品1日摂取量中の含量		
熱量	314 kcal 以下	妊産婦，授乳婦の用に適する旨が医学的，栄養学的表現で記載されたものに適用されるものとする。	①「妊産婦，授乳婦用粉乳」の文字 ②栄養成分の量 ③標準的な使用方法
たんぱく質	10.44 g 以上		
脂質	2.30 g 以上		
糖質	23.66 g 以上		
ナイアシン[※1]	0.29 mg 以上		
ビタミンA[※2]	456 µg 以上		
ビタミンB$_1$	0.86 mg 以上		
ビタミンB$_2$	0.76 mg 以上		
ビタミンD	7.5 µg 以上		
カルシウム	650 mg 以上		

[※1] ニコチン酸およびニコチンアミドの合計量に 1/60 トリプトファン量を加えた量
[※2] ビタミンA効力を示すレチノール，α-カロテンおよびβ-カロテンなどの合計量

表9-22　乳児用調製乳の許可基準

成分組成		許容される特別用途表示の範囲	必要的表示事項
成　分	100kcal 当たりの組成		
たんぱく質 (窒素換算係数6.25として)	1.8～3.0 g	母乳代替食品としての用に適する旨が医学的，栄養学的表現で記載されたものに適用されるものとする。	①「乳児用調製乳」の文字，乳児用調製液状乳については「乳児用調製液状乳」の文字 ②当該食品が母乳の代替食品として使用できるものである旨（ただし，乳児にとって母乳が最良である旨の記載を行うこと） ③医師，管理栄養士などの相談や指導を得て使用することが適当である旨 ④標準的な調乳方法 ⑤乳児の個人差を考慮して使用する旨
脂質	4.4～6.0 g		
炭水化物	9.0～14.0 g		
ナイアシン[※1]	300～1,500 µg		
パントテン酸	400～2,000 µg		
ビオチン	1.5～10 µg		
ビタミンA[※2]	60～180 µg		
ビタミンB$_1$	60～300 µg		
ビタミンB$_2$	80～500 µg		
ビタミンB$_6$	35～175 µg		
ビタミンB$_{12}$	0.1～1.5 µg		
ビタミンC	10～70 mg		
ビタミンD	1.0～2.5 µg		
ビタミンE	0.5～5.0 mg		
葉酸	10～50 µg		
イノシトール	4～40 mg		
亜鉛	0.5～1.5 mg		
塩素	50～160 mg		
カリウム	60～180 mg		
カルシウム	50～140 mg		
鉄	0.45 mg 以上		
銅	35～120 µg		
ナトリウム	20～60 mg		
マグネシウム	5～15 mg		
リン	25～100 mg		
α-リノレン酸	0.05 g 以上		
リノール酸	0.3～1.4 g		
カルシウム／リン	1～2		
リノール酸／α-リノレン酸	5～15		

[※1] ニコチン酸およびニコチンアミドの合計量　[※2] レチノール量
注）平成34年4月1日からセレン（1～5.5µg）が追加される。

表 9-23 えん下困難者用食品の許可基準

規　格[※1]	許可基準Ⅰ[※2]	許可基準Ⅱ[※3]	許可基準Ⅲ[※4]
硬さ（一定速度で圧縮したときの抵抗）〔N/m^2〕	$2.5×10^3〜1×10^4$	$1×10^3〜1.5×10^4$	$3×10^2〜2×10^4$
付着性〔J/m^3〕	$4×10^2$ 以下	$1×10^3$ 以下	$1.5×10^3$ 以下
凝集性	$0.2〜0.6$	$0.2〜0.9$	—
許容される特別用途表示の範囲		えん下困難者の用に適する旨を医学的，栄養学的表現で記載されたものに適用されるものとする。
必要的表示事項		①「えん下困難者用食品」の文字 ②許可基準区分 ③喫食の目安となる温度 ④包装1個当たりの重量 ⑤1包装分が含む熱量，たんぱく質，脂質，炭水化物およびナトリウムの量の表示 ⑥医師，歯科医師，管理栄養士等の相談指導を得て使用することが適当である旨の表示

[※1] 常温および喫食の目安となる温度のいずれの条件であっても規格基準の範囲内であること。
[※2] 均質なもの（例えば，ゼリー状の食品）
[※3] 均質なもの（例えば，ゼリー状またはムース状などの食品）。ただし，許可基準Ⅰを満たすものを除く。
[※4] 不均質なものも含む（例えば，まとまりのよいおかゆ，やわらかいペースト状またはゼリー寄せなどの食品）。ただし，許可基準Ⅰまたは許可基準Ⅱを満たすものを除く。
注）簡易な調理を要するものにあっては，その指示通りに調理した後の状態で当該規格を満たせばよい。

❸ 特別用途食品に関する問題と情報提供

　特別用途食品は，基本的には医師，管理栄養士等の相談や指導を受けて利用するものである。特に，病者用食品は一般の消費者にも適した食品であるとの誤解を避けるために一般広告も自粛されてきた。そのため，専門職においても，許可された製品の実態についてはよく知られていない。実際に，特別用途食品を含めた医療用途の食品は，多くの医療施設で利用されていてニーズは高いが，特別用途食品であるかどうかは考慮されておらず，むしろ特別用途食品の使用頻度が低いことが明らかにされている[9]。このような問題点を改善するには，特別用途食品に関する情報を効果的に提供する取り組みが必要である。

6　いわゆる健康食品

❶ いわゆる健康食品の種類

　いわゆる健康食品は，日本において健康表示に関する法的定義のない健康食品に該当し，「健康に何らかのよい効果が期待できる食品全般」の中から「特別用途食品」と「保健機能食品」を除いた食品と考えることができる。いわゆる健康食品に該当する食品名としては，機能性食品，栄養補助食品，健康補助食品，自然食品，サプリメントなどがあげられる。米国のダイエタリーサプリメントのように国外において健康表示が法的に認められた製品であっても，日本において特別用途食品や保健機能食品に該当しなければ，何ら法的定義のない「いわゆる健康食品」に分

表 9-24　「日本人の食事摂取基準（2015 年版）」と健康増進法で規定されている栄養成分

	栄養成分
たんぱく質	たんぱく質やアミノ酸も含まれる。
脂質	飽和脂肪酸，一価不飽和脂肪酸，n-6 系ならびに n-3 系の脂肪酸，コレステロールも含まれる。
炭水化物	糖類や食物繊維も含まれる。
脂溶性ビタミン（4種類）	ビタミン A，ビタミン D，ビタミン E，ビタミン K
水溶性ビタミン（9種類）	ビタミン B_1，ビタミン B_2，ナイアシン，ビタミン B_6，ビタミン B_{12}，葉酸，パントテン酸，ビオチン，ビタミン C
多量ミネラル（5種類）	ナトリウム，カリウム，カルシウム，マグネシウム，リン
微量ミネラル（8種類）	鉄，亜鉛，銅，マンガン，ヨウ素，セレン，クロム，モリブデン＊

＊栄養表示基準では規定されていない。
注）詳細は栄養表示基準（一部改正 平成 21 年 12 月 16 日消費者庁告示第 9 号）と「日本人の食事摂取基準（2015 年版）」参照。

類される。いわゆる健康食品は，含有成分が栄養素かどうか，原材料と製品の品質が確保されているかどうかという視点で分類することができる。

　含有成分が栄養素であれば，ヒトにおける必要性が明らかにされており，補給・補完の科学的根拠があるといえる。一方，非栄養素であれば，ヒトにおける必要性や必要量がいまだ明確になっていない成分と解釈できる。栄養成分であるかどうかは，健康増進法および「日本人の食事摂取基準（2015 年版）」〔2015（平成 27）年度から 2019（平成 31）年度の 5 年間使用〕で示されている成分か否かをひとつの判断基準にできる（表 9-24）。ただし，脂質やたんぱく質などの一般的な栄養成分であっても，その中の特定の脂肪酸やアミノ酸の機能性に着目している場合は，その成分のヒトにおける有効性の根拠を十分に吟味する必要がある。カロテノイドの中の β-カロテン，α-カロテン，β-クリプトキサンチンについては，ビタミン A の供給源としてレチノール当量の換算に使われているが，これらのカロテノイド類は，抗酸化作用などの非ビタミン A としての機能性に着目されていることがある。健康食品に利用されている成分（素材）の現時点における有効性・安全性の情報は，「健康食品」の安全性・有効性情報＊にデータベース化されている。

　製品に含まれている原材料の規格，ならびに製品全体としての品質は，いわゆる健康食品の有効性や安全性を判断する上で重要である。例えば，原材料に含まれている成分が植物エキスの場合は，エキス中に含まれている成分がすべて明確になっているわけではなく，またエキス中に含まれている個別成分の量は，産地や収穫時期によっても大きく変動する可能性がある。そのような意味において，いわゆる健康食品は，①原材料に規格基準が定められている製品，②適正製造規範 GMP（good manufacturing practice）という製造基準に従って製造されている製品，③何ら客観的な基準等を満たしていない製品に分けることができる。日本健康・栄養食品協会は，たんぱく質類，脂質類，ミネラル類，ビタミン類，ハーブ類などの健康補助食品について，独自に

＊ アドレス　https://hfnet.nibiohn.go.jp

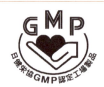 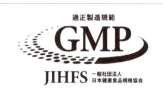

図 9-10 GMP マーク

注）GMP 認定は，厚生労働省の「健康食品 GMP ガイドライン」に基づいて，民間の団体である第三者機関が，申請のあった健康食品製造会社の工場ごとに審査・査察をし，客観的に行われている．現在，国内で審査を行っている第三者機関は，「公益財団法人 日本健康・栄養食品協会」と「一般社団法人 日本健康食品規格協会（JIHFS）」の二つである．GMP を順守していると認定された国内の工場でつくられた健康食品には，上のどちらかの GMP マークがついている．

規格基準を設定し，基準を満たす製品に対して協会認定の JHFA マークをつけている．製品の品質が一定に確保できていることを示すものとして GMP 認定があり，現時点におけるわが国の健康食品の GMP 認証は，日本健康・栄養食品協会と日本健康食品規格協会（JIHFS）でそれぞれ実施されている（図 9-10）．

❷ サプリメント

いわゆる健康食品の中で，特定成分を効率的に摂取できる錠剤やカプセル状の製品，すなわちサプリメントと呼ばれる製品が最近は増えてきている．サプリメントという呼び方は，米国のダイエタリーサプリメントに由来するものである．ダイエタリーサプリメントは，米国において1994 年に制定されたダイエタリーサプリメント健康教育法（DSHEA，p.431）で定義されており，食品のカテゴリーに入っているが，従来の食品でもなく医薬品でもない経口摂取するもので，食事を補うことを意図し，製品中にはビタミン，ミネラル，ハーブやその他の植物，アミノ酸，酵素，代謝産物などを含むものである．含有成分は，「dietary ingredient（1994 年 10 月 15 日以前に米国で販売された成分）」と「new dietary ingredient（NDI）（dietary ingredient 以外）」に分けられ，NDI を使用する際には，安全であることを FDA（米国食品医薬品局）に示さなければならない．

また，製品には，ダイエタリーサプリメントであること，FDA による評価を受けたものではないことを表示しなければならない．当然，疾病の診断，軽減，治療，治癒，予防するといった医薬品的な表現は認められない．メーカーは，製品の販売において FDA の承認を必要としないが，製品が安全であることの責任をもち，FDA は製品が市販されれば，その製品が安全でないことを示す責任をもっている．ダイエタリーサプリメントには，質の高い製造法，汚染物質や不純物混入の防止，正確な表示の確保を目的とした現行の適正製造規範（cGMP, current GMP）が義務づけられている．また，メーカーは自社製品の使用に関連した重篤な有害事象を報告しなければならない[2),10)]．

EU では，米国のダイエタリーサプリメントに相当するものが，2002 年 7 月に food supplement として位置づけられている．対象となる栄養素は，ダイエタリーサプリメントとほぼ同様

であるが，まず13種類のビタミンと15種類のミネラル（表9-24のミネラルのほかに，フッ素と塩素を追加した15種類）について規則が定められている。food supplement についても，栄養素の機能表示に関して，病気の予防，処置，治療にかかわる一切の表現は許されていない。また，バランスのよい多彩な食事の代替手段として使用されるべきではないことや，子どもの手の届かないところに保管するべきなどの表示が必要である[2]。

　ビタミンとミネラルのサプリメントについては，食品の安全性と品質に関して国際的な基準を定めているコーデックス委員会においても，2005年7月にガイドラインが示されており，ビタミン・ミネラルのフードサプリメントは，「通常の食事からの摂取が不十分あるいは消費者が自身の食事には補充が必要と考える場合に，日常の食事の補充に役立つもの」とされている。その表示はコーデックスの一般食品表示基準および一般強調表示ガイドラインによること，製品の名称は「フードサプリメント」とし，含まれる栄養素の分類名，またはビタミン／ミネラルの個別名を表示することとなっている[2]。

❸ 諸外国の健康効果を標榜した製品と制度

　健康効果や保健効果を標榜した製品は，世界中で注目されており，その製品に対する表示制度を定めた国がある。米国では DSHEA のもとにダイエタリーサプリメントの制度がある。

　中国では，「保健食品管理方法」のもとに1996年に「保健食品」が創設された。その取り扱いは，2003年の国家食品薬品監督管理局の設置に伴って，2005年に「保健食品登録管理方法」となっている。この中国の「保健食品」の制度は，わが国の特定保健用食品と類似しており，食品機能を科学的根拠に基づいて個別審査して許可するものである。

　韓国では，2004年に健康機能に関する法律「健康機能食品法」が施行され，「健康機能食品」が定められている。韓国の「健康機能食品」は，規格に合致した製品を認定する「告示型（規格基準型）」と製品ごとに個別に評価して判定する個別許可型からなっている。これらはわが国の規格基準で表示を認める栄養機能食品と製品ごとに個別評価している特定保健用食品に類似している[2]（詳細は消費者庁「食品の機能性評価モデル事業」の結果報告，平成24年4月参照）。

　製品の品質が確保されていることは，安全性だけでなく有効性を求める上で重要であり，製品の品質を保証する GMP 認定は，米国のダイエタリーサプリメントと中国の保健食品では義務となっている。カナダとオーストラリアではサプリメントは医薬品として扱われており，製造にはGMP が必須になっている。

　米国のダイエタリーサプリメント，EU のフードサプリメント，中国の保健食品，韓国の健康機能食品のすべてに共通することは，医薬品のような疾病の治療，予防を目的とする表示は認められていないことである[2]。

参考文献

1) 萩原弘道：栄養と食養の系譜—主食論争から健康食品まで（1985）サンロード出版
2) 食品保健の科学/日本健康・栄養食品協会編（2010）丸善出版
3) Q&A保健機能食品制度の手引/新開発食品保健研究会（2001）新日本法規出版
4) 佐藤陽子ほか：薬剤師，栄養士，一般人のサプリメント利用行動と意識の実態に関する検討，臨床栄養，111 (5), 675-684（2007）
5) gooリサーチ結果（No.139）健康食品の利用に関する3万人調査（2006年11月2日）
6) 佐藤陽子ほか：健康食品・サプリメントの安全性 医と食 2 (3), 155-159（2010）
7) 梅垣敬三ほか：厚生科学研究費補助金（食品の安心・安全確保推進研究事業）（分担）研究報告書 特定保健用食品の安全性・有効性のエビデンスに関する検討—市販後の情報収集に関する実態調査 健康・栄養食品研究，13 (2), 1-8（2010）
8) Sato Y, et al.：*J Nutr Sci Vitaminol* (Tokyo), 55, 317-325（2009）
9) 田中平三：健康食品の有効性及び安全性の確保に係る制度等の国際比較研究（厚生労働科学特別研究事業），平成18年度総括・分担研究報告書（2007）
10) FDAホームページ（https://www.fda.gov/food/dietarysupplements/default.htm）

臨床薬理学

第10章

篠塚和正

1　医薬品とは

❶ 医薬品の目的

　私たちの体には，体内環境を正常な範囲に保つ多様な調節機構が備わっている。これらが正常に機能していれば体内環境の恒常性は維持され，健康な生活を営むことができる。しかし，何らかの要因によってこの調節が破綻すると，体内環境は異常となり，病的な症状が発現する。多くの医薬品は，異常状態にある調節機構に影響し，その機能を正常な状態に戻すように働いて症状を改善する。例えば，図 10-1 のように心臓の機能が低下して心不全の状態になった時には，強心薬を用いて心機能を高め，その機能を正常な状態に戻す。一方，何らかの要因により心臓が異常に興奮して頻脈性不整脈になったときには，抗不整脈薬を用いて過剰な反応を抑制し，症状を改善する。ただし，病気からの回復を医薬品のみに頼ろうとするべきではない。より効果的な薬効を得るためには，身体的・精神的な安静・休養と十分な栄養をとって，私たちの体にある恒常性維持機構（自然治癒力）を回復させ，利用することも大切である。

　医薬品が疾病を改善するためには，投与された医薬品は生体内を移動し，治療に必要な部位（作用部位）に到達するとともに薬効発現に必要な濃度を維持しなければならない。作用部位に到達する医薬品の量は投与量や投与方法に依存するが，そのほかにも医薬品の吸収率や，体内での代謝率，そして排泄の速さなど，医薬品に対する体側の働き掛けによっても影響される。医薬品は体に影響して治療効果を示すが，体も医薬品の作用を弱めるように影響する。十分な治療効果を得るためには，このような医薬品と体の相互作用を考慮した，医薬品の適切な選択と効果的な投与設計が大切である。本章の目的は，薬が投与されてから治療効果を発揮するまでのプロセ

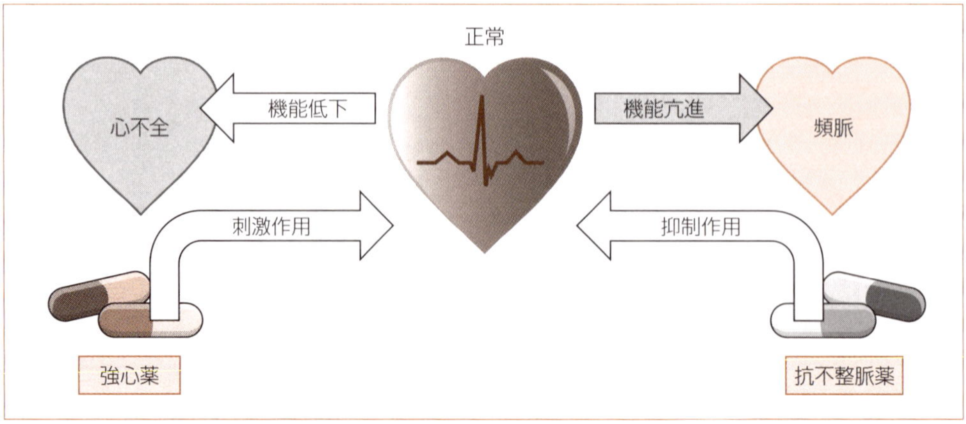

図 10-1 病気と医薬品との関係

スを学び，薬効発現にかかわる基本原則を理解することである。これにより医薬品のより有効でより安全な使用方法を考え，判断する力が備わる。さらに，健康食品市場が拡大し，医薬品的な機能を有する健康食品が増加している今，それらの合理的で安全な使用方法を考え，判断するためにも，この知識と考え方は重要である。

❷ 医薬品の条件

　疾病の治療・予防・診断に用いるものが医薬品であり，医薬品医療機器等法（旧薬事法，平成26年11月25日名称変更）でも同様に定義されている（表10-1）。医薬品に必須な条件は「有効であること」と「安全であること」であるが，これらはまずその開発段階で確立されなければならない。図10-2は新薬の開発プロセスを経年的に示したものであるが，大きく3つのプロセスに分けることができる。

　1番目のプロセスでは，膨大な新薬の候補物質から有効で安全なものを精選する作業が行われる。その有効性は病態モデル動物を用いてスクリーニングし，安全性については「単回投与毒性試験」「反復投与毒性試験」「遺伝毒性試験」「生殖発生毒性試験」をはじめ，必要に応じ，「免疫毒性試験」「局所刺激試験」「がん原性試験」「依存性試験」などが実験動物で行われる。このような研究を非臨床試験という。

表 10-1 医薬品医療機器等法第2条における「医薬品」の定義

①日本薬局方に収められているもの
②人または動物の疾病の診断，治療または予防に使用されることが目的とされているものであって，機械器具等（機械器具，歯科材料，医療用品，衛生用品ならびにプログラムおよびこれを記録した記録媒体）でないもの（医薬部外品および再生医療等製品を除く）
③人または動物の身体の構造または機能に影響を及ぼすことが目的とされているものであって，機械器具等でないもの（医薬部外品，化粧品および再生医療等製品を除く）

資料）医薬品，医療機器等の品質，有効性及び安全性の確保等に関する法律（医薬品医療機器等法と略）

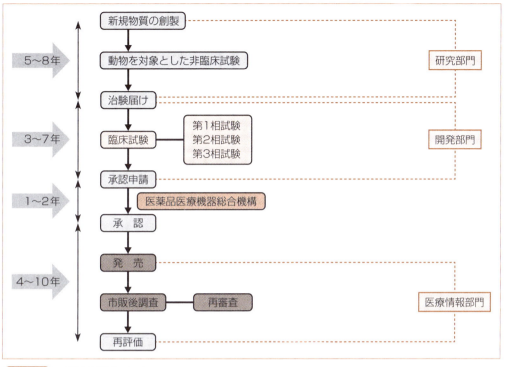

図 10-2　新薬の開発プロセス

　2番目のプロセスでは，動物において最も有効で安全であった候補物質をヒトで試す試験が行われる。これを臨床試験という。この試験では，まず健常人で新薬候補物質の安全性と薬物動態などを検討し（第1相試験），次いで少数の患者で安全性の確認と治療に使われる用量を決定する（第2相試験）。そして，多数の患者を対象に有効性と安全性を科学的に証明する（第3相試験）。その後，新薬の製造・販売の許可申請をし，独立行政法人 医薬品医療機器総合機構の審査を経て承認されれば製造・販売が許可される。しかしながら，これで医薬品の有効性と安全性が完全に証明されたわけではない。

　3番目のプロセスとして，日常の診療において広く使用された時の有効性や安全性を確認し，臨床試験では得られなかった医薬品の適正な使用についての情報，副作用情報などが調査される市販後調査（PMS：Post Marketing Surveillance，製造販売後調査ともいう）がある。このように，医薬品の有効性と安全性を厳密に確保するために非臨床試験・臨床試験，市販後調査などが行われている。

　新薬の開発研究などで得られた情報は医薬品添付文書に記載されているが，書籍やインターネット，医師や薬剤師への相談など，いろいろな手段を使って知ることができる。特に，医薬品医療機器情報提供ホームページ※の「医療用医薬品の情報検索欄」には医療用医薬品の添付文書が掲載されており，医薬品食品相互作用など，表 10-2 に示すようなさまざまな情報が記載されて

※ アドレス https://www.pmda.go.jp/

表 10-2　医薬品の添付文書（医療用医薬品）

医薬品名	基準名（日本薬局方名），販売名（商品名），一般名，薬効分類名
規制区分	毒薬，劇薬，麻薬，向精神薬，覚せい剤，処方箋医薬品等
組成	成分，含量，添加物
性状	形，色，におい
効能・効果	適用されるべき疾患，症状
用法・用量	投与方法とその際の投与量（1回量および1日量）
使用上の注意	禁忌，慎重投与，重要事項，相互作用（併用禁忌，併用注意），副作用，高齢者への投与，妊婦・産婦・授乳婦等への投与，小児への投与，過量投与，適用上の注意，その他の注意等
薬物動態	血中濃度，たんぱく質結合能，代謝，排泄，生物学的半減期，生物学的利用度
臨床成績	ヒトにおける症状ごとの有効率（改善率）
薬効薬理	動物や摘出臓器，組織，細胞に対する作用，作用機序

注）医薬品医療機器等法により，厚生労働大臣への添付文書の届け出が義務化されるとともに，添付文書をウェブサイトに掲載(https://www.pmda.go.jp/)するなど，最新情報の迅速かつ網羅的な収集をより容易にする仕組みが導入されている。

いるので，各医薬品の詳細を知る上で有用である。また，この添付文書の情報だけでは不十分な場合，その情報を補うものとして医薬品インタビューフォームがある。これは，発売中の医療用医薬品に対し，日本病院薬剤師会が作成・配布を製薬企業に依頼しているもので，製品の薬学的特徴，製剤の安定性，注射剤の溶解後の安定性，使用上の注意の設定理由，毒性などといった医薬品情報のうち，添付文書には十分に示されていない情報を収載している。このような最新で網羅的な情報を把握することにより，医薬品のより効果的で安全な使用が可能になる。

❸ 医薬品の分類

　医薬品は，医療用医薬品とOTC医薬品（一般用医薬品）の2つに大別される。前者は，医師の診断に基づく処方せんが必要とされており，調剤薬局等で薬剤師から説明を受けた上で使用する。一方，後者は英語の「over the counter（オーバー・ザ・カウンター）」の略称で，対面販売で医薬品を買うことを意味している。処方せんを必要とせず，薬局で直接購入することができる。すなわち，一般の人が薬局等で購入して，自らの判断で使用する医薬品である。これまで「大衆薬」や「市販薬」と呼ばれてきたが，これらはOTC医薬品として，表 10-3のように，それぞれのリスクに応じて4つの区分に分類され，使用されるようになった。

　OTC医薬品として初めて使用されるようなものは，要指導医薬品に分類される。慎重に使用する必要があることから，薬剤師が対面で書面にて当該医薬品に関する説明を行うことが義務付けられており，インターネットでの入手は許されていない。一方，第1類から第3類までの医薬品は，含有する主成分を使用方法の難しさや相互作用（飲み合わせ），副作用などによって評価され，そのリスクに応じて情報提供者や内容が決められている。第1類は安全性上特に注意を要するものが該当し，第2類は注意を要するもの，第3類はリスクの低い医薬品が該当する。

表 10-3　OTC 医薬品の分類

分　類		リスク内容	対　応	情報提供	該当薬物例
要指導医薬品 リスクが医療用医薬品に準ずる医薬品		リスクが不明なもの，毒性や劇性の強い成分を含むもの	薬剤師	書面を用いた適正使用のための対面指導の義務	ダイレクト OTC[*1]，スイッチ直後 OTC[*1]，毒薬・劇薬含有薬品
一般用医薬品	第 1 類医薬品 特にリスクが高い医薬品	副作用により日常生活に支障を来す健康被害が生じる可能性のある成分を含むもの[*1]	薬剤師	書面を用いた適正使用のための情報提供の義務	H_2 ブロッカー含有の胃腸薬，ミノキシジル等含有毛髪薬，抗真菌薬など
	第 2 類医薬品 リスクが比較的高い医薬品	まれに入院相当以上の健康被害が生じる可能性のある成分を含むもの	薬剤師または登録販売者[*2]	適正使用のための情報提供の努力義務	主な風邪薬，解熱性鎮痛薬など
	第 3 類医薬品 リスクが比較的低い医薬品	日常生活に支障を及ぼす程度ではないが，身体の変調・不調が起こるおそれのある成分を含むもの	薬剤師または登録販売者[*2]	特に法的な規定はなし	ビタミン含有保健薬，殺菌消毒薬（オキシドール），整腸薬，消化薬など

[*1] スイッチ OTC：これまで医療用医薬品であったが，臨床での使用実績から一般用医薬品としての取り扱いが可能になったもの。ダイレクト OTC：使用実績はないが一般用医薬品としての取り扱いが可能になったもの。
[*2] 一般用医薬品（第 2・3 類に限る）販売を行う専門家（2009 年に誕生）。都道府県知事の行う資質確認のための試験に合格し登録を受けなければならない。

2　医薬品の作用と効力

❶ 医薬品の作用部位と作用機序

　医薬品が効き目を現すためには，体の組織の病的標的器官，または組織に医薬品自身が到達し，必要な部位に結合することが必要である。この結合部位を作用部位または作用点という。作用部位の代表的なものとして，受容体，イオンチャネル，酵素という 3 種類のたんぱく質がある（図 10-3）。受容体は，生体内の情報伝達物質が結合して，その細胞の機能を制御・調節する役割を果たしている。イオンチャネルは，細胞膜上に存在するイオンの特異的な通路で，この通路が活性化（開口）するとイオンが通過し，細胞の機能が変化する。酵素は，基質から生理活性物質などを産生するたんぱく質のことで，産生された物質が細胞の機能に変化を及ぼす。
　医薬品は，このような作用部位に特異的に結合し，これらを刺激または阻害することにより生体機能に変化をもたらし，この変化が医薬品の治療効果となって現れる。

❷ 受容体

　私たちの身体は，外界あるいは体内のいろいろな環境変化を察知し，これに対応するための情報を身体の必要な組織・器官へ伝達して，適切な反応を促すことにより環境の変化に対応している。これにより，身体の内部環境は常に一定の状態に保たれる。これを**恒常性（ホメオスタシス）の維持**という。こうした情報を伝達するシステムとして，神経系・内分泌系・免疫系，オー

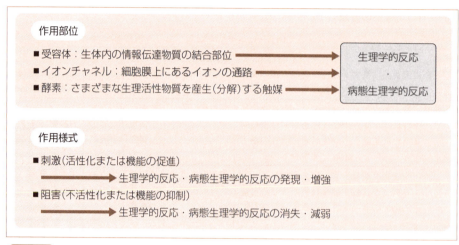

図10-3　医薬品の作用部位と作用様式

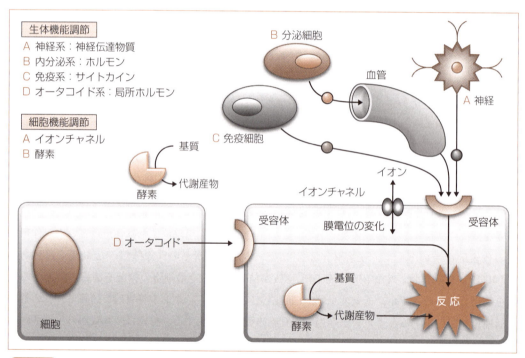

図10-4　生体調節系における医薬品の作用部位

タコイド（局所ホルモン）系という4つの情報伝達系が機能している（図10-4）。

　この4つの情報伝達システムに共通しているのは，いずれも細胞外へ遊離された情報伝達物質が効果器細胞の受容体に特異的に結合・刺激して細胞の機能を変化させていることである。臨床的に使用されている多くの医薬品も，このような受容体に結合して作用を現す。すなわち，情報伝達物質の代わりに医薬品が標的細胞の受容体に結合して，これを刺激したり，また受容体と結合することにより情報伝達物質の結合を遮断したりして作用を現す。

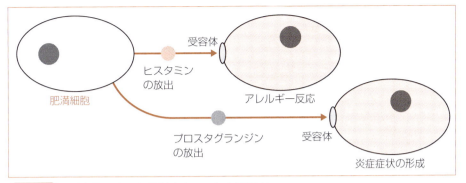

図 10-5 受容体を介した局所ホルモンによる反応

注）生体内で情報を伝える物質として，神経伝達物質やホルモン，オータコイドなどがある。ヒスタミン，プロスタグランジン，セロトニン，ブラジキニン，アンジオテンシンなどはオータコイドで，作用領域が神経伝達物質ほど限局されず，ホルモンのように全身的ではない。局所で働くため，局所ホルモンとも呼ばれ，病態に関連することが多い。

　ヒスタミンは局所的に遊離され，その周囲のごく狭い範囲に情報を伝える情報伝達物質で，基本的には局所ホルモン的な役割を果たしている。ヒスタミンは肥満細胞（マスト細胞）の顆粒中に蓄えられ，アレルゲンなどの刺激により細胞外へ遊離されてアレルギー反応を引き起こす（図10-5）。抗ヒスタミン薬はヒスタミン H_1 受容体の遮断薬で，ヒスタミン H_1 受容体へのヒスタミンの結合を遮断して消炎・抗アレルギー効果を現す。このヒスタミン受容体には H_2 受容体というサブタイプもある。これはヒスタミンの結合により胃酸分泌を促す受容体で，シメチジンなどはこの受容体を遮断することによって，胃酸分泌を抑制し胃潰瘍や十二指腸潰瘍を改善する。

　受容体は1種類ではなく，非常に多くの種類が存在する。なぜなら，受容体は特定の情報伝達物質が結合するため，伝達物質の種類に応じてその数だけ必要になるからである。表10-4はその一部を示したものである。例えば，ドーパミン（ドパミンともいう）に対してはドーパミン受容体が，ノルアドレナリンやアドレナリンに対してはアドレナリン受容体が，ヒスタミンに対してはヒスタミン受容体が存在している。ドーパミン D_2 受容体はドーパミンが結合する受容体であるが，中枢においてこれが過剰に刺激されて細胞が興奮し過ぎると，統合失調症の症状が現れる。このような場合にクロルプロマジンという医薬品を用いると，クロルプロマジンがこの受容体に結合し，ドーパミンの結合を遮断するので統合失調症の症状は改善される。

　一方，この遮断作用が強過ぎてドーパミン受容体への刺激が減弱し過ぎると，パーキンソン病の症状が現れる。ブロモクリプチンという医薬品はドーパミン受容体に結合し，刺激することにより，抗パーキンソン作用を示す。また，アドレナリンというホルモンの受容体には，$α_1$，$α_2$，$β_1$，$β_2$，$β_3$ などのアドレナリン受容体のサブタイプがある。アドレナリンはこの4つの受容体に結合することができるが，医薬品の多くは受容体選択性をもっているので，決められた受容体だけに特異的に作用する。これは余計な受容体に作用することによって生じる不必要な作用，すなわち副作用の発現を避けるためである。

表 10-4　受容体に作用する医薬品

受容体	医薬品例	影響	作　用	臨床効果
アドレナリン α_1	ミドドリン	刺激	血管収縮作用	低血圧の改善（昇圧）
	ブナゾシン	遮断	血管弛緩作用	高血圧の改善（降圧）
アドレナリン β_1	デノパミン	刺激	心機能亢進作用	心不全の改善
	メトプロロール	遮断	心機能抑制作用	頻脈性不整脈の改善
アドレナリン β_2	プロカテロール	刺激	気管支平滑筋弛緩作用	喘息発作の改善
インスリン	インスリン	刺激	血糖値の低下	1 型糖尿病の血糖値の管理
オピオイド	モルヒネ	刺激	鎮痛作用	激しい疼痛の緩解
ドーパミン D_2	ブロモクリプチン	刺激	ドーパミン作動性神経伝達の促進作用	パーキンソン病の症状の改善
	クロルプロマジン	遮断	ドーパミン作動性神経伝達の抑制作用	統合失調症の症状の改善
ヒスタミン H_1	クロルフェニラミン	遮断	ヒスタミンの作用の阻害	アレルギーによる症状の改善
ヒスタミン H_2	シメチジン	遮断	胃酸分泌抑制作用	胃潰瘍の改善
ベンゾジアゼピン	ジアゼパム	刺激	中枢神経抑制作用	不安や睡眠障害の改善
ムスカリン M_3	ベタネコール	刺激	消化管平滑筋収縮作用	腸管麻痺の改善
	ブチルスコポラミン	遮断	消化管平滑筋弛緩作用	鎮痙（消化管痙攣の改善）

❸ イオンチャネルと医薬品

　通常，イオンは細胞膜を自由に通過することができないため，図 10-6 のように細胞膜内外のイオン分布は異なり，細胞膜内外の電位差も内側がマイナスになるように維持されている。これを分極といい，その膜電位を静止膜電位という。イオンチャネルは，細胞膜に存在して特定のイオンを通す通路の役割を果たすたんぱく質であり，開閉機能を有している。その種類としてはカルシウムイオン（Ca^{2+}）を通すカルシウムイオンチャネルや，カリウムイオン（K^+）を通すカリウムイオンチャネルなどがある。このチャネルを介したイオンの出入りによっても，細胞の機能は調節されている。例えば，ナトリウムイオン（Na^+）チャネルが開くと，ナトリウムイオンが細胞内に流入するので，細胞内の電位がプラス方向に変化して活動電位が発生する。その結果，細胞の機能は亢進し働き始める。カリウムイオンチャネルが開くとカリウムイオンが流出するので，細胞内の電位はさらにマイナス方向へ変化する。これを過分極というが，これにより活動電位の発生が抑制されるため，一般的に細胞機能は低下する。イオンの移動方向は電気的・濃度的勾配によって決定される。

　血管などを構成する平滑筋細胞では，細胞の静止膜電位は－40～60 mV ほどであるが，平滑筋細胞の電位依存性カルシウムイオンチャネルが開口すると，細胞外のカルシウムイオンはカルシウムイオンチャネルを通って細胞内に流入し，平滑筋を収縮させる（図 10-7）。血管平滑筋が収縮すると血圧は上昇する。収縮した血管に，カルシウムイオンチャネルを遮断するカルシウム拮抗薬を作用させると，カルシウムイオンの流入が抑制され，細胞内のカルシウムイオンはカル

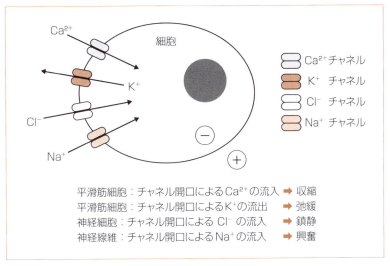

図10-6 イオンチャネルによる細胞機能の調節

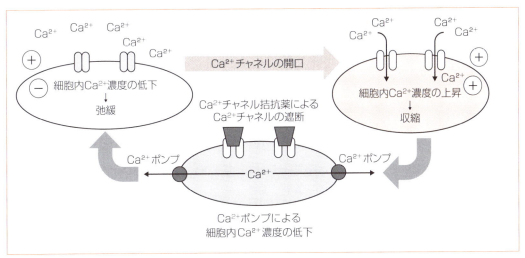

図10-7 イオンチャネルを介した医薬品の効き方（血管平滑筋細胞に対するカルシウム（Ca^{2+}）拮抗薬の作用）

注）特定のイオンの通過を制御するイオンチャネルとしては，このほかにNa^+チャネル，K^+チャネル，Cl^-チャネルがある。イオンは電気的・濃度的勾配に従って，細胞膜内外へ拡散する。細胞内電位がプラス側に移行（脱分極）すると，細胞はその機能を亢進させる。

シウムポンプなどによって細胞外へ排出されるため，細胞内カルシウムイオンレベルが低下する。それに伴って収縮も減弱して血管が弛緩し，血圧が下がる。

　臨床的に使用されている医薬品の中には，このほかにもイオンチャネルに選択的に作用して，薬効を発現するものが多くある（表10-5）。リドカインは，神経や心臓の刺激伝導系のナトリウムイオンチャネルを遮断して活動電位の発生を抑制するので，局所麻酔効果や抗不整脈効果を示す。

　一方，ニコランジルとグリベンクラミドは，それぞれ血管平滑筋細胞と膵β細胞のカリウム

表10-5 イオンチャネルに作用する医薬品

イオンチャネル	医薬品例	影響	作用	臨床効果
Na^+ チャネル	リドカイン	遮断	チャネルの閉口による Na^+ の細胞内流入の抑制（興奮抑制）	局所麻酔効果 抗不整脈効果
Ca^{2+} チャネル	ベラパミル	遮断	チャネルの閉口による Ca^{2+} の細胞内流入の抑制（興奮抑制）	抗不整脈効果
Ca^{2+} チャネル	アムロジピン	遮断	チャネルの閉口による Ca^{2+} の細胞内流入の抑制（興奮抑制）	血管拡張による降圧効果
K^+ チャネル	ニコランジル※	刺激	チャネルの開口による K^+ の細胞外への流出（興奮抑制）	冠動脈拡張による狭心症治療効果
K^+ チャネル	グリベンクラミド	遮断	チャネルの閉口による K^+ の細胞外への流出抑制（興奮）	インスリン分泌による血糖低下効果

※この作用の他に，ニトログリセリンと同様にグアニル酸シクラーゼを活性化して冠血管平滑筋を弛緩させる作用も有する。

イオンチャネルを開口または遮断（閉口）させることによって血管拡張とインスリン分泌促進を引き起こす。

❹ 酵素と医薬品

　酵素は，ある特定の生理活性物質を産生し，この物質の作用を介して細胞や生体の機能を変化させるたんぱく質のことで，生化学的反応の触媒として機能する。酵素の中には生理活性物質に働いてその活性を消失させるものもあるが，このような作用も細胞や生体機能に変化を及ぼす。酵素に結合してその機能を活性化または阻害することにより，減弱した反応や亢進し過ぎた反応を正常に戻し，病状を改善する医薬品も数多くある。

　痛風発作のときの強烈な痛みは，関節腔にたまった尿酸の結晶によって引き起こされるが，この尿酸はキサンチンオキシダーゼという酵素によって産生される。痛風治療薬のアロプリノールは，この酵素の働きを阻害して尿酸レベルを下げ，痛風を改善する（図10-8）。

　また，炎症でみられる発赤，腫脹，痛み，発熱には炎症部位で産生されるプロスタグランジンが大きく関与している。このプロスタグランジンは，シクロオキシゲナーゼという酵素によって産生されるが，アスピリンやインドメタシンは，シクロオキシゲナーゼを阻害して抗炎症作用を示す。

　また，アンジオテンシンⅡは，血管収縮作用やアルドステロン（抗利尿ホルモン）分泌作用により血圧を上昇させる。このアンジオテンシンⅡは，アンジオテンシン変換酵素（ACE：angiotensin converting enzyme）によりアンジオテンシンⅠから産生されるが，エナラプリルやカプトプリルはACEを阻害することにより血圧を低下させる（表10-6）。市販されている特定保健用食品の中には，ACE阻害作用を有するものがある。

　医薬品の作用部位の代表的なものとして，受容体，イオンチャネル，酵素をあげたが，この3つがすべてではない。例えば，ペニシリンなどの抗菌薬の作用部位は私たちの体ではなく，感染症の病因本体である病原微生物である。基本的には，人体の細胞には影響せず，病原微生物に特

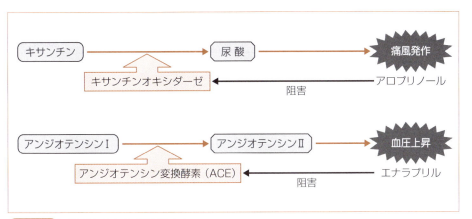

図 10-8 酵素を介した薬の効き方

注）基質となる物質に触媒として働きかけて別の生成物に変換するたんぱく質を酵素という。生成物に生理活性があれば酵素反応により，生成物の働きは亢進する。一方，基質に生理活性があれば酵素により，基質の働きは消失する。酵素によっては，電気的勾配やイオン濃度勾配が関係するものもある。

表 10-6 酵素に作用する医薬品

酵素	医薬品例	影響	作用	臨床効果
アセチルコリンエステラーゼ	ジスチグミン	阻害	運動神経伝達亢進作用	重症筋無力症の改善
アデニル酸シクラーゼ	チクロピジン	刺激	血小板凝集抑制作用	血栓・塞栓の治療
α-グルコシダーゼ	アカルボース	阻害	炭水化物の分解抑制作用	食後過血糖の改善
アンジオテンシン変換酵素	カプトプリル エナラプリル	阻害	アンジオテンシンⅡ産生の抑制作用	本態性高血圧の改善
キサンチンオキシダーゼ	アロプリノール	阻害	尿酸産生の抑制作用	痛風の治療
グアニル酸シクラーゼ	ニトログリセリン	刺激	血管平滑筋弛緩作用	狭心症発作の緩解
シクロオキシゲナーゼ	アスピリン インドメタシン	阻害	プロスタグランジン産生抑制作用	解熱・鎮痛・消炎
ナトリウムポンプ	ジゴキシン	阻害	心筋収縮力の増強作用	心不全症状の改善
プロトンポンプ	オメプラゾール	阻害	胃酸分泌抑制作用	胃潰瘍の改善
ホスホジエステラーゼ	テオフィリン	阻害	気管支平滑筋弛緩作用	喘息発作の改善
膵リパーゼ	セチリスタット	阻害	中性脂肪の分解抑制作用	肥満症の改善

有な部位に結合してその機能に障害を与える。また，制酸剤は，胃酸を中和して胸焼けなどを改善する。さらに，抗うつ薬のイミプラミンは，アミントランスポーターという細胞膜上の輸送体を作用部位としている（表 10-7）。

❺ 医薬品の効力

医薬品の効き目（効力）はその投与量（用量）により決定されるが，投与量と薬効の関係（用量作用曲線）は比例関係ではなく，図 10-9 に示されるような S 字曲線となる。医薬品の作用が

表10-7 その他の作用部位に作用する医薬品

作用部位	医薬品例	分類	作用	臨床効果
神経終末部	レボドパ	抗パーキンソン薬	ドーパミンの前駆体として合成促進	パーキンソン病の症状の改善
病原微生物	テトラサイクリン	抗菌薬	細菌のたんぱく質合成能を阻害	感染症の治療
造血器	硫酸鉄	貧血治療薬	ヘモグロビン増加作用	鉄欠乏性貧血の改善
肝臓	ケノデオキシコール酸	胆石溶解薬	胆汁成分増加作用	コレステロール系胆石の溶解作用
胃酸	ケイ酸アルミニウム	制酸薬	胃酸を中和	胸焼けの改善
消化管	硫酸マグネシウム	膨張性下剤	消化管を機械的に刺激	便秘の改善
輸送体：アミントランスポーター	イミプラミン	抗うつ薬	阻害作用によるカテコラミンの増加	うつ病の症状の改善
輸送体：Na^+-K^+-$2Cl^-$ 共輸送系	フロセミド	ループ系利尿薬	阻害作用による水再吸収抑制	利尿効果

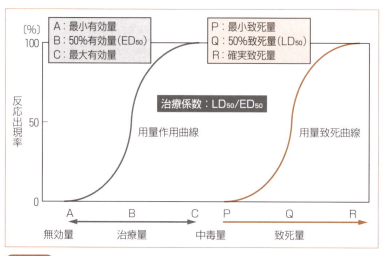

図10-9 用量作用曲線・用量致死曲線（片対数グラフ）

現れ始める量を最小有効量という。さらに用量を増加させると作用は増大するが，ある用量に達すると作用はそれ以上増大しない。この用量を最大有効量といい，最小有効量と最大有効量の間を治療量（有効量）という。また，最大作用の50％の作用が得られる用量を50％有効量（ED_{50}：50% effective dose）という。最大有効量からさらに量を増やすと，有害作用（中毒症状）が現れるが，その直前の用量を最大耐量（極量）という。

また，毒薬などの場合は，用量の増加により致死性を示す。この用量と致死率の関係を示したものを用量致死曲線といい，50％の致死性を起こす用量を50％致死量（LD_{50}：50% lethal dose）

表10-8 高齢者の生理機能と薬効の変化

臓器・組織	生理機能の変化	薬効の変化
腎臓	排泄機能の低下	医薬品の半減期の増加
血漿アルブミン	濃度の低下	遊離型薬物の増加
中枢神経系	薬物感受性の亢進	中枢神経抑制薬の薬効の増強（モルヒネ・ハロタン・抗不安薬など）
心臓	β受容体の感受性の低下	β受容体の刺激薬，遮断薬の薬効の減弱
その他	感受性の亢進する薬物	ワルファリン
	感受性の低下する薬物	インスリン，フロセミド（利尿薬）

という。LD_{50} は毒薬と劇薬を決めるひとつの目安ともなり，動物実験で経口投与した場合の LD_{50} が体重 1 kg 当たり 30 mg 以下の場合は毒薬，300 mg 以下の場合は劇薬とされている。医薬品の安全性を判断するひとつの指標として LD_{50} を ED_{50} で割って算出される治療係数（安全域）がある。この値が大きいほど用量作用曲線と用量致死曲線は離れることになり，より安全であると判断できる。

❻ 医薬品の効力に影響する因子

　成長過程の乳幼児・小児は身体の大きさや体重，各臓器の機能が成人と大きく異なっているため，医薬品に対する感受性は成人とは異なる。成人にくらべて強い薬効が予想されるので，小児の場合はその年齢に応じた投与量がきめ細かく設定されている。

　一方，高齢者も加齢に伴う諸臓器の機能の低下のため，医薬品の効き方が変化する。機能低下の程度は個人差が大きいので，個々の患者に適した投与量を設定する必要がある。一般的に高齢者では，腎排泄機能や血漿たんぱく質濃度は低下するので，医薬品の生物学的半減期や遊離型薬物量が増加し，薬効が予想より強くなる可能性がある。さらに，中枢神経抑制薬や抗血栓薬のワルファリンに対する感受性が強まる傾向がみられるが，その一方で，β受容体に作用する医薬品やインスリン，利尿薬のフロセミドに対する感受性は低下しており，これらの薬効は減弱する可能性がある（表10-8）。

　医薬品の効果は心理的な影響も受ける。薬理作用のない物質（少量のデンプン，乳糖，食塩液など）を，本当の薬物であるかのように印象づけて服用させると，条件によっては治療効果を現すことがあり，これをプラセボ効果という。ただし，これは薬理学的作用ではなく心理的な影響であるため，すべての場合に薬物と同じような効果が認められるわけではない。実際には，大脳皮質や神経が関連している症状，例えば，頭痛，不眠，各種の痛み，悪心などに対する治療薬の効き目はプラセボによる影響を受けやすいといわれている。

❼ 副作用（有害作用）

　WHO（世界保健機関）は，医薬品の有害反応を「病気の診断，治療や予防に通常用いられる用量で起こる，予期しない好ましくない反応」と定義している。医薬品添付文書では「副作用」の項目に有害反応という記載があり，一般的には「有害作用」と「副作用」は同義語として使用されている。主作用とは治療目的に合致する作用であり，副作用は治療目的以外の有害な作用を指す。しかし，医薬品によっては，一概に主作用と副作用を限定できない場合がある。例えば，アレルギー疾患の治療に用いる抗ヒスタミン薬は鎮静作用も有し，眠気を催すことがある。眠気は一般的には副作用とされるが，アレルギー症状で熟睡できない患者にとっては有益な作用であり，副作用には該当しない。さらに，麻薬性鎮痛薬のモルヒネは，消化管運動抑制作用を有するため，疼痛緩和の目的でモルヒネを使用する患者を便秘という副作用で悩ませる。しかし，ひどい下痢を有する患者にとって，この消化管運動抑制作用は主作用となる。

　医薬品投与により生体内に抗体が産生された場合，再投与により抗原抗体反応が起こって局所または全身性のアレルギー反応を起こすことがある。これを薬物アレルギーという。薬物アレルギー反応は，一部のヒトにしか起こらないが，用量非依存的で最小有効量以下の微量でも起こるという特徴がある。最も多い症状は，皮膚反応，発熱，血管障害，アナフィラキシーショックであるが，アナフィラキシーショックの場合は死に至ることもある。

3　医薬品の体内運命

❶ 医薬品の体内動態

　水とともに口から服用した医薬品は胃の中で溶解し，水溶液となって小腸へ移動して，主にここで吸収される。この場合，吸収とは，消化管から血液中へ医薬品が移行することを意味するが，吸収が始まると医薬品の血中濃度が上昇する。血中に移動した医薬品は，全身の血管内を循環するとともに，毛細血管から体中の組織へ広がっていく。これを医薬品の分布という。血中の医薬品は肝臓や腎臓にも分布するが，肝臓には医薬品を代謝する酵素が存在しているので，肝臓に分布した医薬品は代謝，すなわち化学的な変化を受けて消失する。また，腎臓に分布した医薬品は尿中に排泄される。このような代謝と排泄により，医薬品の血中濃度が低下すると，組織中の医薬品が血液中に移行し，さらに代謝・排泄を受けるので，体内の医薬品量はしだいに低下し，最終的には体から完全に消失する（図10-10）。

　医薬品が体に入ってから消えていくまでの過程を，医薬品の体内動態（薬物動態）という。図10-11はこの薬物動態を詳しく整理したものである。内服した医薬品は吸収（absorption）・分布（distribution）・代謝（metabolism）・排泄（excretion）を受け，消失していくが，この過程の中で作用部位（標的器官・組織）に到達した医薬品が治療効果を現す。この４つの過程の頭文字をとって，体中での医薬品の動態を「ADME」という。なお，医薬品の薬効が現れる医薬品の血中濃度を有効血中濃度という。この濃度以下では治療効果は期待できない。

3 ● 医薬品の体内運命

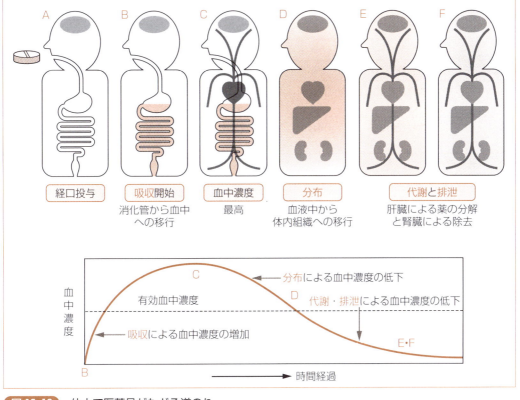

図 10-10　体中で医薬品がたどる道のり

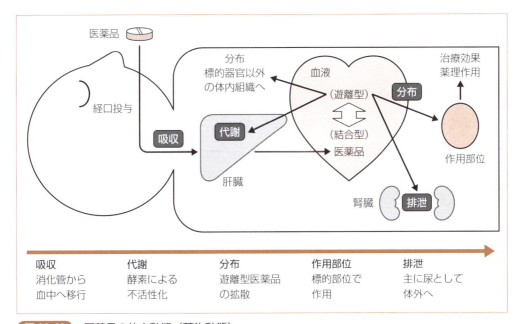

図 10-11　医薬品の体内動態（薬物動態）

表 10-9 医薬品の細胞膜輸送機構

輸送形式		輸送体	駆動力
受動輸送	単純拡散	なし（非エネルギー依存性）	濃度勾配
	促進拡散	あり（非エネルギー依存性）	電気化学勾配
能動輸送	一次性能動輸送	あり（直接的エネルギー依存性）	高エネルギーリン酸化合物（ATP）の分解で生じるエネルギー
	二次性能動輸送	あり（間接的エネルギー依存性）	一次能動輸送で生じたイオンの電気化学勾配
膜動輸送			細胞膜の形態変化

❷ 医薬品の吸収

吸収とは，投与された医薬品が投与部位から体内（循環血液中）へ移行する過程を意味する。一般的に，投与された医薬品が100％吸収されることはなく，その吸収率が低い場合，薬効は小さくなる。医薬品の吸収の良否を決定する粘膜細胞膜輸送は，輸送形式や駆動力から受動輸送（単純拡散，促進拡散），能動輸送（一次性能動輸送，二次性能動輸送），膜動輸送に分類される（表 10-9）。単純拡散は，多くの医薬品の主要な輸送過程であり，エネルギーを必要とせず，濃度勾配により膜を通過する。促進拡散は，特定の輸送体を介して膜を通過するが，エネルギーを必要とせず，膜内外の電気化学勾配により膜を通過する。一次性能動輸送は，ATPなどの高エネルギーリン酸化合物が加水分解される際に生じるエネルギーを利用して膜を通過する輸送過程である。二次性能動輸送は，一次性能動輸送によって生じたイオン（H^+, Na^+ など）の電気化学勾配を駆動力とした輸送体を介して膜を通過する輸送過程である。膜動輸送は，細胞膜の形態変化による高分子物質の輸送過程であり，その方向性によりエンドサイトーシス（内向き）と，エクソサイトーシス（外向き）に分類される。

❸ 医薬品の代謝

生体は，医薬品を異物として認識するため，酵素的反応を介してほかの不活性な化合物に変換させてしまう。このような医薬品の生体内変化を薬物代謝といい，肝臓は代謝（解毒）臓器として中心的な役割を果たす。多くの場合，医薬品は代謝を受けると，活性を失って作用を示さなくなるが，プロドラッグと呼ばれる医薬品は，逆に代謝により薬理作用を有する化合物に変換され，薬効を示す。このような代謝反応を触媒するのが薬物代謝酵素であり，その中心はチトクロームP-450（cytochrome P-450）と呼ばれる酵素群である。チトクロームP-450は図 10-12 に示すように，さまざまな分子種の酵素の総称である。このような酵素の多様性により，多種多様な医薬品を代謝することができる。なお，P-450などの代謝酵素は消化管上皮細胞にも存在しており，医薬品の効き目に影響を及ぼしている。

薬物代謝酵素の活性には個人差（遺伝子多型）がある。そのため，特定のタイプの酵素活性が著しく低いヒトでは，その酵素によって代謝される医薬品の作用が通常のヒトにくらべて増強さ

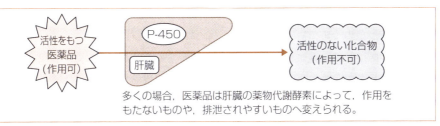

P-450の種類	基質となる医薬品	P-450の種類	基質となる医薬品
CYP1A1	ベンゾピレン	CYP2C8	ワルファリン
CYP1A2	カフェイン, プロプラノロール	CYP2C19	ジアゼパム, オメプラゾール
CYP2A6	クマリン	CYP2D6	キニジン, コデイン
CYP2B1/2	ヘキソバルビタール	CYP2E1	エタノール, ハロタン
CYP2B6	シクロホスファミド	CYP3A4	ニフェジピン, エリスロマイシン

図 10-12 薬物代謝酵素（チトクローム P-450）

注）代表的な薬物代謝酵素としてP-450があるが，これにはいろいろな種類がある．各酵素の活性に個人差があることが，医薬品の効き目が人によって微妙に異なる一因となる．また，これらの酵素は種々の要因により阻害されたり，促進（酵素誘導）されたりする．これによっても薬の効き目が変わることになる．

れる危険性がある．このような個人間の違いに加え，薬物代謝酵素の活性は人種間でも異なることがある．例えば，CYP2C19の遺伝子変異の発現率は，白人の3%にくらべ，日本人では20%と著しく高い．

　消化管（口腔粘膜と直腸は除く）で吸収された医薬品は，腸間膜静脈を経て門脈に集まるため，心臓を経て全身に分布する前に肝臓に入って代謝を受けて減少する．このような医薬品の量的減少のことを初回通過効果（first pass effect）という．多くの場合，代謝された医薬品には薬理作用はないので，代謝を免れて心臓に到達したものだけが薬効を現す．このように，内服した医薬品が初回通過効果を受けた後に，投与量に対して未変化体（代謝されない医薬品）のままで全循環血液中に到達する割合を生体利用度（bioavailability）という．生体利用度がよい医薬品ほど，作用部位における濃度が高くなるため，薬効も強力になる．一般的には，「同じ剤形で医薬品の含量が同一であれば，その効果も全く同じ」と考えられている．しかし，製剤から医薬品が放出されなかったり，放出されても難溶性で溶解しきれなかったりすると，その薬効成分は吸収されずに排泄されてしまう．このような場合には生体利用度は低下し，十分な薬効は得られず生物学的同等性は失われる．最近，ジェネリック医薬品が注目を集めているが，真に生物学的同等性であるためには，生体利用度が先行医薬品と同じであることが必要である．

❹ 医薬品の分布

　投与部位から血液中に移行した医薬品は，血流に乗って全身に広がり，作用部位（標的器官）を含む各組織に移行する．医薬品が血液中から全身の組織へ移行する現象を分布という．医薬品の作用部位への分布は主作用の発現に直結するが，それ以外の組織（臓器）への分布は副作用の発現にかかわる危険性がある．

血液中で医薬品の一部は血漿たんぱく質（主にアルブミン）に結合して結合型になるが，残りは結合せずに遊離型のままで血液中を流れる。血漿たんぱく質は大きく，血管壁を透過できないため，結合型の医薬品は毛細血管内から血管外へ分布することができない。血漿たんぱく質と結合していない遊離型の医薬品だけが作用部位に到達し，治療効果を示すことができる。このように，血漿たんぱく質への結合の状態によっても薬効は変わる。血漿たんぱく質への医薬品の結合は可逆的であり，結合と解離の平衡は瞬時に起こると考えられている。血漿たんぱく質にはアルブミンと $α_1$-酸性糖たんぱく質がある。血漿たんぱく質の 50〜60% を占めるアルブミンは酸性の医薬品と結合し，$α_1$-酸性糖たんぱく質は塩基性医薬品と結合する。

❺ 医薬品の排泄

体内の医薬品は未変化体のまま，または代謝された変化体として腎臓から尿中に排泄される。医薬品の尿中排泄（腎排泄）量は，ネフロンにおける糸球体濾過，尿細管における分泌および再吸収によって決定される。腎排泄は排泄経路の中で最も重要なものであるが，そのほかの排泄経路としては胆汁排泄，唾液中排泄，乳汁中排泄，呼気中排泄がある。なかでも胆汁排泄はもうひとつの重要な排泄経路である。代謝臓器である肝臓は，排泄臓器の機能も有しており，内因性物質や生体異物を胆汁中へ排泄する。しかし，胆汁として十二指腸へ排泄された医薬品は糞中に排泄される以外に，腸管から再び吸収される場合もあるため，複雑な経路をたどる。これを腸肝循環という。

血中の医薬品は最終的に肝臓と腎臓の代謝・排泄機能により減少，消失していくが，この消失の速さを示す指標を生物学的半減期（biological half-life）という。通常，これは医薬品の血中濃度が半分になるのに要する時間で示される。代謝や排泄に時間が掛かる医薬品は，この生物学的半減期が長い。これは，肝臓や腎臓の機能の影響を受けにくい医薬品であり，蓄積しやすい医薬品であることを示す。しかし，こうした医薬品は逆に血中濃度を長時間維持できることから投与間隔を長くでき，服用回数を減らすことが可能となる。このような半減期の値は医薬品ごとにほぼ決まっているので，その値が延長するような場合は，肝臓の代謝機能や腎臓の排泄機能の低下が予想される。ここまでに出てきた医薬品の動態のキーワードを表 10-10 にまとめた。

表 10-10 医薬品の動態のキーワード

ADME	体内での医薬品の動態。吸収(absorption)・分布(distribution)・代謝(metabolism)・排泄(excretion)からなる。
初回通過効果 （first pass effect）	吸収された医薬品が，最初に肝臓を通過することで代謝を受け，量的に減少すること。
生体利用度 （bioavailability）	医薬品がどの程度吸収されて，全循環血液中に到達するかを表した指標。生体利用能ともいう。
血漿たんぱく質	医薬品と結合する性質を有するたんぱく質。これと結合した医薬品は血管外へ移行したり，作用したりすることはできない。
生物学的半減期 （biological half-life）	血中の医薬品の消失の速さを示す指標。任意の時点における血中濃度がその半分になるまでの時間。

4 医薬品の投与経路と剤形

❶ 医薬品の投与経路

　医薬品はその適用部位や適用方法によって体内移行過程が異なり，吸収・分布・代謝・排泄の程度が変わる（図10-13）。そのため，血中濃度や作用部位における濃度も変化するので薬効も変わってしまう。効果的な薬物治療のためには，疾病の種類や部位，患者の状態，治療目的や治療方法に応じて，その患者に最適の投与方法（投与経路）を選択する必要があり，そのために多様な剤形が用意されている。投与経路の種類としては，経口投与，経皮投与，口腔投与，直腸投与，経眼投与，注射投与などがある。実際には患者の精神的・肉体的・経済的状態や利便性の点から，経口投与のケースが多い。経皮投与は局所作用を目的としたものと，全身作用を目的としたものに大別される。経皮投与は簡便で，投与量と適用期間の調節が容易であるため，全身作用を目的として吸収効率の促進と吸収速度の制御に関する研究が進歩し，実際に応用されている。医薬品製剤はその形態によって剤形として分類されているが，剤形は必ずしも形状のみによって命名されるわけではない。製造方法，適用部位，適用方法などの特徴から命名されるものもある（表10-11）。

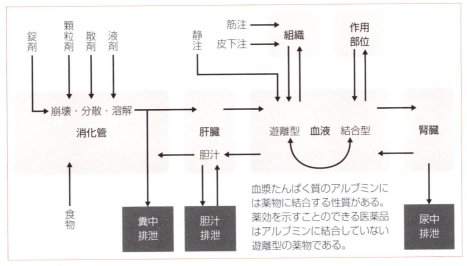

図10-13　投与経路と薬物動態

表10-11　命名基準による剤形分類

命名基準	剤形名
形状	散剤，液剤，顆粒剤，カプセル剤，丸剤，錠剤，軟膏剤，硬膏剤，懸濁剤，乳剤，エアゾール剤
製造方法	エキス剤，浸剤，煎剤，チンキ剤
適用部位	軟膏剤，坐剤，トローチ剤，ローション剤
適用方法	点眼剤，注射剤，リニメント剤，パップ剤

❷ 内用剤

経口的に消化管内に投与される医薬品を内用剤というが，内用剤は消化管内で局所的に作用するものと，消化管から吸収されて全身的に作用するものに分類される（表10-12）。特殊なものに口腔内崩壊錠や口腔内速溶錠があるが，これらは口腔内で崩壊もしくは速やかに溶出する錠剤であり，その後消化管で吸収され，全身に分布する。さらに，酸に不安定な医薬品のために，酸性下では溶解せず，十二指腸のアルカリ性下で初めて溶解するようにコーティングされた腸溶錠や腸溶顆粒剤もある。

❸ 外用剤

外用剤は，皮膚に適用するものと粘膜に適用するものがある（表10-12）。前者としては軟膏剤，貼付剤，パップ剤，リニメント剤，ローション剤などがあり，後者としては直腸，膣，尿道に挿

表 10-12　さまざまな剤形の特徴

投与経路	作用範囲	剤形	製剤の特徴	医薬品例
内用剤	全身作用	散剤	粉末状の医薬品	リン酸コデイン
		顆粒剤	飛散しやすく凝集性のある薬物を粒状に加工	イブプロフェン顆粒
		錠剤	薬物を圧縮して円盤状や楕円形にした錠剤	テオフィリン錠
		口腔内崩壊錠	口腔内で崩壊するので，唾液または水で飲みこむ錠剤	ソリフェナシン（ベシケア OD 錠）
		エリキシル剤	芳香と甘みをもち，エタノールを含む水剤	フェノバルビタール
	局所作用	リモナーデ剤	甘みと酸味のある水剤	希塩酸
		顆粒剤・錠剤	整腸剤（乳酸菌などを含む），消化剤（消化酵素などを含む），制酸剤（胃酸中和成分を含む）	ビオフェルミンなど
外用剤	全身作用	舌下剤	口腔・舌下の粘膜から吸収させるようにした錠剤	ニトログリセリン錠
		坐剤	直腸などから吸収させる固形剤（温度により軟化）	インドメタシン坐薬
		貼付剤	女性の更年期障害や骨粗鬆症に適用	エストラジオール貼付剤
	局所作用	口中錠	口中で舐めて溶かして口腔・咽頭に作用させる錠剤	テトラサイクリン
		軟膏剤	適度な粘度の半固形剤で，皮膚に塗布する。	ヒドロコルチゾン軟膏
		貼付剤	常温では固形で，体温で軟化して粘着性となる。	絆創膏
		含嗽剤	錠剤を指定された量の水に溶かしてうがい薬として使用	アズノール錠
		点眼剤	無菌的につくられた医薬品の液剤で，眼に滴下	ピロカルピン

入する坐剤，口腔内に適用するトローチ剤（口中錠），舌下剤，塗布剤，含嗽剤（うがい薬），眼に適用する点眼剤，眼軟膏剤，洗眼剤，気道に適用する吸入剤などがある。これらの外用剤にも，体表面の疾患に直接適用して局所的に作用するものと，適用部位から吸収させて全身的に作用するものに分類できる。

❹ その他の剤形

　内用剤と外用剤以外の剤形としては注射剤があるが，静脈内注射，筋肉内注射，皮下注射の順で吸収と薬効発現が早い。早急に薬効を得たい場合や消化管から吸収されにくい医薬品，初回通過効果の大きな医薬品や経口投与が困難な場合に使用される。疼痛や組織に対する刺激・障害を避けるために，注射剤は体液と同じ浸透圧（等張）にし，微生物や不溶性異物，発熱性物質の混入を避ける必要がある。また，血液中への水分，電解質，アミノ酸や糖類などの補給を目的とした大容量の静脈注射剤は輸液と呼ばれる。栄養輸液の投与方法として末梢静脈栄養法（PPN：peripheral parenteral nutrition）と中心静脈栄養法（TPN：total parenteral nutrition）がある。

5　医薬品の相互作用

❶ 相互作用とは

　薬物療法では，1種類の医薬品だけを処方することはまれで，多くの場合は2剤以上の医薬品を組み合わせて投与することが多い。この場合，医薬品同士が互いの作用に影響し合って薬効が変わってしまうおそれがある。このような医薬品の相互作用は，作用部位で相互に影響し合ったり（薬理学的相互作用），体内動態にかかわる過程，すなわち消化管での吸収の過程，肝臓での代謝の過程，血液中での分布の過程，排泄の過程で相互に影響し合うことによって（薬物動態学的相互作用），薬効を減弱させたり，逆に増強させたりする（図10-14）。

❷ 吸収過程における相互作用

　内用剤は多くの場合，小腸で吸収されるため，その吸収速度は，一般に胃内容物排出速度に依存する。例えば，鎮痙薬のプロパンテリンは消化管運動を抑制するので，胃内容物排出速度は低下し，併用されたアセトアミノフェンの吸収速度は遅延する。消化管機能異常治療薬のメトクロプラミドは，逆に消化管運動を亢進するので，胃内容物排出速度は促進され，アセトアミノフェンの吸収速度も促進される。

　一方，吸収量に影響する相互作用の機序としては，①吸着性，溶解性，分解性などの医薬品の物理化学的な特性に起因するものと，②腸管の輸送機構や代謝酵素が関係するものに分類される。テトラサイクリン系の抗菌薬は，前者の①の例に属する。テトラサイクリンをマグネシウム，カルシウム，アルミニウムなどを含む医薬品，例えば，制酸剤などと併用すると，テトラサイクリンはこれらの金属と結合して不溶性となり，吸収されにくくなる性質がある。吸収が悪いと生体

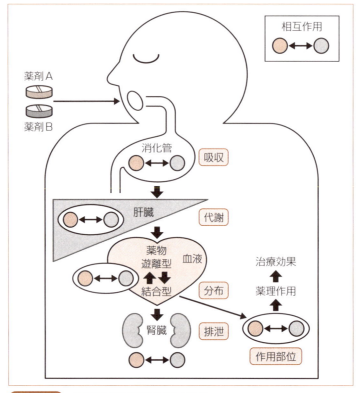

図 10-14 医薬品相互作用の起こり方
注）医薬品相互作用は，作用部位，吸収，代謝，分布，排泄で起こることが多い。

利用度が低下するため，十分な治療効果が得られない可能性がある（図 10-15）。このような場合は，2剤の服用時間を最低でも 2～3 時間はあける必要がある。②の例としては，P糖たんぱく質を介したジゴキシン（強心薬）とキニジン（抗不整脈薬）の相互作用がある。これらは，腸管上皮細胞の薬物排泄トランスポーターであるP糖たんぱく質の基質であるため，双方の排泄を低下させて互いの作用を強め合う。そのため，毒薬であるジゴキシンの副作用は増強し，有害作用や致死性発現の危険性が高くなる。

❸ 代謝過程における相互作用

図 10-16 は，肝臓での代謝の過程で起こる相互作用を典型的な例で説明したものである。ワルファリンは血液凝固を抑制する抗血栓薬で，血栓症などに適用されるが，抗てんかん薬のフェノバルビタールは肝臓の薬物代謝酵素の働きを増大させる。これを酵素誘導という。ワルファリンにフェノバルビタールを併用すると，ワルファリンの代謝は促進され，その結果，ワルファリンの作用は減弱する。逆に，抗潰瘍薬のシメチジンは肝臓の薬物代謝酵素の活性を低下（阻害）させるので，ワルファリンにシメチジンを併用すると，ワルファリンは代謝されにくくなり，その結果，ワルファリンの作用は増強され，出血傾向などの有害作用が起こりやすくなる。

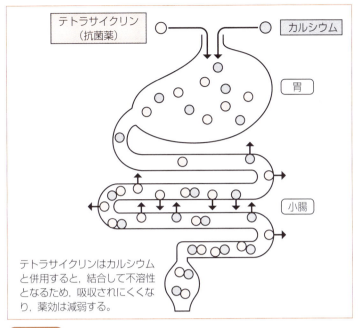

図 10-15　吸収の過程における相互作用

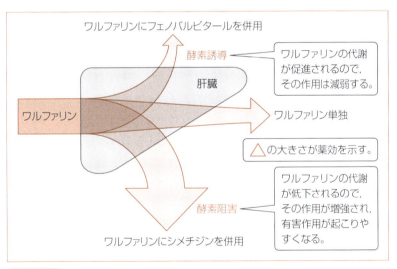

図 10-16　代謝の過程における相互作用

❹ 分布過程における相互作用

　血液中でたんぱく質と結合している結合型の医薬品が薬効を示せないことは前述した。ワルファリンは血漿中で大部分がアルブミンと結合する性質がある。これに抗炎症薬（抗血栓薬）のアスピリンが併用されると、アスピリンもアルブミンに結合するため、アスピリンが結合する数だけワルファリンのたんぱく質結合型が減少し、遊離型が増加する。遊離型が増えた分、ワルファ

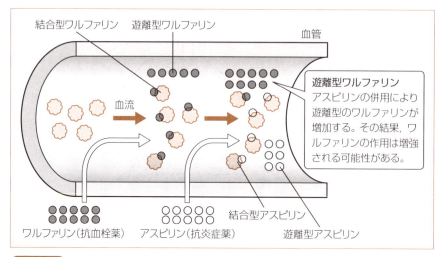

図 10-17 分布の過程における相互作用

リンの薬効は強まるので，有害作用が現れる危険性が増す（図 10-17）。しかし，併用薬によってたんぱく質結合が阻害されて遊離型の濃度が増加しても，遊離型の医薬品は速やかに各組織へ分布するため，遊離型の血中濃度増加は一過性となる。したがって，血漿たんぱく質における相互作用だけでワルファリンの重篤な副作用が引き起こされる可能性は低いと考えられている。

❺ 排泄過程における相互作用

　尿細管分泌による腎排泄には，P糖たんぱく質，カチオン輸送体とアニオン輸送体の3つの輸送系が関与しており，同じ輸送系によって排泄される医薬品は併用により，互いにこの輸送系を競合するため，排泄が遅延する。代表的な例は，前述したジゴキシンとキニジンの相互作用で，尿細管でもP糖たんぱく質を競合して互いの排泄を遅延させる。同様に，シメチジンはカチオン輸送体を阻害してプロカインアミド（抗不整脈薬）の血中濃度を上昇させ，プロベネシド（痛風治療薬）はアニオン輸送体を阻害してメトトレキサート（抗リウマチ薬）の血中濃度を上昇させる。

❻ 作用部位における相互作用

　図 10-18 は作用部位における相互作用で，同じような作用をもつ医薬品の協力作用の例である。抗炎症薬のアスピリンは，血小板に直接働き，その凝集機能を低下させる作用があり，結果的に血液凝固を抑制する。

　一方，ワルファリンは肝臓でプロトロンビンの産生を抑制する。プロトロンビンは血液凝固因子によってトロンビンに変換され，フィブリノーゲンをフィブリンに変換して血液を凝固させる。したがって，ワルファリンはアスピリンと異なった機序により血液凝固を抑制することになる。このような併用は，ワルファリンの抗凝血作用を相乗的に増強することになり，出血傾向が強く現れる危険性が増す。

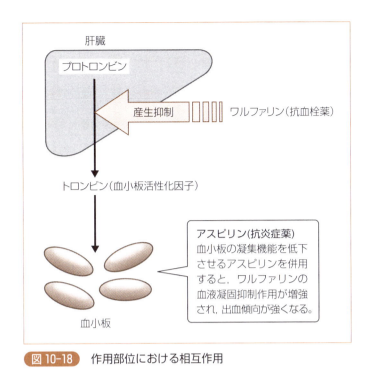

図 10-18 作用部位における相互作用

6　食品と医薬品の相互作用

❶ 吸収過程における食品と医薬品の相互作用

　処方された医薬品が入った袋（薬袋）には，薬の用法として「食前・食後・食間」などが記載されている。内服薬は，一般的に食物が消化管に充満していると胃内容物排出速度が低下して，空腹時にくらべて吸収が遅くなることが知られている。このように，食事自体も医薬品の効き目に影響するが，さらに食物中の成分やサプリメントが，医薬品の効き目に影響することが知られている（表 10-13）。

　ミルク・乳製品，ミネラルウォーターには金属イオン（Ca^{2+}やMg^{2+}など）が含まれているが，これらのイオンはある種の医薬品と結合して，医薬品の吸収を低下させる。このような影響を受ける医薬品としては，ニューキノロン系（シプロフロキサシン，ノルフロキサシンなど），またはテトラサイクリン系の抗菌薬がある。また，タンニンも多くの塩基と結合するとともに，重金属と結合して吸収を阻害することが知られている。

　したがって，ハロペリドールやフルフェナジン，鉄剤などをコーヒーや紅茶などで服用すると，期待通りの薬効が得られにくくなる可能性がある。同様に，繊維質も吸着などにより医薬品の吸収を抑えることが知られており，ビタミン等の吸収を低下させる。

表 10-13　吸収過程における食品と医薬品の相互作用

食品・成分	影響を受ける医薬品例	薬効への影響
食事	ベンジルペニシリンおよびリファンピシン（抗菌薬）	胃内排泄速度の低下と酸分解の促進による吸収の低下と薬効の減弱
	プロプラノロールおよびラベタロール（降圧薬）	消化管血流量の増加による吸収促進と薬効の増強
Ca^{2+}, Mg^{2+} などの陽イオン（栄養機能性食品, ミネラルウォーター, 乳製品）	シプロフロキサシン, ニューキノロン系抗菌薬およびテトラサイクリン系抗菌薬	金属イオンと錯体を形成し, 薬物の吸収を阻害するので, 薬効が減弱するおそれがある。
タンニン（コーヒー, 茶）	ハロペリドール（精神安定薬）, フルフェナジン	キレート形成による吸収低下
繊維質（燕麦ふすま・小麦粗挽き粉）	ピリドキシン（ビタミンB_6）, レチノール（ビタミンA）, アモキシシリン（抗菌薬）, レボチロキシン（甲状腺ホルモン）	吸着またはイオン交換により, 薬物の吸収を阻害する。そのために, 薬効が減弱するおそれがある。
キトサン, サイリウム種皮	脂溶性薬物	腸肝循環抑制による吸収低下
オオバコ種子	ジギタリス（強心薬）, リチウム（躁病薬）	消化管吸収抑制
オオバコ種子, カモミール, バレリアン, フィーバーフュー	鉄製剤	キレート形成による吸収低下
大豆たんぱく, 植物ステロール	陰イオン交換樹脂	吸着による吸収低下

❷ 代謝過程における食品と医薬品の相互作用

　グレープフルーツジュースの薬物代謝酵素（CYP3A4）阻害作用は, 食品と医薬品の相互作用の例としてよく知られている。CYP3A4 は, ほぼすべてのジヒドロピリジン系のカルシウム拮抗薬（高血圧治療薬）の代謝にかかわるので, 大量のグレープフルーツジュースは, その降圧作用を増強し, 頻脈, 頭痛, 紅潮, 浮腫という副作用を発現しやすくする。さらに, ハーブのセイヨウオトギリソウ（セントジョーンズワート）は, ある種の薬物代謝酵素を誘導することにより, アミノフィリンやアミオダロン, カルバマゼピンなどの薬効を減弱させることがある。また, アブラ菜科の野菜であるキャベツや芽キャベツなどに由来するインドールは, 薬物代謝酵素を誘導して医薬品の効果を減弱させる。影響を受ける医薬品としては, ワルファリンなどがある（表 10-14）。

❸ 作用部位における食品と医薬品の相互作用

　チーズ, ヨーグルト, チョコレートなどに含まれているチラミンは, 間接的な交感神経興奮作用を有する。チラミンはモノアミン酸化酵素によって分解されるが, 結核治療薬のイソニアジドは, この酵素を阻害する作用をもっている。したがって, このような医薬品で治療を行っている時, チラミンを多く含む食品を食べると, 交感神経が過度に興奮して急に血圧が上昇することがある。ビタミンKを多く含む食品, 例えば, 納豆やブロッコリーを大量に食べた時, ビタミンKによってワルファリンの抗凝血作用が減弱することがある。

表10-14 代謝過程における食品と医薬品の相互作用

食品・成分	影響を受ける医薬品例	薬効への影響
グレープフルーツジュース	アンチピリン（解熱鎮痛消炎剤），ニカルジピン（Ca^{2+}拮抗薬），サキナビル（抗ウイルス薬），タクロリムス（免疫抑制薬），シサプリド（腸管運動調節薬），ロバスタチン（脂質異常症治療薬），シロスタゾール（抗血小板薬）	薬物代謝酵素を阻害することにより，その基質となる薬物の不活化を抑制し，血中濃度の増加を介し，その作用と副作用を増強するおそれがある。
セイヨウオトギリソウ（セントジョーンズワート）	アミノフィリン（喘息治療薬），アミオダロン（抗不整脈薬），カルバマゼピン（抗てんかん薬）	薬物代謝酵素を誘導して血中濃度を低下させることにより，薬効を減弱させるおそれがある。
キャベツ，芽キャベツ（インドール）	ワルファリン（抗血栓薬）	薬物代謝を促進（酵素誘導）することにより，薬効を減弱させる。
アメリカニンジン	ワルファリン（抗血栓薬）	薬物代謝酵素誘導による薬効減弱
カバ	クロルゾキサン（筋弛緩薬）	薬物代謝酵素阻害による薬効増強
ガーリック	サキナビル（抗HIV*薬） クロルゾキサン（筋弛緩薬）	薬物代謝酵素誘導による薬効減弱 薬物代謝酵素阻害による薬効増強
イチョウ葉	オメプラゾール（抗潰瘍薬）	薬物代謝酵素誘導による薬効減弱

＊HIV：ヒト免疫不全ウィルス（human immunodeficiency virus）

　また，甘草のグリチルリチンにはアルドステロン様作用があるため，強心配糖体のジゴキシンやループ系利尿薬（フロセミドなど）の副作用発現を促進させる可能性がある。

　さらに，ピリドキシン（ビタミンB$_6$）を多く含む食品，例えば，梨，アボカド，牛の肝臓，ベーコン，豚肉，マグロなどを大量に摂取すると，レボドパ（抗パーキンソン薬）の作用が減弱するという報告もある。ピリドキシンは栄養機能食品としても摂取できるので，その場合は過剰摂取にならないよう注意すべきである（表10-15）。

❹ 医薬品添付文書に記載されている食品・サプリメント

　食品・サプリメントと医薬品との相互作用は，基本的には摂取する量が通常の食事の範囲内であり，大量でなければ大きな問題にはならない。しかし，なかには比較的強い相互作用を起こす可能性があり，また実際に事故が報告されているケースもある。このような食品については医薬品添付文書にもその旨が記載されているので，注意すべきである。表10-16に示すように，セイヨウオトギリソウ（セントジョーンズワート）は前述したように酵素誘導を起こすので，さまざまな医薬品添付文書の注意事項に記載されている。

　添付文書における相互作用の記載例としては，抗HIV薬のサキナビルの場合，「セイヨウオトギリソウ含有食品により本剤の代謝が促進され，血中濃度が低下するおそれがあるので，本剤投与時はこれを摂取しないように注意する」と記載されている。さらに，「1〜2倍に濃縮したグレープフルーツジュースを摂取した場合，酵素阻害によりサキナビルの血中濃度が増加したという報告がある」という記載や，「ニンニク含有製品によりサキナビルの血中濃度が低下するおそれがあるので，摂取しないように注意する」という記載もある。

表 10-15　作用部位における食品と医薬品の相互作用

食品・成分	影響を受ける医薬品例	薬効への影響
チラミン（チーズ，ヨーグルト，チョコレート，バナナ）	イソニアジド（抗結核薬），ペチジン（合成麻薬），プロカルバジン（抗悪性リンパ腫薬）	食品中のチラミンの分解阻害による交感神経興奮作用の増強
ビタミンK（クロレラ，納豆，ブロッコリー，芽キャベツ）	ワルファリン（抗血栓薬）	プロトロンビン産生促進によるワルファリンの作用への拮抗
グリチルリチン（甘草）	ジゴキシン（強心薬），アセタゾラミド（利尿薬），エシドライ（高血圧治療薬）	アルドステロン様作用による強心薬の作用増強，利尿薬と高血圧治療薬の作用減弱
オリゴペプチド，ラクトトリペプチド	カプトプリル・エナラプリル（ACE阻害薬）	ACE阻害作用，降圧作用の増強
小麦アルブミン，L-アラビノース	アグリボース，ボグリボース（α-グルコシダーゼ阻害薬）	同一作用点での協力作用，血糖降下の増強（低血糖発症）
イチョウ葉エキス	ワルファリン・アスピリン（抗血栓薬）	抗血小板作用，出血傾向の促進
カモミール	ワルファリン・アスピリン（抗血栓薬）	抗血液凝固作用，出血傾向の促進
フィーバーフュー	ワルファリン・アスピリン（抗血栓薬）イブプロフェン（抗炎症薬）	抗血小板作用，出血傾向の促進　消炎作用の減弱（機序不明）
ピリドキシン（ビタミンB_6）	レボドパ（抗パーキンソン薬）	レボドパからドーパミンへの反応促進による薬効減弱

表 10-16　医薬品添付文書に記載されているサプリメント・食品

サプリメント・食品	薬効分類	医薬品
セイヨウオトギリソウ（セントジョーンズワート）	抗HIV薬	サキナビル，インジナビル，リトナビル
	抗不整脈薬	アミオダロン，キニジン，ジソピラミド，リドカイン
	気管支拡張剤	アミノフィリン，テオフィリン
	免疫抑制薬	シクロスポリン，タクロリムス
	抗血栓薬	ワルファリン
	経口避妊薬	エチニルエストラジール，ノルエチステロン
	強心薬	ジゴキシン，ジギトキシン，メチルジゴキシン
	抗悪性腫瘍薬	イマニチブ，ゲフィニチブ
グレープフルーツジュース	抗HIV薬	サキナビル
	免疫抑制薬	シクロスポリン，タクロリムス
	カルシウム拮抗薬	ニカルジピン，ニフェジピン，シルニジピン
	抗精神病薬	ピモジド
	抗血栓薬	シロスタゾール
ニンニク	抗HIV薬	サキナビル
クロレラ，納豆，青汁	抗血栓薬	ワルファリン

一方，ワルファリンの添付文書の相互作用の欄には，「ワルファリンの作用が変化することがあるので，クロレラ，納豆，セイヨウオトギリソウ含有食品摂取時には凝血能の変動に注意しなければならない」ということが記載されている。

　以上の医薬品で治療中の場合は，添付文書に記載されている健康食品もしくは食品素材の摂取は控えるべきである。

食品機能の科学的根拠

第11章

石見佳子

　食品あるいはある特定の食品成分の機能性評価や安全性評価には，試験管内試験および細胞試験（*in vitro* 試験），動物試験（*in vivo* 試験），ヒトを対象とした試験が実施される。ヒトを対象とした研究には，介入研究と観察研究がある。観察研究で健康との関係がある程度認められている食品（成分）について，動物試験や *in vitro* 試験でその作用機序や安全性を評価し，最終的にヒトを対象とした介入試験を実施する場合が多い。

　一方，*in vitro* 試験で多くの食品成分をスクリーニングし，動物試験を経て安全性と有効性に関するデータを収集した後，ヒトを対象とした介入試験を実施する場合もある。新規食品成分の有効性・健康影響評価の場合がこれにあたる。

1　動物試験，*in vitro* 試験

❶ 動物試験

　動物試験（*in vivo* 試験）は，食品あるいは食品成分の機能性や安全性を評価する上で重要な位置を占める。すなわち，動物試験では，目的の食品成分の機能性の評価が可能となるばかりでなく，腸管における吸収，代謝，組織分布，排泄などの体内動態に関する情報を得ることができる。また，安全性試験の多くは倫理的な面からヒトで検証することができないことから，動物を用いた試験が行われる。当然，動物試験では動物愛護や動物管理に関する法律を遵守するとともに，動物に与える苦痛を最小限にすることや使用する動物数を最小限にすることが求められる。各大学や研究施設では，倫理規定に従って動物試験が実施される。

（1） 有効性試験

　機能性の評価では，用いる動物の種や週齢を適切に選択することが重要である。ヒトに最も近縁の動物はサルであり，次いでブタやイヌであるが，これらは高価であることや飼育施設の面から一般的ではない。目的とする食品成分にもよるが，一般的に栄養に関連する研究ではラットが用いられることが多い。

　また，栄養と健康に関連した動物試験では，生活習慣病の病態モデルや高脂肪飼料を用いるなど，目的によりさまざまな選択をする必要がある。病態モデルとしては，自然発症高血圧ラット，2型糖尿病ラット，骨粗鬆症モデルラットやマウスが用いられる。また，特殊な飼料としては，高脂肪食，高炭水化物食，ビタミンやミネラルの欠乏食などがある。

　目的の栄養素や食品成分の機能性を評価する場合，その体内動態を知ることは重要なことである。動物試験では，栄養素や食品成分を飼料や飲水に混合，あるいは経口投与して血中濃度を経時的に測定したり，また各臓器における分布や尿中，糞便中への排泄を評価することにより体内動態を知ることができる。いくら試験管内で有効性が評価されても，吸収されなかったり，代謝が速くて目的の組織に分布しなければ，有用性は発現されないことを理解する必要がある。

（2） 安全性試験

　動物試験は，食品成分の安全性評価に必須である。安全性評価には，一般毒性試験と特殊毒性試験がある（表11-1）。どの試験を採用するかは，食品や食品成分の使用目的や形態によって異なる。目的にあわせて，これらの試験を組み合わせることにより適切な安全性評価を行うことが重要である。動物試験で得られた結果をヒトに外挿するには，不確実性係数を適用するが，これらに関しては，「第8章　食品安全衛生学」の **2** 食品のリスク分析（p.220）を参照されたい。

表11-1　安全性試験の種類と内容

試験の名称		試験の内容
一般毒性試験	急性毒性試験	動物に被験物を大量に投与して毒性の発現を調べる。
	亜急性毒性試験	動物に被験物を28日間または90日間反復投与して毒性の発現を調べる。
	慢性毒性試験	動物に被験物を1年以上投与して長期摂取による毒性の発現を調べる。
特殊毒性試験	変異原性試験	動物や微生物を用いて遺伝毒性を調べる。
	発がん性試験	動物に被験物を長期間投与して発がん性を調べる。
	繁殖毒性試験	二世代にわたり動物に被験物を投与して，生殖能力，仔動物の成長や発達に対する影響を調べる。
	催奇形性試験	妊娠動物に被験物を投与して，仔動物に奇形が発生するかを調べる。
	依存性試験	被験物に対する精神的な依存性の有無を調べる。
	抗原性試験	被験物によるアレルギー発現の有無を調べる。

❷ in vitro 試験

in vitro 試験は，試験管内実験および培養細胞や微生物を用いた実験のことをいう．多数の食品成分を *in vitro* でスクリーニングして有効性を評価したり，また作用機序の解明や安全性の評価にも利用される．例えば，糖質分解酵素であるアミラーゼや脂質分解酵素であるリパーゼなどの酵素活性に及ぼす食品成分の影響を試験管内で評価する場合や，培養細胞や微生物を用いてその増殖や機能に対する影響を評価する場合がこれにあたる．

一方，食品や食品成分の有効性や安全性の評価において，その作用機序を明らかにする場合にも *in vitro* 試験が行われる．培養細胞を用いて，目的の食品成分が，種々の遺伝子発現やたんぱく質の合成に対する影響を分子レベルで評価する場合などはこれにあたる．通常は，用量反応関係および時間経過に伴う反応の変化などが検討される．*in vitro* 試験の用量反応関係は，ヒトがその食品を摂取した場合を想定して設定されることが望ましい．

2　ヒトを対象とした試験

❶ 疫学研究

日本疫学会において，疫学研究とは「明確に規定された人間集団の中で出現する健康関連のさまざまな事象について，その頻度と分布およびそれらに与える要因を明らかにし，健康関連の諸問題に対する有効な対策の樹立に役立てる科学」とされている．疫学研究には，大きく分けて介入研究と観察研究がある．栄養分野における介入研究では，研究者が対象者に食事指導をしたり，ある特定の食品成分を摂取してもらい，その効果や健康影響を評価する．

一方，観察研究では研究者は介入を行わず，ある特定の集団の食事調査ならびに血中や尿中の生体指標などを評価し，その結果から食事と疾病の罹患率などとの関連を評価するものである．ある特定の食事や栄養素がヒトの健康に及ぼす影響を評価する場合，その要因に関する観察学研究がすでにあることを前提に，介入試験を実施してその効果を検証したり，動物試験でその作用機序を解明する場合と，逆に *in vitro* 試験や動物試験で幅広く有用性や安全性をスクリーニングした後に，臨床試験を実施する場合がある．後者では，その後に疫学研究が実施されることはまれである．

❷ 介入研究

介入研究には臨床研究，野外研究および地域研究がある．臨床研究の中で，最も信頼性が高いのは，無作為化比較試験（RCT：randomized controlled trial）である．この試験では対象者を募集し，試験デザインに合致した被験者を対象に，十分なインフォームドコンセントを実施した後，2つのグループに無作為に分け，一方には食事の介入やある特定の栄養素あるいは食品成分（被験物）を摂取してもらい，もう一方には介入は行わないか，目的の成分を含まない偽の食品（プラセボ）を摂取してもらう．このとき，研究者と被験者の双方が，被験者がどちらのグルー

プに所属しているか知らされていない場合を二重盲検試験という。二重盲検で実施されたRCT化比較試験が最も信頼性が高い。

RCTでは，被験物あるいはプラセボを一定の期間摂取した後，血圧や血糖値あるいは関連のバイオマーカーを測定して，有効性や安全性，疾病の罹患率を評価する。試験期間は血圧や血糖値を評価する場合は3カ月程度であるが，骨密度を指標とした場合は6カ月以上の試験が必要となる。さらに，疾病の罹患率を評価する場合は10年以上の試験が必要となる。

特定保健用食品の申請では，試験デザインはプラセボ食品摂取群を対照とした比較試験が必要であり，原則として無作為割付を行うが，非無作為の場合は条件付き特定保健用食品の有効性試験にかかわる資料とされる。原則は当該食品を用いて試験を実施することとされており，試験期間は3カ月程度の並行群間比較試験が実施されることが多い。

疫学研究において注意を要するのは，食物と単一の食品成分では生体への効果が異なることである。観察研究で野菜・果物の摂取量とがんの予防効果の関連が示されたが，β-カロテン単独の介入研究では，逆に肺がんのリスクが高まった事例が有名である。また，健康食品素材の情報をそのまま製品の情報と捉えることは誤りであることを理解しておく必要がある。

RCTでは，介入群と対照群が同時に試験を実施する並行群間比較試験とクロスオーバー試験がある。後者では，被験者を2群に分け，それぞれの被験者は時期をずらして対照群および介入群として試験を実施する。このとき，前後の試験の影響を除くため，両試験の間には一定の間隔を空ける必要がある。並行群間比較試験は個人間の比較であり，クロスオーバー試験は個人間と個人内の比較が可能となる。

❸ 観察研究

栄養の分野における観察研究では，ある特定の集団における食物の摂取頻度や摂取量と疾病の罹患率や死亡率との関連を調査し，その結果を基に予防法を提案する。栄養素と疾病の罹患率との関連を評価する場合は，食事調査から食品成分表を用いて栄養価計算により栄養素の摂取量を求める。観察研究では，対象とする集団によって結果が異なることはいうまでもない。観察研究には，横断研究，症例対照研究，前向きコホート研究，後向きコホート研究があり，目的や状況に応じて選択される（表11-2）。

また，観察研究は，倫理的に介入研究ができない場合にも実施される。すなわち，飽和脂肪酸の過剰摂取と動脈硬化の関係や妊婦と児の奇形発現率に関する調査がこれにあたる。

表11-2　観察研究の内容と例

観察研究の名称	内容	例
横断研究	疾病の有無あるいは生体指標と要因を同時に調査する。両者の時間的な関係を評価することができない。	骨密度とカルシウム摂取量との関連など
症例対照研究	疾病に罹患した人（症例）と性・年齢が類似した健常人（対照）を同じ地域から選び，過去の食事調査などを行って両者を比較する。仮説要因と疾病の関連性を表す指標として，オッズ比（odds ratio）を用いる。過去にさかのぼって調査するため，思い出しバイアスの影響を受ける。	緑茶の摂取量と胃がんの関連など
前向きコホート研究	健常人を対象に食事調査を行い，栄養素や食品の摂取量（頻度）と，その後の疾病の罹患率や死亡率との関連を分析する。要因と疾病の関連性を表す指標として，相対危険度（relative risk）やオッズ比（odds ratio）を用いる。本研究により得られた結果は，ほかの研究にくらべて信頼性が高いが，長期間の追跡調査が必要なため，多大な手間と費用がかかる。	野菜や緑茶の摂取量（頻度）とがんの罹患率の関連など
後向きコホート研究	ダイオキシンなど，特定の因子に高度に曝露された集団における疾病の頻度と性・年齢が類似した一般集団の期待値を比較する。個人の曝露を正確に定量できないことがある。	ダイオキシンの曝露量と発がんとの関連など

3　機能性の科学的根拠

　日本で食品成分の機能性表示が認められている食品は，保健機能食品（栄養機能食品，特定保健用食品，機能性表示食品）のみである。栄養機能食品では，定められた栄養成分について栄養機能表示ができる。栄養成分の機能性は，長年の研究によって世界的に科学的根拠が蓄積されており，その根拠の確かさの順位は最も高い。

　一方，健康強調表示が認められている特定保健用食品の関与成分については，国によって有効性と安全性が評価されているが（消費者庁長官が表示を許可），根拠の確かさは栄養成分には劣る。さらに，機能性表示が認められていない「いわゆる健康食品」の有効性に関する科学的根拠はいまだ十分でなく，また安全性については注意を要する。

　食品および食品成分の有効性と安全性は，RCTを中心とした介入研究や観察研究を基に評価されるが，さらにこれらの結果をすべて集約して系統的に検証したり（システマティックレビュー），これらの結果や数値を研究デザインや対象者数などで重みづけをして統計学的に結合させたメタ分析を行うことにより一定の結論を得ることができる。

　栄養成分の機能性についてはほかの項目に譲ることとし，ここでは特定保健用食品の保健の用途に関する作用機序について解説する。なお，特定保健用食品の有効性評価は，個別品目についてケースバイケースに実施されるものである。詳細は，「第9章　健康食品」（p.261）を参照されたい。

❶ おなかの調子を整える食品

おなかの調子を整える食品は，特定保健用食品の中でも特に数が多い。関与成分はオリゴ糖，乳酸菌類，食物繊維である。

（1） オリゴ糖
①関与成分
フラクトオリゴ糖，大豆オリゴ糖，乳果オリゴ糖，ガラクトオリゴ糖，ラクチュロース，キシロオリゴ糖，イソマルトオリゴ糖，コーヒー豆マンノオリゴ糖など

②作用機序
オリゴ糖は，単糖が2～10重合したもので，消化管内で消化を受けずに大腸まで到達し，ビフィズス菌などの有用菌の増殖を促すことにより整腸作用を示す（プレバイオティクス）。

これらの食品は過剰摂取により，おなかが緩くなることがある。

（2） 乳酸菌類
①関与成分
ラクトバチルスGG株，ビフィドバクテリウム・ロンガムBB536，*Lactobacillus delbrueckii* subsp.*bulgaricus* 2038株と*Streptococcus salivarius* subsp.*thermophilus* 1131株，L. カゼイYIT 9029（シロタ株），B. ブレーベ・ヤクルト株，*Bifidobacterium lactis* FK120，*Bifidobacterium lactis* LKM512，L. アシドフィルスCK92株とL. ヘルベティカスCK60株，カゼイ菌（NY1301株），ガセリ菌SP株とビフィズス菌SP株，ビフィドバクテリウム・ラクティスBb-12，ビフィズス菌Bb-12，LC1乳酸菌など

②作用機序
乳酸菌，ビフィズス菌，ヤクルト菌は大腸に到達した後，摂取された糖類を分解して有機酸を産生し，有害菌の増殖を抑制することにより整腸作用を示す（プロバイオティクス）。

これらの食品は過剰摂取により，おなかが緩くなることがある。

（3） 食物繊維
①関与成分
難消化性デキストリン，ポリデキストロース，グアーガム分解物，サイリウム種皮由来の食物繊維，小麦ふすま，低分子化アルギン酸ナトリウム，ビール酵母由来の食物繊維，寒天由来の食物繊維，小麦外皮由来の食物繊維，低分子化アルギン酸ナトリウムと水溶性コーンファイバー，難消化性でん粉，還元タイプ難消化性デキストリン，大麦若葉由来の食物繊維など

②作用機序
食物繊維は大腸に到達し，保水性やゲル化作用により便量を増やしたり，腸を刺激して排便を促す。また，腸内で有用菌に利用されることにより整腸作用を示す。

これらの食品は過剰摂取により，おなかが緩くなることがある。

❷ コレステロールが高めの方に適する食品

①関与成分
　大豆たんぱく質，キトサン，リン脂質結合大豆ペプチド，植物ステロールエステル，植物ステロール，植物性ステロール，低分子化アルギン酸ナトリウム，ブロッコリー・キャベツ由来の天然アミノ酸，茶カテキンなど

②作用機序
　大豆たんぱく質，キトサンは，消化管においてコレステロールを吸着して排泄を促進したり，胆汁酸の排泄を促すことにより血中のコレステロールを下げる。植物ステロール類は，消化管においてコレステロールに置き換わって胆汁酸ミセルに取り込まれて排泄される。食事由来のコレステロールはミセル化できずに吸収が抑制され，排泄されることにより血中コレステロールが低下する。低分子化アルギン酸ナトリウムは，消化管において胆汁酸の吸収を妨げることにより，血中コレステロールを低下させる。ブロッコリー・キャベツ由来の天然アミノ酸は，コレステロールから胆汁酸への代謝を促進することにより，血中コレステロールを下げる働きがある。茶カテキンは，消化管において胆汁酸中のコレステロールと結合してコレステロールの吸収を抑えることで血中のコレステロールを下げる。

　これらの食品は過剰摂取により，脂溶性の栄養素の吸収を抑えることがあるので注意を要する。

❸ 血圧が高めの方に適する食品

①関与成分
　サーデンペプチド，ラクトトリペプチド，イソロイシルチロシン，杜仲葉配糖体，わかめペプチド，γ-アミノ酪酸，酢酸，海苔オリゴペプチド，ゴマペプチド，ローヤルゼリーペプチド，燕龍茶フラボノイド，クロロゲン酸類，カゼインドデカペプチド，大豆ペプチド，モノグルコシルヘスペリジンなど

②作用機序
　ペプチド類は，血管を収縮させるアンジオテンシンⅡ（ACE）の阻害作用および血圧低下作用があるブラジキニンの分解を抑制することにより，血圧の上昇を抑制する。杜仲葉配糖体は，副交感神経を刺激して血管を拡張することにより血圧の上昇を抑制する。γ-アミノ酪酸は，血管収縮作用伝達物質であるノルアドレナリンの分泌を抑制することにより血圧を下げる。酢酸は血管を拡張することにより，燕龍茶フラボノイドおよびクロロゲン酸類は一酸化窒素（NO）を介した血管平滑筋弛緩により血圧を下げる。

　ペプチド類による血圧低下の作用機序は，ACE阻害の降圧薬と作用点が同じであることから，併用により医薬品の作用が増強される可能性がある。

❹ ミネラルの吸収を助ける食品

①関与成分

　CCM（クエン酸リンゴ酸カルシウム），CPP（カゼインホスホペプチド），フラクトオリゴ糖，乳果オリゴ糖，ポリグルタミン酸，ヘム鉄など

②作用機序

　CCM，CPPは，消化管内におけるカルシウムの溶解性を高めて，その吸収を促進する。フラクトオリゴ糖ならびに乳果オリゴ糖は，ビフィズス菌を増やしておなかの調子を整える働きがあるとともに，その結果，大腸内で発生した有機酸がpHを低下させることによりカルシウムやマグネシウムの吸収を促進する。ポリグルタミン酸は，カルシウムとリン酸の不溶性塩の形成を抑制する。ヘム鉄はヘモグロビンから得られた水溶性の鉄で，腸管からの吸収性が鉄にくらべて高い。

❺ 骨の健康が気になる方に適する食品

①関与成分

　大豆イソフラボン，MBP（乳塩基性タンパク質），ビタミンK_2（メナキノン-7），ビタミンK_2（メナキノン-4），カルシウムなど

②作用機序

　大豆イソフラボンは，骨からのカルシウムの溶出を防ぐことによって骨の健康を維持する。MBPは乳清に含まれる微量のたんぱく質で，骨からのミネラルの溶出を抑え，骨の形成を促進することで骨密度を高める働きがある。ビタミンK_2は，骨の形成にかかわるオステオカルシンの活性化を促進し，骨の形成を助ける。カルシウムは骨粗鬆症に関する疾病リスク低減表示ができる。

❻ 虫歯の原因になりにくい食品ならびに歯を丈夫で健康にする食品

（1） 虫歯の原因になりにくい食品

①関与成分

　パラチノースと茶ポリフェノール，マルチトールとパラチノースと茶ポリフェノール，マルチトールと還元パラチノースとエリスリトールと茶ポリフェノール，マルチトール

②作用機序

　糖アルコールはミュータンス菌（虫歯菌）の栄養源となりにくい甘味料であり，茶ポリフェノールはミュータンス菌の増殖を抑えることにより虫歯になりにくくする。

（2） 歯を丈夫で健康にする食品

①関与成分

　CPP-ACP（乳たんぱく分解物），POs-Ca（リン酸化オリゴ糖カルシウム），キシリトール

とフクロノリ抽出物（フノラン）とリン酸-水素カルシウム，キシリトールと還元パラチノースとフクロノリ抽出物（フノラン）とリン酸-水素カルシウム，キシリトールとマルチトールとリン酸-水素カルシウムとフクロノリ抽出物（フノラン），緑茶フッ素，カルシウムと大豆イソフラボンアグリコン，ユーカリ抽出物

②作用機序

　CPP-ACPは歯の再石灰化を促進する。POs-Caは唾液中のカルシウムとリン酸の不溶化を防ぎ，初期の虫歯の脱灰部分にカルシウムイオンとリン酸イオンを供給することにより，歯の再石灰化を促す。キシリトール，フノラン，リン酸-水素カルシウム，カルシウムは，歯のエナメル質がカルシウムやリン酸を取り込みやすくし，歯の再石灰化を促進する。緑茶フッ素は，歯の表面に作用して，虫歯の原因となる酸に溶けにくい状態にする。カルシウムと大豆イソフラボンおよびユーカリ抽出物は，歯ぐきの健康を保つのに役立つ。

❼ 血糖値が気になる方に適する食品

①関与成分

　難消化性デキストリン，グァバ茶ポリフェノール，小麦アルブミン，L-アラビノース，難消化性再結晶アミロース

②作用機序

　難消化性デキストリンおよび難消化性再結晶アミロースは，小腸からのブドウ糖（グルコース）の吸収を穏やかにする。グァバ茶ポリフェノールは，α-アミラーゼを阻害して糖の吸収を穏やかにし，小麦アルブミンはデンプンの消化吸収を穏やかにして血糖値の上昇を抑える。L-アラビノースはショ糖の分解酵素であるスクラーゼを特異的に阻害することにより，小腸での糖の吸収を抑える。

❽ 血中中性脂肪，体脂肪が気になる方に適する食品

①関与成分

　グロビン蛋白分解物，ウーロン茶重合ポリフェノール，中鎖脂肪酸，茶カテキン，EPAとDHA，コーヒー豆マンノオリゴ糖，β-コングリシニン，難消化性デキストリン，モノグルコシルヘスペリジン，リンゴ由来プロシアニジン，クロロゲン酸類，ケルセチン配糖体，高分子紅茶ポリフェノール

②作用機序

　グロビン蛋白分解物，ウーロン茶重合ポリフェノールは，膵リパーゼを阻害することで腸管からの脂肪の吸収を抑制する。中鎖脂肪酸は，摂取後，門脈を介して肝臓に運ばれて燃焼するため，長鎖脂肪酸にくらべて血中の中性脂肪の上昇がみられない。茶カテキンは，食事性脂肪酸の分解を促進するとともに，肝臓における脂肪酸のβ酸化を促進することで脂肪を減少させる。EPAとDHAは，肝臓における中性脂肪の合成を抑制し，脂肪の燃焼を促進する。コーヒー豆マンノオリゴ糖は，腸管内の脂肪を吸着して，その排泄を促す。β-コングリシニンは，

腸管内で食事性の油脂を吸着し，その吸収を抑制する。また，中性脂肪の合成を抑制し，β酸化を促進して血中の中性脂肪を低下させる。難消化性デキストリンは，脂肪の吸収を抑え，排出を増加させる。モノグルコシルヘスペリジンは，肝臓でグルコースから脂肪酸が合成されるのを抑え，さらに脂肪酸の分解を促進する。リンゴ由来プロシアニジンは，腸管内のリパーゼ活性を阻害することで，脂肪の分解と吸収を抑制する。クロロゲン酸類は，肝臓の脂肪の消費を促進し，体脂肪の減少を促す。ケルセチン配糖体は，ホルモン感受性リパーゼを活性化することで脂肪の分解を促進する。

4 安全性の科学的根拠

❶ 食品のリスク分析

　食品安全の確保においては，リスク分析という概念に基づいて実施される。すなわち，リスク評価，リスク管理，リスクコミュニケーションによりリスクを分析する。特定保健用食品の安全性評価（食品健康影響評価）は，内閣府の食品安全委員会新開発食品専門調査会において行われる。この場合，食品安全委員会はリスク評価機関であり，消費者庁がリスク管理機関にあたる。また，食品安全委員会における健康影響評価の後に，パブリックコメントを求め，消費者および事業者とのリスクコミュニケーションをとる制度となっている。

❷ 特定保健用食品の安全性評価の基本的な考え方

　食品安全基本法の施行に伴い，特定保健用食品の安全性評価については，内閣総理大臣からの意見要請を受けて，食品安全委員会が行うものとされ，委員会のもとに設置された新開発食品専門調査会において，科学的知見などを踏まえ，具体的な評価が行われている。食品安全委員会では安全性評価の基本的な考え方について取りまとめている。

　特定保健用食品の安全性評価は，個別食品ごとにケースバイケースで行われ，当該食品の構成成分，当該食品または関与成分の食経験，食品形態を十分に考慮し，原則として，当該食品中の関与成分について安全性が評価される。特に，当該食品が通常の食品形態とは異なる，いわゆる錠剤，カプセル剤，エキス，粉末といった形態である場合には，過剰摂取される可能性がある観点から，剤形・摂取量などを考慮した上で，当該食品の安全性について十分な評価が行われる。このような形態の食品は，調理などの工程と摂取できる限度（量，濃度）の2つの観点からみて，通常の形態の食品と異なっていることから，安全性について十分に検討することが必要と考えられるためである。

　以上のことを基本として，次の(1)～(4)にかかわる考え方を踏まえ，当該食品の安全性評価が行われる。以下に，食品安全委員会で定めている特定保健用食品の安全性評価の基本的な考え方についてまとめた。

(1) 食経験

通常，個々の食品の安全性については，それらの長い食経験を通じて担保されてきたものである。このような観点から当該食品の食経験について，具体的なデータなどを踏まえて判断し，評価を行うことが重要である。

当該食品について，原料，製造・加工方法などを変えることなく，同じ製品（関与成分）が食生活の一環として長期にわたって食されてきた実績があると，社会一般的に認められるような場合であって，これまで安全性上の問題がない場合には，安全性評価を要しないと考えられる。

一方，これまでに十分な食経験がないか，または乏しいと判断される場合（例えば，量的に多く含まれている場合など）や，当該食品中の関与成分以外の成分が通常の食品成分でない場合，特に製造・加工および摂食方法などが著しく異なるような場合には，安全性について十分に評価する必要がある。

(2) *in vitro* 試験および動物を用いた *in vivo* 試験

in vitro 試験および動物を用いた *in vivo* 試験などにおいて，安全性にかかわる用量反応関係，毒性所見などの幅広い情報を得ることにより，ヒトにおける影響をある程度まで推察することが可能となる。したがって，これらの試験は当該食品または関与成分の安全性を確認しておく上で重要である。また，これらの毒性試験の検体に関する情報（例えば，当該食品の製造に用いられる関与成分か否かなど）についても必要である。

特に，これまでヒトによる十分な食経験がないか，または乏しいと判断される場合には，当該試験により安全性について十分に評価することが必要である。

(3) ヒトを対象とした試験

ヒトを対象とした試験により，当該食品または関与成分を継続的または過剰に摂取した場合の安全性について，十分に評価することが必要である。

一般的に，食品は摂取対象者が制限されるものではないことから，通常の特定保健用食品の安全性評価にあたっては，患者，乳幼児，高齢者，妊婦などを含む，すべてのヒトが摂食することを考慮し，安全性の評価を行うことは重要である。なお，多くの場合，特定保健用食品が意図する摂取対象者は，疾病予備群のヒトであることから，評価にあたってはこのことを考慮し，例えば安全性にかかわる注意表示についての検討などを行うことが合理的な場合もある。

また，疾患を治療中のヒトが摂食する場合においては，効果が過度に現れることや医薬品の効果が減弱することなどにより，安全性の問題が生じる可能性が考えられることから，例えば，糖尿病，高血圧症などの患者が摂取した場合の影響，治療薬剤などとの併用時の安全性などについて，十分な考察を行うことが必要となる。

なお，ヒト試験の実施にあたっては，ヘルシンキ宣言に十分に配慮して行う必要がある。また，試験結果は，適切な統計学的手法で処理されるべきである。

(4) その他

①特定保健用食品の安全性評価にあたっては，当該食品または関与成分の製造・加工方法など

についても確認し，評価対象物質の特定（推定），濃縮，抽出による当該食品または関与成分の組成などの変化や，製造・加工過程中での危害要因の混入などの可能性について検討することも重要である。

② 関与成分の安全性評価に際しては，場合によっては当該成分の許容量（閾値など）の設定についても検討を行うことが可能となると考えられる。その評価の結果，許容量（値）が設定された場合には，基本的にその許容範囲内の関与成分を含む特定保健用食品は，今後の安全性の評価を要しないものとなる。ただし，当該成分の総摂取量について考慮が必要な場合も考えられる。

③ この考え方は現時点でのものであり，今後の安全性にかかわる科学的知見などの集積，評価法の開発などに伴い，必要に応じた見直しを行っていく必要がある。

参考 安全性評価に関するデータ・情報

これまでの特定保健用食品の安全性審査で必要と考えられた資料なども踏まえ，安全性評価において必要と考えられるデータ・情報を羅列し，参考として示す。なお，安全性評価は，個別品目についてケースバイケースに実施されるものであることから，ここに示されたデータ・情報のすべてが必要になるものではなく，ここに示されたデータ・情報に限られるものでもない。

（1）当該食品および関与成分に関する基礎資料
　① 製造・加工方法，品質管理などに関する情報
　② 関与成分の特定および作用機作（メカニズム）・動態などに関する情報（関与成分の定量法，吸収・代謝・排泄，蓄積性など）
　③ 必要に応じて，重金属，残留農薬などの分析値，アレルギー誘発性などに関する情報
　④ 関与成分がすでに許可された特定保健用食品の関与成分などに類似のものである場合には，その既存のものとの差異などに関する情報

（2）食経験に関するデータ・情報
　① 食習慣などを踏まえ，関与成分または含有食品の日常的な摂食量のデータ
　② 市販食品中の当該成分の含有量のデータ
　③ 諸外国における食経験（使用実績），摂食量などのデータ
　④ 当該食品の調理方法（加熱の有無）などに関するデータ
　⑤ すでに許可された特定保健用食品がある場合，または当該食品がすでに市販されている場合，当該食品中の関与成分の含有量，許可・市販された時期，これまでの販売量などに関するデータ
　　注）データは，可能な限り，数値などによる具体的なものであること。

（3）*in vitro* 試験および動物を用いた *in vivo* 試験などに関するデータ・情報
　① 原則として，次の試験データ
　　　遺伝毒性試験データ，単回経口投与試験データ（急性毒性），28日間または90日間反復経口投与試験データ
　② 必要に応じて，1年間の長期経口投与試験，抗原性試験，アレルギー誘発性に関する試験，繁殖試験，催奇形性試験，発がん性試験などのデータ
　③ その他，許容量（値）を設定する場合には，例えば添加物などの国際許容値に関するデータ
　④ 関与成分が微生物の場合には，抗生物質耐性遺伝子などのプラスミドトランスファーの可能性についての情報
　⑤ 試験データについては，ヒトに外挿した場合も考慮し，検査異常値，剖検所見での異常などについて十分に考察されていること。

(4) ヒト試験に関するデータ・情報
　①適切な被験者を対象とし，基本的に統計処理が十分に可能な数で実施されたヒト試験のデータ・文献など。例えば，次のような方法があると考えられるが，いずれにおいても，ケースバイケースで適切な手法を選択し，適切な統計学的手法で処理されるべきである。
- 対照群（プラセボ）を置いた二重盲検手法により，非摂取者と摂取者の状態の差異を統計学的に比較する方法
- 対照群なしに行う手法により，摂取前と摂取中・後の摂取者の状態の差異を統計学的に比較する方法

　②原則として，保健の用途を踏まえた被験者，例えば健常成人男女および疾病予備群のヒト（関与成分に関連した臨床検査値の高値者）などに対する安全性についての試験データ
　③原則として，継続して摂取した場合の影響（反復摂取試験，長期摂取試験），過剰に摂取した場合の影響（過剰摂取試験）について評価できるデータ

　注）1　動物試験で認められた異常変動・所見などがあれば，ヒト試験の結果において十分に考察されていること。
　　　2　摂取期間中に検査値の変動が続いている場合には，長期摂取時の安全性について考察されていること。
　　　3　過剰摂取試験においては，一度に過剰量を摂取した場合の影響について評価されていること。

　④必要に応じて，次のような試験データなど
- 患者（糖尿病患者，高血圧症患者，脂質異常症患者など）が摂取した場合の健康影響に関するデータ
- 薬剤との併用時の安全性などに関するデータや十分な考察
- 被験者の年齢層に応じた階層別データの解析結果（特に，高齢者または小児などのハイリスク者の摂食が想定されるような食品の場合）

(5) その他
　提出されるデータは，当該試験の信頼性が十分確保されたものであること。

5　科学的根拠に基づく情報入手

　近年，食品の有効性と安全性に関する科学的根拠の情報は，インターネットを中心に広く利用されている。次に，インターネットの代表的な情報を紹介する。

①消費者庁：食品表示

　健康や栄養に関する食品表示の情報として，特定保健用食品や特別用途食品の制度などの情報が提供されている。
　アドレス　http://www.caa.go.jp/policies/policy/food_labeling/

②厚生労働省：「健康食品」のホームページ

　厚生労働省では「健康食品」の安全性に関する情報として，関連法令，関連通知，「健康食品」に関するＱ＆Ａ，健康被害情報，無承認無許可医薬品情報などの情報を提供している。
　アドレス　https://www.mhlw.go.jp/stf/seisakunitsuite/bunya/kenkou_iryou/shokuhin/hokenkinou/index.html

③ 国立健康・栄養研究所：「健康食品」の安全性・有効性情報

国立研究開発法人医薬基盤・健康・栄養研究所 国立健康・栄養研究所が，「健康食品」の安全性に関する情報を中心に情報提供を行っているもの。有効性については，主にヒトを対象とした研究結果について示している。「健康食品」の基礎知識，被害関連情報，話題の食品・成分，素材情報データベース（2018 年 6 月現在，886 素材）などが示されている。

アドレス https://hfnet.nibiohn.go.jp/

④ 健康食品ナビ

東京都健康安全研究センターが管理する健康食品に関するウェブサイトで，健康食品データベースなど，健康食品の安全性・有効性に関する情報が提供されている。ほかの都道府県も同様のウェブサイトがある。

アドレス http://www.fukushihoken.metro.tokyo.jp/anzen/supply/index.html

⑤ PubMed

米国国立医学図書館が掲載する医学と生物学に関連する論文のデータベース。健康食品素材や機能性食品について，有効性・安全性に関する基礎的研究成果の抄録が閲覧できる。

アドレス https://www.ncbi.nlm.nih.gov/pubmed/

⑥ Natural Medicines Comprehensive Database (NMCD)

ダイエタリーサプリメントなどの天然素材について，有効性と安全性の科学的根拠を有料で提供している。対象とする素材が多いこと，常に更新されること，科学的根拠がランクづけされていることなどから，世界中で広く利用されている。ただ，日本では専ら医薬品として使用される成分本質も含まれていることに留意する必要がある。NMCD を基に，日本版に改定されたデータベースが日本健康食品・サプリメント情報センターから提供されている。

アドレス http://jahfic.or.jp

⑦ The Cochrane Library

科学的根拠に基づく医療の情報が提供されている。健康食品素材については，ハーブを中心に，RCT データを収集，系統的レビューならびにメタ分析による評価が行われている（有料）。

アドレス https://www.cochranelibrary.com/

参考資料

1) 科学的根拠に基づく サプリメントの基礎知識/堀美智子編（2005）薬事日報社
2) サプリメントと栄養管理—Nutrition Care with Supplements/細谷憲政，浜野弘昭監修（2006）日本医療企画
3) 清水俊雄：特定保健用食品の科学的根拠有効性・安全性データブック（2008）同文書院
4) 健康食品データベース/国立健康・栄養研究所（2007）第一出版
5) 機能性食品の作用と安全性百科/上野川修一ほか編（2012）丸善出版
6) ナチュラルメディシン・データベース—健康食品・サプリメント［成分］のすべて—/田中平三ほか監訳（2014）同文書院
7) 食品保健の科学/日本健康・栄養食品協会編（2010）丸善出版

行動科学と
カウンセリング

第12章　石原俊一

1　行動科学と現代心理学

　行動科学とは心理学，社会学，人類学，経済学，政治学など，特に人間や集団の行動あるいは人間や集団がそうした行動をつくり出す制度，価値，文化といった複雑な人間現象を探究する社会科学の諸分野からなる総合科学である。

❶ 行動科学としての現代心理学

（1）　行動科学の誕生と発展

　行動科学の中で，中心的領域のひとつが現代心理学である。現代心理学は，人間が個人や集団で引き起こす現象である行動（behavior）を科学的に研究する学問である。この行動とは，言語，表情，視線，身体動作などのように直接観察できる行動，および意識，知覚，認知，記憶，イメージ，思考，感情，態度などのように，直接観察できないが客観的に測定可能なものが含まれる。すなわち，現代心理学は行動を科学的方法によって検討し，その法則性を解明する学問である。
　1940年代に入ると，人間行動の一般理論を生物諸科学と社会諸科学の両面から探究することを目指す新しい学際的な科学について議論されるようになり，さらに1950年代に入ると自然科学と社会科学が協働し，現実的なさまざまな問題にアプローチする考え方が提唱されるようになった。このような立場から行動科学（behavioral sciences）が生まれ，目覚ましい発展を遂げた。

(2) 行動科学的アプローチ

　行動科学は，人間の個人や集団の行動に関する科学諸領域に対する総称であるが，行動科学に属する諸領域はすべて行動科学的アプローチをとっている。例えば，行動を科学的に研究している現代心理学は，行動科学的アプローチをとっているため，行動科学の中心的領域になっているのである。行動科学的アプローチは，学際的アプローチと問題解決的アプローチという2つの特徴を有する。

①学際的アプローチ

　学際的アプローチとは，さまざまな科学分野が互いの研究結果を有機的に協力し合い，ひとつの問題に対応しようとする立場に立つことである。

②問題解決的アプローチ

　問題解決的アプローチとは，単に学問的探究だけでなく，現代社会が共通に抱えている現実的問題を解決しようとする立場である。科学研究には，大きく分けて基礎研究と応用研究があるが，この両者が互いに協力し，現実的問題の解決に向かおうとすることが，問題解決的アプローチである。たとえ基礎研究であっても，その研究における現代社会への貢献を常に念頭に置くことが必要になる。また，応用研究においても，得られた方法や技術について，その理論やメカニズムを抽出する必要がある。

(3) 現代心理学の対象

　現代社会の諸問題に対して積極的にアプローチし，学際的・問題解決的立場を発展させることこそが，行動科学のひとつとしての現代心理学の特徴なのである。

　現代心理学が対象としている行動にはさまざまな側面があり，科学的理解の方法も多様であるため，それに応じて心理学の研究領域や問題領域は多方面にわたる。その領域として伝統的には知覚，生理，思考，学習，発達，教育，臨床，人格，犯罪，矯正，社会，産業，文化，感覚，認知，記憶，言語，情動，動機づけ，行動，スポーツ，障害などがあげられる。

　さらに，これらを統合する形で，心身の健康の維持・増進に寄与するストレス心理学，健康心理学などが追加されるようになり，行動変容，認知変容をキーワードとするこれらの領域が，心身健康科学として台頭してきている。

❷ 行動科学の母体となった学習心理学

(1) 学習心理学が扱う行動

　学習心理学は，生体の行動の生起および行動の変容に関して研究する心理学の1分野である。そこで，学習（learning）とは，経験の反復による行動の比較的永続的な変容と定義される。行動には，生得的に備わっている行動と，経験によって獲得し，状況に応じて適応的に変わっていく行動がある。学習心理学で扱う行動は，経験によって得た行動であり，人間などの高等動物では学習によって成り立つ行動が多い。それゆえ，学習心理学は，人間理解において基礎的な心理学である。

（2） 行動主義的心理学

　学習心理学の原型は，米国で生まれたワトソン（Watson）の行動主義的心理学である。ワトソンは，実験操作と結果の間の明解さを有するパブロフ（Pavlov）の古典的条件づけ（レスポンデント条件づけ）を心理学に取り入れ，さらにハル（Hull）が「行動の原理」において古典的条件づけを行動の中心的なテーマとした。その後，スキナー（Skinner）が1950年代に実験行動分析学を創始して，道具的条件づけ（オペラント条件づけ）の原理と法則を体系化したことにより，米国の行動主義心理学の方向が定まった。

　これらの古典的条件づけと道具的条件づけの2つの行動原理の研究分野は学習と呼ばれ，1950年代から1970年代まで米国のみならず，世界的な心理学の主流になった。

　行動科学の目標は，実験で明らかにした行動の法則性に基づき，人間が健康に，豊かな生活を営むための方法を求めることである。その意味で，行動主義的心理学の系譜にあると考えられる。

2　行動科学と学習理論

　行動科学の立場から好ましくない行動がいかに習慣化されるのか，また，その行動をいかに変容させるのかなど，行動変容を実施する上での心理学における基礎的理論について述べる。

❶ 学習理論

（1） 学習

　私たちの行動のほとんどは，過去の経験により形成されたものである。例えば，食事のときに箸を使用したり，言葉を話したりといった行動は生得的なものではなく，学習によるものである。したがって，行動を理解したり，その変容を起こすためには学習についての知識が必要となる。

（2） 学習の定義

　学習（learning）とは，「経験の反復による行動の比較的永続的な変容」と定義される。ここで，「経験の反復」の意味には，行動の変容が生体の生物学的な構造によるものではなく，ゆえに成熟や老衰，生理学的変動による変容は含まれていない。また，「比較的永続的な変容」とは，疲労や心理的飽和のような一時的な変容を意味するものではないことを表している。生体が学習しているかどうかはその行動を通して初めてわかる。したがって，学習とは，生体の遂行行動，すなわち実行から推定されるものであり，構成された心理学的概念である。

　しかしながら，学習は実行そのものではない。例えば，日常で学習が十分になされていても，緊張しているとうまくできないことがある（子どもが授業参観などになると，緊張して習ったことがうまく答えられないなど）。また，最寄りの駅までの道順は頭の中に入っているが，必ずしも駅まで行く行動が生じるとは限らない。自分が行く必要ができたり，道順を尋ねられたりするなどのきっかけがあると，行動やそれにまつわる反応が生じる。以上のようなことから，反応や実行がないことが，必ずしも学習が進んでいないことにはならないのである。このことは，行動に対する認知的側面の重要性を示している。

❷ 学習の基本的な成立過程

学習が成立するしくみについて，行動の変容がどのような手続きまたは操作によってもたらされるかに着目すると，大きく分けて2つの条件づけの考え方が基本となる。

(1) 古典的条件づけ
①古典的条件づけの実験

古典的条件づけ（レスポンデント条件づけ）は，単に条件づけだけでなく，学習一般の重要な多くの諸問題を含んだ領域である。生理学者のパブロフ（Pavlov）は，イヌを被験体として，ある条件下で分泌する唾液量を測定した（図 12-1）。

まず，イヌにベル（またはメトロノーム）の音を聞かせると，イヌは音のする方向に頭を向ける定位反応をしたが，唾液の分泌はみられなかった。その後，ベル（またはメトロノーム）の音を与えてから数秒たって食物を与えた。そのとき，イヌはもちろんそれを食べ，唾液を分泌した。数秒後に今度は音と食物を対にして与えた。このような音と食物の対提示を何回も繰り返すと，ついには音が聞こえただけで，食物が与えられる前でも唾液分泌反応がみられるようになった（図 12-2）。

②古典的条件づけの刺激と反応の流れ

訓練後のS1（ベル）は，条件刺激（CS：conditioned stimulus）となるものであるが，最初は反応（r）が生じるだけである。S2（食物）は無条件刺激（UCS：unconditioned stimulus）であり，それによって引き起こされる唾液分泌反応を無条件反応（UCR：unconditioned response）という。この場合，CSとUCSを対にして提示することを強化（reinforcement）という。訓練後では，ベルに対する定位反応はなくなり，それにかわって唾液分泌反応が生じてくるようになる。このように，CSに対して生じる唾液分泌反応を条件反応（CR：conditioned response）という。すなわち，訓練前にUCSによって生じる反応をUCRといい，訓練後におけるCSに対する反応をCRという。ただし，CR形成後でも，UCS提示後の唾液分泌反応はやはりUCRを含んでいる。CSとUCSを結びつけ，その結果CRを引き起こすようにすることを条件づけ（conditioning）または，習得ないし習得過程（acquisition）という。

まとめると，古典的条件づけではCS（ベル）とUCS（食物）を対にして提示し，それを反

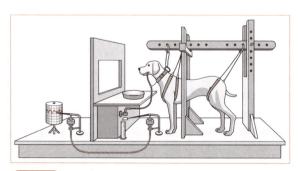

図 12-1　パブロフの古典的条件づけの実験装置

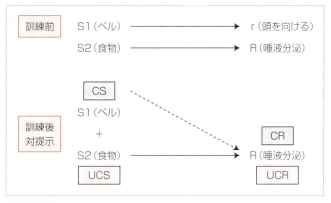

図12-2　古典的条件づけの刺激と反応の流れ

復するとCR（唾液分泌）の反応が強められる。すなわち，CSとUCSを対提示することがCRを条件づける重要な手続きになる。

（2）　道具的条件づけ
①道具的条件づけの実験
　スキナー（Skinner）は，「スキナー箱」と呼ばれる装置を考案し，ラットを用いた研究が有名である（図12-3）。スキナー箱の中に空腹や渇水状態のラットを入れる。ラットは，はじめあちこち探索するが，そのうち，たまたまはずみでレバーを押す。そうすると，小粒のエサ（ペレット）がエサ皿に出てくる。ラットは，やがてそのエサを発見して食べる。その後，ラットは再びエサを探す行動をとるが，特にレバーの周辺に多くの注意が向くようになる。そして，数回のレバー押しとエサが出てくる状態が繰り返されていくうちに，ラットはレバーを押せばエサがもらえることを学習し，頻繁にレバー押しをするようになる。このような手続きで反応（レバー押し）を形成させる過程を道具的条件づけ（オペラント条件づけ）という。

②道具的条件づけの刺激と反応の流れ
　この道具的条件づけの手続きを古典的条件づけの語句で説明すると，レバー自体がCS，レバー押し反応はCR，エサはUCS，エサを食べる反応がUCRとなる（図12-4）。レバーを押した（CR）直後にエサ（UCS）を与えると，レバー押しが頻繁に出現するようになる。すなわち，CRの直後にUCSを随伴させることがCRを条件づける重要な手続きとなる。

　また，道具的条件づけの「道具的」とは，CRがUCRを行うための道具もしくは手段になっているために命名されている。ちなみに，この道具的条件づけが発表されたため，それよりも古いタイプのパブロフ（Pavlov）の条件づけを"古典的"条件づけと呼ぶようになった。

（3）　古典的条件づけと道具的条件づけの相違
　前述したように，行動変容の理解の基本となる2つの条件づけは，手続きもしくは操作の違う型に分けられたものであった。つまり，古典的条件づけでは生体の行動とは無関係に強化（CSとUCSの対提示）が与えられるのに対して，道具的条件づけではあらかじめ想定された反応が

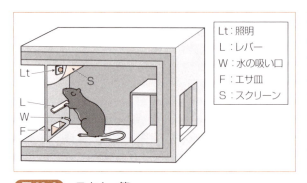

図 12-3　スキナー箱

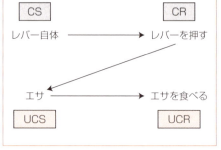

図 12-4　道具的条件づけの刺激と反応の流れ

表 12-1　古典的条件づけと道具的条件づけの相違

	古典的条件づけ	道具的条件づけ
CSの違い	初めから明確	初めは不明確であるが，後に明確になる。
強化の違い	CSとUCSの対提示	CRの直後にUCSを随伴
CRの違い	UCRとCRがほぼ同質	UCRとCRが全く異なり，CRはUCRの手段的反応
条件づける反応の違い	感情や生理反応など，主に自律反応を条件づける。	筋肉運動など，主に中枢の反応を条件づける。

生起しなければ，強化は決して与えられないのである。ちなみに，古典的条件づけでは生体の行動とは無関係な受動的な側面があるため，レスポンデント（受動的）条件づけと呼ばれ，道具的条件づけでは生体の能動性が重要であるため，オペラント（能動的）条件づけと呼ばれる。このほかに，一般によく指摘される古典的条件づけと道具的条件づけでの相違点を表 12-1 にまとめた。

（4）条件づけにおける強化と消去
①強化
　前述したように，古典的条件づけ（レスポンデント条件づけ）では無条件刺激を条件刺激に時間的に接近させて対提示する。道具的条件づけ（オペラント条件づけ）では条件反応に無条件刺激を随伴させることによって，条件反応を形成する。そして，このような操作ないしは手続きを強化と呼ぶ。「反応を強化する」という表現もこのような意味で用いられる。条件反応を形成していくには，この操作を何回か反復する必要がある。もちろん，ただ1回の強化だけで条件づけが可能な場合もあるが，通常は反復が必要である。このように，ある反応の強化を反復する過程をその反応の習得過程または単に習得，あるいは条件づけという。

②非強化
　条件刺激に対して無条件刺激は提示されない（古典的条件づけの場合），あるいは条件反応に対して無条件刺激が与えられない（道具的条件づけの場合）という操作を「非強化」と呼ぶ。そして，いったんある反応が習得されてから，このような非強化を反復することによって，習

表 12-2　オペラント条件づけのタイプ

対象の行動に対して	正の強化因子	負の強化因子
強化因子を与える	報酬訓練 対象の行動が増加する	罰訓練 対象の行動が減少する
強化因子を除去する	省略訓練 対象の行動が減少する	逃避・回避訓練 対象の行動が増加する

得されていた条件反応の強度を減少させていく過程を，その反応の消去過程あるいは単に消去という。なお，この手続きを施すことを，「その反応を消去する」と表現することがある。

　習得過程は条件反応を形成させていく過程であって，それは反応の強度を増大させ，その確実さを増していくことを意味する。消去過程では，形成されていた条件反応は強化されないので，次第に反応は弱まり，不確実となって最終的に消失する。これらのように，私たちに備わっている反応や行動は，強化あるいは消去の状況により変容するのである。

③強化因子

　条件づけにおいて目的の反応を強化する作用をもつ刺激のことを一括して強化因子と呼ぶ。前述したそれぞれの条件づけではエサが強化因子であった。さらに，強化因子には2種類ある。

- 正の強化因子：生体にとって快感を与え，接近反応を生じさせるもの。
  - 例　食物，言語的にほめるなどの報酬
- 負の強化因子：生体にとって不快をもたらし，逃避や回避を生じさせるもの。あめとむちの「むち」を想像すれば，理解しやすいだろう。
  - 例　電気ショック，言語的にしかるなどの罰

④オペラント条件づけのタイプ

　行動をすると正の強化因子や負の強化因子が与えられる場合，さらに行動をすると正の強化因子や負の強化因子が除去される場合を組み合わせて，オペラント条件づけは4つのタイプに分類することができる（表12-2）。

以下に4つのタイプの例を示す。

- 報酬訓練の例：勉強する（対象の行動）と褒められる（正の強化因子）。次から勉強するようになる（対象の行動が増加する）。
- 罰訓練の例：いたずらする（対象の行動）と叱られる（負の強化因子）。次からいたずらがなくなる（対象の行動が減少する）。
- 省略訓練の例：運動をしない（対象の行動）場合にはテレビを見せない（正の強化因子の除去）。次から運動するようになる（運動しない行動が減少する：対象の行動が減少する）。
- 逃避・回避訓練の例：運動する（対象の行動）と痛みが取れる（負の強化因子の除去）。次から運動をするようになる（対象の行動が増加する）。

（5）　習得と消去に及ぼす要因

　習得過程および消去過程における反応に影響する主な要因について説明する。これらの要因を

理解することは，目的の行動をより効率的に変容させる場合に有効となる。

①強化回数

反応の強さは，強化回数に関係する。強化回数が多くなるほど反応の強度が高まる。また，強化回数が増すにつれて，反応が消去するまでに多くの非強化回数が必要になる。すなわち，消去しにくいのである。これを「消去抵抗（強化がなくても反応を続けようとする傾向）が高い」と表現する。一般に，習得過程が長いほど，消去抵抗が高まる。

②連続強化と部分強化

連続強化とは，CSやCRごとに毎回必ず強化を与える方法であり，一方，部分強化とは，CSやCRごとに必ずしも毎回強化が与えられない方法である。そこで，非常に興味深い現象がある。50％の部分強化（例えば，10回条件づけするとして，5回だけ強化を与え，残りの5回は非強化とする）と連続強化を比較すると，習得過程では部分強化のほうがやや反応が小さいが，大きな差ではない。しかし，消去過程では部分強化のほうが連続強化より消去抵抗がはるかに大きい（図 12-5）。

③部分強化効果

①の強化回数では，強化回数が多いほうが一般に消去抵抗が高いと述べたが，図 12-5 の結果とは明らかに矛盾する。これを特に部分強化効果と呼んでいる。つまり，必ずしも毎回強化を与えなくても十分に反応は条件づけられるし，かえってとびとびに強化したほうが，いったん条件づけられた反応は消去しにくいのである。これは，まるで私たちの生体がより効率よく新たな行動を身につけ，さらに有効な行動へと変容しやすいように準備されているかのようである。

④道具的条件づけにおける部分強化（強化スケジュール）

道具的条件づけでは，その高次な反応を条件づける性質から部分強化にさまざまなパターンが考えられる。

- 定時隔強化：一定の時間ごとに反応が強化されるスケジュールである。一般的な事例としては月給があげられる。また，このスケジュールの特徴としては，生体が行う仕事量は最低になるということである。
- 変時隔強化：不定時間ごとの反応が強化されるスケジュールである。一般的な事例としては，魚釣り（魚がかかる時間は不定である）や抜き打ちテスト（いつテストが行われるかわからない）などがあげられる。このスケジュールの特徴としては，比較的一定レベルの反応（努力）が維持される。
- 定率強化：一定回数ごとの反応に強化が与えられるスケジュールである。一般的な事例としては，出来高制や歩合制の給料，パートタイムなどの時間給（1時間という単位をいくつこなすかによって賃金が支払われる）があげられる。このスケジュールの特徴としては，最も高い反応率が生じる（最大の努力を生じさせる）ことである。
- 変率強化：不定回数ごとの反応に強化が与えられるスケジュールである。一般的な事例としては，宝くじやギャンブルなどがあげられる。このスケジュールの特徴としては，極めて強固な行動が生じる（最も消去抵抗が高い）ことである。

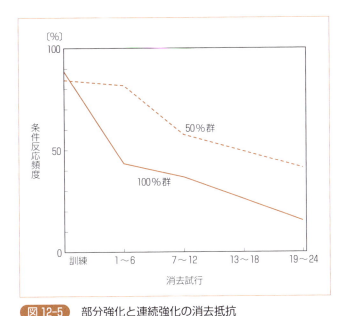

図 12-5　部分強化と連続強化の消去抵抗
資料）行動療法入門 新版/祐宗省三ほか編（1984）川島書店

❸ 行動の変容を促進させる要因

　行動変容を促進させるためには，行動変容への動機づけが重要なポイントとなる。次に，動機づけを高め，行動変容を促す方法について述べる。

（1）　学習の結果を知らせること

　これは，反応の正誤の情報をフィードバックすることである。行動を変容させる場合，対象者は，自分が反応するたびにその正誤や進歩の度合いを知らせると大いに動機づけられる。さらに，フィードバック情報は反応に引き続いて与えられなければ，その効果はあまり期待できない。これは，条件づけにおける時間的間隔のところで述べたように，無条件刺激をできるだけ近接させることが条件づけを効率よく成立させる原理と同様である。さらに，即時のフィードバックは，動機づけを高めるだけでなく，正反応の学習を促進し，誤反応を未然に防ぐ効果もある。

（2）　成功経験

　ある課題を行って「できた」という経験は非常に高い報酬効果があり，行動変容の動機づけを高める。逆に，失敗続きではやる気が失せ，行動をしたくなくなるものである。このように適度に成功経験を与えながら，行動変容をさせていくことが重要なのである。そこで，私たちは，一般的に自分の反応した結果が自分の要求水準よりも高ければ成功感を感じ，低ければ失敗感を感じる。要求水準とは，一定の状況下での目標の高さの水準をいい，個人によってこの水準は異なる。例えば，90点を目標にテストに臨んだ人が，80点しかとれないと非常に悔しがるが，合格ぎりぎり（60点）でよいと思っていた人が，70点をとると大喜びするような場面に出くわす。

どちらにしても，その個人の要求水準のいかんによって成功感と失敗感が異なるのである。

また，要求水準が自分の能力以上に高い場合は失敗感が大きくなり，逆に不当に低すぎる場合は成功してもあまり成功感が得られない。さらに，課題の困難さが増すにつれて成功に対する魅力は大きくなる。誰もできないことを自分ができることは大きな喜びとなる。しかし，この状況は，逆に失敗経験を克服する能力が減少する。すなわち，能力のぎりぎりのところで，勝負するようなとき，成功すれば大きな成功感が得られるが，いったん失敗すると立ち直れなくなり，二度と挑戦する意欲を失ってしまうこともある。どちらにしても行動変容を行う場合，その個人の最適な目標を設定することが重要なポイントとなる。

❹ 行動変容を行う場合の個人差の影響

（1） 達成動機と行動変容との関係

①達成動機

達成動機とは，成就の欲求とも呼ばれ，難しいことをできるだけ速く，他者の手を借りずに成し遂げようとすること，妨害を克服して高い水準に達すること，自己を克服すること，他人と競争して抜きん出ること，能力を有効に使って自尊心を増すことなどを目標とする社会的動機である。次に，この達成動機の個人差による目標達成行動の違いについて述べる。

②輪投げの実験

大学生を被験者とした実験で，距離を自由に変えられる状態で輪投げをさせたところ，達成動機の高い群（高達成動機者）では，成功の可能性が50％の難易度（距離の長さ）の課題を最も選ぶ傾向を示し，達成動機の低い群（低達成動機者）では，成功の可能性が0％か100％に難易度を選ぶ傾向にあった（図12-6）。

これは，高達成動機者では，要求水準（輪投げが成功する回数の予想）を一定に設定し，そ

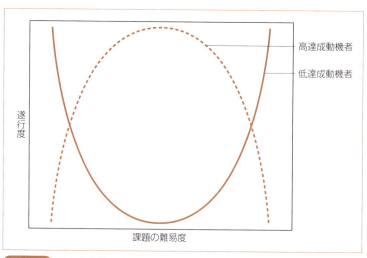

図12-6 達成動機の水準と課題の難易度による課題遂行の差

注）高達成動機者：成功の可能性が50％の課題を選ぶ。
　　低達成動機者：成功の可能性が0％または100％の課題を選ぶ。
資料）動機づけ・情緒 心理学3/吉田正昭・祐宗省三編（1976）有斐閣

れを実現させるために手段（距離）を変化させ，最適な課題の難易度を選ぶ傾向を示すのに対して，低達成動機者では，要求水準の変動が大きく，要求水準をできるだけ低いところか非常に高いところに設定しようとする。低達成動機者は，失敗への不安が高いため，成功確率の設定を1または0にすることにより，失敗に対する不安を最小限にとどめようとするのである。しかし，前述したように低すぎる要求水準や高すぎる要求水準は，結果としてほとんど成功感は得られないのである。

（2） 達成動機と親和動機の関係

①親和動機

さらに，ほかの個人差を加えて課題への遂行の違いについて述べる。親和動機とは，人と知り合いになり，共同し，他人を受け入れようとする社会的動機であり，達成動機とは相反する傾向をもつ動機である。

②物語作成の実験

達成動機と親和動機の違いによる遂行への影響を，物語作成の実験により検討した研究を紹介する。この実験では，4人1組になり，口頭でしか連絡・討論できない状態で，各自に5つずつ渡された語句ないし短文（1組全体で20文章ある）をうまく組み合わせてひとつの物語をつくり上げる課題を行う。あらかじめ，心理テストにより高親和動機群と高達成動機群をそれぞれ32組ずつ選出しておいた。30分間の物語作成に取り組ませ，開始10分後にどの程度進んだかを報告させた後，それぞれの群の半数に"この組は非常に能率的にやっている"と告げ，さらに続行させる（課題的フィードバック群）。残りの半数には，同じく開始10分後に"この組は非常によく協力してやっている"と告げ，さらに続行させる（感情的フィードバック群）。このように2群に分け，終了2分前を予告し，一応の解答を出し，決められた採点法（45点満点）で評定するが，その際，さらに各群の半数（8組）は組として解答を出し，残りの組（同じく8組）では個人別に解答を出した。親和動機の強い人は，感情的フィードバックが与えられ，組として解答を出す場合によい課題遂行を示すが，課題的フィードバックが与えられた場合には，達成動機の強い人にくらべて，課題遂行度が非常に低くなる（表12-3）。これは，学習者の個人差によって，情報の与え方，学習する状況などにより課題の遂行，すなわち行動の変容の度合いが異なることを示している。

以上のことから，学習指導においては，学習者の能力に合った要求水準を立てさせることや，また成功の見込みのある課題を与えることによって，適度の成功感を経験させることが重要であり，個人の動機づけのレベルや質的な差異に応じた学習場面を設定する必要がある。

表12-3 動機の強さと課題遂行度

	高親和動機群		高達成動機群	
	組として解答を出す群	個人別に解答を出す群	組として解答を出す群	個人別に解答を出す群
課題的フィードバック群	29.1	25.1	40.5	39.4
感情的フィードバック群	38.4	31.5	29.3	30.9

注）満点は45，すべて平均

資料）動機づけ・情緒 心理学3/吉田正昭・祐宗省三編（1976）有斐閣

❺ 賞罰

（1） 賞罰

賞罰が動機づけを高め，行動の変容を促す方法として有効であることは日常の体験からよく知られており，また実験でも明らかにされている。いわゆる「あめ」と「むち」の効果である。

（2） 児童における加算作業の実験

1日15分間連続して5日間の加算の作業をさせる。児童は，次の4群に分け，これらの群で5日間の成績を比較した。

①賞賛群
　成果のいかんにかかわらず皆の前で賞賛する。
②叱責群
　学習態度や成果について皆の前で叱責する。
③無視群
　賞賛も叱責もされないが，他者が賞賛や叱責されているのをいつもそばで見ている。
④統制群
　別室で同じ作業を行い，特別な操作はしない。

その結果，賞賛群と叱責群についてみると，1日目の平均得点は各群とも大体同じであったが，日を重ねるごとに賞賛群の成績は上昇を続けるのに対して，叱責群は2日目以降の成績が下がっている（表12-4）。すなわち，賞賛は次回の作業に対する動機づけを高める役割を果たし，叱責は逆に動機づけを高めず，行動変容が起こらないのである。この結果から望ましい行動変容をさせるには，罰はあまり効果がないことがわかる。なぜなら，賞賛には，この反応をこれからも「続けよ」という情報が自動的に入っているが，罰は何かを「してはならない」という情報は与えるが，次から「何をすべきか」についての展望を教えていないからである。さらに，罰をあまりにも与えると，行動の柔軟性が失われ，新たな目的にかなった行動がとれなくなってしまうこともある。

表12-4　賞罰が加算作業に及ぼす効果

群	_____平均得点_____				
	1日目	2日目	3日目	4日目	5日目
賞賛群	11.81	16.59	18.85	18.81	20.22
叱責群	11.85	16.59	14.30	13.26	14.19
無視群	11.84	14.19	13.30	12.92	12.38
統制群	11.81	12.34	11.65	10.50	11.35

資料）動機づけ・情緒 心理学3/吉田正昭・祐宗省三編（1976）有斐閣

（3） 明白な賞罰と暗黙の強化

　加算実験での無視群における効果が非常に興味深い。それは，他者が賞賛される（明白な正の強化）ことを観察すると，その観察者にとっては「暗黙の負の強化」すなわち罰を受けたことと同じ効果がある。逆に，他者が叱責される（明白な負の強化）ことを観察すると，観察者は「暗黙の正の強化」すなわち賞賛を受ける。

　さらに，暗黙の強化における賞賛または叱責が与えられる人数比によっても罰あるいは賞賛の効果が異なる。賞賛を観察する場合，それを観察する人が少ないほど成績が悪くなる。つまり，周りの人がほとんどほめられているのに自分だけがほめられないため，罰の効果は高くなる。また，叱責を観察する場合，それを観察する人が少ないほど成績がよくなる。つまり，叱責を受けているのを大勢で観察すると，失敗を回避しようとする動機が薄れ，賞賛を受けたような効果が現れるのである。

❻ 言語的賞罰の組み合わせと正誤反応の関係

　一般に成功感（賞賛）を味わうと行動変容へのやる気が高まり，逆に失敗感（罰）を味わうと低くなる。しかし，賞罰の与え方と正反応・誤反応の関係をさまざまな組み合わせにした場合，その効果が変化することがある。次の3つの群に分けて学習させ，成績を比較してみる。

① RW（right-wrong）群

　正反応には「大変よくできました。君はよくできる方です」と言語的賞賛を与え，誤反応には「だめでしたね」と言語的罰を与える。

② RN（right-nothing）群

　正反応には賞賛を与えるが，誤反応には何もいわない。

③ NW（nothing-wrong）群

　正反応には何もいわずに，誤反応には言語的罰を与える。

　その結果，RW群はほかのいずれの群よりもよい成績を示した。さらに，RW群ではほかの群にくらべて課題をこなすごとに，次回の目標設定が高くなった。また，失敗しても，その次回の目標を上げる率が高いこともわかった。このように，一般的に失敗感を味わうとやる気が下がるが，言語的な賞罰の組み合わせによっては，逆にやる気が出る。

3 行動科学と行動療法および認知行動療法

　行動療法（behavior therapy）は，古典的条件づけや道具的条件づけなど，現代学習理論の原理を治療に応用したものである。行動療法では，症状や困った行動はすべて誤った学習あるいは環境にそぐわない学習をした結果だと考える。ゆえに，一度，誤って学習された行動は，学習の原理によって消去が可能であり，さらに正しい行動に変容できるものと捉えているのである。

　行動療法には「行動」という言葉が使われているので，何か行動することで治す治療法のように誤解される場合があるが，そういった意味のものではない。行動療法は，誤って学習された悪

い癖や症状，行動などをなくしたり，変容したりするための治療法であり，作業療法や運動療法などのように行動したり，運動することで治す治療法ではない。

また，行動療法は，目に見えるはっきりとした症状や行動を問題にし，その変容を重点的に行うことを目的としている。

❶ 行動療法

（1） 系統的脱感作法

系統的脱感作法とは，症状や困った反応を引き起こすような刺激に対して弱い刺激から段階を踏んで，次第に強い刺激に慣らして行動を変容させていく方法である。例えば，心臓神経症で，電車の中で心臓の発作が起こるのではないかという不安のために，電車に乗れない人がいるとする。このような人は各駅停車よりも快速電車に強い不安を感じるものである。このような人に不安をなくして電車に乗れるように行動変容をする目的で，系統的脱感作法を応用すると次のようになる。

①自律訓練法などのリラクセーション法の習得

　自律訓練法であれば，重感・温感の段階まで習得させる。自律訓練法には不安を低下させる働きがあり，この作用を利用して不安を順次解消しようとするものである。

②症状を起こす不安の程度の系列リストを0～100までの段階で作成

　無症状の場面を0とし，電車の中で症状の起こった場面を100とする。この際，低い段階から高い段階へと明確なリストを作成する。

③系列のリストの中で不安の低い場面から順にイメージ

　できるだけ鮮明にイメージできるように，前もってイメージする練習をしておくとよい。

④不安のイメージができたら，自律訓練法を行い，不安や緊張を除去

　十分にリラックスできるようになったら，次の高い不安段階へ進む。

⑤①～④の反復

　より不安の高い段階でうまくリラックスできない場合には，以前不安が解消した段階へ戻って不安を解消する。

（2） オペラント条件づけ療法

オペラント条件づけ療法とは，報酬学習法であり，道具的条件づけの応用である。一般的に望ましい方向の行動に変容したら報酬を，望ましくない行動であったら罰を与え（罰を与えなくても少なくとも報酬を与えないか除去する），望ましい方向に向かうのを強化していく方法である。

①報酬・罰とは，必ずしも物理的なものだけでなく，言葉や態度によっても十分に効果がある。

②どのような要因が，症状や好ましくない行動を引き起こしているのかを調査する行動分析を行う。現時点での問題行動を治療者も対象者もしっかりと認識する。

③行動分析から対象となる症状や好ましくない行動を強化している要因を確定する。

④行動目標をつくり，目標が達成できたかどうかを自分でチェックさせる。行動目標は段階を経て徐々に最終目標へと設定していく（シェイピング法）。

⑤行動目標が達成された場合には，即座に報酬を与える。

　例　エコノミー・トークン（代用貨幣），言語的にほめる，花丸や「よくできました」などのスタンプを与える。

（3）バイオフィードバック法

　バイオフィードバック法とは，生理学的な情報〔例えば，血圧，脈拍，脳波，皮膚電気抵抗（嘘発見器と同じ原理），皮膚温，筋電図など〕を機械によって体の外に取り出し，その情報を本人に認識させることで，生理機能を意識的にコントロールしようとする方法である。これは，道具的条件づけの手法を生理学的な反応に応用したものである。次に，バイオフィードバックのしくみを述べる。なお，[　　]内は，道具的条件づけの項で示したスキナー箱の事例に対応させた内容を示している。

①初めはどのように生理反応を変化させればよいのかわからない。
　［どうすればエサがもらえるのかわからない］
②何らかのきっかけで偶然生理反応は変化する。
　［偶然レバーを押す］
③その反応に報酬が与えられる。つまり，ブザーの音や緑のランプがつくなどの情報が入る。
　［レバーを押したのでエサがもらえる］
④報酬が与えられた生理反応は，強められ，反応頻度が高まり定着する。
　［レバー押しが頻繁に起こり，消去抵抗が高まる］

　知覚情報のフィードバックは，装置の種類によって異なるが，音として与えたり，視覚（ランプなど）として与えるのが一般的である。

　また，自律訓練法などのリラクセーション法を習得する場合にもよく併用され，リラクセーションの習得を促進させる効果もある。この方法がよく用いられる症状としては，次のようなものがある。目的とするところは生理的に異常な状態を認識して，それを正常化する能力を獲得することである。

- 神経系症状：筋緊張性頭痛，レイノー病，斜頸，書痙，肩こり
- 呼吸器系症状：気管支喘息
- 循環器系症状：高血圧症，頻脈

❷ 認知行動療法

（1）認知行動療法

　認知行動療法（cognitive behavior therapy）とは，1950年代に誕生した行動療法に，各種の行動・認知の変容技法と理論が取り込まれてまとまった，一つの心理治療の体系である。1960年代に入ると，それまで心理療法やカウンセリングの領域で主流であった精神分析と来談者中心療法に対する第三の治療法として行動療法が開発された。行動療法は，パブロフの古典的条件反射やスキナーのオペラント条件づけに基づく学習理論を基盤にして開発されたが，実験結果から導かれる科学的・論理的立場を重視するあまり，日常の人間行動に大いに影響を及ぼしている認

知を棚上げにする傾向があった。認知行動療法は，人間の行動における認知，態度，信念などの役割を再認識し，それらについても働きかけることによって，行動変容をさせようとするもので，それまでの行動療法を一歩進めたものといえる。

従来の行動療法は，主にいわゆる不安障害や習癖に対する条件づけ療法，応用行動分析（applied behavior analysis）による行動変容を柱とする技法体系であった。行動療法の技法には，①古典的条件づけ療法（系統的脱感作法，嫌悪療法など），②オペラント条件づけ療法，③バイオフィードバック法，④目標設定（goal-setting），⑤自己監視法（self-monitoring），⑥シェイピング法，⑦リラクセーション法（筋弛緩法，自律訓練法など）などがある。

その後，認知行動療法はモデリングなどの認知媒介による学習理論，ベック（Beck）の認知療法，エリス（Ellis）の理性感情行動療法（REBT）など，認知や信念の修正を軸とする理論・技法との統合が進められ，より包括的な治療体系として広まった。欧米では1970年代に入ると，本格的な心理治療の領域だけでなく，行動医学や予防医学・リハビリテーションの分野でも活用されるようになった。現在では，一般の心理カウンセリングや健康マネージメントなどの領域でも，多くの認知行動療法の技法が用いられている。

（2） 認知行動療法の技法

認知行動療法には，①思考中断法（thought-stopping technique），②認知療法（cognitive therapy），③理性感情行動療法（REBT：rational-emotive behavior therapy），④認知再構成療法（cognitive restructuring therapy），⑤不安管理訓練（AMT：anxiety management training），⑥ストレス免疫療法（stress inoculation training）などの技法がある。

（3） 自律訓練法

自律訓練法（autogenic training）は，ドイツの精神医学者シュルツ（Schultz）によって開発されたもので，本来は神経症や心身症の治療法として発展してきたものである。現在では，ストレスによる緊張や不安を低下させるセルフコントロール法として，健康心理カウンセリングで比較的よく用いられる基本的な方法である。また，ストレスの解消法や生活習慣病の治療法として積極的に用いられるようになった。さらに，病院以外の産業や教育の現場，各種セミナーなどでも行われるようになり，能率の向上，集中力の増大，健康の維持・増進といった効果も認められている。

具体的には，定式化されている自己教示的語句を心の中で反復暗唱しながら段階的に心身のリラックスを得ることによって，筋緊張の低下や皮膚温の上昇などの生理的変化を起こし，自律神経系を調整し，心の安定を得るための方法である。

この自律訓練法は，喫煙行動，過食，運動不足などの非健康行動を引き起こすストレスを低下させ，健康行動への変容に効果を発揮する手法である。

①練習の公式

練習の公式は，背景公式を含めて7段階からなっている。
- 背景公式「気持ちが落ちついている」
- 第1公式「両腕両脚が重たい」（重感練習）

- 第 2 公式「両腕両脚が温かい」（温感練習）
- 第 3 公式「心臓が規則正しく打っている」（心臓調整訓練）
- 第 4 公式「とても楽に呼吸をしている」（呼吸調整訓練）
- 第 5 公式「胃のあたりが温かい」（腹部温感練習）
- 第 6 公式「額が涼しい」（額涼感練習）

以上のような公式を行っていき，徐々に公式を増やしていく。

②練習方法

　練習を行う際には，各公式の言葉を心の中で繰り返していく。繰り返す時間はそれぞれ 2～3 秒，公式の間は 5～10 秒くらいでよい。1 回の練習時間は，2～3 分くらいでよい。初めから長い時間行うと，かえって疲労感が出て，長続きしない。1 日の練習回数は原則的に朝，昼，晩の 3 回であるが，できなければ 1 回でもよい。しかし，毎日続けることが大切である。

③消去動作

　自律訓練法を進めていくと，特有な身体の変化や心理状態が生じるため，そのまますぐに立ち上がると，頭が重かったり，めまいがしたりして危険な場合がある。これを避けるために，消去動作を行って，体を適度に引き締めておく。消去動作の内容としては，両方の手のひらの開閉や両足の屈伸運動を数回繰り返して，最後に深呼吸をして目を開ける。このような動作を訓練の効果の有無にかかわらず，必ず訓練終了後に行う。

④練習の準備

　初めはできるだけ静かなところで練習を行うほうがよい。ベルトなど体を締めつけるものはあらかじめ外しておくとよい。また，満腹時や空腹時を避け，トイレも事前に済ませておくとよい。さらに，気になる仕事が残っている場合には片づけてから行うことも大切である。しかし，最終的にはいつどこでも練習できることが大切で，訓練が進むにつれて公園のベンチ，電車の中，待合室など，どこでも訓練ができるように練習を進める。練習する姿勢は，リクライニングチェアに座った状態や仰向けに寝そべった状態が一般的であるが，ビジネスチェアや丸椅子に座った状態でも練習可能である。

⑤練習中の雑念への対処

　練習中には，いろいろな雑念などが浮かんでくる。これはストレスとして心身にたまっているものが発散しているとプラスに考えて，無理に雑念を取り去ろうとしないほうがよい。無理に振り払おうとすると，逆に集中できなくなり，練習の効果が上がらない。練習中は，雑念は浮かんだままにまかせて，心の片隅で公式を繰り返すようにする。

⑥受動的注意集中

　心の中で反復暗唱しているとき，無理に気持ちを落ち着けようと意識し過ぎると，かえって緊張してしまうので（眠ろう，眠ろうとするとかえって眠れないように），「ああ，いつもより幾分気持ちが楽だなぁ」と感じられる程度でよい。積極的に「落ち着かせる」のではなく，「落ち着いているなぁ」と受け身の気持ちで，さりげない態度（受動的注意集中）が大切である。また，初めから重感や温感は感じられないため，焦らないことも大切である。

4 保健指導を支える心理学の理論

❶ 保健指導における心理学的手法の導入について

　2005（平成17）年12月1日，政府・与党医療改革協議会の「医療制度改革大綱」を踏まえ，医療制度改革では中長期対策として生活習慣病予防の充実・強化を図ることとしており，心疾患や糖尿病などの生活習慣病有病者および予備群を平成27年度までに25%減らすことを政策目標に掲げた。2008（平成20）年からは医療保険者に特定健診・特定保健指導を義務づけ，医療保健者が健診・保健事業を効果的に実施するために，標準的な健診・保健指導のあり方に関するプログラムの作成が各関係部署においてなされている。

　特定健診・特定保健指導において期待される技術・能力については，次の通りである。
　①健診結果と生活習慣の関連を説明できる能力
　②対象者との信頼関係を構築できる能力
　③総合的にアセスメントできる能力
　④相談・支援技術
　⑤専門的知識（栄養・食生活・運動など）
　⑥教材を開発する能力
　⑦社会資源を活用できる能力

その中でも，行動変容ステージ，ライフスタイルなどから対象者のアセスメントにおける「対象者との信頼関係構築」「健診結果・質問票からアセスメント」「行動変容に関する基本的知識・技術」は心理学的アプローチが必要であり，特に「行動変容に関する基本的知識・技術」はカウンセリング技術や認知行動療法などの導入が不可欠である。

❷ 理論横断モデル

　理論横断モデル（transtheoretical model）は，プロチェスカとディクレメンテ（Prochaska & DiClemente, 1983年）が提唱した理論で，これまでの健康行動の変容（介入）に関するさまざまな理論について，そのプロセスと原則を統合し，発展させた新しいモデルである。

（1）変化ステージ

　対象者のレディネス（準備性）に焦点を合わせ，らせん構造をなす5つの変化ステージを通して行動変容が進んでいくと考える（図12-7）。変化ステージに応じて，10のプロセスを用いると，介入が効果的に進むのである。

　当初，喫煙行動の変容に開発されたが，現在では運動習慣，食行動など，さまざまな健康行動への変容に用いられている。

　5つの変化ステージには，無関心期，関心期，準備期，実行期，維持期がある。

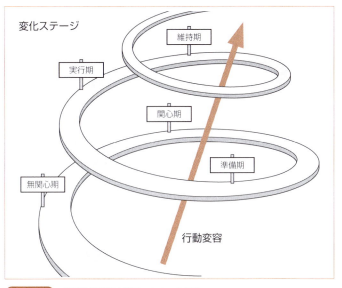

図12-7　理論横断モデルイメージ図

①無関心期

6カ月以内に健康行動を行おうという意図がない時期である。

②関心期

6カ月以内に健康行動を起こそうと思っている時期である。

③準備期

1カ月以内に健康行動を起こそうとしており，実践する準備ができている時期である。

④実行期

6カ月未満ではあるが，健康行動を実践している時期である。

⑤維持期

健康行動を6カ月以上継続して行っている時期である。

（2）各変化ステージで用いるプロセス

この理論では，各変化ステージに応じて，次のようなプロセスを用いる必要があると考えられている（表12-5）。

①無関心期，関心期
- 意識高揚：行動変容を勧める情報を得たり，学んだりすること（食習慣改善のメリットを知る）。
- 感情的体験：非健康的な行動を続けることに対しておそれ，不安，心配といった否定的な感情をもつことであり，健康行動をとれば，それらに否定的な感情が解消されることを理解すること（食習慣を改善しないままだと「まずい」と思う）。
- 環境再評価：身近な社会環境や自然環境において，非健康的な行動に対する否定的な影響や健康的な行動に対する肯定的な影響を認識すること（食習慣の改善をすると周りが安心

表 12-5　理論横断モデルにおける各変化ステージのプロセス

変化ステージ				
無関心期	関心期	準備期	実行期	維持期
意識高揚			強化マネジメント	
感情的体験			支援関係	
環境再評価		自己解放	拮抗条件づけ	
	自己再評価		刺激コントロール	
				社会解放

資料）健康教育概論/日本健康心理学会編（2003）実務教育出版

する，食習慣が乱れると心配する，つまり周囲への影響を考える）。
- 自己再評価：行動を変容することは，自分自身のアイデンティティにおいて重要な位置を占めると認識すること（食習慣を気にしない自分をネガティブに，食習慣を気にする自分をポジティブにイメージする）。

② 準備期
- 自己解放：対象者が健康行動を変える誓いを立てること（食習慣の改善が行える自信をもち，その改善を始めることを周りの人に宣言する）。

③ 実行期，維持期
- 強化マネジメント：健康的な行動変容に対する報酬を増やし，非健康的な行動に対する報酬を減らすことにより，習慣化しつつある健康行動を維持すること（食習慣が改善できたら「ご褒美」を与え，改善できなかった時は「ご褒美」を減らす）。
- 支援関係：健康的に行動変容するためにソーシャルサポートを得たり，求めたりすることで，健康行動を維持させること（食習慣の改善を続ける上で，周りからのサポートを利用する）。
- 拮抗条件づけ：「拮抗」とは，ある状態の正反対方向のものをいう。ある非健康な行動と両立しない健康的な行動や思考を行うように条件づけることで，結果的に非健康な行動を起こさないようにする。すなわち，非健康的な行動や認知を健康的な行動に置き換えることで，非健康な行動の再発を避け，健康的な行動の維持が可能になるように条件づけの手法を適用すること（ストレスに対してお酒の代わりに運動で対処する）。
- 刺激コントロール：非健康的な行動を思い出したり，引き起こしたりするきっかけとなるものを取り除き，健康的な行動を起こすように思い出すことや，きっかけとなるものを増やすこと（食べ物を周りに置かない）。
- 社会解放：社会的な規律が健康的な行動変容を支援する方向に変化していることを認識すること（今の社会では，減塩食や低エネルギー食，様々なダイエットレシピがはやっていることを知る）。

（3）無関心期，関心期にある対象者に対する介入のポイント

変化ステージが無関心期，関心期にある対象者に対する介入については，一般的に次のポイン

トがあげられる。
　①個別面接を中心とした支援を継続して行い，行動変容に対する意識の変化を目指す。
　②行動目標を設定して，その達成に向けたプログラムを実施することは避け，対象者に合わせたフォローアップを行う。
　③わかりやすく，興味のもてる情報提供ツールを開発して提示する。
　④インターネットや携帯電話での通信など，ITを用いた手軽に参加できる環境を整備する。

（4）無関心期，関心期にある対象者への心理学からのポイント

無関心期，関心期にある対象者への心理学からのポイントについては，次のものがあげられる。
①健康習慣を実行しないことにおけるデメリットの情報提供
②健康習慣を獲得することにおけるメリットの情報提供
③健康習慣を実施する手軽さの情報提供
④社会的規範づくり（健康行動と非健康行動のキャンペーン）
⑤セルフエフィカシー（自己効力感）向上への介入。セルフエフィカシーとは，その個人がどの程度うまく行うことができるかという予期のことである。これを向上させることは，行動変容への重要な要因のひとつである。セルフエフィカシーに及ぼす要因については，次の通りである。
- 遂行行動の達成：自分で実際に行って，成功経験をもつこと
- 代理的経験：うまく行っている他者の行動を観察すること（モデリング）
- 言語的説得：うまくできたときには自分を自身でほめたり，他者から有効な意見をもらったりすること
- 生理的・情動的状態：喜びや楽しみなどの感情（生理的反応）の変化を体験すること，あるいは，不安を生じさせる場面においてマイナスな感情や生理反応を体験しなかったこと

❸ 健康信念モデル

（1）健康信念モデル

米国では，結核検診や子宮がん検診などが無料であったり安い料金で受けられるにもかかわらず，受診しない人たちが大勢いるという問題を抱えていた。健康信念モデルは，このような疾病の早期発見・予防のために効果的な介入方法を開発するために考案された。このモデルでは，健康行動に影響する4つの信念をあげている。これらの信念に働きかけることにより，健康行動を起こさせようとしている（図12-8）。
①主観的罹患可能性
　　個人が感じている病気のかかりやすさのことである。
　　例 私は糖尿病になるかもしれない。
②疾患の主観的重篤度
　　個人が考えている病気の重症度に関する自覚である。
　　例 糖尿病は大変な病気だ。

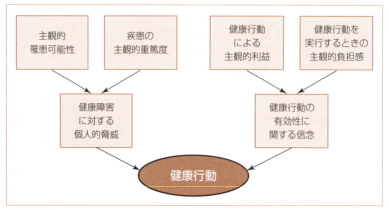

図12-8　健康信念モデルのイメージ図
資料）健康教育概論/日本健康心理学会編（2003）実務教育出版

③健康行動による主観的利益

有効な健康行動を実行することで得られる利得に関する予測のことである。

例 食事に注意すれば，糖尿病にならないだろう。

④健康行動を実行するときの主観的負担感

個人が感じている健康行動を行うときの障壁や支障，負担のことである。

例 食事のコントロールは面倒だ。

（2）利益と不利益についての分析

主観的罹患可能性と疾患の主観的重篤度は，そのままの生活習慣を続ければ病気になるかもしれないという疾病の脅威を形成するように働く。このような個人的脅威は，適切な健康行動に結びつく可能性がある。しかし，適切な健康行動を実行することは，同時に時間的，身体的，心理的，経済的な負担が伴う。すなわち，健康行動による利益（糖尿病を予防できるかもしれない）と不利益（いろいろ面倒である）と，その一方でそのままの生活習慣を続けた場合に生じる不利益（糖尿病が発症するかもしれない）と利益（早く対応すれば薬だけでよいか，すぐ治る）が存在し，この利益と不利益について分析する。この分析により，適切な健康行動に結びつく信念が形成され，実際の健康行動が生じるような援助が可能となる。

❹ 合理的行為の理論，行動計画理論

（1）合理的行為の理論

合理的行為の理論では，健康行動が行動意図によって導かれると考えられている。したがって，行動意図を予想し，健康行動を説明する（図12-9）。

行動意図に影響を与える要因としては，行動に対する態度と主観的規範の2つがあげられる。行動に対する態度は，行動をとった結果についての行動信念と，その結果に対する評価をあわせたものである。一方，主観的規範は，重要他者がその行動を期待するかどうかについての考え方を示す規範的信念と，期待された行動に応えようとする動機を合わせたものと考えられている。

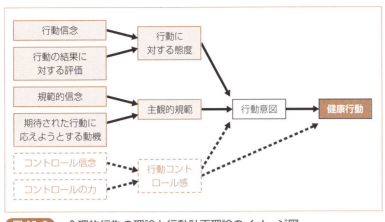

図12-9　合理的行為の理論と行動計画理論のイメージ図
注）実線の□は，合理的行為の理論を示し，点線の□を加えたものが，行動計画理論を示す。

（2） 行動計画理論

　1975年に発表された合理的行為の理論は，さらに包括的に拡張され，1991年に行動計画理論へと発展した。行動計画理論では，行動意図が行動目標を追求するときの計画であると考え，行動に対する態度と主観的規範の2つの要因からなるオリジナルの理論に，行動コントロール感が新たに加えられた（図12-9）。

　行動コントロール感は，行動に対する見込みを示すコントロール信念（セルフエフィカシー）と，その見込みに対する強さの程度を示す知覚された力により決定され，行動意図と行動の両方に独立して関与する。このモデルでは，行動コントロール感が高いほど，好ましい健康行動に向けたより一層の努力がみられると考えられている。

5　行動変容と心理学的技法

❶ 行動変容におけるセルフコントロール（self-control）の方法

　健康心理カウンセリングなどのスタッフ（カウンセラーや医療者など）からの治療法だけでなく，自分の行動を自分で操作したり，コントロールしたりすることにより，自ら行動を変容させる手法がある。認知行動療法においても一般的に用いられるが，自ら行動を変容させることは，疾患予防を目的とする健常者や，退院後でスタッフの介入がない患者でも用いることができ，適切な行動の維持についても効果的である。

（1） 目標行動の設定（goal-setting）

　変容させるべき行動について，実生活に則した具体的目標を設定する。スタッフが面接によって援助しながら，相互的に決めていく方法が一般的である。マニュアルなどを参考に自己決定する方法もある。いずれにしても，明確な目標行動を立てることが，行動変容の第一段階である。

（2） 自己監視法（self-monitoring）

　対象者が実行可能である行動目標に対して実際に自分で記録を行い，自分の行動を監視することによって，行動をコントロールする方法である。行動記録表や日記形式など，簡単に記録できるように工夫する必要がある。食行動や禁煙，運動習慣などの行動変容において最も一般的に用いられている方法で，確実に効果が上がる。

（3） 刺激統制法（stimulus control）

　問題行動を生じさせる刺激や原因を調べて，その刺激を制限したり増やしたりすることで，自らの行動をコントロールする方法である。例えば，減量中の対象者に対して，満喫するまで食べてもよいが，食べるときには決まったテーブルに腰掛けて食べることに専念し，ほかの場所では食べてはいけないという方法がこれにあたる。また，禁煙や飲酒のコントロールでもよく用いられる方法である。

（4） 自己契約（self-contract）

　自ら他者と契約して，自分の行動をコントロールする方法である。例えば，対象者が家族に対して，もし節煙ができたら温泉に行くことを約束してもらい，禁煙に対する動機づけを向上させる方法である。

（5） 自己教示（self-instruction）

　自分自身に向けた言葉によって自らの行動をコントロールする方法である。例えば，運動が嫌になってしまったとき，「運動ができる」「運動すると気分がよくなる」「目標が達成できる」など，自分に語りかける方法である。

（6） 自己強化（self-reinforcement）と自己罰（self-punishment）

　運動ができたらテレビを見る（自己強化），ご飯を食べ過ぎたら次の日のおやつはなし（自己罰）など，自分の行動に自ら報酬を与えたり，罰したりする方法である。この場合，報酬や罰の量やタイミングを自己決定していれば，他者により報酬や罰を与えられてもよい。

6　カウンセリングの方法

　カウンセリングの応用場面は，単に心理的障害を治療する方法のみではなく，さまざまな医療現場や健康行動への指導，一般の会話についても応用できると考えられる。特にサプリメントアドバイザーとして遭遇しやすい場面，例えば，一般の薬局業務場面での相談，健康食品に対する相談や病院での栄養相談場面，保健所における心身の健康相談，一般運動施設や医療現場における運動指導などの場面から一般医療現場においてもカウンセリングの基本的な技法は必要と考えられる。

❶ カウンセリングの立場

本来，カウンセリングには，指示的カウンセリング，来談者中心カウンセリング，折衷的カウンセリングの３つの立場がある。

折衷的カウンセリングは，指示的カウンセリングと来談者中心カウンセリングを折衷して，それぞれの特性を生かして，カウンセリング効果を上げようとするものである。生活習慣病への介入や一般医療現場におけるコミュニケーションなどは，比較的，折衷的カウンセリングを応用することが望ましいと考えられる。

❷ 健康心理カウンセリングの方法

対象者の行動が習慣化し自動化すると，気づかないうちにその影響が蓄積され，生活そのものを支配することになる。その習慣が体に悪影響を与えるような食行動や喫煙行動，心疾患に関連する行動パターンなどであれば，心疾患や糖尿病などの発症や再発につながる。そこで，心疾患や糖尿病などの生活習慣病への行動科学的アプローチ，あるいは身体的疾患への予防のために悪習慣を変える方法として，さまざまなカウンセリング技法が用いられている。

健康心理カウンセリングで用いられる技法の基本的な原理は，臨床心理学の領域や精神医学領域での心理療法や精神療法で用いられる技法と異なるわけではないが，特によく利用する技法は行動科学を基盤にした方法が中心になる。

健康心理カウンセリングにおいて，カウンセリングの実践的学習によく用いられるマイクロカウンセリングについて紹介する。

（１）マイクロカウンセリング

マイクロカウンセリングは，理論的背景が異なるさまざまなカウンセリングの過程に共通して含まれているマイクロ技法（micro skills），例えば，対象者とのかかわり方，観察の仕方，質問の仕方，対象者の感情面へのかかわり方，助言の仕方，テーマの取り上げ方など，カウンセリング過程において必要な技法の小単位を，実践的に学べるように工夫された技法である。

①感情の受容（acceptance of feeling）

対象者が表現していることに，思いやりをもって聴き入るという態度に基づいて，スタッフ（カウンセラーや医療者など）が相づちを打って応答することをいう。これは，対象者の内部感情に焦点を合わせて，スタッフが対象者と共感体験や共有体験をしていくことを意味している。

②感情の反映（reflection of feeling）

対象者が言語的あるいは非言語的に表明する事柄に含まれた気持ちや感情を，スタッフが心に映し出して伝えることである。対象者が言葉や言葉以外の非言語的な表現をしていくときに含まれる気持ちや感情をスタッフが感じ取り，対象者の気持ちや感情の文脈を体験しつつ，対象者に映し返していく。

③繰り返し（restatement）

　対象者の表明した話題のエッセンスをそのまま言葉で繰り返すことである。その際，対象者が表現した内容になるべく忠実な形で繰り返すことが必要である。また，スタッフの独自な解釈を導入すると，対象者の体験から解離するため，注意が必要である。

④感情の明瞭化（clarification of feeling）

　対象者は，自分ではっきりと意識している感情を表明することもあれば，漠然としたもやもやとした感じを表明することもある。また，もってまわったようなくどい表明をすることもある。このような場合に，スタッフが対象者の表現を整理するように応答することをいう。

⑤承認−再保証（approval-reassurance）

　対象者の現在の状態に対して，情緒的な支持，承認あるいは強化を与えることである。つまり，対象者の問題を縮小化させることによって，不安を軽減させることを意味している。

⑥非指示的リード（non-directive leads）

　対象者により具体的に問題を説明してもらいたい場合に，ある話題の後に引き続いてスタッフが質問を行う技法である。その際，「はい」「いいえ」では答えられない「開かれた質問」を用いると，対象者は自由に話すことができ，さまざまな感情を表出することができる。

　一方，「はい」「いいえ」で答えられる「閉じられた質問」は，事実を確認するのに適しているが，形式的で，時には尋問をされているかのような感覚をもつ。

⑦積極技法の実際

　働きかけには，強い積極技法と弱い技法がある。積極技法を用いると相手に強い影響力を与えるが，人間関係がまだ十分に確立されていないときには，反発になって返ってくる場合も多い。そのため，積極技法を使って働きかけを行う場合には，なるべく穏やかに影響力を与える技法を用いることから始めていくとよい。

　表12-6は，積極技法が弱いものから順に並べ，その解説と，看護師を聴き手，患者を話し手として具体的な会話の事例を示したものである。

（2） 信頼関係の構築と技法

話し手（利用者，患者など）が悩みを相談したり，心を打ち明けたりする場合には，聴き手（サプリメントアドバイザー，カウンセラーなど）から何らかの影響力を受けようと期待している。当然，単に話し手の言葉を繰り返すことだけでは済まなくなる。しかしながら，話し手に強い口調で命令しても，かえって話し手と聴き手との間に築いてきた信頼関係は崩れてしまう。すなわち，話し手に影響力を与え，行動を変容するよう援助するためには，まず信頼関係の構築が何より大切かつ基本であり，その信頼関係の程度に応じた強さの技法を用いることが望ましい。

表12-6　積極技法の具体的な会話の事例

	解　説	聴き手・話し手の反応
①情報提供	積極技法のうち，働きかけの最も穏やかなものである。	「○○さん，今7時50分なんですが……」（朝起きてもらうため，時間の情報だけを提供して，行動を促す）
②自己開示 過去の自己開示	話し手の悩みと同様な体験を聴き手がしている場合，その体験を話す。その解決策を話し手が拒否した場合は引き下がり，次の機会を待つべきである。	「実は，私もあなたと同じような体験をしたことがあります。そのとき，私は……という方法を試みたの。そうしたら，うまくいったんですよ」
感情の自己開示	聴き手が話し手の感情に共感できた部分を話し手に投げ返す。話し手は自分がもつ気持ちを見直すきっかけになる。	「私はあなたの話を聴いていると，……のような気持ちをもっているような気がします。そんな気持ちが心の隅にありませんか？」
③解釈法	主に精神分析療法や論理療法で行われる手法で，話し手に対する影響力が非常に強い技法である。しかし，心理療法の理論に沿った解釈だけではなく，心理専門家以外の聴き手が体験を通して獲得できる解釈の道筋もある。	話し手「毎朝，お仕事ご苦労さまです。今日は一段ときれいですね！」 聴き手「今日はどういう風の吹きまわし？　あっ，わかった。昨夜遅くまでみんなで騒いで眠っていないでしょう」 話し手「あれー，どうしてわかったの!?」 （話し手の状態をよく観察していると，違いに気づき，解釈が可能となる）
④論理的帰結法	コースAを進んだ場合とコースBを進んだ場合でそれぞれどんな結果が予想されるか想像させる。そして，2つの結果を対比させ，どちらのコースがよいか選ばせる。その際，単に結論がわかっているのを，さもこれ見よがしに会話をし，選ばせるのではない。話し手が結論を導き出せるよう，その行動がとれないことを十分に共感した上で，一緒に考え，自ら選択できるように援助することが重要である。	話し手「あのう，すみません。今日も，食事，食べる気がしないんです」 聴き手「そう？　でもこのまま食事をしないと，どうなっていくかご存じなの？」 話し手「多分，栄養が不足して，かえって体には悪いと思います」 聴き手「じゃ，食事を少しでもとったら，どうなる？」 話し手「少しでも栄養がとれて，体にはいいし，動けるようになる」 聴き手「じゃ，このまま食べないで，体の状態が回復しないのと，徐々に回復して動けるようになるのと，どちらがいいんですか？」 話し手「そりゃ，回復して動けるようになりたいですよ」 聴き手「それならば，少しでも食事を進めましょうね！」
⑤指示法 （宿題法）	命令は，一時的な行動変容は起こせても根本的な変容には至らない場合がある。話し手の内発的動機により行動を定着させるためには，指示法の中でも宿題法が有効である。指示法は，行動の結果を必ず後からチェックする必要がある。	話し手「今日も予約時間が守れずに遅刻してすみません」 聴き手「いつも遅刻してくるけど，いったい何時に寝るの？」 話し手「それが，……というテレビが深夜にやっていてそれを見てしまうと，翌朝遅刻してしまうんです」 聴き手「じゃ，約束しましょう。今週の1週間は11時には寝ると」 話し手「えっ，11時は無理ですよ。12時でしたらなんとか」 聴き手「じゃ，約束ね。今週は12時には寝ることにしようね。で，今度から，朝何時何分に到着できたか記録につけておいてね」 話し手「はい，わかりました」

資料）人間関係論入門ナースのための心理学4 岡堂哲雄編（2000）金子書房より作成

7 認知行動療法の生活習慣病へのアプローチ

❶ 認知行動療法による肥満へのアプローチ

（1） 減量への動機づけ

　減量の動機は，減量を行う原因，以前の減量体験の有無，肥満に関する情報の理解，食事や運動に対する準備段階（理論横断モデルを参照）などによって異なり，十分な行動アセスメントを行うことが必要である。また，健康上の問題で減量が必要であることを強調するだけでなく，より具体的な方法を提示することが最も重要である。思ったより簡単に減量できる情報を与えることで減量への動機づけを高める場合が多い（健康信念モデルを参照）。減量目標を小目標，中目標，大目標と細かく段階分けし，ゆっくりとした無理のない目標（6ヵ月で体重の3〜5％）を立てて，減量を行う。

　さらに，治療後も介入しないと，3〜5年以降は動機づけが低下し，減量への適切な行動が低下するため，定期的な介入が必要となる。その際，再発予防の訓練を導入し，減量行動の維持を図るように援助することが必要である。

（2） 運動療法との併用

　食事量の増減だけでは，筋肉の増強が得られず，長期的には安定した減量ができない。いったん体重が減少しても，リバウンドを繰り返すと減量できない体質になる。逆に，筋肉量を増加させると基礎代謝が向上し，太りにくい体質に変化する。さらに食事療法に運動療法を組み合わせると，介入1年後の体重維持がよい状態を保つことも報告されている。

　したがって，減食と運動を組み合わせることで，減食による消費エネルギーの減少を補い，脂肪以外の組織の減少を予防することになる。また，体重増加の予防に最も有効的で，減量への動機づけの維持や体重維持に重要な要因となる。

❷ 減量における認知行動療法の実際

　次に，減量における認知行動療法的アプローチについて紹介する。初期の研究では，周りにある食べ物などの外的な刺激を制限することや，食べる行動をゆっくりさせるような条件づけの方法などが導入されていたが，その後，コミュニケーション技術の訓練（社会技術訓練）や食べ物・食行動への考え方を変化させる認知療法系の手法（認知再構成法）が導入されるようになり，減量への包括的なアプローチが発展していった。

　このような認知行動療法の手法は，減量だけでなく，糖尿病や脂質異常症，禁煙，適正飲酒などに共通して用いられる。

　①目標設定
　　●目標行動（体重，食事，運動，空腹への対処）を具体化する。
　②自己監視法
　　●食行動（内容，量，時刻，場所，気分）を記録する。

- 体重を記録する。
- 目標行動（食事，運動，空腹への対処）を○，△，×で記録する。

③オペラント強化法
- 目標行動を点数化したり，出席表にシールを貼る。
- 望ましい食行動や運動行動をほめる。
- 体重が減ったらボーナスをもらう，洋服を買うなどする。

④刺激統制法
- 一定の時刻に，決まった場所で，決まった食器で食べる。
- ながら食いをやめ，食事に専念する。
- 自分の食べる量を決め，食器に盛りきる。
- 食べ物を目につかない場所にしまい込む。

⑤反応妨害
- 食べたくなっても5分間はがまんする。
- 食べたくなったら，運動や読書などをする。
- がまんできなければ，きゅうりやセロリなどを食べる。

⑥食べ方の変容
- 少量ずつ口に入れ，ひと口ごとに箸を置く。
- 噛む回数を数えて，利き手と反対の手を使う。

⑦社会技術訓練
- 食べ物の勧めを断るロールプレイを行う。
- 相手の感情を害さずに自分を表現する練習をする。

⑧認知再構成法
- くじけそうになったら，励ましの言葉を声に出す。
  お菓子を食べたい ⇒ 退屈しているだけだ
  家族も太っている ⇒ 習慣が大きい
- 身体イメージや自己イメージを改善する。

⑨再発防止訓練
- 危険な状況を予測して対処法を練習する。
- 体重が上限を超えたら再度減量を開始する。
- 運動の継続，ストレス対処法を行う。

⑩社会的サポート
- 家族や配偶者，友人の協力を得る。
- グループの会合や治療者と接触を保つ。

8 カウンセリング技法によるアプローチ

❶ 認知行動療法の導入とその限界

（1） 認知行動療法の導入

　糖尿病のコントロールについても，肥満への認知行動療法で用いた技法が有効である。具体的には，情報提供において，食事療法，運動療法，薬物コントロール，合併症など，基本的な知識に絞って最小限度にとどめる必要がある。初めから糖尿病や合併症の発症機序について詳しく説明すると，理解するのは困難であり，動機づけが著しく低下する可能性がある。また，食事療法に関する問題だけでなく，定期的な医学的検査，運動習慣，ストレスコントロール，人間関係技術など，治療に関係する生活全体の自己管理を段階的に指導する必要がある。自己管理の形成には，行動変容におけるセルフコントロール法を適切に導入する。特に，目標行動の設定や自己監視法は基本である。

（2） 認知行動療法の限界と対処

　単に運動習慣や食習慣を認知行動療法的に改善しようとしても効果がほとんど認められない事例もある。特に初期のころのトラウマ体験（過去の嫌な思い出から虐待，拒絶，差別など）により，心的外傷を負ったがゆえに正常な生活習慣を営めない事例も多数認められる。これらの事例には，アイデンティティの確立や自己受容，トラウマへの気づきなどの問題についてカウンセリング技法を用い，十分に介入・支援した上で，適切な生活習慣の構築へと援助することが重要である。

　次にカウンセリング技法を用いた糖尿病へのアプローチについて述べる。

❷ カウンセリング技法の実践例

（1） 夕食後の散歩で飲酒をしてしまう糖尿病患者の事例

　患者は，30代男性，会社員であり，妻と小学生の子ども2人の4人暮らしである。口渇と倦怠感を主訴に受診した結果，糖尿病と診断され，2週間の教育入院をした。血糖値のコントロールもでき，食事療法に対して積極的に勉強し，よく理解していた。食事は1,600kcalである。職場に復帰してからも食事療法や運動療法は順調だったが，3カ月を過ぎたころから血糖値が乱れるようになった。基準範囲であったHbA1cが7％に上昇し，主治医の指示で食事の再指導の依頼があった。

　この糖尿病患者の栄養相談において，具体的なカウンセリング技法について述べる。この事例は，必ずしもアドバイザリースタッフに直接関係するような場面ではないが，食行動のコントロールにおいて表面的に問題になっていることと，本来の問題との間に相違があり，表面的な問題にアドバイスをいくら行っても全く効果がない。それゆえ，適切な行動を導き出すことができない状態にいかに対処するかについては，さまざまなサプリメントを客観的に選択し，適切な摂取行動を行うように指導することと非常に類似している。ここでは，エッセンスを理解されたい。

（2） 患者の訴えに対する一般的な対応
このような事例で，再度，食事指導が行われた。そのときの会話である。

患　者：「退院した後，体重が増えて，血糖値も乱れたのは，生活に誘惑も多くて，意思が弱いんでしょうかねぇ」

医療者：「体重が増え，血糖値が乱れているということは，いつも血糖値が高い状態なわけですから，合併症が早く出現してしまう可能性が高いでしょう。合併症には，網膜症や腎症，神経障害などがあります。確かに誘惑は多いと思いますが，ある程度は頑張っていただかないと」

このような対応が一般的であるが，これでは合併症の説明などの情報提供にすぎない。

医療者：「データはどのくらいなのですか？　入院中と同じように食事の記録をしてみましょうか。そうすれば，入院中と同じようによくなるかもしれませんよ」

このように続け，表面化した問題にすぐに対策を助言する。

医療者：「意思が弱いとか，強いとかの問題じゃないでしょ。いったいどんな食事をしていたのですか？」

このような言い方では，近視眼的な問題解決となるため，単なる説教になってしまう。

（3） 相談内容を聴いてもすぐに助言しないことが必要
　カウンセリングを求める相手が訴える内容には，それが漠然とした形であれ，本人が抱えている問題意識がある。その問題に即時に答えを与えることが多いが，それは単に情報提供と説教にすぎない。カウンセリングでは，話の事柄（内容）をより明確化して相手の話したポイントを繰り返し，確認する必要がある。最終的にその人の隠された感情に気づかせるように手伝うことが重要である。何が本当の問題なのか，自分は何を最も求めているのかということを本人が気づけるように支援することである。
　そこまで確かめないまま，この段階ですぐ助言や指導をしても，ほとんど効果は望めないことが多い。

（4） 話の内容の裏にある感情を明確化
　当初，その個人の問題意識は，本当の問題が見えていない場合が多い。本当の問題が自覚できているなら，すぐにでも問題解決の行動がとれる。
　したがって，表面上の問題意識は，本当の問題意識としてすぐに対応しないほうがよい。その前に相手の話の背後にある感情を知る必要がある。話の背後にある感情の明確化は，まず相手の

目などの表情の観察から，重大な表情に変化したときの話の内容をもう一度こちらで繰り返し，そのときにどのような気持ちや感情があったかを明確化（確認）する。

（5） 感情の明確化 ①

　医療者：「私はあなたのお話を聴いていて，〜というようなお気持ちがあったような気がするのですが，そういうこともありましたか？」
　患　者：（それに対し，）「ありました」

そのとき，いきいきとした目の表情などの非言語的反応を観察する。目などの表情が伴っているときには，明確化されている可能性が高いが，伴わない場合はこちらの誘いに乗っただけということも考えられる。このようにして，いくつかの感情を明確化させていく。

（6） 感情の明確化 ②
　この糖尿病患者の事例では，食事療法も熱心で，退院後の生活パターンもできあがり，自信をもっていた患者に見受けられる。ところが，飲み会などのつき合いを断ることによって，それまでにしてきた酒の席を利用した人間関係を維持するスタイルが崩れてきた。さらに，次のような感情が隠されていた。
　①自分が取り残されているような気持ちになっている。「その背後にどんな感情がありますか？」という質問に対し，「仲間外れにあっているのではないか」という不安をもっている。
　②それで散歩のときについ酒を口にしてしまう。その背後にも「こうしたイライラから解放されて，ホッとする。唯一自由になれる」という安心感と「でも，ちっともおいしくない，またやってしまった」という自己嫌悪も感じている。
　さらに感情を聴いていくと，
　③摂取カロリーの単位計算をしてくれている妻に対して罪悪感が生じ，自分で自分のことをコントロールできないことに苦しんでいる。
　このように，いくつかの感情が明確化されていく。

（7） 感情の明確化 ③
　この事例では，飲酒が非常に問題行動であると患者自身理解していても，誰にも相談できない状態にある。外来で医師の診察を受け，再度，栄養指導の必要性をいわれても，患者自身が知識の問題ではないことはわかっている。しかし，本当の感情が表せないでいる。このような場合，さらなる感情の明確化を行うため，以下の問いかけを行う。

　医療者：「"こんなことで栄養士さんに相談にのってもらっていいのかなぁ" と，お話をしていただきましたよね。そのとき，どんな感情がありましたか？」

このように質問し，相談時感情の想起法を行う。

患　者：「飲酒が自殺行為だとわかっているので早くやめたい。やめたいのにやめられない。早く何とかしなければ……」

以上のように危機を感じるほど強い焦燥感があり，ここまで聴いて患者が何を悩んでいるのか，より明確に理解することができる。

（8） この段階での対応や助言の問題点
　この段階で，あたかも本人の本当の感情が表出したとして，対応しようとすることが少なくない。しかし，この段階での対応にはカウンセリングの立場からは問題がある。

医療者：「職場のみんなが何を考えているかがわからないから，自分が仲間外れになっていると思うのは，自分がそう感じているから，周りがそのようにみえるのではないでしょうか？　糖尿病だからといって，つき合いを断る必要はないのです。〜のようなことに気をつけていただければ大丈夫です」

医療者：「散歩のときに酒を飲んでしまうことについては，"財布をもたないようにするとか，散歩のコースを変えるとか"を試してみたらいかがでしょうか」
（刺激統制法や反応妨害など，認知行動療法の手法を用いようとする）

医療者：「こうした工夫をすれば何とかなると思いますよ。奥さんだって単位計算をしてくれているんですから，少しでも期待に応えられるように頑張ってください」

　以上のような対応や助言は，あたかもカウンセリング的介入を行ったと思いがちであるが，相手はまだ本当の感情を表出していないため，実際の問題解決につながる行動変容は生じない。

（9） 本来の感情の理解
　以上の過程を通していくつかの感情を明確化した上で，さらに本来の感情に気づくよう援助するため，次のような手法をとる。
　①話の背後にある感情群の明確化
　②感情群の順位づけ（強い感情の絞り込み）
　③主な気持ちや感情を共感的に繰り返し，その後で，
　④自己イメージを連想させ，その自己イメージに隠れていた感情を探る。
　　「○○○という感情と△△△という感情をおもちの□□□さんは，どのような自分をもっていますか？」という感情の自己関連連想法（自己イメージ連想法ともいう）という手法を用いる。

（10） 自己関連連想法による本来の感情の理解
　この糖尿病患者の栄養相談の事例でいえば，自己関連連想法で浮かんできた自己イメージに隠

れていた感情には，次のものがあると考えられる。
①「周りは食事療法や運動療法を守って当然なんてことばかりを期待してくるから，自分がこんなに苦しくなることを誰もわかってくれない」
②「期待をしてくる職場の人や妻への怒り」

このような隠された感情があるため，（8）の段階で，患者に「期待に応えて頑張れ」という励ましをすることは，さらに追いつめてしまうことが予測される。

(11) 矛盾した感情の理解

以上のような段階を経て，上述した相矛盾する感情が明らかとなる。この矛盾した感情群があるため，現在の問題が生じていると考えられる。矛盾した感情群を探すためには，自己関連連想法で浮かんできた自己イメージの背後にある感情を明確化し，それを含めて優先順位を決め，再び自己関連連想法を行う。そうすると，一度目に出てきた感情と，矛盾する他方の感情が出やすくなる。

この事例では，一度目に自己防衛（自己肯定）的感情「周りの人にわかってほしい，これまでの依存的な自分を認めてほしい」が生じ，二度目に自己成長（自己嫌悪）的感情「自分の問題を自分で解決できない依存的な自分に怒っている」が生じている。これらは明らかに自己矛盾している。

(12) 矛盾した感情に対する対決

矛盾した感情を探し，本人に矛盾していることを確認した後，対決という手法を用いる。
①それぞれの矛盾する感情を共感して繰り返し，
　「でも，それらは明らかに矛盾していますよね。そこはどうなっていますか？」
　という比較的突き放すようないい回しで，患者に問い返す。
②その矛盾に関連した過去のイメージを連想させる。
③その中でトラウマ的出来事のイメージを想起させる。
　注 このトラウマ的出来事による「ある一定の状況に決まって生じやすい情動（心理パターン）」が，現在の問題を生じさせている。

この一連の状況に対する隠れていた強い情動（心理パターン）に気づき，それを現在の問題と結びつけるために逆説的説明も用いる。ここまで問題意識が深まると患者自身が本当の問題に気づくことができる。

(13) 対決による患者のイメージ

対決手法を用いて，生じた具体的なイメージは，次のような図式であった。

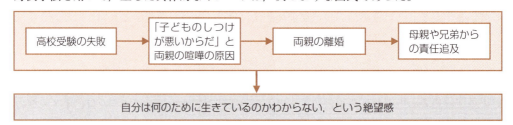

(14) イメージ背後にある感情の明確化

さらに，このトラウマ的出来事の背後にある感情を明確化すると，次のような図式であった。

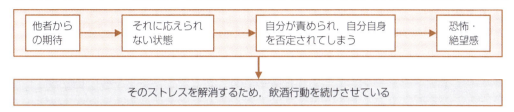

(15) 逆説的説明 ①

主要な感情群と潜んでいる強い情動との関連性を気づかせる目的で，隠れた自己評価が逆に主要な感情をつくり出すのかについて説明を求める。

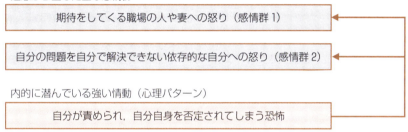

(16) 逆説的説明 ②

本来のカウンセリング中での話の流れでは，次のような図式となり，具体的な話の中から潜んでいる情動を連想させる。

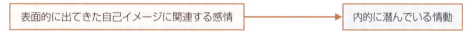

一方，逆説的説明では，逆に内的に潜んでいる情動から表面的に出てきた自己イメージに関連する感情について説明を求める。

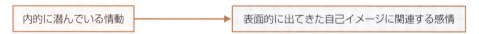

例えば，(15)の感情群1については，
「この恐怖心があると，どうして誰もわかってくれないのかと腹が立つのでしょうね」
感情群2については
「この恐怖心があると，どうして自分が解決できないのかと自己嫌悪が生じるのでしょうね」
以上のように説明を求めることが，逆説的説明である。

(17) 逆説的説明 ③

逆説的説明により，各感情群の内的過程が次のように明らかになる。

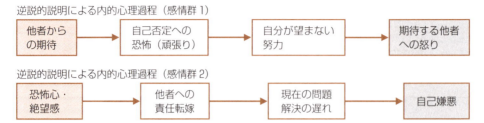

(18) 自己決定

以上の段階を経て，本当の感情に気づくことにより今後どうすればよいか，これから何をしたらよいかについて自己決定が可能となる。この事例の場合，「自分がどうしたいのではなくて，人の期待に自分をあわせるから無理をして苦しくなり，飲酒することで自分をコントロールしていた。だから，自分のペースで自分のためにやれることを考えないと，この問題は解決しない」ということに気づき，自分がどうしたいのかを確認しながら行動をとるようになった。

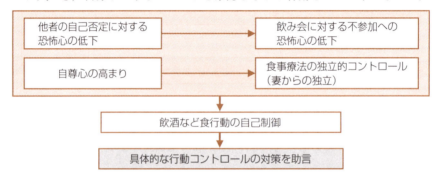

❸ カウンセリングの立場からの指導や助言

カウンセリングの立場からの指導や助言，さらには適切な行動変容を促すためには，次のポイントがあげられる。

①本来の感情を理解していない状態での助言では行動変容はもたらされず，かえって発展性のない行動を繰り返す可能性がある。
②表面的な言葉や感情にすぐに対応して，解決策を助言しても，本当の問題解決や行動変容は生じない。
③患者自身が内的に隠された強い情動に気づくことが重要である。
④本来の感情に気づきが生じた段階で，初めて助言，コンサルテーションが有効になる。

9 認知行動療法の応用による心疾患へのアプローチ

❶ 心リハにおける認知行動療法的アプローチの有効性

　心疾患患者の心理的問題として，抑うつ，不安，タイプA行動（過度の達成意欲，時間的切迫感，敵意や攻撃性），怒りの表出の抑制傾向があげられる。心リハ（心臓リハビリテーション）を行うことで，不安や抑うつは低下するが，タイプA行動や怒りの表出性については，心リハの効果は認められなかった。これらの結果から，タイプA行動や怒りの表出の抑制など心疾患の発症に関係する行動変容に関しては，特別なプログラムを実施する必要が示唆された。

　そこで，従来の運動プログラムに加え，ライフスタイルの改善を目的とした総合的なプログラムとして運動・栄養・心理の観点からの総合的なプログラムを実施する必要がある。この総合的なプログラムは，生活習慣病には単に医療面のみならず運動的・栄養的・心理的な側面があり，運動や食行動などはすべて心理学的な側面をもっており，適切な行動の定着や修正は心理学的問題（タイプA行動や怒りの表出性）と同様なプロセスでアプローチできるという考え方から成り立っている。

　以上のことから，心リハにおける認知行動療法などの行動科学的介入法を応用したプログラムの具体的な介入方法について述べる。

❷ 心リハにおける認知行動療法の応用事例

（1） 対象者の背景

　対象者は男性で，肥大型心筋症，狭心症，高血圧，脂質異常症で医療機関に受診しており，主治医の指示によりプログラムに参加した。プログラム開始時は，年齢65歳，身長159 cm，体重79.4 kg，BMI 31.4 であった。収縮期血圧，拡張期血圧はそれぞれ173 mmHg，108 mmHg，総コレステロール，HDLコレステロール，中性脂肪はそれぞれ293 mg/dL，42 mg/dL，189 mg/dLであった。生活習慣調査では，運動不足，糖分・飲酒量の過多が認められた。心理検査では，タイプA行動や怒りの抑制得点が高く，YG検査ではB′型（情緒不安定，社会適応型の準型）であった。SDS（Self rating Depression Scale）は42点とややうつ傾向であった。

（2） プログラム内容と実践方法

　プログラム開始時に医学的検査，生活習慣調査を実施し，その結果に基づき指導内容を設定した。プログラムは週1回2時間行われた。主な内容は，運動，栄養指導，心理学的介入（カウンセリングおよびリラクセーションの実施），生活全般の個人指導であった。プログラムの初期段階では，目的の理解や導入が容易な減量を主な目的としたプログラムを導入した。

　内容は，ストレッチ20分間，ダンベル運動（2 kgを15分），自転車エルゴメータによる運動15分（運動負荷30〜100 W），減量サウナ（50℃），さらに基本的な栄養に関する知識を理解させるとともに，1週間の詳細な食事記録の記入を求め，食事の脂質や糖質の量などの注意事項を指導した。施設内では毎回，体重，体脂肪率，血圧を測定し，施設外では運動・栄養・心理の各

側面に関係した行動目標の実施状況の把握や，行動フィードバックを目的とした行動記録表（図 12-10）に記入を求めた。行動目標に対し，毎日3段階評定で自己評価させ，週1回提出させた。毎回，行動記録表を確認し，コメントを加えるとともに，達成度に応じ「非常によくできた」から「全くできなかった」までの5段階のスタンプを押し，目標行動の達成に対する強化を行った。目標は，各スタッフとのカウンセリングの中で，対象者の具体的な生活内容およびその達成度などから随時変更された。

プログラム導入開始1カ月後に，タイプA行動や怒りの表出などの心理的ストレスに関する質問紙を施行し，その結果を報告するとともに，タイプA行動や怒りの表出に関する知識を教示し，行動目標に心理的側面に関する項目を随時追加した。また，同時に自律訓練法について説明し，実際の訓練を開始した。その際，右手中指に温度センサーを装着し，温度変化を監視した。温度については，訓練終了後の変動量をフィードバックするバイオフィードバック療法も併用した。

さらに，行動記録表に加え，アルコールカレンダー記録表（図 12-11）の記入も求めた。アルコールカレンダー表は，飲酒した量を視覚的にわかりやすくするため，飲酒した量80 kcalにつき○を一つ塗りつぶすように工夫された記録表である。80 kcalのアルコール量の目安については，アルコール飲料の種類別にアルコールカレンダー記録表に示されている。

スタッフは管理栄養士，健康運動指導士，臨床心理士が担当し，情報は常に共有するようにした。開始時に行った各々の医学的検査は，定期的に実施され，行動目標の達成率の結果とあわせ，適宜本人に経過報告を行った。

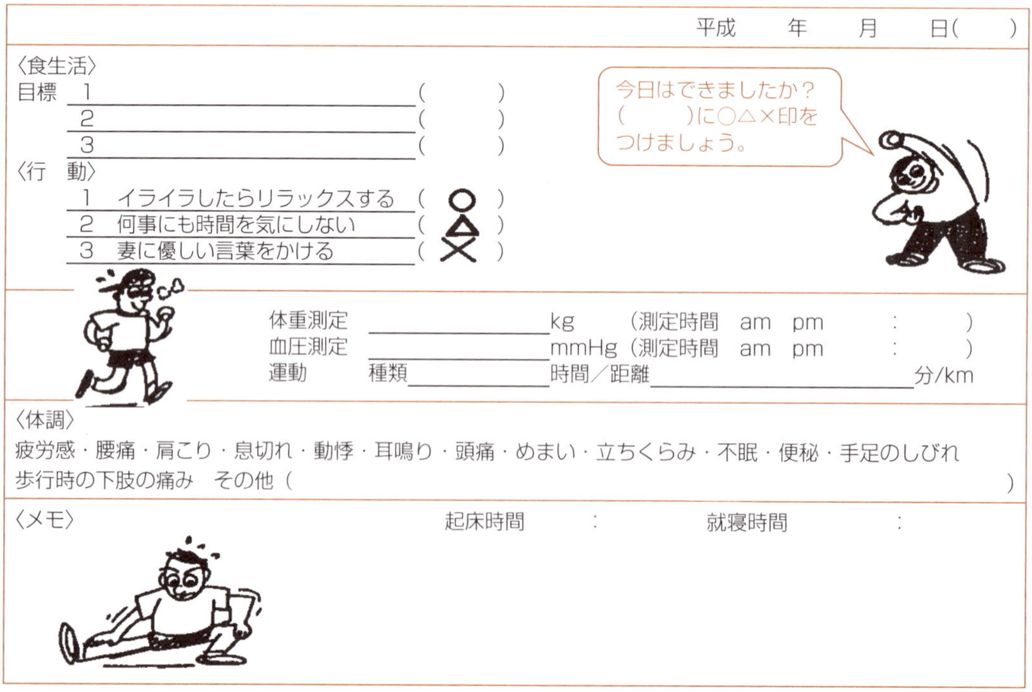
平成　　年　　月　　日(　　)

〈食生活〉
目標　1 ______ (　　)
　　　2 ______ (　　)
　　　3 ______ (　　)

〈行　動〉
1　イライラしたらリラックスする　(　○　)
2　何事にも時間を気にしない　(　△　)
3　妻に優しい言葉をかける　(　×　)

今日はできましたか？
(　　)に○△×印をつけましょう。

体重測定 ______ kg　(測定時間　am　pm　：　)
血圧測定 ______ mmHg　(測定時間　am　pm　：　)
運動　種類 ______ 時間／距離 ______ 分/km

〈体調〉
疲労感・腰痛・肩こり・息切れ・動悸・耳鳴り・頭痛・めまい・立ちくらみ・不眠・便秘・手足のしびれ
歩行時の下肢の痛み　その他（　　）

〈メモ〉　起床時間　：　就寝時間　：

図 12-10　行動記録表

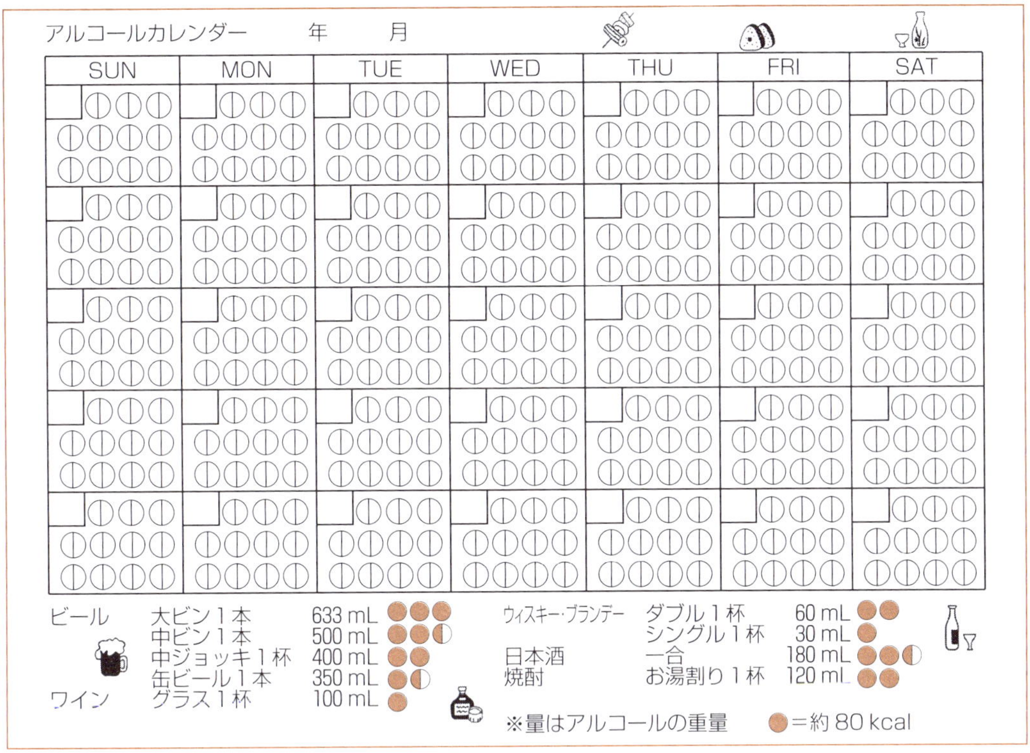

図12-11 アルコールカレンダー記録表

(3) プログラムの結果

　プログラムの進行に伴い食事や運動については理解が早く，食事内容の改善や飲酒量の低下なども徐々に認められ，日常の行動目標（例えば，食事をゆっくりとる，食後に30分間の休憩をとる）も達成できるようになってきた．その結果，4年間のプログラム実施により，体重（79.4→75.6 kg），脂肪率（31.4→27.5%），血圧（収縮期血圧：173→144 mmHg，拡張期血圧：108→91 mmHg）の低下，総コレステロール（293→233 mg/dL）の減少，およびHDLコレステロール（42→74 mg/dL）の上昇などが認められた（図12-12〜12-14）．しかし，対象者は，初期の段階において心理的課題に対しては表面的な理解にとどまり，消極的であった．特に自律訓練法の導入に関しては，懐疑心が強く，抵抗を示した．

　このようにプログラムに対する不信感が生じたと思われるときには，即座にその有効性を説明し，理解を深めるよう介入した．その結果，タイプA行動については，1〜2年の期間では劇的な変容は認められなかったが，3年目より顕著にタイプA傾向が減少した（図12-15）．

　さらに，STAXI (state-trait anger expression inventory) により，測定した怒りの表出の抑制は減少し（図12-16），STAXIによる心疾患危険率の予測得点についても低下が認められた（図12-17）．また，自律訓練導入後，約7週目に両手の重感・温感がやや自覚できるようになり，実際に指先の温度も上昇が認められた．その後，1年間で第6公式（p.360）までマスターし，顕著にリラクセーション効果が認められ，副交感神経系機能向上効果が持続した．

　さらに，プログラム施行前では運動習慣が全くなかったが，指導の結果，歩数計が携帯され，

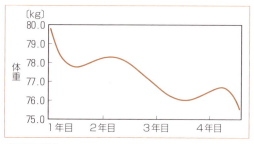

図 12-12　4 年間における体重の変化

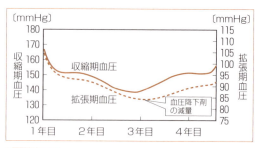

図 12-13　4 年間における血圧の変化

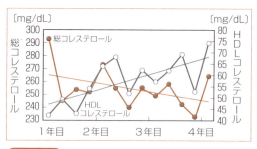

図 12-14　4 年間における総コレステロールおよび HDL コレステロールの変化

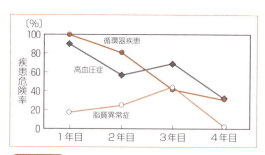

図 12-15　タイプ A 行動の変化

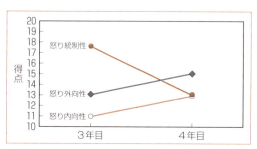

図 12-16　STAXI による怒りの表出の変化

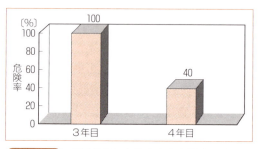

図 12-17　STAXI による心疾患危険率の変化

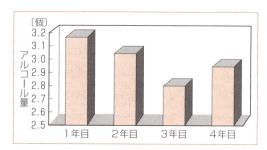

図 12-18　4 年間におけるアルコール摂取量（1 日平均）

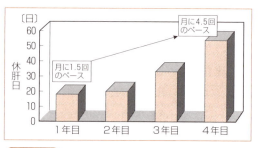

図 12-19　4 年間における休肝日の推移

1日平均6,000歩の歩行や別施設において週1回水泳教室に通うなど，運動習慣の定着が認められた。食事面では，週1日休肝日を設けるようになり，飲酒量の減少が認められた（図12-18，12-19）。主訴である胸痛発作は消失し，亜硝酸剤の使用が全くなくなり，降圧剤などの薬物も減量が可能になった。

（4） 心リハの認知行動療法的介入における留意点

　今回紹介したプログラムの成果はほぼ満足のいく結果であった。3側面の行動レベル介入において，認知行動療法的アプローチを基礎に構成されており，行動の変容に有効なアプローチであることが認められた。プログラム施行にあたって重要なポイントは，変容すべき目標行動の選定は各個人により異なるため，詳細な行動分析の上，的を射た目標にすることと同時に患者との十分な相談の上，自己決定されるように援助することである。その際，カウンセラーの介入を徐々に低下させるフェーディングの手法を用いる。このフェーディングは，初めは助言やヒントを与えて補助するが，学習が形成されるにつれて徐々に助言などを与えないようにすることで，カウンセラーや指導者の介入を徐々に減らし，患者独自に行動できるように援助する方法である。

　また，その行動を変容する必要性について十分に対象者本人に説明することが大切である。このような働きかけは，目標設定時はもとより，毎回繰り返すことが必要である。これらの手法は，認知行動療法の目標設定（goal setting）の応用である。さらに，目標を複数提示する場合には，その中に必ず容易に達成できるものを含めておくことも必要である。すべて困難な目標では，行動変容への動機づけが低下してしまうおそれがあるからである。そして，徐々に難しい目標へと変化させる。これは行動療法でのシェイピング法の応用である。さらに自分でその問題をチェック（自己監視法：self-monitoring）することは，動機づけの向上に効果的であり，行動変容の学習を促進させる。目標のチェックは，毎日ホームワーク（宿題）として行わせ，その結果は，1週間ごとに報告させる。

　この行動記録表やホームワーク（宿題）の導入は，各認知行動療法において必ず用いられる有効な手法である。特にホームワーク（宿題）は，自己監視法と同様に認知行動療法において重要な技法のひとつで，患者のセルフコントロール能力を高めるために，治療の各過程において段階的なホームワーク（宿題）を患者に課す手法を用いる。ホームワーク（宿題）を通して患者が得た経験を題材にして治療を進める目的もある。

　また，コントロールが達成できた場合には言語的報酬を与え，できなかった場合にはその要因についてカウンセラーとともに再検討する。ここで行動が達成できた場合の即時のプラスのフィードバックは特に重要である。「よくできました」という言語的報酬のほかにも敢闘賞のスタンプを行動記録表に押したり，簡単なプレゼントや割引券を渡したりしても効果的である。なお，言語的報酬は豊かな人間関係に基づいていなければならないことはいうまでもない。単なる言語的な刺激というだけでは効果が期待できない。

　しかし，タイプA行動変容研究でも指摘されているように，心疾患の予防や再発に対して，自己の行動パターンを変容させる必要性を認めたとしても，その本来の心理的特性から，その変容に大きな抵抗を示し，実際にプログラムの効果が現れにくい場合がある。プログラムの施行にあたっては，ただ単純にリラクセーションをさせたり，高いタイプA行動や怒りの抑制を機械

的に低下させたりしても，逆に行動の抑制に基づくストレスを増加させてしまう場合があることを念頭に置く必要がある。そのような場合には，プログラムについての意義を繰り返し述べ，根気強く意識変容を導く必要がある。また，変容されるべき行動であっても，職場など実生活において以前から強固な強化が与えられているとも考えられる。したがって，全面的な否定的評価を与えるより，その行動に十分理解を示しながらも，より生産性を向上させるため，場面に応じた行動コントロールが可能になるように部分的な行動改善から指導する必要がある。プログラムを遂行するには，配偶者の協力が非常に重要である。すなわち，日々の家族からの行動に対する指摘は非常に大切であり，修正すべき行動の消去を促進する効果が高い。また，家族からのソーシャルサポート（特に情緒的サポート）に接することで，人間関係への再認識が促進されることも期待される。

❸ AMT の応用

攻撃性や敵意の治療的介入については，当初タイプ A 行動の下位要素としてタイプ A 行動修正に関する研究に含まれ，認知行動療法を応用したプログラムが行われている。このアプローチは，不安をコントロールするために開発された治療法 AMT (anxiety management training) を応用したもので，筋弛緩訓練法と不安のイメージトレーニングを併用したものである。この AMT を応用し，一般健常者を対象とし，怒りのコントロールを試みている。その結果，この方法が怒りや敵意をコントロールする効率的で有効な手段であると結論づけている。

❹ 各認知行動療法的手法のコラボレーション

怒りや攻撃性に対する各認知行動療法的手法を用いた行動変容の研究では，学生を対象として，週1回1時間のプログラムを6回のセッションで，9～10名程度の小グループで行われている。本プログラムでは，①スイン (Suinn) の AMT を応用した感情修正 (AM : affect modification) プログラム，②マイケンバーム (Meichenbaum) のストレス免疫療法における認知的手続き部分やゴールドフリード (Goldfried) らの系統的理論的再体制化 (SRR : systematic rational restructuring) を応用した認知修正 (CM : cognitive modification) プログラム，③統制群，の3条件を設定し，怒りの低下について比較検討した。

AM では，スインの AMT の不安喚起場面を怒り喚起場面に代えて実施し，漸進的リラクセーション法，リラクセーション対処スキル，リラクセーションイメージング，深呼吸法の習得後，怒りのイメージ場面に対して各リラクセーションを拮抗させる。そして，実際の怒り場面にも応用する。その際，徐々に治療者の介入を低下させるフェーディングや，怒り喚起場面を徐々に増強させる系統的脱感作の手法を取り入れている。また，CM では，2つのセクションからなり，怒りに関連する一般的な状況の確認を行い，より適応的な認知の再構成を行う。次に，特定場面での適応的認知を確認し，さまざまな状況において怒りイメージを喚起させ，適応的な認知を訓練する。

以上のような治療的介入の結果，2つの治療群には差は認められないものの，統制群にくらべ，

4週間後のフォローアップでは一般的な怒りや状態怒り，怒りによる身体症状，敵対的口調などが有意に低下していた。さらに，1年後のフォローアップでも一般的な怒りについては低下が維持されていたと報告している。

また，敵意得点の高い学生を対象として，週1回90分プログラムを8セッション行った研究もある。具体的には治療条件では，説明，モデリング，セルフ・デモンストレーション，ホームワークなど，認知行動療法の技法を用いている。その結果，治療群は統制群にくらべ，anger-out（怒りの表出）や敵意得点が有意に低下したと報告している。

❺ 認知行動療法の心血管疾患患者への応用

心血管疾患患者に対して認知行動療法的手法を応用した研究では，心臓病再発防止プロジェクト（RCPP：the recurrent coronary prevention project）のタイプAカウンセリング群において，心疾患の発症に重要な要素である敵意や時間的切迫感などが低下したことを見出し，1年後のフォローアップでも，その傾向は維持されていた。さらに，心筋梗塞の再梗塞を44%も低下させ，特に冠動脈バイパス術（CABG：coronary artery bypass graft surgery）後の患者では，心血管疾患による死亡率も有意に低下していたと報告している。

さらに，上記と同様な方法を用いて，敵意の高い心血管疾患患者に対して治療的介入を行っている報告もある。その結果，治療群は統制群にくらべ，2カ月後のフォローアップで有意に敵意得点が低下しており，拡張期血圧（DBP）についても有意な低下が認められた。また，敵意の低下とDBPの間には有意な正の相関が認められたと報告している。これらの結果から，認知行動療法的アプローチが，心血管疾患発症に関係する敵意や怒りのコントロールにおいて心血管疾患患者に対しても十分効果があり，その予後に重要な影響を与えると結論づけている。

❻ 心疾患と怒り・敵意・攻撃性

冠動脈疾患（CHD：coronary heart disease）を引き起こしやすい心理的特徴としてタイプA行動パターン（TABP）が指摘されたが，その後，怒り・敵意・攻撃性が最も高い予測因子であると結論づけられた。特に，皮肉的に考え，怒りを感じ，敵意をもって行動するなどの一連の敵意性は，動脈硬化症や不安定狭心症と有意に関連し，独立してCHD発症や死亡率を予測すると報告されている。したがって，1990年代以降，欧米ではTABPに関する研究はほとんど認められず，CHDとの関連性では用いられないのが現状であり，代わって怒りや敵意と心疾患との関連性が重視されるようになった。

❼ 心疾患とタイプDパーソナリティ

さらに近年，欧米の研究では，抑うつ，タイプA行動，怒り・敵意に代わって，タイプDパーソナリティ（distress）と抑制型対処行動が心疾患の発症要因として注目されるようになった。731名のCHD患者を5〜10年，平均6.6年追跡し，タイプDパーソナリティなどの心理的要因

表 12-7 心臓死と心イベントに及ぼす医学的・心理的要因

	臨床的指標	オッズ比(95%信頼区間)	p
死亡/MI[※1] ($n=91$)	抑制型対処行動	2.17 (1.10〜4.08)	0.025
	性別(男性)	1.21 (0.55〜2.66)	0.639
	年齢	0.98 (0.95〜1.01)	0.269
	タイプDパーソナリティ	3.80 (2.17〜6.64)	0.0001
	左室駆出率(LVEF[※2])低下	1.81 (1.10〜3.00)	0.021
	運動耐容能[※3]の低下	2.63 (1.61〜4.31)	0.0001
	三肢病変の有無（あり）	2.22 (1.33〜3.68)	0.002
	エントリー時のMI[※1]指標	1.89 (1.09〜3.28)	0.024
心事故 ($n=67$)	抑制型対処行動	2.16 (1.01〜4.65)	0.047
	性別(男性)	2.17 (0.72〜6.54)	0.168
	年齢	0.97 (0.94〜1.00)	0.074
	タイプDパーソナリティ	3.96 (2.08〜7.53)	0.0001
	左室駆出率(LVEF[※2])低下	2.23 (1.27〜3.94)	0.006
	運動耐容能[※3]の低下	2.56 (1.46〜4.49)	0.001
	三肢病変の有無（あり）	2.01 (1.12〜3.61)	0.020
	エントリー時のMI[※1]指標	2.14 (1.11〜4.13)	0.023

[※1] MI は acute myocardial infarction の意。
[※2] LVEF は 54% 以下を低下とした。
[※3] 高齢男性では 120 W 以下，若年男性では 140 W 以下，高齢女性では 80 W 以下，若年女性では 100 W 以下。
抑制型対処行動とタイプDパーソナリティのオッズ比から，MIによる死亡および心事故に対する影響は有意に高い。

と予後の関連性について検討した。タイプDパーソナリティとは，ネガティブな感情（落ち込み，心配，いらいら）の自覚が高く，対人関係において不安で寡黙な傾向をもつ。また抑制型対処 (repressive coping) は，不安，怒り，抑うつなどのネガティブな感情を抑制するため，これらのネガティブな感情の表出や言語的表現が低い傾向を示す。抑制型対処行動とタイプDパーソナリティは，心疾患による死亡率や心事故の発生率に対する非常に高い予測要因であり，LVEF (left ventricular ejection fraction) や運動耐容能の低下，三肢病変の有無などよりも強い関連性を示した（表 12-7）。

❽ 心疾患患者におけるタイプDパーソナリティの心理的介入プログラム

近年，注目されているタイプDパーソナリティについて，包括的心リハにおける心理的介入プログラムと通常のケアの比較研究について大規模なメタアナリシスが行われている。マルチコンポーネント心理療法（うつや不快感情に対するストレスマネジメント，認知行動療法，行動療法などから数種類の手法を専門家が実施），および生理学的あるいは自己コントロール心理療法（瞑想，自律訓練法，バイオフィードバック，呼吸法，ヨガ，筋リラクセーション）を実施した場合と一般的な医学的ケアあるいは薬物，運動，栄養に関する患者教育を実施した場合における心理的効果や死亡率，心事故（心停止，心筋梗塞，狭心症，重い不整脈などの症状による再入院）の発症率について比較検討した。心理的介入を加えたプログラムにおいて，男性では抑うつ

とソーシャルサポート，女性ではディストレス（タイプDパーソナリティ）とソーシャルサポート，全体でソーシャルサポートやQOLがそれぞれ有意に改善した。さらに，心理的効果のみならず，死亡率が27％低下し，心事故の発生率は43％も低下した。また，心理的介入を加えたプログラムを行った場合で，タイプDパーソナリティが低下した群では，54％も死亡率を低下させると報告している。このことからタイプDパーソナリティに対する心理的介入を行うことにより，心疾患の予防，再発の防止への効果が示されている。

参考文献

1) 栄養指導のための行動療法入門/足達淑子編（1998）医歯薬出版
2) ライフスタイル療法—生活習慣改善のための行動療法/足達淑子編（2001）医歯薬出版
3) 石原俊一ほか：学習・発達心理学序説/藤村邦博，大久保純一郎編（1995）小林出版
4) 石原俊一，橋本哲男，今井優，野原隆司：心疾患患者における運動療法の心理的効果とその限界―総合的プログラム構築の試み―，心療内科学会誌，5：25-30（2001）
5) 石原俊一ほか：攻撃性の行動科学―健康編―/島井哲志，山崎勝之編（2002）ナカニシヤ出版
6) サプリメントアドバイザー必携 第3版増補/日本サプリメントアドバイザー認定機構編（2010）薬事日報社
7) 石原俊一ほか：心臓リハビリテーション/濱本紘，野原隆司監修（2007）最新医学社
8) 石原俊一ほか著：CLINICAL REHABILITATION別冊 呼吸・循環障害のリハビリテーション/江藤文夫，上月正博，植木純，牧田茂編（2008）医歯薬出版
9) 石原俊一：心疾患患者における心理特性とその行動変容 作業療法ジャーナル，46：17-23（2011）
10) 磯博行：他領域で学ぶ人のための行動科学入門（2002）二瓶社
11) 内山喜久雄：行動療法 講座サイコセラピー2（1988）日本文化科学社
12) 学習心理学/学習理論研究グループ編（1968）川島書店
13) 新しい治療法としての行動医学―各科における臨床的応用/日野原重明，篠田知璋監訳（1981）医学書院
14) 国分康孝：カウンセリングの理論（1980）誠信書房
15) 国分康孝：カウンセリングの技法（1979）誠信書房
16) 佐々木雄二：自律訓練法の実際（1976）創元社
17) 佐々木雄二：自律訓練法の臨床（1996）岩崎学術出版社
18) 筒井末春，大谷純：行動科学概論（2011）人間総合科学大学
19) 宗像恒次：新行動変容のヘルスカウンセリング（1997）医療タイムズ社
20) 健康心理カウンセリング概論/日本健康心理学会編（2003）実務教育出版
21) 教育心理学（上）テキストブック心理学（1）/藤永保ほか編（1978）有斐閣
22) 健康心理学入門/本明寛，間宮武監訳（1992）金子書房
23) 現代心理学アプローチ 行動科学への招待 改訂版/米谷淳ほか編著（2012）福村出版

国内外の関連法規
――食品の健康表示と安全性――

第13章

池田秀子・梅垣敬三

1 背景

　食品の健康に及ぼす機能や安全性に関連する制度には，多くの法律が関与している。健康に関する機能を評価して消費者庁（2009年8月までは厚生労働省）が表示を許可する特定保健用食品は，1991年に栄養改善法において制度として定められ，また，2001年に食品衛生法に規格基準型の栄養機能食品が制定され，特定保健用食品とあわせて，保健機能食品と呼ばれることになった。これにより，日本において規格基準型と個別評価型の健康表示の総括的制度が確立した。その後，いわゆる健康食品を主な対象として，その安全性を確保するために，「健康被害のおそれ」がある場合は販売禁止の措置がとれるように食品衛生法が2003年に改正された。さらに，いわゆる健康食品の「健康保持増進効果」などについて虚偽や誇大な広告を禁止する事項が，同じ年に栄養改善法を引き継いだ法律である健康増進法に追加された。医薬品，医療機器等の品質，有効性及び安全性の確保等に関する法律（旧薬事法，2014年11月25日施行，以下，医薬品医療機器等法）においても，医薬品との区分に関する規制と効能・効果の表示についての規制があり，一般的な食品の形態であっても，医薬品医療機器等法の規制の対象となり得る。

　一方，2003年に食品の安全性を確保するために施行された食品安全基本法により，内閣府に食品安全委員会が設置され，特定保健用食品の安全性評価は食品安全委員会で行われることになった。また，同年，公正取引委員会は，食品の健康増進にかかわる表示の科学的裏づけの根拠提出を企業に義務づけることを主眼とする景品表示法の改正を行った。このほかに関連する法律としては，食品の品質表示に関する，農林物資の規格化等に関する法律（JAS法）がある。2013年6月，JAS法，健康増進法，食品衛生法の3法の食品表示に関する規定を整理・統合した食品表示法が公布され，2015年4月に施行された。また，本法律により機能性表示食品が定めら

れた。

　健康に関連する食品としては，特定保健用食品，栄養機能食品，機能性表示食品，保健機能食品，機能性食品，いわゆる健康食品，栄養補助食品，サプリメントなど，数多くの用語が用いられている。これらのうち，特定保健用食品，栄養機能食品と機能性表示食品は，行政が定めた制度に基づいて定義され，一定の健康表示が許可されている食品である。それ以外の用語が付された食品は，法律によって定義された食品ではない。栄養補助食品という言葉は米国のダイエタリーサプリメント（dietary supplement）が日本に紹介された当時，その訳語として，カプセル，錠剤などの形態の食品を対象に用いられていた。いわゆる健康食品とは，一般に健康に良いとされるが，法律に定義されていない食品をいう。機能性食品もいわゆる健康食品と同じような意味で使われることがあるが，本用語は1980年代に文部省（現文部科学省）の支援による研究班によって初めて定義され，体調を調節する食品の三次機能をもった食品を示すが，法律によって定められたものではない。

2　健康増進法

❶ 背景と目的

　健康増進法は，特別用途表示制度および栄養表示制度などを含む栄養改善法の内容を引き継いだ法律として2002年に制度化された。この法律の目的は「国民の健康の増進の総合的な推進に関し基本的な事項を定めるとともに，国民の栄養の改善その他の国民の健康の増進を図るための措置を講じ，国民保健の向上を図ること」である（第1条）。健康増進に関する施策を法律の条文で明文化するために，生活習慣病（がん，脳卒中，心臓病など）の予防を推進することやタバコ対策の一環として受動喫煙の防止が条文に加えられることで，健康増進法として制定された。

　なお，健康増進法のもとに置かれていた栄養表示基準は，食品表示法の施行（2015年4月）に伴い，その具体的な表示ルールとして策定された「食品表示基準」に取り込まれた。

❷ 関係者の責務

　国民の責務として，「健康な生活習慣の重要性に対する関心と理解を深め，生涯にわたって，自らの健康状態を自覚するとともに，健康の増進に努めなければならない」と定められている（第2条）。国および地方公共団体の責務としては，「教育活動および広報活動を通じた健康の増進に関する正しい知識の普及，健康の増進に関する情報の収集，整理，分析および提供ならびに研究の推進ならびに健康の増進にかかる人材の養成および資質の向上を図るとともに，健康増進事業実施者その他の関係者に対し，必要な技術的援助を与えることに努めなければならない」と定められている（第3条）。

❸ 国民健康・栄養調査

　栄養改善法に定められた国民栄養調査を拡充して，生活習慣病の発生状況も含めた健康全般に関する調査も加えることとして，「国民の健康の増進の総合的な推進を図る」ことが加えられ，その目的のために「厚生労働大臣は，基礎資料として，国民の身体の状況，栄養摂取量および生活習慣の状況を明らかにするため，国民健康・栄養調査を行う」と定められている（第10～16条）。

❹ 食事摂取基準

　食事摂取基準とは「生涯にわたる国民の栄養摂取の改善に向けた自主的な努力を促進するため，国民健康・栄養調査，その他の健康の保持増進に関する調査および研究の成果を分析し，その分析の結果を踏まえ，食事による栄養摂取量の基準」と定められ，「厚生労働大臣は，これを定めるものとする」とされている（第16条の2）。1970年より6回にわたって，「日本人の栄養所要量」が公表されていたが，2004年に改定されて以来，「日本人の食事摂取基準」として，2005年版，2010年版，2015年版（2015年4月施行）が公表されている。

❺ 保健指導

　従来の栄養改善法による市町村の栄養相談および都道府県等の専門的な栄養指導などに関する規定を拡充して，生活習慣の改善に関する相談・保健指導を行う市町村，特に専門的な知識・技術を必要とする栄養指導などの保健指導を行う都道府県の役割が定められている（第19条）。

❻ 特定給食施設

　特定かつ多数の者に対して，継続的に食事を供給する施設のうち，栄養管理が必要なものとして特定給食施設を定め，事業の開始，変更の届け出，管理栄養士の配置の基準などが定められている（第20～22条）。

❼ 受動喫煙

　学校，官公庁施設，百貨店，飲食店など，多数の者が利用する施設の管理者は，受動喫煙を防止するための努力義務を負うことが定められている（第25条）。

❽ 特別用途食品

　特別用途食品とは，乳児，幼児，妊産婦，病者などの発育，健康の保持・回復などに適するという特別の用途について表示するもので，「病者用食品」，「妊産婦，授乳婦用粉乳」，「乳児用調

製乳」,「えん下困難者用食品」がある（p.289, 図 9-8）。法律上は特定保健用食品も含まれるが，審査・許可に関しては別途の制度として運用されている。特別用途食品として食品を販売するには，「その表示についての製品見本，商品名，原材料の配合割合および当該製品の製造方法，成分分析表，許可を受けようとする特別用途表示の内容，その他内閣府令で定める事項を記載した申請書」を提出して，国の許可を受ける必要がある。許可基準があるものについては，許可基準の適合性を審査して許可を受け，許可基準のない病者用食品については，個別の製品ごとに評価されて許可を得ることができる（第 26～30 条）。

　2009 年に，内閣府の外局として，消費者庁が設置されたことにより，健康増進法に規定される食品の表示に関する事項は，厚生労働省から消費者庁に移管されたため，特定保健用食品も含めた特別用途食品に関する業務は，消費者庁が担当することになった。

（1） 病者用食品

　規格基準型の病者用食品には，アレルギー患者のための「アレルゲン除去食品」，たんぱく質の摂取制限を必要とする腎臓病患者のための「低たんぱく質食品」，乳糖不耐症・ガラクトース血症患者のための「無乳糖食品」，通常の食事で十分な栄養をとることが困難な患者のために栄養素をバランスよく配合した「総合栄養食品」がある。

　個別評価型の病者用食品には，麦芽由来の食物繊維から調製した潰瘍性大腸炎患者用食品，低リン食を指示されている患者のための慢性腎不全患者用食品，水・電解質を補給・維持するのに適した脱水状態の病者のための食品，胃食道逆流症の乳児のためのとろみ成分配合ミルクがある。

（2） 特定保健用食品

　特定保健用食品は，国が個々の製品ごとに申請を受け，専門家により構成された委員会を開いて，その製品の有効性と安全性の科学的根拠を評価して，表示を許可する制度である。特定保健用食品は健康増進法により定められているが，衛生上の観点からは食品衛生法によっても規制を受け，2015 年から施行された食品表示法に従わなければならない。許可されるためには，食生活の改善が図られ，健康の維持増進に寄与することが期待できるものであって，8 項目の申請書類が必要となる（詳細は p.271，表 9-6 参照）。

　特定保健用食品の詳細については「第 9 章 健康食品」（p.261）を参照。

❾ 誇大表示の禁止

　何人も，食品として販売に供する物に関して，広告その他の表示をするときは，健康の保持増進の効果等について虚偽誇大広告をすることが禁止されている（第 31 条）。

　2003 年に食品安全基本法が制定されるのと同時に，健康増進法の改正が行われ，いわゆる健康食品に関する「健康保持増進効果」について，虚偽または誇大な広告などの表示の禁止を明確にした。同時に，以下の運用指針と留意事項を発表し，法改正のガイドラインとした。

(1)「健康の保持増進の効果」とは

次の項目であり，原則として一般の食品にはこれらの効果に関する表示は禁止されている。

①疾病の治療または予防を目的とする効果

　例「糖尿病，高血圧，動脈硬化の人に」

②身体の組織機能の一般的増強・増進を主たる目的とする効果

　例「疲労回復」「強精（強性）強壮」「体力増強」「食欲増進」「老化防止」「免疫機能の向上」

③特定の保健の用途に適する効果（特定保健用食品，機能性表示食品は除く）

　例「おなかの調子を整える」「血圧が高めの方に」

④栄養成分の効果（栄養機能食品，特定保健用食品は除く）

　例「カルシウムは骨や歯の形成に必要な栄養素です」

(2)「虚偽・誇大な広告の禁止」とは

健康の保持増進の効果などに関する広告，そのほかの表示について，著しく事実に相違する表示をし，または著しく人を誤認させるような表示をしてはならないことを規定している。

①「事実に相違する」とは，十分な実験結果などの根拠が存在しないにもかかわらず表示する場合や，体験談をねつ造した資料を表示した場合など。

②「人を誤認させる」とは，「印象」や「期待感」と健康の保持増進の実際の効果などに相違があることを指す。

③広告の範囲は，次の3項目に該当すれば広告と判断される。
- 顧客を誘引する（顧客の購入意欲を亢進させる）意図が明確にあること。
- 特定食品の商品名などが明らかにされていること。
- 一般人が認知できる状態であること。

④広告の具体的な例は，次の通りである。
- 商品，容器または包装による広告など，およびこれらに添付したものによる広告など
- 見本，チラシ，パンフレット，説明書面，ダイレクトメール，ファクシミリ
- ポスター，看板，プラカードおよび建物または電車，自動車などの記載，ネオンサイン，アドバルーン
- 新聞紙，雑誌，その他の出版物，放送（有線放送を含む），映写または電光広告
- インターネット，パソコン通信
- そのほか，特定の商品名が記載されていない書籍や冊子，ホームページでも容易にアクセスが可能な場合や，販売業者の連絡先が掲載されている場合も含まれる。

なお，健康増進法第31条第1項には「何人も」と規定されている。このため，同項が対象とする者は，食品等の製造業者，販売業者に限定されるものではなく，例えば，新聞社，出版社，放送事業者，インターネット媒体等の広告媒体事業者等も対象となり得ることに注意する必要がある。

3　食品衛生法

❶ 背景と目的

　食品衛生法は，「飲食に起因する衛生上の危害の発生を防止し，公衆衛生の向上および増進に寄与すること」を目的として1947年に定められた。すべての飲食物が対象であり，それ以外にも，食品添加物，食品のための洗浄剤，器具，容器包装，輸入，不特定または多数の者に食品を提供する施設などについて定められている。

　2003年の改正により目的が「食品の安全性の確保のために公衆衛生の見地から必要な規制その他の措置を講ずることにより，飲食に起因する衛生上の危害の発生を防止し，もって国民の健康の保護を図ること」（第1条）に変更された。従来の目的である「公衆衛生の向上および増進に寄与する」と比較して，「国民の健康の保護を図る」というより広範囲で，高度な目標を掲げ，行政がその目的を達成するために「必要な規制，その他の措置を講ずる」という役割が記載されている。

　2009年には，消費者庁の設置に伴い，「食品，添加物等の表示に関すること」および「虚偽または誇大な表示」に関する所管業務は厚生労働省から消費者庁に移管された。

❷ 関係者の役割

　国，都道府県等の役割として，「教育活動および広報活動を通じた食品衛生に関する正しい知識の普及，食品衛生に関する情報の収集，整理，分析および提供，食品衛生に関する研究の推進，食品衛生に関する検査の能力の向上ならびに食品衛生の向上にかかわる人材の養成および資質の向上を図るために必要な措置を講じなければならない」と定められている（第2条）。

　食品等事業者の役割は，①「自らの責任においてそれらの安全性を確保するため，販売食品等の安全性の確保に係る知識および技術の習得，販売食品等の原材料の安全性の確保，販売食品等の自主検査の実施その他の必要な措置を講ずる」，②「販売食品等に起因する食品衛生上の危害の発生の防止に必要な限度において，販売食品等やその原材料の販売を行った者の名称，その他必要な情報に関する記録を作成し，保存する」，③「②に規定する記録の国，都道府県等への提供，食品衛生上の危害の原因となった販売食品等の廃棄その他の必要な措置を適確かつ迅速に講ずるよう努めなければならない」と定められている（第3条）。

❸ 適応範囲と定義

　この法律で食品とは，すべての飲食物をいう。「ただし，医薬品，医療機器等の品質，有効性及び安全性の確保等に関する法律に規定する医薬品，医薬部外品及び再生医療等製品は，これを含まない」と定められている（第4条）。「医薬品，医療機器等の品質，有効性及び安全性の確保等に関する法律」の定義（第2条）で，医薬品とは「疾病の診断，治療または予防に使用されることが目的とされているもの」や「身体の構造または機能に影響を及ぼすことが目的とされてい

るもの」と定義されている。しかしながら，食品成分には身体の構造や機能に影響を及ぼすものが多い。例えば，カルシウムは身体の基本構造である骨を形成するのに必要であり，たんぱく質は筋肉をはじめとするすべての身体の構造に関与している。また，ブドウ糖は脳の機能を正常に維持するためのエネルギーとなる。したがって，身体の構造や機能に影響を及ぼすことを目的としたものは，食品でなく，医薬品であると法律で定められている現状は，科学的事実と法律の定義との間に乖離が生じていることになる。

この法律で取り扱うものについて定義がなされている。添加物は「食品の製造の過程においてまたは食品の加工もしくは保存の目的で，食品に添加，混和，浸潤その他の方法によって使用するもの」，器具は「飲食器，割ぽう具その他食品または添加物の採取，製造，加工，調理，貯蔵，運搬，陳列，授受または摂取の用に供され，かつ，食品または添加物に直接接触する機械，器具その他のもの」，容器包装は「食品または添加物を入れ，または包んでいるもので，食品または添加物を授受する場合そのままで引き渡すもの」などと定められている（第4条）。

❹ 食品と食品添加物

食品または添加物は，製造・加工・流通などにおいて「清潔で衛生的に」取り扱われなければならず（第5条），「腐敗し，もしくは変敗したもの」「有毒なもの」「病原微生物により汚染されているもの」「不潔，異物の混入または添加されたもの」は販売してはならない（第6条）などが定められている。

（1） 特殊な方法で摂取する食品

「一般に飲食に供されることがなかったもので，人の健康を損なうおそれがない旨の確証がないもの，またはこれを含むものが新たに食品として販売され，または販売されることとなった場合において，食品衛生上の危害の発生を防止するため，必要があると認めるときは，薬事・食品衛生審議会の意見を聴いて，それらのものを食品として販売することを禁止することができる」と定められている（第7条）。

ここで，「一般に飲食に供されることがなかったもの」とは，特殊な方法により摂取する食品などを主に指す。特殊な方法とは通常の食品や天然物の成分を抽出，濃縮するなどの方法であって，主に錠剤，カプセル剤等の形状の食品を対象としている。「人の健康を損なうおそれがない旨の確証がないもの」とは，当該食品を原因とした健康被害発生の疑いを払拭できない特定の成分について，研究機関における試験研究結果，諸外国からの情報提供，保健所などからの報告などを通じ，健康上の懸念が強く指摘または示唆された場合を指す。なお，国が安全性および効果を審査して許可した特定保健用食品など，十分な科学的評価を受けているものは，基本的に「確証がある」ものと考える。

「人の健康を損なうおそれがない旨の確証がないもの」または「一般に飲食に供されることがなかったものを含む可能性がある食品で，健康被害が生じているもの」について，危害の発生を防止する必要があると認めるときは，薬事・食品衛生審議会の意見を聴いて，流通禁止とすることができる（第8条）。したがって，錠剤，カプセル剤等の形状の食品，特にいわゆる健康食品

については，健康被害の原因となる成分が特定されなくとも，安全性に問題がないことの確証がなければ，流通禁止にできる。

この流通禁止の措置が最初に適用された例としては，息切れや呼吸困難などの症状を呈し，閉塞性細気管支炎発症の原因が強く疑われたアマメシバの粉末化食品がある。厚生労働省はアマメシバによるものと疑われる健康被害事例を受けて，被害の拡大を防ぐため，食品安全委員会と薬事・食品衛生審議会の意見を聴取した上，台湾において同様の被害事例が多数認められたことも踏まえて，食品衛生法に基づき，2003年9月にアマメシバのいわゆる健康食品としての販売を禁止した。

（2）食品添加物

第10条において，食品添加物として厚生労働大臣が定めたもの以外，販売，製造，輸入，加工などは禁止されており，この対象には，化学的合成品だけでなく天然物も含まれる。したがって，未指定の添加物を製造，輸入，使用，販売などをした場合には違反となる。食品添加物には，厚生労働大臣が指定した添加物のほかに，既存添加物がある。1995年の法改正で，天然添加物として認められていた食品添加物489品目が移行して既存添加物として認められた。2007年の改正により，これらの既存添加物のうち，約130品目の安全性の見直しが行われることになった。「人の健康に問題のあるもの，流通実体のないもの」と確認されたものは既存添加物から削除される。また，国際的に安全性が評価，承認されているが，わが国では認められていなかった食品添加物を新規に指定することで，わが国でも使用できるようになり，基準または規格が定められた添加物について食品添加物公定書を作成し，その基準および規格を収載するものと定められている（第21条）。

❺ 残留農薬

「農薬，飼料添加物，動物用医薬品（以下，農薬等）が，人の健康を損なうおそれのない量であるとして厚生労働大臣が定める量を超えて農薬等が残留する食品は，これを販売するために製造，輸入，加工，販売等をしてはならない」と定められている（第11条）。

従来の残留農薬の規制は，定められた残留基準のある農薬のみに食品中の残留量の規制があり，基準が定められていない農薬が検出されても，国内で登録された農薬であれば取り締まる規則はなかった。また，国内で登録されていない農薬の使用は農薬取締法で規制できるが，国外で使用された農薬等が輸入食品に残留していても，その食品の販売を法律で規制することはできなかった。

2003年の食品衛生法改正によって，基準が設定されていなかった農薬等も含めて食品中の残留基準が作成され，この基準を超えて農薬等が残留している食品，および基準の設定されていない農薬等を一定量以上含む食品の流通を禁止する制度が公布3年の後，2006年に施行された。基準の定められた農薬等のリストを作成し，それ以外の残留農薬等を含む食品の販売を規制する制度を**ポジティブリスト制度**と呼ぶ。すでに食品衛生法に基づき設定されている農薬等の残留基準に加えて，コーデックス基準や農薬取締法に基づく農薬の登録基準，旧薬事法に基づく動物用医薬品の基準，米国，EUなど諸外国の基準などを参考に暫定的な基準が設定された。また，遺

伝毒性のある発がん物質および国際機関で ADI（acceptable daily intake：1日摂取許容量）が設定できないと評価されている農薬等については，「不検出」という暫定基準を定めた．

この制度改正により，従来，残留基準が設定されていなかった農薬等も含めて，残留基準が設定されたポジティブリストに記載されている農薬等がその基準を超えて残留している食品およびポジティブリストに記載のない農薬等が含まれる食品の流通を禁止することができるようになった．なお，残留基準が定められている農薬等はその基準に従うが，残留基準が定められていない農薬等については，食品衛生法に基づき「人の健康を損なうおそれのない量」を定め規制される（一律基準）．一律基準は 0.01ppm（食品 1kg 当たり農薬等が 0.01mg 含まれる濃度）であり，これを超えて残留する食品は販売等が規制される．

❻ 総合衛生管理製造過程

平成 30 年 6 月 13 日に公布された食品衛生法等の一部を改正する法律で，これまでの総合衛生管理製造過程承認制度に関する規定（現行の第 13 条及び第 14 条）が削除され，同制度は廃止される．そして，原則として全ての食品等事業者は HACCP（Hazard Analysis and Critical Control Point）に沿った衛生管理に取り組むこととなった．なお，改正食品衛生法の施行日は，「公布の日から起算して 2 年を超えない範囲内において政令で定める日」であり，廃止は 2 年以内の施行日となる．ただし，施行日前までに承認・更新の手続きが全て完了している場合は，経過措置規定により，その承認・更新の日から 3 年間は効力を有する．

❼ 表示および広告

内閣総理大臣は，消費者委員会の意見を聴いて，器具または容器包装に関する表示について，必要な基準を定めることができ，基準が定められた器具または容器包装は，その基準に合う表示がなければ，販売，陳列，営業上使用してはならないと定めている（第 19 条）．また，食品，添加物，器具または容器包装に関しては，公衆衛生に危害を及ぼすおそれがある虚偽のまたは誇大な表示または広告をしてはならないと定められている（第 20 条）．なお，食品および添加物の表示に関しては，JAS 法，健康増進法，景品表示法などの法令とも関連していたため，消費者庁は関係法令の統一的な解釈・運用，制度運用の改善を踏まえて，①食品表示の一元化に向けた法体系のあり方，②消費者にとってわかりやすい表示方法のあり方，③一元化された法体系下での表示事項のあり方を検討し，「食品表示法」を公布し，具体的な表示ルールとして「食品表示基準」を策定した（2015 年 4 月施行，p.411）．食品表示基準により，すべての食品に共通の表示事項として，「名称」「保存方法」「消費期限または賞味期限」「原材料名」「添加物」「内容量」「栄養成分」「食品関連事業者の氏名または名称および住所」等が定められている．

❽ 検査

規格が定められた食品，添加物，器具，容器包装は，政令で定める区分に従い検査を受け，こ

れに合格したものとして厚生労働省令で定める表示が付されたものでなければ，販売，陳列，営業上使用してはならない（第25条）。また，食品衛生上の危害の発生を防止するため，必要があると認めるときは，検査を受けるべきことを命ずることができる（第26条）。さらに，必要があると認めるときは，営業者その他の関係者から必要な報告を求め，営業の場所，事務所，倉庫，その他の場所に臨検し，販売もしくは営業上使用する食品，添加物，器具，容器包装，営業の施設，帳簿書類，その他の物件を検査させ，それらを無償で収去させることができる（第28条）。

❾ 輸入の届出

販売，営業上使用する食品，添加物，器具，容器包装を輸入しようとする者は，その都度，厚生労働大臣に届け出なければならない（第27条）。

❿ 有毒・有害物質の混入防止

厚生労働大臣は，食品または添加物の製造または加工の過程において有毒な，または有害な物質が混入することを防止するための措置に関し，必要な基準を定めることができる。また，都道府県は，営業の施設の内外の清潔保持，ネズミ，昆虫等の駆除その他公衆衛生上講ずべき措置に関し，条例で必要な基準を定めることができる（第50条）。

⓫ 飲食店の営業

都道府県は，飲食店の営業を行う施設につき，業種別に，公衆衛生の見地から必要な基準を定めなければならない（第51条）。また，これらの営業を営もうとする者は，都道府県知事の許可を受けなければならない（第52条）。厚生労働大臣または都道府県知事は，営業者が規定に違反した場合は，該当する食品，添加物，器具，容器包装を廃棄させ，または食品衛生上の危害を除去するために必要な処置をとることを命ずること（第54条），営業の許可を取り消し，または営業の全部もしくは一部を禁止し，もしくは期間を定めて停止することができる（第55条）。

⓬ 中毒の届出

食品，添加物，器具，容器包装に起因して中毒を起こした患者もしくはその疑いのある者を診断し，またはその死体を検案した医師は，直ちに最寄りの保健所長にその旨を届け出なければならない（第58条）。

⓭ 罰則

（1） 3年以下の懲役または300万円以下の罰金（第71条）
①「腐敗し，もしくは変敗したもの」「有毒な，もしくは有害なもの」「病原微生物により汚染

されているもの」「不潔，異物の混入または添加されたもの」等の販売に対する違反（第6条）
　②「一般に飲食に供されることがなかったものを食品として販売すること」の禁止に対する違反（第7条）
　③「営業の許可の取消し，禁止，停止の命令・処分」に対する違反（第55条）　など

（2）　2年以下の懲役または200万円以下の罰金（第72条）
　①基準に合致しない食品，添加物，器具，容器包装の販売，使用に関する違反（第11, 19条）
　②虚偽または誇大な表示または広告（第20条）　など

（3）　1年以下の懲役または100万円以下の罰金（第73条）
　①危害の発生を防止する必要があると認めて流通禁止としたものに対する違反（第8条）
　②飲食店の営業に必要な基準・許可に対する違反（第51, 52条）　など

（4）　1億円以下の罰金（第78条）
　法人の代表者，代理人，使用人，その他の従業者が，第71, 72条などに対する違反行為をしたときは，行為者を罰するほか，その法人に対して1億円以下の罰金刑を科する。

4　食品安全基本法

❶ 背景

　BSE（牛海綿状脳症），原産地・賞味期限の偽装表示，中国産のダイエット食品による健康被害など，食品に関するさまざまな問題が生じたことから，2003年に食品の安全を確保するために食品安全基本法が施行され，内閣府の担当大臣のもとに設置された食品安全委員会が食品の安全性を確保する役割を担うことが規定された。その結果，従来，厚生労働省と農林水産省で実施していた食品のリスク評価を食品安全委員会が行い，両省に食品のリスク管理に関して必要な措置を勧告することになった。

❷ 基本理念

　食品安全基本法は次の基本理念に基づき，施策の策定にかかる基本方針などを定め，国，地方公共団体および食品関連事業者の責務ならびに消費者の役割を明らかにすることにより，食品の安全性の確保を総合的に推進することを目的としている（第1～5条）。
　①国民の健康の保護が最も重要であるという基本的認識のもとに食品の安全性を確保すること。
　②食品の安全性の確保のために必要な措置が国内外での食品供給行程（農林水産物の生産から食品の販売に至る一連の食品供給の行程）の各段階において適切に講じられること。
　③食品の安全性の確保のために必要な措置が食品の安全性の確保に関する国際的動向および国民の意見の反映に十分配慮しつつ科学的知見に基づいて講じられること。

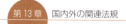

❸ 関係者の責務および役割

　国，地方自治体および食品関連事業者の食品の安全性の確保に関する責務に加え，食品安全に関する知識と理解を深め，意見を表明するように努めることを消費者の役割として明記している。
①国の責務
　　食品の安全性の確保についての基本理念にのっとり，食品の安全性の確保に関する施策を総合的に策定し，実施する（第6条）。
②地方公共団体の責務
　　基本理念にのっとり，食品の安全性の確保に関し，国との適切な役割分担を踏まえて，その地方公共団体の区域の自然的経済的社会的諸条件に応じた施策を策定し，実施する（第7条）。
③食品関連事業者（食品の安全性に影響を及ぼすおそれがある農林漁業の生産資材，食品，添加物，器具，容器包装の生産，輸入，販売，その他の事業活動を行う事業者）の責務
　　基本理念にのっとり，その事業活動を行うにあたって，自らが食品の安全性の確保について第一義的責任を有していることを認識して，食品の安全性を確保するために必要な措置を食品供給行程の各段階において適切に講じ，事業活動にかかわる食品，その他のものに関する正確かつ適切な情報を提供し，国または地方公共団体が実施する食品の安全性の確保に関する施策に協力する（第8条）。
④消費者の役割
　　食品の安全性の確保に関する知識と理解を深めるとともに，食品の安全性の確保に関する施策について意見を表明するように努めることによって，食品の安全性の確保に積極的な役割を果たす（第9条）。

❹ 施策の策定にかかわる基本的な方針

食品の安全性の確保に関する施策を策定する際は，次の基本的な方針が定められている。
①リスク評価
　　食品の安全性の確保に関する施策を策定する際は，人の健康に悪影響を及ぼすおそれがある生物学的，化学的，物理的な要因に関しての食品健康影響評価（リスク評価）が施策ごとに行われなければならない（第11条）。
②リスク管理
　　食品の安全性の確保に関する施策を策定（リスク管理）する際は，食品を摂取することにより人の健康に悪影響が及ぶことを防止，抑制するため，食品健康影響評価が行われたときは，その結果に基づいて，これが行われなければならない（第12条）。
③リスクコミュニケーション
　　食品の安全性の確保に関する施策を策定する際は，国民の意見を反映し，ならびにその過程の公正性および透明性を確保するため，情報の提供，施策について意見を述べる機会を与えるなど，その他の関係者相互間の情報および意見の交換（リスクコミュニケーション）の促進を図るために必要な措置が講じられなければならない（第13条）。

④緊急事態への対処

　食品の安全性を確保することに関する施策を策定する際は，食品を摂取することにより人の健康にかかる重大な被害が生ずることを防止するため，被害が生じ，または生じるおそれがある緊急の事態への対処および事態の発生の防止に関する体制の整備，その他の必要な措置が講じられなければならない（第14条）。

⑤関係行政機関の連携

　食品の安全性の確保に関する施策の策定は，食品の安全性の確保のために必要な措置が食品供給行程の各段階において適切に講じられるようにするため，関係行政機関の相互の密接な連携のもとに行われなければならない（第15条）。

⑥試験研究の体制の整備

　試験研究の体制の整備，研究開発の推進およびその成果の普及，研究者の養成，その他の必要な措置が講じられなければならない（第16条）。

⑦国の内外の情報の収集，整理および活用

　食品の安全性の確保に関する国内外の情報の収集，整理および活用，その他の必要な措置が講じられなければならない（第17条）。

⑧表示制度の適切な運用の確保

　食品の表示が食品の安全性の確保に関し，重要な役割を果たしていることを考慮して，食品の表示の制度の適切な運用の確保，その他食品に関する情報を正確に伝達するために必要な措置が講じられなければならない（第18条）。

⑨食品の安全性の確保に関する教育・学習

　食品の安全性の確保に関する教育および学習の振興ならびに食品の安全性の確保に関する広報活動の充実により，国民が食品の安全性の確保に関する知識と理解を深めるために必要な措置が講じられなければならない（第19条）。

⑩環境に及ぼす影響の配慮

　施策が環境に及ぼす影響について配慮して行われなければならない（第20条）。

⑪措置の実施に関する基本的事項の決定および公表

　政府は，第11条から第20条までの規定により講じられる措置の実施に関する基本的事項を定めなければならない。内閣総理大臣は，食品安全委員会および消費者委員会の意見を聴いて，基本的事項の案を作成し，閣議の決定を求め，閣議の決定があったときは，遅滞なく，基本的事項を公表しなければならない（第21条）。

❺ 食品安全委員会

　食品安全基本法に基づき内閣府にリスク評価を実施するために設置された食品安全委員会の主な役割は次の通りである（第22, 23条）。

　①食品健康影響評価（リスク評価）の実施
　②評価の結果に基づく施策の実施状況の監視と関係大臣への勧告
　③食品の安全性の確保に関する重要事項について調査審議し，関係行政機関の長に意見を述べ

ること

④上記の事務を行うために必要な科学的調査および研究

⑤上記の事務にかかる関係者相互間の情報および意見の交換の企画・実施

　食品安全委員会は内閣総理大臣が有識者から任命した7名の委員（このうち4名は常勤，3名は非常勤，任期3年）から構成され（第28, 30条），専門事項の調査審議を実施する専門委員会および事務処理を行う事務局が設置される（第36, 37条）。

> **参考　新開発食品専門調査会**
>
> 　専門委員会のひとつである新開発食品専門調査会が特定保健用食品を中心に，いわゆる健康食品も含む新開発食品に関する安全性について消費者庁，厚生労働省からの諮問を受けて，評価している。
>
> 　特定保健用食品の安全性評価の透明性を高めるために，新開発食品専門調査会において審議が行われ，2004年に「特定保健用食品の安全性評価に関する基本的考え方」が発表されている。その基本的な考えは次の通りである。
>
> ①個別食品ごとに当該食品の構成成分，当該食品または関与成分の食経験，食品形態を十分考慮し，原則として，当該食品中の関与成分について安全性の評価を行う。
>
> ②錠剤，カプセル剤，エキス，粉末等の形態は，過剰摂取される可能性の観点から，剤形・摂取量などを考慮した上で十分な評価を行う。

5　医薬品医療機器等法

❶ 目的

　医薬品，医療機器等の品質，有効性及び安全性の確保等に関する法律（以下，医薬品医療機器等法）は第1条（目的）に記載されているとおり，医薬品，医薬部外品，化粧品，医療機器および再生医療等製品（以下，医薬品等）の品質，有効性および安全性の確保ならびにこれらの使用による保健衛生上の危害の発生および拡大の防止のために必要な規制を行うとともに，医薬品，医療機器および再生医療等製品の研究開発の促進のために必要な措置を講ずることにより，保健衛生の向上を図ることを目的として定められた法律である。

　第2条（定義）には，「医薬品」は次に掲げるものと定められている。

①日本薬局方に収められている物

②人または動物の疾病の診断，治療または予防に使用されることが目的とされている物で，機械器具等ではないもの

③人または動物の身体の構造または機能に影響を及ぼすことが目的とされている物で，機械器具等ではないもの

　一方，食品衛生法においての食品の定義は，「食品とは，すべての飲食物をいう。ただし，医薬品医療機器等法に規定する医薬品および医薬部外品および再生医療等製品は，これを含まない」とされ，口から摂取される飲食物のうち，医薬品等に該当しないものが食品とされることに

なる。そのため，食品の形態であっても，「疾病の診断，治療または予防に使用されることが目的とされているもの」や「身体の構造または機能に影響を及ぼすことが目的とされているもの」は医薬品医療機器等法の規制を受けることとなる。

❷ 法律の構成

医薬品医療機器等法の第1条，第2条の目的，定義に続いて，次の項目が定められることにより，行政の承認や確認，許可，監督等のもとでなければ，医薬品等の製造や輸入，調剤での営業をしてはならないことが定められている。

　第3条　　　地方薬事審議会
　第4〜11条　薬局
　第12〜23条　医薬品等の製造販売業および製造業等
　第24〜40条　医薬品，医療機器および再生医療等製品の販売業等
　第41〜43条　医薬品等の基準および検定
　第44〜65条　医薬品等の取り扱い
　第66〜68条　医薬品等の広告
　第83条の6〜91条　罰則

❸ 食薬区分

1971年，旧薬事法に基づく食薬区分に関する通知「無承認無許可医薬品の指導取締りについて」（昭和46年6月1日，薬発第476号）が出された。これが通称46通知として知られる最初の食薬区分であり，医薬品と誤認させる効能効果を標榜した品質の保証のない製品が，健康食品と称して流通し出したことに対応するものであった。

一方，1980年には食品の三次機能が注目されるようになり，1994年には米国でダイエタリーサプリメント健康教育法（DSHEA，p.431）が施行され，日本の食薬区分が貿易障壁であるとされ，規制緩和要求がなされた。厚生労働省はこれを受けて食薬区分の見直しを行い，2001年に46通知の改正を行うとともに，「医薬品の範囲に関する基準」を定めた。その内容は次のとおりである。

（1）物の成分本質（原材料）からみた分類（医薬品成分と非医薬品成分との区別）

医薬品と食品との区分に関して，「専ら医薬品として使用される成分（原材料）」と「医薬品的な効能・効果を標榜しない限り医薬品とは判断しない成分（原材料）」（非医薬品）との2つに分類され，各リストが公表された。

「専ら医薬品として使用される成分（原材料）」の考え方としては，次の2項目がある。
　①専ら医薬品としての使用実態のある物
　　例 解熱鎮痛消炎剤，ホルモン，抗生物質，消化酵素など，専ら医薬品として使用される物
　②動植物由来物（抽出物を含む），化学的合成品などであって，次のいずれかに該当する物

ただし，一般に食品として飲食に供されている物を除く。
- 毒性の強いアルカロイド，毒性たんぱくなど，その他毒劇薬指定成分に相当する成分を含む物
- 麻薬，向精神薬および覚せい剤様作用がある物（当該成分およびその構造類似物の同様の作用が合理的に予測される物に限る）ならびにこれらの原料植物
- 指定医薬品または要指示医薬品に相当する成分を含む物であって，保健衛生上の観点から医薬品として規制する必要がある物

なお，「医薬品リスト」にも「非医薬品リスト」にも収載されていない成分本質（原材料）については，厚生労働省に照会し，その判断を求めることができ，食薬区分の判断を行った成分について，厚生労働省はリストを更新することとなっている。

（2） 医薬品的な効能・効果

容器，包装，添付文書ならびにチラシ，パンフレット，刊行物などの広告宣伝物，また，名称，含有成分，製法，起源などの記載説明において，次のような効能・効果が表示，説明，暗示されている場合は，医薬品的な効能・効果の標榜にあたるとされ，原則として，食品には表示できない。

①基本的に医薬品的な効能・効果と判断される事例
- 疾病の治療または予防を目的とする効能・効果
  例「糖尿病，高血圧，動脈硬化の人に」「胃・十二指腸潰瘍の予防」「便秘が治る」など。
- 身体の組織機能の一般的増強，増進を主たる目的とする効能・効果
  例「疲労回復」「強精強壮」「体力増強」「食欲増進」「病中・病後に」「成長促進」など。

ただし，「栄養補給」「健康維持」などに関する表現はこの限りではない。

②個別の表現で判断される効能・効果
- 栄養成分に関する表現：栄養成分の体内作用を表現しなければ，健康維持の表現または生体の構成成分であることの表現は医薬品的な効能・効果に該当しない。
- 「健康維持」「美容」の表現は，医薬品的な効能・効果に該当しない。
- 「健康増進」の表現は，「食品」の文字を明示され，食品であることが明らかなときには該当しない。

③医薬品的な効能・効果の暗示
- 名称またはキャッチフレーズ
  例「延命○○」「不老長寿」「漢方秘法」「和漢伝方」
- 含有成分の表示および説明
  例「体質改善」「健胃整腸で知られる○○○○を原料」
- 製法の説明
  例「深山の自生植物○○を主剤に，××などの薬草を独特の方法で製造」
- 起源，由来などの説明
  例「○○という古い書物によると胃を開き，消化を助ける」
- 新聞，雑誌などの記事，医師，学者などの談話，学説，経験談などを引用または掲載
  例「医学博士○○○○の談『昔から○○を食べると，がんにかからないといわれている』」

（3） 医薬品的な形状

「食品」である旨が明示されている場合，錠剤・カプセルなどの一般的な医薬的形状だけをもって，医薬品に該当するとの判断は行わないことになった。ただし，アンプルなどの通常の食品としては流通しない形状を用いる場合は医薬品と判断される。

（4） 医薬品的な用法・用量

「食前，食後に1～2個ずつ」「食事の30分後に」など，服用時期，服用間隔，服用量などの用法・用量の記載がある場合には，原則として医薬品的な用法・用量とみなす。ただし，食品でも，過剰摂取や連用による健康被害が起こる危険性，そのほか合理的な理由があるものについては，摂取の時期，間隔，量などの摂取の際の目安を表示すべき場合がある。ただし，この場合においても，「食前」「食後」「食間」など，通常の食品の摂取時期などとは考えられない表現を用いた場合においては，医薬品的用法・用量の表現とみなされる。

6　景品表示法

❶ 概要

景品表示法（不当景品類及び不当表示防止法）は，独占禁止法の具体的な問題に迅速に対応するため，独占禁止法の規制手続きの特別法として制定されている。独占禁止法の目的は「公正かつ自由な競争を促進し，事業者の創意を発揮させ事業活動を盛んにし，雇用および国民実所得の水準を高め，もって，一般消費者の利益を確保するとともに，国民経済の民主的で健全な発達を促進すること」とされている。

ほとんど効果が期待できない食品について虚偽の表示や広告をしたり，効果の科学的検証が十分に行われていない食品について誇大な表示や広告が行われたりすると，一般消費者は，このような広告につられて品質の良くない食品や，同一の品質であってもより高価な食品を買わされることになる。そのことにより，結果として虚偽，誇大な広告をしていない品物をつくっている企業の商品が売れなくなることとなる。そこで，このような行為を「不公正な取引方法」として禁止することによって，企業間の価格と品質による競争を維持し，一般消費者が良質廉価な商品を適正に選択できるようにして，一般消費者の利益を保護することとしている（第1条）。景品表示法は公正取引委員会が所管していたが，2009年に消費者庁が設置されたことにより，消費者庁に移管された。

❷ 不当表示

優良誤認表示とは，商品またはサービスの内容が事実と相違して，実際よりも著しく優良であると誤認させる表示をいい，また有利誤認表示とは，他社の商品・サービスの価格その他の取引条件よりも著しく有利であると誤認させるものをいう。これらの表示は不当に顧客を誘引し，一般消費者による自主的かつ合理的な選択を阻害するおそれがある不当な表示として禁止されてい

る。また，これらのほか，取引に関する事項について，一般消費者に誤認を与えるおそれがあるとして内閣総理大臣が指定するものも不当表示とされる（第5条）。

❸ 立証責任に関する改正

　2003年の食品安全基本法の施行に伴い，公正取引委員会は公正な競争の確保による一般消費者の利益を保護するため，合理的な根拠なく著しい優良性または有利性を示す不当表示の効果的な規制，都道府県知事による執行力の強化などを内容とする「不当景品類及び不当表示防止法の一部を改正する法律」を公布した。改正前は，不当表示として規制するためには，「実際のものよりも優良または有利と一般消費者に誤認される」ことを公正取引委員会が立証する必要があったため，判断が下されるまでに時間がかかっていた。この法改正により，公正取引委員会は，商品の内容（効果，性能など）につき著しく優良または有利であると示す表示について，15日以内に事業者に表示の裏づけとなる合理的な根拠の提出を求めることができることになった。事業者が合理的な根拠を提出しない場合には，不当表示として規制することができる（第7条）。

❹ 公正競争規約

　事業者または事業者団体は，景品類または表示に関する事項について，公正取引委員会および消費者庁長官の認定を受けて，不当な顧客の誘引を防止し，一般消費者による自主的かつ合理的な選択および事業者間の公正な競争を確保するための協定または規約を締結し，または設定することができる。事業者または事業団体の自主ルールが公正競争規約と呼ばれる（第31条）。この規約では，その業界の商品特性や取引の実態に則して，どのような表示が不当な表示にあたるかの判断基準や景品類の提供制限などが定められている。

7　JAS法

❶ 背景

　JAS法（農林物資の規格化等に関する法律）は，2015年4月に食品表示法が施行されるまで飲食料品等が一定の品質や特別な生産方法でつくられていることを保証する「JAS規格制度（任意の制度）」と，原材料，原産地など，品質に関する一定の表示を義務づける「品質表示基準制度」からなっていた。1950年にJAS法が制定された当時は，主にJAS規格（日本農林規格）が定められている格づけ検査に合格した製品にJASマークを認めるJAS規格制度であったが，1970年の改正により，品質表示基準についても定めるようになった。しかし，2015年4月，食品表示法施行により，品質表示基準に関する規定は食品表示法に移管されている。

　したがって，従来JAS法で規定されていた品質表示基準，原産国・原産地表示，有機農産物および有機食品の表示，賞味期限等の期限表示，および遺伝子組換え食品に関する表示は，食品表示法によって定められている。

❷ 目的

　JAS法は，適正かつ合理的な農林物資の規格を制定し，これを普及させることによって，農林物資の品質の改善，生産の合理化，取引の単純公正化および使用または消費の合理化を図るとともに，飲食料品以外の農林物資の品質に関する適正な表示を行わせることによって，食品表示法による措置と相まって一般消費者の選択に資し，もって農林物資の生産および流通の円滑化，消費者の需要に即した農業生産等の振興ならびに消費者の利益の保護に寄与することを目的としている（第1条）。

❸ JAS規格制度

　農林水産大臣が制定した日本農林規格（JAS規格）による検査に合格した製品にJASマークを貼付することを認める制度である（第14条）。JAS規格の格づけを受けるかどうかは製造業者等に任されており，JASマークの貼付されていない製品の流通にも制限はない。

❹ 有機農産物および有機加工食品の表示

　有機農産物について，コーデックス委員会は1999年に「有機生産食品の生産，加工，表示および販売に係るガイドライン」を採択し，欧米においてもこのガイドラインに準拠した制度ができる状況を踏まえ，日本でも1999年に改正されたJAS法に基づき，有機農産物やその加工食品に関する日本農林規格が制定され，表示の適正化が行われた。

　有機農産物の生産の原則は，「農業の自然循環機能の維持増進を図るため，化学的に合成された肥料および農薬の使用を避けることを基本として，土壌の性質に由来する農地の生産力を発揮させるとともに，農業生産に由来する環境への負荷をできる限り低減した栽培管理方法を採用した圃場において生産されること」である。生産方法の基準は，①堆肥などによる土づくりを行い，播種・植付け前2年以上（多年生作物の場合は収穫前3年以上）および栽培中に原則として化学的肥料および農薬は使用しないこと，②遺伝子組換え種苗は使用しないことである。

　名称の表示方法は，「有機農産物」「有機栽培農産物」「有機○○」「オーガニック○○」などと表示することを規定している（「○○」には，その一般的な農産物の名称を記載する）。

　2000年，有機農産物の日本農林規格とともに有機農産物加工食品の日本農林規格が制定され，2005年には有機畜産物の日本農林規格の制定に伴い，有機畜産物の加工食品も含めた規格に改正された。有機加工食品の生産の原則は，「原材料である有機農産物および有機畜産物の有する特性を製造または加工の過程において保持することを旨とし，物理的または生物の機能を利用した加工方法を用い，化学的に合成された食品添加物および薬剤の使用を避けることを基本として生産すること」とされている。

　有機加工食品の生産方法の基準は，①化学的に合成された食品添加物や薬剤の使用は極力避けること，②原材料は水と食塩を除き，95%以上が有機農産物，有機畜産物または有機加工食品であること，③薬剤により汚染されないように管理された工場で製造を行うこと，④遺伝子組換

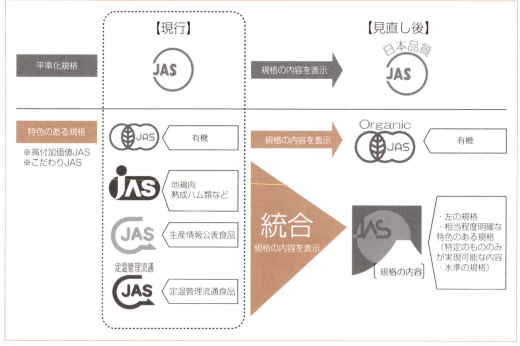

図 13-1 新たなJASマークの決定について

え技術を使用しないことである。

2001年，有機JAS規格を満たすものとして，認定事業者により格づけの表示（有機JASマーク）が付されたもの以外の製品には，「有機」「オーガニック」またはこれと紛らわしい表示はできないことになった。

そして2018年10月にJASマークは，しょうゆや木材などに表示され，広く知られている丸JASマークと，「地鶏肉」「熟成ハム」など，特色のある規格マークに大きく分けられることになった（図13-1）。

❺ 期限表示

すべての加工食品には，賞味期限または消費期限のどちらかの期限表示が表示されることになっている。期限表示は，開封する前の製品の期限が表示されているので，開封した食品は，表示されている期限にかかわらず，早めに食べたほうがよい。

賞味期限とは，「定められた方法により保存した場合において，期待されるすべての品質の保持が十分に可能であると認められる期限を示す年月日をいう。ただし，当該期限を超えた場合であっても，これらの品質が保持されていることがあるものとする」と定義されている。したがって，おいしく食べることができる期限であって，スナック菓子，カップめん，缶詰などが対象であり，この期限を過ぎても，すぐ食べられないということではない。

一方，消費期限とは，「定められた方法により保存した場合において，腐敗，変敗，その他の

品質の劣化に伴い安全性を欠くこととなるおそれがないと認められる期限を示す年月日をいう」と定義されており，弁当，サンドイッチ，生めんなどが対象となり，期限を過ぎたものは安全上食べないほうがよいと考えられる。

それぞれの食品の期限の設定は，食品などの特性，品質変化の要因や原材料の衛生状態，製造・加工時の衛生管理の状態，保存状態などを考慮して，食品の製造，販売などを行う「食品等事業者」が責任をもって表示することとなっている。

8　食品表示法

❶ 経緯と目的

食品の表示は，消費者が個々の食品の情報を知る重要な手段となっている。2009（平成21）年に消費者庁が設置され，それまで農林水産省が所管していたJAS法（旧：農林物資の規格化及び品質表示の適正化に関する法律），厚生労働省が所管していた食品衛生法と健康増進法の表示の部分を，消費者庁が担当することになった。これらの3つの法律には内容の重複部分や用語の不統一などあったことから，3つの法律の表示関係の部分を抜き出して一元化した法律として，食品表示法が2013（平成25）年6月28日に公布，2015（平成27）年4月1日に施行された。なお，3つの法律の表示関係以外の部分は，引き続き各法律に残されている。食品表示法（法律）に基づいた食品表示の細かいルールは，食品表示基準（内閣府令，2015（平成27）年4月1日に施行）に定められている。

食品表示法の目的は，「食品を摂取する際の安全性の確保および一般消費者の自主的かつ合理的な食品選択の機会を確保すること」，基本理念は，「食品表示の適正確保のための施策は，消費者基本法に基づく消費者政策の一環として，消費者の権利（安全確保，選択の機会確保，必要な情報の提供）の尊重と消費者の自立の支援」となっている。

❷ 公布内容

食品表示法は，第1条に目的，第2条は定義，第3条は基本理念，第4条は食品表示基準の策定等，第5条はそれの遵守，第6条から指示，取締，命令，公表，立入検査等について記載され，第11条が適格消費者団体の差止請求権，第12条が申出制度，以降，雑則，罰則等である。

食品表示法では，食品表示に関する従来の3法を統合する以外に，栄養成分の強調表示がない限り任意であった栄養成分表示を義務化した。本法律の施行までに，表示が義務化される栄養成分の範囲，栄養成分量の計算法，栄養成分量の許容誤差範囲，中食・外食へのアレルギー表示などが見直された。また，すべての加工食品を対象に原料原産地表示が義務付けとなった。食品表示法の施行にあわせて，保健機能食品のひとつとして機能性表示食品制度が創設され，本法律の一部として施行された。旧制度と食品表示法との関係は，図13-2の通りである。なお，経過措置期間は，加工食品および添加物の表示は平成32年3月31日まで，生鮮食品の表示は平成28年9月30日までとされた。

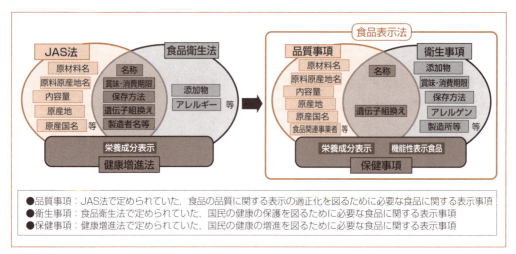

図13-2 食品表示法の概要

❸ 不適正な表示に対する措置

食品関連事業者等が食品表示基準に従った表示がされていない食品を販売し、または販売しようとする場合には、内閣総理大臣は、必要な措置として指示、食品の回収命令または業務停止命令をすることができる（第6条）とともに、その旨を公表（第7条）し、それらに従わなかった場合には罰則（第17～23条）に処せられることになる。なお、内閣総理大臣の権限は、消費者庁長官に委任されている（第15条）。

❹ 食品表示基準

食品表示法では、内閣総理大臣が食品に関する表示の基準を定めることとされ、以下のように定められている。内閣総理大臣は、食品を消費者が安全に摂取し、および自主的かつ合理的に選択するために必要と認められる事項について表示の基準を定めなければならないとされている（第4条）。それらの事項とは、名称、アレルゲン、保存の方法、消費期限、原材料、添加物、栄養成分の量および熱量、原産地その他である。食品関連事業者等は、この食品表示基準に従った表示がされていない食品の販売をしてはならない（第5条）。

（1） 食品表示基準に基づく食品表示制度

食品表示基準は、従前の3法に基づく58本の表示基準を統合したものであり、新しい食品表示のルールとして策定された。本基準では、「食品および食品関連事業者等の区分ごとに」表示事項および遵守事項を定めることとされている。食品については、「加工食品」「生鮮食品」および「食品添加物」に区分し、さらにその中で事業者等の区分として「食品関連事業者」と「食品関連事業者以外の販売者」を設定し、また、食品関連事業者に係る基準の中では「消費者向けの食品」と「業務用の食品」に分けて基準を定めている。

それぞれの区分において，規定の内容を義務表示（表示事項および表示方法），任意表示，表示の方法等および表示禁止事項の4つに分け，消費者向けの食品の義務表示については，まず共通ルールをまとめ，次に個別的な規定が設けられている。共通ルールについてはさらに，すべての食品に係る表示義務事項と，一部の食品に表示が義務づけられる事項とに分けて規定が設定されている。

①生鮮食品

野菜や果物などの農産物，肉や卵などの畜産物，魚や貝などの水産物で加工していないものであり，「名称」と「原産地」の表示が義務づけられている。密封容器・包装に入れられた商品では内容量，販売業者の氏名または名称および住所を記載し，冷凍水産物を解凍したものは「解凍」，養殖されたものでは「養殖」と記載する。

②加工食品

生鮮の農産物などの原料を加工して製造された食品で，「名称」「原材料名」「賞味期限」などの表示が義務づけられている。さらに，これらの一般的に適用される規則のほかに，個別の品目ごとの規則もある。例えば，加工食品であるうなぎの蒲焼きには一般の加工食品において表示すべき事項に加え，うなぎの原産地を表示する必要がある。生鮮食品である米は「名称」「原料玄米」などを表示し，農産物検査法の検査を受けて，原料玄米の「産地」「品種」「産年」を表示する。

（2） 食品表示基準の構成

食品表示基準の構成を**表13-1**に示す。第1章の総則には適用の範囲（第1条）と用語の定義（第2条）が示されており，第2章と第3章に加工食品と生鮮食品の表示基準が定められ，それぞれ一般用と業務用に区分されている。第4章は添加物についての表示基準，第5章は雑則として経過措置期間などが定められている。また，各表示基準の詳細は，別表としてまとめられている。

（3） 加工食品の表示概要

加工食品については，「名称」「保存方法」「消費期限または賞味期限」「原材料名」「添加物」「内容量または固形量および内部総量」「栄養成分の量および熱量」「食品関連事業者の氏名または名称および住所」「製造所または加工所の所在地および製造者または加工者の氏名または名称」等の表示基準が定められた（第3,4条）。

●消費者向けに加工食品を販売する際に表示が必要になる事項は次の9項目である。

①名称

表示をしようとする加工食品の内容を表す一般的な名称を表示する。

②保存方法

食品の開封前の保存方法を，食品の特性に従い「直射日光を避け，常温で保存すること」「10℃以下で保存すること」等と表示する。ただし，食品衛生法第11条第1項の規定により保存方法の基準が定められたものにあっては，その基準に従って表示することとなっている（例として，「冷凍食品：−15℃以下で保存しなければならない」等）。

表 13-1　食品表示基準の構成

食品表示基準（平成 27 年内閣府令第 10 号）
第 1 章　総則（第 1，2 条）
第 2 章　加工食品
　第 1 節　食品関連事業者に係る基準
　　第 1 款　一般用加工食品（第 3 ～ 9 条）
　　第 2 款　業務用加工食品（第 10 ～ 14 条）
　第 2 節　食品関連事業者以外の販売者に係る基準（第 15 ～ 17 条）
第 3 章　生鮮食品
　第 1 節　食品関連事業者に係る基準
　　第 1 款　一般用生鮮食品（第 18 ～ 23 条）
　　第 2 款　業務用生鮮食品（第 24 ～ 28 条）
　第 2 節　食品関連事業者以外の販売者に係る基準（第 29 ～ 31 条）
第 4 章　添加物
　第 1 節　食品関連事業者に係る基準（第 32 ～ 36 条）
　第 2 節　食品関連事業者以外の販売者に係る基準（第 37 ～ 39 条）
第 5 章　雑則（第 40，41 条）

附則
【別表一覧】

別表第 1	【食品表示基準の対象となる加工食品を定めるもの】	別表第 13	【栄養成分又は熱量の適切な摂取ができる旨の表示の基準値を定めるもの】
別表第 2	【食品表示基準の対象となる生鮮食品を定めるもの】	別表第 14	【特定原材料を定めるもの】
別表第 3	【食品表示基準の対象となる食品に係る定義を定めるもの】	別表第 15	【原料原産地表示の対象食品を定めるもの】
別表第 4	【横断的義務表示事項に係る個別のルールを定めるもの】	別表第 16	【遺伝子組換え対象農産物を定めるもの】
別表第 5	【名称規制に係る食品及びその名称を定めるもの】	別表第 17	【遺伝子組換え対象加工食品を定めるもの】
別表第 6	【添加物の用途を定めるもの】	別表第 18	【特定遺伝子組換えに係る形質，対象加工食品，対象農産物を定めるもの】
別表第 7	【添加物の物質名の代替となる語（一括名）を定めるもの】	別表第 19	【一般用加工食品の個別的表示事項を定めるもの】
別表第 8	【食衛法施行規則別表第 1 に定める名称を用いない添加物の類を定めるもの】	別表第 20	【様式，文字ポイント等表示の方式等の個別ルールを定めるもの】
別表第 9	【栄養成分及び熱量の表示単位，測定法，許容差の範囲及びゼロと表示できる場合の含有量を定めるもの】	別表第 21	【牛乳の切り欠き表示の様式を定めるもの】
		別表第 22	【個別の食品に係る表示禁止事項を定めるもの】
別表第 10	【栄養素等表示基準値を定めるもの】	別表第 23	【業務用加工食品の容器包装に表示しなければならない事項を定めるもの】
別表第 11	【機能を表示できる栄養成分について定めるもの】	別表第 24	【一般用生鮮食品の個別的表示事項を定めるもの】
別表第 12	【栄養成分の補給ができる旨の表示の基準値を定めるもの】	別表第 25	【業務用生鮮食品の容器包装に表示しなければならない事項を定めるもの】

③消費期限または賞味期限

　食品の特性を十分に考慮した上で，品質が急速に劣化する食品には「消費期限」を，それ以外の食品には「賞味期限」として，年月日の順で表示する。また，製造または加工の日から賞味期限までの期間が 3 カ月を超える場合は，賞味期限として年月の順で表示することができる。なお，月または日が 1 桁の場合は当該数字の前に「0」を付すこととされている。

④原材料名

　使用した原材料に占める重量の割合の高いものから順に，その最も一般的な名称をもって表示する。2 種類以上の原材料からなる複合原材料を使用する場合は，その複合原材料の後ろにカッコをつけ，複合原材料中の原材料名を重量の高いものから順に表示するが，複合原材料の

原材料が3種類以上ある場合には，複合原材料中のその原材料の重量割合が3位以下であって，かつ，その割合が5％未満の場合には「その他」と表示できるなどの基準が定められている。

⑤添加物

加工食品では，原則として使用したすべての添加物名（具体的には，食品衛生法施行規則別表3に掲げる物質）を，その物質の名称を用いて，容器包装の見やすい場所に表示することになっている。表示方法としては，食品表示法では原材料欄に，食品添加物とそれ以外の原材料とに区分し，重量の割合の多い順に使用したすべての原材料を記載することになっている。

食品添加物のうち，甘味料，着色料，保存料，増粘剤，安定剤，ゲル化剤，酸化防止剤，発色剤，漂白剤，防かび剤の用途に使われるものは，その用途名をあわせて表示することになっている。例えば，「保存料（ソルビン酸K）」「甘味料（ステビア）」のように，用途名と物質名を表示する。

添加物表示は個々の物質名を表示するのが原則であるが，pHを調整するために用いられるアジピン酸，クエン酸，クエン酸三ナトリウムなどは「pH調整剤」として表示することになっている。また，5′-イノシン酸二ナトリウム，5′-ウリジル酸二ナトリウムなどを「調味料（核酸）」として表示することも含まれている。このように定められた用途で添加物を使用する場合には，使用の目的を表す「一括名」で表示することが認められている。

栄養強化の目的で使用されるもの，加工助剤およびキャリーオーバーについては，原材料および食品添加物の表示が免除されている。栄養強化の目的で使用されるものとしては，ビタミン類，ミネラル類，アミノ酸類がある。したがって，同じ添加物でも，栄養強化の目的以外で使用する場合は，表示する必要があり，例えば，L-アスコルビン酸は，ビタミンCとして栄養強化の目的で使用する場合は表示が免除されるが，酸化防止剤として使用する場合は「酸化防止剤（ビタミンC）」と表示する必要がある。なお，加工助剤，キャリーオーバーとは，次のものを指す。

- ●加工助剤
  - ・食品の完成前に除去されるもの
    - 例 油脂製造時の抽出溶剤であるヘキサン
  - ・最終的に食品に通常含まれる成分と同じになり，かつ，その成分量を増加させるものではないもの
    - 例 ビールの原料水の水質を調整するための炭酸マグネシウム
  - ・最終的に食品中にごくわずかな量しか存在せず，その食品に影響を及ぼさないもの
    - 例 豆腐の製造工程中，消泡の目的で添加するシリコーン樹脂
- ●キャリーオーバー
  - ・原材料の製造または加工の過程で使用され，その原材料を用いた食品の製造過程では使用されないもので，最終食品に効果を発揮することができる量より明らかに少ない場合のもの
    - 例 保存料の安息香酸を含むしょうゆを原材料として，せんべいの味つけをした場合。この安息香酸は含有量が微量であり，せんべいには保存料としての効果をもたないため，せんべいでの表示が免除される。

なお，添加物の事項欄を設けずに，原材料名の欄に原材料名と明確に区分して表示することもできる。区分の方法としては，原材料名と添加物を改行して表示したり，それらの間に「/」を記載して区分する方法などがある。

⑥内容量または固形量および内容総量

内容重量（gまたはkg），内容体積（mLまたはL）または内容数量（個数等の単位）で，単位を明記して表示する。また，固形物に充てん液を加えて密封したものは，固形量や内容総量を表示する場合がある。固形物はgまたはkg単位で，内容総量はgまたはkg単位で，単位を明記して表示する。

⑦栄養成分の量および熱量

食品表示法では，栄養成分（たんぱく質，脂質，炭水化物および食塩相当量および熱量）を，原則としてすべての一般用加工食品に表示することが義務づけられ，容器包装を開かないでも容易に見ることができるように表示しなければならない。また，義務表示事項の栄養成分に加え，任意の表示事項を記載する場合について，注意事項が定められた。さらに，一般加工食品を販売する際には，飽和脂肪酸の量，食物繊維の量の表示を積極的に推進するよう努めることとされている。

●表示事項と表示方法

栄養成分表示は，熱量，たんぱく質，脂質，炭水化物および食塩相当量の順で表示することとされ，それらの一定の値または下限値および上限値を，100g，100mL，1食分，1包装などの「食品単位」当たりの量として表示する。なお，従前のナトリウムの量の表示は，食塩相当量に換算して表示するが，ナトリウムを表示する場合は，ナトリウム塩を添加していない食品（例えば，お茶）に限って任意で表示でき，必ずナトリウムの量と食塩相当量をセットで表示する。

・表示が義務づけられている栄養成分（5成分）：熱量，たんぱく質，脂質，炭水化物，食塩相当量
・表示が推奨されている栄養成分（2成分）：飽和脂肪酸，食物繊維
・任意で表示することができる栄養成分：ミネラル（亜鉛，カリウム，カルシウム，クロム，セレン，鉄，銅，マグネシウム，マンガン，モリブデン，ヨウ素，リン），ビタミン（ナイアシン，パントテン酸，ビオチン，ビタミンA，B_1，B_2，B_6，B_{12}，C，D，E，Kおよび葉酸）

●強調表示

国民の栄養摂取の状況からみて，その欠乏や過剰な摂取が国民の健康の保持増進に影響を与えている栄養成分について，補給や適切な摂取ができる旨の表示，すなわち栄養強調表示を，食品表示基準に従って表示することができる。

栄養強調表示の種類を表13-2に示す。

●栄養成分を補給できることを強調する表示

一般的な日本人の食生活において欠乏を起こす懸念があり，それにより健康に悪影響を及ぼす栄養成分を補給できることを強調する表示であり，表示の用語として次の2つに区別されている。

表13-2　栄養強調表示の種類

強調表示の種類	補給ができる旨の表示			適切な摂取ができる旨の表示		
	高い旨	含む旨	強化された旨	含まない旨	低い旨	低減された旨
基準	基準値[*1]以上であること		・基準値以上の絶対差 ・相対差（25％以上）[*2] ・強化された量または割合と比較対象商品を表示	基準値[*3]未満であること		・基準値以上の絶対差 ・相対差（25％以上） ・低減された量または割合と比較対象商品を表示
表現例	・高○○ ・○○豊富	・○○源 ・○○供給 ・○○含有	・○○30％アップ ・○○2倍	・無○○ ・○○ゼロ ・ノン○○	・低○○ ・○○控えめ ・○○ライト	・○○30％カット ・○○gオフ ・○○ハーフ
該当する栄養成分	たんぱく質，食物繊維，亜鉛，カリウム，カルシウム，鉄，銅，マグネシウム，ナイアシン，パントテン酸，ビオチン，ビタミンA, B_1, B_2, B_6, B_{12}, C, D, E, Kおよび葉酸			熱量，脂質，飽和脂肪酸，コレステロール，糖類，ナトリウム		

	糖類を添加していない旨の表示	ナトリウム塩を添加していない旨の表示
基準	・いかなる糖類も添加していない ・糖類に代わる原材料または添加物を添加していない ・糖類含有量が原材料および添加物の量を超えない ・糖類の含有量を表示する	・いかなるナトリウム塩も添加していない ・ナトリウム塩に代わる原材料または添加物を添加していない
表現例	・糖類無添加 ・砂糖不使用	・食塩無添加

[*1] 食品表示基準別表第12
[*2] 相対差はたんぱく質及び食物繊維のみ適用
[*3] 食品表示基準別表第13

- 「高」「多」「豊富」などとこれらに類する表示：これらの表示をするためには，分析された栄養成分量が表13-3の高い旨の表示の基準値以上であることが必要である。
- 「源」「供給」「含有」「入り」「使用」「添加」などとこれらに類する表示：これらの表示をするためには，分析された栄養成分量が表13-3の含む旨の表示の基準値以上であることが必要である。

●栄養成分が少ないことを強調する表示

一般的な日本人の食生活において過剰摂取の懸念があり，それにより健康に悪影響を及ぼす栄養成分を低減していることを強調する表示であり，表示の用語として次の2つに区別されている。

- 「無」「ゼロ」「ノン」などとこれらに類する表示：これらの表示をするためには，分析された栄養成分量が表13-4の含まない旨の表示の基準値未満であることが必要である。
- 「低」「ひかえめ」「ダイエット」「少」「ライト」などとこれらに類する表示：これらの表示をするためには，分析された栄養成分量が表13-4の低い旨の表示の基準値未満であることが必要である。

●相対表示

ほかの食品と比較して，栄養成分や熱量が強化されている，あるいは低減されていることを強調する表示であり，比較対照とする食品名および比較値を記載することが必要である。

- 強化表示：ほかの食品に対して，食物繊維，たんぱく質，カルシウム，鉄，ビタミンA，B_1，B_2，C，D，ナイアシンなどを増量してあることを強調する表示である。この表示

第13章 国内外の関連法規

表13-3 補給ができる旨の表示について遵守すべき基準値一覧表

栄養成分	高い旨の表示の基準値 食品100g当たり （ ）内は，一般に飲用に供する液状の食品100mL当たりの場合	高い旨の表示の基準値 100 kcal当たり	含む旨の表示の基準値 食品100g当たり （ ）内は，一般に飲用に供する液状の食品100mL当たりの場合	含む旨の表示の基準値 100 kcal当たり	強化された旨の表示の基準値 食品100g当たり （ ）内は，一般に飲用に供する液状の食品100mL当たりの場合
たんぱく質	16.2 g　(8.1 g)	8.1 g	8.1 g　(4.1g)	4.1 g	8.1 g　(4.1 g)
食物繊維	6 g　(3 g)	3 g	3 g　(1.5g)	1.5 g	3 g　(1.5 g)
亜鉛	2.64 mg　(1.32 mg)	0.88 mg	1.32 mg　(0.66 mg)	0.44 mg	0.88 mg　(0.88 mg)
カリウム	840 mg　(420 mg)	280 mg	420 mg　(210 mg)	140 mg	280 mg　(280 mg)
カルシウム	204 mg　(102 mg)	68 mg	102 mg　(51 mg)	34 mg	68 mg　(68 mg)
鉄	2.04 mg　(1.02 mg)	0.68 mg	1.02 mg　(0.51 mg)	0.34 mg	0.68 mg　(0.68 mg)
銅	0.27 mg　(0.14 mg)	0.09 mg	0.14 mg　(0.07 mg)	0.05 mg	0.09 mg　(0.09 mg)
マグネシウム	96 mg　(48 mg)	32 mg	48 mg　(24 mg)	16 mg	32 mg　(32 mg)
ナイアシン	3.9 mg　(1.95 mg)	1.3 mg	1.95 mg　(0.98 mg)	0.65 mg	1.3 mg　(1.3 mg)
パントテン酸	1.44 mg　(0.72 mg)	0.48 mg	0.72 mg　(0.36 mg)	0.24 mg	0.48 mg　(0.48 mg)
ビオチン	15 μg　(7.5 μg)	5 μg	7.5 μg　(3.8 μg)	2.5 μg	5 μg　(5 μg)
ビタミンA	231 μg　(116 μg)	77 μg	116 μg　(58 μg)	39 μg	77 μg　(77 μg)
ビタミンB$_1$	0.36 mg　(0.18 mg)	0.12 mg	0.18 mg　(0.09 mg)	0.06 mg	0.12 mg　(0.12 mg)
ビタミンB$_2$	0.42 mg　(0.21 mg)	0.14 mg	0.21 mg　(0.11 mg)	0.07 mg	0.14 mg　(0.14 mg)
ビタミンB$_6$	0.39 mg　(0.20 mg)	0.13 mg	0.20 mg　(0.10 mg)	0.07 mg	0.13 mg　(0.13 mg)
ビタミンB$_{12}$	0.72 μg　(0.36 μg)	0.24 μg	0.36 μg　(0.18 μg)	0.12 μg	0.24 μg　(0.24 μg)
ビタミンC	30 mg　(15 mg)	10 mg	15 mg　(7.5 mg)	5 mg	10 mg　(10 mg)
ビタミンD	1.65 μg　(0.83 μg)	0.55 μg	0.83 μg　(0.41 μg)	0.28 μg	0.55 μg　(0.55 μg)
ビタミンE	1.89 mg　(0.95 mg)	0.63 mg	0.95 mg　(0.47 mg)	0.32 mg	0.63 mg　(0.63 mg)
ビタミンK	45 μg　(22.5 μg)	30 μg	22.5 μg　(11.3 μg)	7.5 μg	15 μg　(15 μg)
葉酸	72 μg　(36 μg)	24 μg	36 μg　(18 μg)	12 μg	24 μg　(24 μg)

資料）内閣府：食品表示基準 別表12．内閣府令第10号（http://www.caa.go.jp/policies/policy/food_labeling/food_labeling_act/pdf/food_labeling_act_180921_0001.pdf）

をするためには，分析された栄養成分量が対照食品に比較して算出された増加量または増加割合が表13-3の強化された旨の表示の基準値以上であることが必要である。

・低減表示：ほかの食品に対して，熱量，脂質，飽和脂肪酸，コレステロール，糖類，ナトリウムなどを低減してあることを強調する表示である。これらの表示をするためには，分析された栄養成分量が対照食品に比較した低減量または低減割合が表13-4の低減された旨の表示の基準値以上であることが必要である。

⑧食品関連事業者の氏名または名称および住所

食品関連事業者のうち表示内容に責任を有する者の氏名または名称および住所を表示する。基本的には，表示内容に責任を有する者が製品の製造業者である場合は「製造者」，加工業者である場合は「加工者」，輸入業者である場合は「輸入者」と表示する。なお，これらの者に代わって販売業者が表示する場合は，「販売者」と表示する。

⑨製造所等の所在地および製造者等の氏名または名称

製造所または加工所の所在地および製造者または加工者の氏名または名称を表示する。なお，輸入品は，輸入業者の営業所の所在地および輸入業者の氏名または名称を表示する。

本規定にかかわらず，原則として同一製品を2カ所以上の製造所で製造している場合は，製

表 13-4　適切な摂取ができる旨の表示について遵守すべき基準値一覧表

栄養成分 および熱量	含まない旨の表示の基準値 食品 100 g 当たり （　）内は，一般に飲用に供する液状の食品 100 mL 当たりの場合	低い旨の表示の基準値 食品 100 g 当たり （　）内は，一般に飲用に供する液状の食品 100 mL 当たりの場合	低減された旨の表示の基準値 食品 100 g 当たり （　）内は，一般に飲用に供する液状の食品 100 mL 当たりの場合
熱　量	5 kcal（5 kcal）	40 kcal（20 kcal）	40 kcal（20 kcal）
脂　質	0.5 g（0.5 g）[*1]	3 g（1.5 g）	3 g（1.5 g）
飽和脂肪酸	0.1 g（0.1 g）	1.5 g（0.75 g） ただし，当該食品の熱量のうち飽和脂肪酸に由来するものが当該食品の熱量の 10% 以下であるものに限る	1.5 g（0.75 g）
コレステロール	5 mg（5 mg）[*2] ただし，飽和脂肪酸の量が 1.5 g（0.75 g）未満であって当該食品の熱量のうち飽和脂肪酸に由来するものが当該食品の熱量の 10% 未満のものに限る	20 mg（10 mg）[*2] ただし，飽和脂肪酸の量が 1.5 g（0.75 g）以下であって当該食品の熱量のうち飽和脂肪酸に由来するものが当該食品の熱量の 10% 以下のものに限る	20 mg（10 mg） ただし，飽和脂肪酸の量が当他の食品に比べて低減された量が 1.5 g（0.75 g）以上のものに限る
糖　類	0.5 g（0.5 g）	5 g（2.5 g）	5 g（2.5 g）
ナトリウム	5 mg（5 mg）	120 mg（120 mg）	120 mg（120 mg）

[*1] ドレッシングタイプ調味料（いわゆるノンオイルドレッシング）について，脂質の「含まない旨の表示」については「0.5 g」を，「3 g」とする。
[*2] 1 食分の量を 15 g 以下である旨を表示し，かつ，当該食品中の脂肪酸の量のうち飽和脂肪酸の量の占める割合が 15% 以下である場合，コレステロールにかかる含まない旨の表示および低い旨の表示のただし書きの規定は，適用しない。

資料）内閣府：食品表示基準 別表 13, 内閣府令第 10 号（http://www.caa.go.jp/policies/policy/food_labeling/food_labeling_act/pdf/food_labeling_act_180921_0001.pdf）

造者または製造者と販売者が消費者庁長官に届け出た製造所固有記号による表示をすることができる。製造所固有記号は，アラビア数字，ローマ字，ひらがなもしくはカタカナまたはこれらの組み合わせに限られている。製造所固有記号は，原則として製造者または販売者の住所，氏名または名称の次に「＋」記号に続けて連記することになっている。製造所固有記号を使用する場合は，あわせて次のいずれかを表示しなければならない。①製造所に関する情報提供を求められたときに回答する者の連絡先，②製造所の所在地および製造者の氏名または名称を表示したウェブサイトのアドレス等，③製品の製造を行っているすべての製造所の所在地または製造者の氏名もしくは名称および製造所固有記号。

● 消費者向けに販売する加工食品が一定の要件に該当する場合に表示が必要になる項目は，次の 8 項目である。

①アレルゲン

　食品が原因で，かゆみ，じんましん，嘔吐，咳，喘鳴などのアレルギー症状を引き起こす事例が近年増加している。重症の場合は，血圧低下，呼吸困難，意識障害，心拍数増加など，複数の症状が同時に現れ，ショック症状（アナフィラキシーショック）を引き起こし，死に至ることもある。アレルギーを生じる食品は数多くあるが，アレルギーを起こしやすい食品は偏っている。卵，乳に対するアレルギーが最も多く，そのほかには小麦，そば，えび，かに，落花

表 13-5　アレルギー物質を含む食品の原材料表示

●特定原材料（表示義務があるもの）【7品目】
　食物アレルギー症状を引き起こすことが明らかになった食品のうち，特に発症数，重篤度から勘案して表示する必要性の高いものとして表示が義務化された7品目
　そば，落花生，乳，小麦，かに，えび，卵

●特定原材料に準ずるもの（表示することが推奨されているもの）【20品目】
　食物アレルギー症状を引き起こすことが明らかになった食品のうち，症例数や重篤な症状を呈する者の数が継続して相当数みられるが，特定原材料に比べると少ないものとして可能な限り表示することが推奨された20品目
　あわび，いか，いくら，オレンジ，カシューナッツ，キウイフルーツ，牛肉，くるみ，ごま，さけ，さば，大豆，鶏肉，バナナ，豚肉，まつたけ，もも，やまいも，りんご，ゼラチン

生，豚肉などがある。これらの食品のアレルギーの原因となる物質は，主にたんぱく質であることが確認されている。

「アレルゲン」とは，アレルギーの原因となる抗原のことで，食品表示基準の別表第14に掲げられた表示義務のある「特定原材料」（7品目）と，通知「食品表示基準について」で表示を推奨されている「特定原材料に準ずるもの」（20品目）に分けられる（表13-5）。

表示の具体的な方法としては，食品表示法のアレルギー表示により，特定加工食品および拡大表記（マヨネーズ←卵を含むなど）を廃止し，個別表示を原則とする。例外的に一括表示する場合は，一括表示欄にすべて表示する。表示すべき特定原材料等の含有量については，原則として，微量であっても省略せずに記載すべきであるとされている。また，食品を生産する過程で，原材料として使用されていない場合でも，以前生産した食品の原材料や，近接の生産工程の原材料など，意図せずに特定原材料が混入（コンタミネーション）する場合がある。このような場合に備え，欄外に注意喚起表示をすることも重要である。

② L-フェニルアラニン化合物を含む旨

フェニルケトン尿症の人はフェニルアラニンが分解できないため，アスパルテームを含む食品については，「L-フェニルアラニン化合物を含む旨」の表示が必要であり，「L-フェニルアラニン化合物を含む」等と表示する。

③ 特定保健用食品に関する事項

特定保健用食品の表示事項は，食品表示基準および健康増進法によって定められている。表示事項の詳細は，「第9章 健康食品」（p.261）参照。

④ 機能性表示食品に関する事項

食品表示法により，特定の保健の目的が期待できる（健康の維持および増進に役立つ）という食品の機能性を表示することができる「機能性表示食品」の制度が創設された。本食品の表示事項の詳細は，「第9章 健康食品」（p.261）を参照のこと。

⑤ 遺伝子組換え食品に関する事項

食品の原料として用いられている植物，微生物，動物などの性質や機能を向上させるために，ほかの生物から有用な性質をもつ遺伝子を取り出し，目的の植物，微生物，動物などに組み込むことが可能となっている。従来の交配による品種改良に比較して，異なる種（species）を含めた遺伝子のみを導入することができ，短期間での改良を実施することが可能となる。この

表13-6　遺伝子組換え食品の分別管理と表示

表　示	遺伝子組換え食品の有無と分別管理	表示の義務
遺伝子組換え食品	分別生産流通管理が行われた遺伝子組換え食品の場合	義務表示
遺伝子組換え不分別	遺伝子組換え食品および非遺伝子組換え食品が分別されていない場合	義務表示
非遺伝子組換え食品	分別生産流通管理が行われた非遺伝子組換え食品の場合	任意表示

方法により，食品の生産を量的・質的に向上させるだけでなく，害虫や病気に強い農作物の改良，保存性や加工特性，さらには栄養成分の含量の増加などの品質向上に利用され，食料生産の効率化，安定供給，高品質化に貢献し，天然資源の節約にも役立つことが期待される。

遺伝子組換え食品の安全性審査は，厚生労働省が2001年に食品衛生法の規格基準を改正して，法的に義務づけたことにより，安全性審査を受けていない遺伝子組換え食品は輸入，販売等が法的に禁止されている。さらに，2003年に食品安全基本法が施行されたことにより，遺伝子組換え食品の安全性審査は食品安全委員会が実施することになっている。

2001年から，食品衛生法に基づき，遺伝子組換え食品の安全性審査が義務づけられたことに伴い，遺伝子組換え農産物およびこれを原材料とする加工食品についての表示が品質表示基準に義務づけられた。さらに，非遺伝子組換え作物であっても遺伝子組換え作物と分別して生産流通管理をしていない場合は，収穫，運搬，保管などの段階で遺伝子組換え作物が混入してくる可能性があるので，「遺伝子組換え不分別」の表示をすることが義務づけられる。また，非遺伝子組換え食品であることを，生産者が表示したいと考えれば，「非遺伝子組換え食品」の表示をすることは任意とされている（表13-6）。

表示義務の対象となるのは，大豆，とうもろこし，ばれいしょ（じゃがいも），菜種，綿実，アルファルファ，てん菜，パパイヤの8種類の農産物と，これらを原材料としていて加工工程後も組換えられたDNA，または，これによって生じたたんぱく質が検出できる食品である。

この対象となる食品としては，豆腐・油揚げ類，納豆，みそ，きな粉などの大豆加工食品，コーンスナック菓子，コーンスターチ，ポップコーン，冷凍とうもろこしなどのとうもろこし加工食品，冷凍ばれいしょ，乾燥ばれいしょ，ばれいしょ，でん粉などのばれいしょ加工食品，さらに，高オレイン酸遺伝子組換え大豆およびこれを原材料として使用した加工食品があげられる。

組換えられたDNAおよびこれによって生じたたんぱく質が残らない加工食品としては，しょうゆ，コーン油，コーンフレークなどがあげられており，これらの食品は，遺伝子組換え作物を原料としても，遺伝子組換え食品の表示は省略できることになっている。また，表示義務の対象となっている作物または加工食品を主な原材料とする食品であっても，その原材料の重量に占める割合が上位4品目以下，もしくは食品中に占める重量が5%未満のものについては，表示が省略できることになっている。

⑥乳児用規格適用食品

食品衛生法で規定された乳児用規格適用食品については，「乳児用規格適用食品」の文字またはその旨を的確に示す文言を表示する。

表 13-7 原料原産地表示が義務化されている 22 食品群と 4 品目におにぎりを追加した 5 品目

① 乾燥きのこ類，乾燥野菜および乾燥果実
② 塩蔵したきのこ類，塩蔵野菜および塩蔵果実
③ ゆで，または蒸したきのこ類，野菜及び豆類並びにあん
④ 異種混合したカット野菜，異種混合したカット果実その他野菜，果実およびきのこ類を異種混合したもの
⑤ 緑茶および緑茶飲料
⑥ もち
⑦ いりさや落花生，いり落花生，あげ落花生およびいり豆類
⑧ 黒糖および黒糖加工品
⑨ こんにゃく
⑩ 調味した食肉
⑪ ゆで，または蒸した食肉および食用鳥卵
⑫ 表面をあぶった食肉
⑬ フライ種として衣をつけた食肉
⑭ 合挽肉その他異種混合した食肉
⑮ 素干魚介類，塩干魚介類，煮干魚介類およびこんぶ，干のり，焼きのりその他干した海藻類
⑯ 塩蔵魚介類および塩蔵海藻類
⑰ 調味した魚介類および海藻類
⑱ こんぶ巻
⑲ ゆで，または蒸した魚介類および海藻類
⑳ 表面をあぶった魚介類
㉑ フライ種として衣をつけた魚介類
㉒ ④または⑭に掲げるもののほか，生鮮食品を異種混合したもの
㉓ 農産物漬物
㉔ 野菜冷凍食品
㉕ うなぎ加工品
㉖ かつお削りぶし
㉗ おにぎり

⑦原料原産地名

原料原産地名は，以前は，国内で製造した「22 食品群」および「個別 4 品目」に表示が義務づけられていたが，2017（平成 29）年 9 月の食品表示法の一部改正により，加工食品の原料原産地表示は，すべての加工食品（輸入食品を除く）となった。表示の対象は，原則として原材料に占める重量割合上位 1 位の原材料である。また，重量割合上位 1 位の原材料が 50% 未満の 22 食品群も，原料原産地表示の対象となっている。それまでの「22 食品群」は現行通りとし，個別 4 品目に「おにぎり」が追加された（表 13-7）。

⑧原産国

「輸入品」には，「原産国名」を表示する。なお，原産国とは，加熱処理や調味，塩蔵等「その商品の内容について実質的な変更をもたらす行為が行われた国を」指す。

原産国表示は，輸入加工食品について，食品が最終的に加工された国名が表示名として記載される。農畜水産物を海外から輸入して，小分けや袋詰めをした場合は，その製品を生産した国が原産国として表示されるが，国内で味つけをした場合，最終的に加工されたのは国内となるので，原産国の表示をする必要はない。

原産地表示は，野菜，果物，肉，魚などの生鮮食品に記載する必要がある。また，干ししいたけ，カット野菜，塩蔵わかめ，かつおのたたき，合挽肉，ゆでた食肉，しらす干し，衣をつけたえびなど，原材料が品質を左右する加工度の低い 20 食品群については，製品の重量割合が 50% 以上となるものについて，原料の原産地表示が必要である。さらに，個別の品目で，品質表示基準で規定されている冷凍食品，うなぎ加工品，かつお削りぶしなどは原料の原産地表示が必要である。

- 以下の事項を容器包装に表示する場合は，定められた表示の方法に従い表示する必要がある（任意表示）。

①特色のある原材料に関する事項

特色のある原材料の使用，あるいは使用量が少ないことを強調して表示する場合の基準が定

表 13-8 「特色のある原材料」に該当するもの

① 特定の原産地のもの
　・国産大豆絹豆腐　・トルコ産ヘーゼルナッツ使用　・十勝産小豆使用　・国内産ごぼう使用
　・三陸産わかめを使用　等
② 有機農産物，有機畜産物および有機加工食品
　・有機小麦粉使用　・有機栽培こんにゃく芋から自社生産　・有機牛肉使用　等
③ 非遺伝子組換えのもの等
　（※食品表示基準第3条第2項の表の遺伝子組換え食品に関する事項の規定に基づき表示することが必要）
④ 特定の製造地のもの
　・群馬県で精製されたこんにゃく粉入り　・北海道で製造されたバターを使用　等
⑤ 特別な栽培方法により生産された農産物
　・特別栽培ねぎ入り　・栽培期間中農薬不使用のにんじん使用　等
⑥ 品種名等
　・とちおとめ使用　・コシヒカリ入り　・本まぐろ入り　等
⑦ 銘柄名，ブランド名，商品名
　・宇治茶使用　・松阪牛使用　・越前がに入り　・市販されている商品の商品名○○を「○○使用」等

められた．特色のある原材料の例を表 13-8 に示す．

②栄養機能食品に係る栄養成分の機能

　栄養機能食品は，1日に必要な栄養成分が不足しがちな場合，その補給・補完のために利用できる食品である．栄養機能食品は，2001年4月に創設され，既存の特定保健用食品とあわせて保健機能食品と呼ばれることになった[1]．個別評価型の特定保健用食品に対して，栄養機能食品は栄養成分の機能について，一定の規格基準を満たせば個々に行政の許可を得ずに定められた表示ができる食品である．栄養機能食品の表示の対象となる栄養成分は，科学的根拠が医学的・栄養学的に広く認められ確立されたものである．具体的な栄養機能と規格基準については，「第9章 健康食品」（p.261）を参照．

③ナトリウム塩を添加していない旨

　ナトリウム塩を添加していない旨の表示例は，「食塩無添加」などの表示をいう．本表示事項は，コーデックスの栄養成分表示ガイドラインの考え方に基づいて導入され，以下のすべてを満たす場合に表示可能とされている．

　・いかなるナトリウム塩も添加されていないこと．
　・ナトリウム塩に代わる原材料または添加物を使用していないこと．
　　ナトリウム塩を添加している原材料の例としては，ウスターソース，ピクルス，しょうゆ，塩蔵魚，フィッシュソース等がある．

④栄養成分（たんぱく質，脂質，炭水化物，ナトリウムを除く）

⑤ナトリウムの量（ナトリウム塩を添加していない食品の容器包装に表示される場合に限る）

　ナトリウム塩を添加していない食品については，食塩相当量に加えてナトリウム塩の量を表示することができ，「ナトリウム」の量の次に「食塩相当量」をカッコ書き等で併記する．

⑥栄養成分の補給ができる旨および栄養成分または熱量の適切な摂取ができる旨

⑦糖類（単糖類または二糖類であって糖アルコールでないものに限る）を添加していない旨
　④から⑦については，「栄養成分の量および熱量」の項の「強調表示」（p.416）を参照のこと．

（4） 生鮮食品の表示概要

　農産物，畜産物，水産物については，「名称」「原産地」等の表示事項について定められた。また，玄米および精米（袋詰めされたもの）については，「名称」「原料玄米」「内容量」「調整年月日，精米年月日または輸入年月日」「食品関連事業者等の氏名または名称，住所および電話番号」が表示事項として定められた（第 18, 19 条）。

9　海外の関連法規

　食品の世界基準を定めるコーデックス委員会がガイドラインを 2004 年に公表したのを受けて，海外における食品の品質，有効性と安全性に関連する指針・法制度の制定，改正が進められている。米国における栄養健康表示教育法，ダイエタリーサプリメント健康教育法（DSHEA）をはじめとして，欧州連合（EU）の新規食品法，フードサプリメント指令，栄養健康表示法などの制定に加え，中国，韓国，オーストラリアとニュージーランドなどが制度づくりを推進している。これらの国の関連制度について概説する。

❶ コーデックス委員会

（1）　概要

　コーデックス委員会（codex alimentarius）は，消費者の健康の保護と食品の公正な貿易の保護の確保を主な目的として，1963 年に FAO（国連食糧農業機関）と WHO（世界保健機関）により合同食品規格委員会として設置された。日本は 1966 年に参加している。1995 年に WTO（世界貿易機関）が設立され，その依頼により食品の世界基準としての規格の作成の役割をコーデックス委員会が担うことになった。WTO 加盟国は特段の理由がない限り，コーデックス委員会で策定された規格を国内規格の基礎とすることになっている。

　事務局はイタリアのローマに置かれており，2016 年 7 月現在 187 カ国および 1 機関（欧州連合）が加盟している。総会は毎年 1 回開催され，規格・基準などの最終採択が行われる。国際的ガイドラインの提案および検討をする部会が休部も含め 29 あり，食品の安全性と有効性に関する部会は，次のように課題別に一般問題部会，個別食品部会，地域調整部会，特別部会からなっている。

①一般問題部会

　一般原則部会，食品添加物部会，食品汚染物質部会，食品表示部会，残留農薬部会，食品輸出入検査・認証制度部会などの 10 部会があり，食品全般に横断的に適用できる規格基準，実施規範などの作成を行う。

②個別食品部会

　油脂部会，生鮮果実・野菜部会，乳・乳製品部会，魚類・水産製品部会などの 12 部会があり，個別品目の規格について検討を行う。

③地域調整部会

　アジア，アフリカ，欧州，北米・南西太平洋，ラテンアメリカ・カリブ海，近東の 6 地域の

表 13-9　コーデックス食品規格策定ステップ

Step 1	総会が執行委員会による作業評価結果を考慮して規格策定を決定する
Step 2	事務局が規格原案の手配をする
Step 3	提案原案について各国のコメントを求める
Step 4	部会が規格原案を検討する
Step 5	規格原案について各国のコメントを求める。そのコメントと執行委員会による作業評価結果に基づき、総会が規格原案の採択を検討する
Step 6	規格案について各国のコメントを求める
Step 7	部会が規格案を検討する
Step 8	規格案について各国のコメントを求める。そのコメントと執行委員会による作業評価結果に基づき、総会が規格案を検討し、コーデックス規格として採択する

調整部会があり、食品の規格や管理などに関する地域的な問題の議論や地域に関係の深い食品の世界規格の策定の提言などを行う。

④特別部会

期限を設けて特定議題を検討する部会である。バイオテクノロジー応用食品特別部会は日本がホスト国を務め、第1期は、2000年3月から2003年3月まで開催され、2004年7月の総会で再設置が承認され、2011年の総会で「モダンバイオテクノロジー応用食品に対応する適切なコーデックステキストの編纂の提言案」として採択された。なお、最近では、2016年の総会において、「薬剤耐性菌に関する特別部会」（ホスト国：韓国）の設置が承認された。

（2）コーデックス規格

コーデックス委員会におけるガイドラインの作成手順は、課題の設定、原案の作成から始まり、加盟国の意見集約の後、最終討議・採択、加盟国への通知まで8つのStepがある（表13-9）。

コーデックス委員会で作成される食品の国際規格は大きく分けて2つのタイプがある。

ひとつは農畜産物の生産段階から食卓に並ぶまで、すべての段階で守られるべき安全に関する基準で、例えば食品添加物の使用基準、農薬や自然に存在する有害物質（ヒ素、カドミウムなど）に関する基準、微生物基準や食品を製造する際に遵守すべき衛生規範などがある。

もうひとつは、食品の品質に関する規格であり、特定の食品に含まれるべき成分とその量、製造方法、それらの内容に関する規準などがある。以下に、栄養・健康表示に関する基準と食品添加物および残留農薬に関する基準について示す。

①栄養・健康表示に関する基準

カナダが議長国を務める食品表示部会が提案した栄養・健康表示のガイドラインが2004年にジュネーブの総会において、国際規格として採択された[2]。ここで健康表示とは、表13-10に記載する「栄養素機能表示」「その他の機能強調表示」「疾病のリスク低減表示」であることが定められた。

ドイツが議長国である栄養・特殊用途食品部会会議において、「健康強調表示の科学的根拠」に関する討議を進めることになり、2008年11月の会議では具体的な議論が行われた。その結果、次の健康表示の科学的根拠に関するガイドライン[3]は、最終ステップまで進み、2009年7

表 13-10　コーデックス委員会の栄養・健康表示

栄養・健康表示の種類	表示の内容
栄養素機能表示	身体の成長，発達，正常な機能における栄養素の生理学的な役割を表す表示
その他の機能強調表示	栄養素以外の機能表示を表し，身体の正常な機能または生物活性に関連し，その食品成分を摂取することによる特定の有用な効果に関与する表示
疾病のリスク低減表示	食生活において，食品あるいはその成分の摂取と，疾病および健康に関する状態の進行（発症）に関するリスクの低減との関係を示す表示

月にはコーデックス総会で国際規格として採択された。
- 健康表示の科学的検証は，科学的に十分に計画されたヒト介入試験により得られた結果を基にすべきである。
- 網羅的な科学的根拠の検証を実施すべきである。

　このガイドラインでは，ヒト試験の重要性は含まれたが，介入試験を科学的評価に許可要件として含めるかなどの具体的な手法とその評価については，各国に任されることになった。

②食品添加物に関する基準

　食品添加物の国際基準はコーデックス委員会が定めることになっているが，安全性確保のための評価は，コーデックス委員会の姉妹機関であるFAO/WHO合同食品添加物専門家会議「FAO/WHO Joint Expert Committee on Food Additives（JECFA）」で行われる。JECFAは，加盟各国の添加物規格に関する専門家および毒性学者をメンバーとして，各国によって実施された添加物の安全性試験の結果を評価し，1日摂取許容量（ADI）を決定している。会議報告は，WHOテクニカルレポートシリーズとして毎年公表されている。

③残留農薬に関する基準

　残留農薬の安全性確保のための評価は，姉妹機関であるFAO/WHO合同残留農薬専門家会議「FAO/WHO Joint Meeting on Pesticide Residues（JMPR）」で行われる。コーデックス委員会が定める国際基準において，残留農薬の最大残留限界（MRL：maximum residue limit）が設定される。このCodex MRLは，ADIに基づき推定1日摂取量（EDI）を求める方式により評価が行われていて，日本の残留農薬基準設定の考え方も基本的に国際的に共通している。

❷ 欧州連合（EU）

　欧州連合（EU：European Union）は，28カ国が加盟していたが，2016年6月に英国が離脱を決定した。人口は約5億であり，日本の4倍強，米国の1.6倍，GDPは約16兆ドルで，米国を上回っている。1991年にユーロが導入され，単一通貨市場が形成されているが，英国，スウェーデン，デンマークなどの加盟国は参加していない。法案の提案・発議と行政執行の両方を担うのが欧州委員会（EC：European Commission）で，日本の政府にあたる。食品に関する行政機関は，保健衛生・食の安全総局（DG SANTE：Directore-General for Health and Food Safety，2015年，保健・消費者保護総局 DG SANCO：Directore-General for Health and Consumers より改名され，組織も改変された）であり，欧州委員会の政策部門の総局のひとつで，加盟国民の

健康と消費者保護の役割を担う。また，欧州食品安全機関（EFSA：European Food Safety Authority）が 2002 年に設立され，食品から家畜，飼料などの安全性を科学的に調査・解析して，EC に科学的見地から助言を行う。遺伝子組換え食品や BSE の安全性も含めた食品の安全性のリスク評価を行う。また，フードサプリメントの機能性表示の科学的評価も EFSA が行っている。

EU の法令とされるものには，規則，指令，決定，勧告の 4 種類があり，規則（regulation）は最も拘束力の強いもので，国内法が制定されなくともすべての加盟国に適用される。指令（directive）は一定の執行猶予期間内に，参加国は国内法に取り入れることが義務づけられているが，どのような形で法制化するかは各国に任されている。食品の有効性と安全性に関する主要な法律である新規食品法，フードサプリメント指令，栄養・健康表示法（Nutrition and Health claim made on Food）について概説する。

（1）新規食品法

新規食品法（Novel Foods Regulation）は，1997 年 5 月に施行され，施行以前に EU で相当量使用された実績のない食品成分および製品は，販売する前に安全性評価を実施して，EU の許可を受けることを義務づける法律である。この法律の制定当時は遺伝子組換え食品もこの法律の対象とされていたが，2003 年に別の法律で規制されることになり，この法律の対象からは外されている。

この法律の目的は，人が消費する目的の新しい食品または食品成分を販売するためには，安全が確保されていることと，既存の食品や食品成分とは異なる場合にはそのことを表示して情報として消費者に提供することである。

従来，安全性評価の第一段階は，申請された加盟国で実施されていた。申請国で安全性に問題がない場合には申請国以外の EU 加盟国に通知され，申請された国での安全性評価により，安全上問題がないと判定された場合でも，ほかの加盟国から異議が出された場合には，EFSA が評価することになっていた。しかし，本法律の改定案が 2015 年に公表され，2018 年 1 月より，新規食品の安全性評価は EFSA が行うこととなった。すでに市場に出されている食品と実質的に同等であれば，簡素化された手続きで済む。EU 以外の国で食品として使用されていれば，その実績を踏まえて評価項目を簡素化する規制緩和と認可手続きの一元化により，より迅速な評価が行われるものと期待されている。

（2）フードサプリメント指令

フードサプリメント（food supplement）に関する EU 共通の法令として，2002 年にフードサプリメント指令（Food Supplement Directive）が公表された。その前文には基本とする考え方として，「食品は安全であることと，表示に十分で明確な情報が提示されていることが EU の食品法の基本的な 2 つの原則である」と記載されている。

フードサプリメントとは，通常の食事を補う目的で，生理学的作用を有する濃縮された栄養素を含み，医薬品的形状である食品を意味する。医薬品的形状とはカプセル，錠剤，ピルやほかの類似の形状，粉末個包装，液状アンプル，液滴型容器のような商品の形態を有するものである。フードサプリメントとして現在，指令本文中に列挙されているのは，13 種類のビタミンと 15 種

表13-11 欧州連合の健康表示

健康表示の種類		内容
機能表示 ①身体の成長，発達および身体の機能に対する栄養素またはその他の食品成分の役割 ②心理的および行動に影響を及ぼす機能 ③減量・体重調節，空腹感の減退，満腹感の増強，食品から摂取するエネルギーの低下に関する表示	一般機能表示	すでに確立し，異議のない科学的根拠に基づく健康表示
	新規機能表示	新規の科学的実証，独占権データを含む実証に基づく健康表示
小児関連表示		小児の健康に関する表示
疾病リスク低減表示		疾病のリスクを低減することに関する表示

類のミネラルで，それらの原材料として使用できる112種の化合物も列挙されている。安全上限使用量は，現在，食品科学委員会（Scientific Committee for Food）へ諮問を行っている段階であるが，製造者・輸入販売者は一般に認められている科学的データを基にして上限値を算出して，製品に表示しなければならない。

（3） 栄養・健康表示法

EU加盟各国の健康表示はそれぞれの国で異なる自主的制度が存在していたため，各国で異なる健康表示の製品がそれぞれの国の市場で販売されていた。加盟各国間での混乱を避けるためにも，EU共通の制度施行の必要性が望まれ，2003年にEC原案が発表され，検討が進められた。産業界，科学界の考えも考慮した修正案が2006年12月に欧州議会で承認され，2007年7月に栄養・健康表示法（Regulation on Nutrition and Health claim made on Food）が施行された。

この法律に定められた表示は，含有栄養素に関する栄養素プロフィールと健康表示からなる。

●栄養素プロフィール

栄養素プロフィール（nutrient profile）とは，消費者が商品を選択する際に，健康表示に過大な期待をして，過剰に摂取することがないようにするために，健康表示をする食品に義務づける表示である。摂取推奨量と実際の摂取量が大きく異なる栄養素について，食品群ごとに含量の範囲を設定するとともに，含量の表示を行う。過剰に摂取しがちな栄養素としては，飽和脂肪酸，ナトリウム，不足しがちな栄養素としては食物繊維，多価不飽和脂肪酸が候補にあげられている。2009年12月にEFSAが定めることになっていたが，2017年1月時点でもまだ公表されていない。

●健康表示（ヘルスクレーム）

健康表示の種類を4つに分類して制度化している（表13-11）。機能表示は，①身体の成長，発達および身体の機能に対する栄養素またはその他の食品成分の役割，②心理的および行動に影響を及ぼす機能，③減量・体重調節に関する表示が含まれる。機能表示には，すでに十分に確立した表示（一般機能表示）とそれ以外の新規の表示（新規機能表示）がある。さらに，機能表示に加え，小児関連表示，疾病リスク低減表示を別途定めることになっている。

一般機能表示は，加盟各国が受けつけた申請をまとめてECに提出し，ECがEFSAに評価を依頼することになっている。一般機能表示以外の3つの健康表示の審査を受けるには，申請者は個別にEFSAに①製品，成分名，②健康表示，③科学的根拠，④関連する科学情報を文書として提出することになっている。

●評価の現状

　EU加盟各国は一般機能表示に関して，企業および関連団体からの申請資料をリスト化して，2008年1月までに欧州委員会（EC）に提出している。2008年8月から12月にかけて，ECは加盟各国の申請書の重複を整理して，全部で4,637件の一般機能表示をEFSAに科学的根拠の評価依頼を行った。EFSAは，植物に関する約1,550件の健康表示を除き，2011年7月までに約2,700件の一般機能表示の評価の結果を公表した。その結果，EFSAは615件の健康表示に科学的根拠ありとする報告を行ったが，2012年にECが最終的に公表した健康表示は222件であった。※

　一般機能表示以外の新規健康表示，小児関連表示，疾病リスク低減表示に関しては，受けつけた申請をEFSAが順次評価を進めている。

　現在まで公表された健康表示の科学的評価の判断基準は，①有効成分が同定・定量されていること，②ヒト介入試験が重要であること，③動物でのメカニズム解明も必要であることなど，日本の特定保健用食品あるいは機能性表示食品と類似している。一方，ビタミンとミネラルの健康表示は，日本の栄養機能食品と類似の表示内容も多いが，日本では特定保健用食品でも認められていない「神経系の正常な機能に寄与」「免疫系の正常な機能に寄与」「ホルモン作用の調節に寄与」「正常な精神能力に寄与」「正常な頭髪の維持に寄与」「正常な血液凝固に寄与」「筋肉機能と神経伝達に寄与」「激しい運動中および運動後の免疫系の正常な機能を維持するのに寄与」「正常な認知機能に寄与」などの健康表示に科学的根拠があるとされている。

❸ アメリカ合衆国

（1）栄養表示・教育法

　1990年に制定された栄養表示・教育法（NLEA：Nutrition, Labeling and Education Act）により，食品医薬品局（FDA：Food and Drug Administration）が科学的に立証されていると認めた食品成分と疾病との関係についてのヘルスクレーム（米国では疾病リスク低減表示のみを「ヘルスクレーム」という。これに対して，コーデックス委員会やEUでは疾病リスク低減表示を含むすべての機能性表示を「ヘルスクレーム」と呼んでいる。本章では米国における疾病リスク低減表示を「ヘルスクレーム」と記載する）が表示できる。現在，表13-12のヘルスクレームが認められている。

　1999年に，FDAはヘルスクレームを判定する科学的根拠の基準を明らかにする指針を公表している。さらに，その科学的根拠の基準を満たしていないが，一定の条件をつけたヘルスクレーム（qualified health claim）ができる制度を導入し，具体的な判定システムに関する暫定指針を

※EFSAの科学的根拠の評価結果を受けて，欧州議会委員会（European Parliament Committee）が法的整合性もあわせて検討を進め，2012年12月，222件の一般機能表示を承認することが公布された。

表13-12　米国のヘルスクレーム

① カルシウムと骨粗鬆症
② ナトリウムと高血圧
③ 食事由来の脂質とがん
④ 食事由来の飽和脂肪酸・コレステロールと冠状動脈性心疾患
⑤ 繊維を含む穀物・果物・野菜とがん
⑥ 繊維（特に水溶性繊維）を含む果物・野菜・穀物と冠状動脈性心疾患
⑦ 果物・野菜とがん
⑧ 葉酸と神経管欠損症
⑨ 糖アルコールと虫歯
⑩ 食品の水溶性食物繊維と冠状動脈性心疾患
⑪ 大豆たんぱくと冠状動脈性心疾患
⑫ 植物ステロールまたはスタノールエステルと冠状動脈性心疾患

表13-13　ヒト試験デザインの4タイプ

試験タイプ	デザインの内容
タイプ1	無作為割付介入試験
タイプ2	前向きコホート研究
タイプ3	過去の試験を対照（historical control）とする試験
	非無作為割付介入試験
タイプ4	横断研究
	一連の患者報告

2002年に発表している。暫定指針において、科学的根拠を評価する具体的な手法として、「試験デザイン」「試験の質」「科学的根拠の強さ」が3つの主要なチェックポイントとして提示されている。

まず、「試験デザイン」については、ヒト試験を4つのレベルに分類している（表13-13）。無作為化介入試験を最も信頼性が高いタイプ1に位置づけ、次にタイプ2に前向きコホート研究を位置づけた。メタアナリシスは過去に実施された一定条件を満たす複数のヒト試験の結果を総合的に評価する手法であるが、その評価の手法が確立しておらず、評価実施者により判定基準が異なることがあるとの理由で、メタアナリシスの研究論文は評価の対象とせず、FDAが自らすべて原著にあたって総合的な評価を実施することになっている。

「研究の質」の格づけは、試験の対象患者選定または除外基準、バイアス、データ収集法、解析法などが評価される。

「科学的実証の強さ」の格づけは、被験者数、試験の実施回数、試験間の整合性、米国における疾病のリスク低減に関する関連性について、一連の科学的根拠の程度を格づけする。

以上の「試験デザイン」「科学的証拠の質」「科学的根拠の強さ」が評価され、総合評価として表13-14のような4段階に分類される。

FDAはすべてのヘルスクレームを食品に表示される前に評価することになり、この過程で入手可能な科学的根拠についての総合的評価と、必要に応じてFDA以外の専門家スタッフによる詳細な評価が行われるものとされている。FDAはこの指針を基に、2003年より条件つきヘルス

表13-14 科学的根拠の総合評価

評価	内　容
A 高（high）	明確な科学的根拠に基づいている。ヘルスクレームに明確な科学的根拠があるもので，条件づけが必要でない。
B 中（moderate）	ヘルスクレームを支持する良好な根拠はあるが，完全には確定されていない。
C 低（low）	ヘルスクレームを支持する根拠はあるが，限られたもので確定されていない。
D 非常に低い （extremely low）	ヘルスクレームを支持する科学的根拠はほとんどない。

クレームを施行し，評価を進めており，その結果が順次，発表されている。また，これらの評価結果を踏まえて，最終指針が2006年5月に発表された。

（2） ダイエタリーサプリメント健康教育法（DSHEA）

　ビタミン，ミネラル，脂肪酸，アミノ酸，ハーブなどの栄養素，食品成分，食品素材等，ダイエタリー成分（dietary ingredient）を含む錠剤，カプセル剤等の食品について，身体の構造と機能に影響を及ぼす表示（構造・機能表示）ができる制度として，1994年にダイエタリーサプリメント健康教育法（DSHEA：Dietary Supplement, Health and Education Act）が制定された。企業は，FDAへ届け出るだけで，有効性の科学的根拠が審査されることなく，企業の自己責任において科学的に実証された効果を表示できるのが特徴である。構造・機能表示の内容は，コーデックス委員会で定められた「その他の機能表示」（またはEUの「機能表示」）と類似している。この法律に基づいて，構造・機能表示をするダイエタリーサプリメントには「この表示はFDAによって評価されたものではありません。この製品は病気を診断，治療，予防することを目的としたものではありません」という否認表示（disclaimer）をすることが義務づけられている。この法律の施行後，多くのダイエタリーサプリメントが販売され，3.5兆円を超える市場が形成されている。しかし，この法律には，①有用性と安全性に及ぼす詳細なヒトでの実証法が定められていない，②第三者の評価が義務づけられていない，③科学的根拠を実証した論文の公表が義務づけられていないことなど，消費者が有効性を判断して，商品を選択する上での情報開示とその信頼性に問題がある。FDAはこれらの問題を解決するため，ダイエタリーサプリメントによる健康被害も考慮して，有効性と安全性に関する指針を制定することを2002年に宣言し，2005年4月にダイエタリーサプリメントについての構造・機能表示の科学的実証に関する一般的な指針を発表した。

（3） 食品の安全性評価

① GRAS

　米国では食品に添加して販売するためには，食品添加物としてFDAによる販売前の許可が必要である。しかし，一定の食経験があり，かつ，公表されている科学的資料に基づいて，資

格をもつ専門家により一般に安全であると認められたもの（GRAS：generally recognized as safe）は，食品添加物の例外措置として，食品への使用が認められている。1997年に，FDAに申請するpetition GRASのルールに加えて，企業が自ら評価して，FDAにその結果を通知するnotification GRASを制定した。現状でGRAS申請に必要な資料としては，物質の食経験，用途などの情報，動物試験を踏まえて，ヒト摂取目安量試験が求められる。

② NDI

ダイエタリーサプリメントの成分として用いるビタミン，ミネラル，ハーブ，アミノ酸などについて，DSHEA法が制定された1994年10月15日以前にダイエタリーサプリメントの成分として使用されていた実績がないものを含む製品を販売するためには，販売の75日前までにNDI（New Dietary Ingredient）として安全性の資料をFDAに提出して評価を受ける必要がある。安全性の評価の項目はGRASの項目と類似している。

❹ アジア

（1） 中国

1996年に食品の機能について申請を受け，その科学的根拠を評価して許可する保健食品の制度が制定された。保健食品には，「機能性保健食品」と，日本の栄養機能食品に相当する「栄養補充剤」がある。前者は日本の特定保健用食品と同様の個別審査型の制度で，健康の調整，増進，維持の効果をもつ食品を指し，病気の治療を目的にしていない食品である。2003年に「保健食品の検査および評価の技術基準」により改正が行われ，従来認められていた老化遅延作用，性機能改善作用，腫瘍進行抑制作用など，ヒト試験での科学的実証が困難な機能表示が削除されたことにより，科学的合理性と国際的整合性が高まった。

保健食品の審査と監督は，2003年に中国衛生部の「衛生部衛生監督センター」から新たに医薬局に設置された国家食品薬品監督管理局（SFDA：State Food and Drug Administration）に移管されたが，2008年にSFDAは組織ごと衛生部に戻された。SFDAは2013年に組織改革が行われ，国家食品薬品監督管理総局（CFDA：China Food and Drug Administration）となった。CFDAは従来のSFDAの役割も含めて，食品の製造，流通および販売などの指導と監督を行うほか，薬品，医療機器，化粧品の許認可と監督管理も行う。

2015年10月1日に新「食品安全法」が施行され，保健食品には登録と届出の2つの制度が用いられている。機能性保健食品は必要書類とともにCFDAに登録申請を行い，栄養補充剤は届出が必要である。表示される健康表示は，科学的な根拠に基づくものであるとされ，現在，表13-15に示す27の健康表示が認められている。

これらの健康表示には，日本の特定保健用食品で認められている「虫歯の原因にならない」「歯の健康に役立つ」という表示は含まれていない。一方，日本では認められていない表示として，「免疫力の増強」「眼精疲労の緩和」「抗酸化」「記憶力改善の補助」「肉体疲労の緩和」「睡眠の改善」「ニキビの解消」「しみ，そばかすの解消」など，十数種があげられている。

保健食品の許可期限は4年間であり，次の事項が確認された場合は許可が取り消されることが定められている。

表 13-15　「保健食品」の保健機能表示

①免疫力の増強（動物試験）	⑮肥満抑制
②血中脂質低下の補助（動物/ヒト試験）	⑯成長発育の改善
③血糖降下の補助	⑰骨密度の増加
④抗酸化	⑱栄養性貧血の改善
⑤記憶力改善の補助	⑲化学物質による肝臓障害の補助的な保護
⑥眼精疲労の緩和（ヒト試験のみ）	⑳ニキビの解消
⑦鉛の排泄の促進	㉑しみ，そばかすの解消
⑧のどの調子の改善	㉒皮膚の水分の改善
⑨血圧降下の補助	㉓皮脂の改善
⑩睡眠の改善	㉔腸内細菌類の調節
⑪乳汁分泌の促進	㉕消化機能の促進
⑫肉体疲労の緩和	㉖排便の促進
⑬酸欠への耐性の向上	㉗胃の粘膜を補助的に保護
⑭放射線被害に対する補助的な保護	

①保健の機能効果が不確実であることが明らかになった場合
②ほかの原因で健康に障害を及ぼす可能性がある場合　　例　医薬品の添加
③無許可で，商品名，主要成分，品質基準，保健機能表示を変更した場合
④保健機能の誇大・虚偽表示の場合

（2）韓国

2004年に「健康機能に関する法律」が施行され，健康機能食品が定められた。その表示制度は基準化した規格に合致した製品を認定する基準告示型と，製品ごとに個別に評価して判定する個別許可型との2本立てになっている。

①基準告示型

　定められた基準に基づき，申請品目の安全性と有効性について検査を行い，認定される。基準化にあたっては，ヒトでの有効性試験は必須であるが，統計的有意差に関しては厳しい基準はなく，食経験と動物試験での有効性確認が十分であれば許可される。ビタミン・ミネラルを中心とする栄養素に関する栄養補充食品と古くから使用されてきた健康補充食品がある。

- 栄養補充食品：ビタミン，ミネラル，アミノ酸，脂肪酸，たんぱく質，食物繊維など。
- 健康補充食品：朝鮮人参，うなぎ油，花粉製品，クロレラ，きのこ製品，すっぽん製品，アロエ，梅抽出物など。

②個別許可型

　専門家による審議委員会が機能性原料，成分ごとに個別に評価を実施して許可するものである。健康機能食品の申請をするには有効性評価資料（ヒト試験，動物試験，$in\ vitro$試験，観察試験などの結果あるいは関連文献により，当該原料でのヒトでの機能性が科学的に認定できる資料）と安全性評価資料（ヒト試験は必要ではなく，医薬品などの毒性試験基準に該当する試験の結果）が必要である。個別評価型で許可を受けた品目が複数あり，申請企業が同意すれば，基準告示型に移行することができる。

表 13-16 FSANZ の健康表示

健康表示の種類	定　義	審査制度
high-level claims	医師による治療が必要な重篤な病気や診断指標に関連する健康に関する表示	FSANZ の審査による事前の許可が必要である。 例 「カルシウムと骨粗鬆症」「n-3 系脂肪酸と冠状動脈疾患」（2005年）
general level claims	医師による治療が必要な重篤な病気や診断指標に関連せず，重篤な病気や診断指標に関連しない健康に関する表示	上市前に企業が健康表示を実証する。事前の許可は必要ではない。 例 「カルシウムは強い骨や歯のために役立つ」

　韓国の健康機能食品の制度は，錠剤・カプセルに限定されていた食品形態が，2008年2月に一般食品の形態にも拡大されたことと，ヒトでの有効性試験は必須であるが，統計的有意差に厳しい規制はなく，食経験と動物試験での有効性確認が十分であれば許可されることから，市場が拡大している。

❻ オセアニア

　オーストラリアとニュージーランドでは，ハーブ，ビタミン，ミネラルなどのカプセル，錠剤，液体，粉末などのサプリメントの制度において異なる法律があり，統一の制度が確立されていない。ニュージーランドでは食品法（the Food Act, 1981年）のもとにあるダイエタリーサプリメント法（the Dietary Supplements Regulations, 1984年）により規制されているが，オーストラリアでは医薬品法（the Therapeutic Goods Act, 1989年）により規制されている。一方，タスマニア相互認証条約（the Trans-Tasman Mutual Recognition Arrangement）により，一方の国で合法的に生産，輸入した製品は他方の国の法律で認められていない場合でも販売することができるため，ニュージーランドで食品として販売しているダイエタリーサプリメントをオーストラリアでも食品として販売できるのが現状である。

　両国は互いの法律，制度を統合するために，食品に関しては Food Standards Australia New Zealand（FSANZ）を設置して，2003年に食品の健康表示に関するガイドラインを公表した後，そのガイドラインに沿った調査を実施し，ダイエタリーサプリメントの制度化の検討を進めている。ガイドラインの中で表 13-16 に示す通り，医師による治療が必要な重篤な病気や診断指標に関連する high-level claims と関連しない general level claims の2つの区分が提案されている。high-level claims は事前に FSANZ に申請して，科学的根拠の審査後，許可を受けなければ表示ができないが，general level claims は企業が有効性の科学的な実証をすれば，FSANZ の許可なく表示ができる制度である。

10　今後の展望

❶ 健康表示制度の見直し

　保健機能食品の所管は，厚生労働省から2009年に設置された消費者庁に移管されたことに伴い，健康表示制度の見直しが進められ，消費者委員会において健康食品の表示の検討が行われた。この分野の背景として，日本は1980年代には世界に先駆けて，機能性食品の研究・開発を進めるとともに，1991年に個別に審査して健康に関する表示を許可する特定保健用食品を制度化した。さらに，2001年にビタミン・ミネラルに関する栄養機能を表示できる栄養機能食品を制度化し，特定保健用食品とあわせて保健機能食品とする制度が確立している。特定保健用食品（個別評価型）と栄養機能食品（規格基準型）の制度は科学的・法律的に合理性が高く，国際的整合性も高いことから，消費者庁，消費者委員会の検討では，原則として新たな制度を付加したり，既存の制度を廃止したりするのではなく，保健機能食品の制度を改善することで対応する方向である。2010年にまとめられた消費者委員会の「『健康食品の表示の在り方』に関する中間整理」と消費者庁の「特定保健用食品の表示許可制度専門調査会」報告書には，今後の検討課題として次の点があげられている。

- 特定保健用食品を使用する消費者の意識や摂取方法の実態などを調査するなどして，本制度の意義が正しく理解され，適切に利用されているかどうかを把握し改善する取り組みが必要である。
- 特定保健用食品が許可後無期限の権利が与えられている許可に対して更新制を導入する。
- 保健機能食品以外のカプセル・錠剤などの形状の食品については，品質管理・製造管理・成分・表示内容・安全性データなどを届け出て，事後的チェック機能を整備する。

　2013年に，「国の成長・発展，国民生活の安定・向上及び経済活動活性化への貢献」を目的とした規制改革会議が発足し，検討項目のひとつとして，「一般健康食品の機能性表示を可能とする仕組みの整備」が取り上げられた。その結果，食品等事業者の責任のもとで機能性表示を可能とする機能性表示食品制度が2015年4月に創設され[4]，世界の注目を集めるところとなった。

　日本は，世界に先駆けて研究開発を進め，30年近い歴史がある機能性食品の成果を基に，個別に科学的根拠を評価する特定保健用食品がすでに約1,100を超える品目が許可されている。科学的根拠に根ざした制度が国際的に確立していく流れの中で，国際的整合性を考慮に入れ，食品の機能性表示の制度化においてリーダーシップをとることができれば，この分野で国際的に飛躍することが期待できる。

❷ 消費者の啓発と情報伝達，アドバイザリースタッフの養成

　健康についての情報は，テレビ，新聞，雑誌などのマスメディアにより日々発信されているが，食生活における位置づけ，健康に及ぼす作用の前提となる科学的根拠，普遍性，安全性，医薬との関連などの情報は不十分なものが多く，消費者は個々に流される情報に躍らされて，刹那的な購入行動をしている場合もある。今後，行政・企業・科学者は協力して，国民の現在の栄養状態

と健康状態を基にして，国民に必要な関連情報を十分に発信する努力が必要である。

アドバイザリースタッフとしては，氾濫する情報に惑わされることなく，過去に報告された情報の網羅的調査とその解析を含めた総合的な評価を行う能力を身につけ，消費者に科学的根拠に基づいた情報をわかりやすく提供することが大切である。また，関連する法律および個々の法律の精神を理解して，消費者が正しい情報を入手して自ら判断し，多くの商品の中から自分の健康にとって適切な食品を自ら選択することを助けるのがアドバイザリースタッフの役割であると自覚することが必要である。

❸ 国際的制度との整合性

行政および関連企業は消費者に食品と健康に関する正しい情報を提供し，消費者は正しい情報を参考にして，自らが健康食品を選択することにより，自らの健康の維持と促進に役立てることが大切である。その社会経済的効果として，高齢化，生活習慣病の進行が進む先進国で，医療費の抑制につながることが期待される。日本をはじめとする先進国の高齢化，生活習慣病の進行が進む中で，行政の医療費抑制，国民の健康志向の増大に伴い，機能性食品の必要性はますます増大してくると予想され，国際的整合性と科学的根拠をあわせもつ総合的な表示制度の確立が急務である。

米国で，2000年1月に構造・機能表示を明確にする連邦規則が公表され，ヒトで科学的検証法の指針が公表されたのに続き，EUでは栄養・健康表示法が2007年に施行され，健康表示の評価と認可が進められている。欧米における評価と承認が調和し，アジア地域の制度化が進むと，コーデックス委員会が掲げた健康表示を記載する食品が国際的に広まることが予想される。

食品の機能に関しては，その定義づけ，研究開発，表示制度について世界に先駆けてきた日本が国民の健康維持・増進の根幹にかかわる制度化の最終段階で後れをとることのないようにアドバイザリースタッフも含めたこの分野の関係者が協力していくことが望まれる。

参考資料

1) 保健機能食品制度の創設について，厚生労働省医薬局長通知 医薬発244号（2001）
2) GUIDELINES FOR USE OF NUTRITION AND HEALTH CLAIMS, CAC/GL, Joint FAO/WHO Food Standard Programme, Codex Alimentarius, 23-1997, Rev. 1-20041
3) 呉堅ほか：中国保健食品ガイド（2005）日経BP社
4) 消費者庁：食品の新たな機能性表示制度に関する検討会報告書（2014年7月30日）

練習問題

1 NR・サプリメントアドバイザーの役割と倫理　　解答と解説 ⇒ p.463

1-1 厚生労働省が2002年に発表した「保健機能食品等に係るアドバイザリースタッフの養成に関する基本的考え方について」の通知において、アドバイザリースタッフが習得すべき知識に関する記述である。誤っているのはどれか。

1. 食品及び食品添加物の衛生管理等に関連する知識
2. 保健機能食品等の市場に関する知識
3. 医薬品の安全性に関する理解
4. 消費者保護についての考え方
5. 薬事法（現　医薬品医療機器等法）の内容

1-2 次の文の空欄に入る正しいものの組合せはどれか。

（ a ）が2000年に発表した（ b ）には、「消費者は食品の品質と含有成分についての情報を知る権利があり、それにより informed choice が可能となる」と記載されている。informed choice の意味は、十分な（ c ）を得て、（ d ）自らが選択することであるとして、保健機能食品の制度創設の際の基本的な考えとして生かされている。

1. a　欧州食品安全庁（EFSA）　　b　法律　　c　同意　　d　企業
2. a　欧州連合（EU）　　　　　　b　規則　　c　開発費　d　企業
3. a　欧州連合（EU）　　　　　　b　白書　　c　情報　　d　消費者
4. a　欧州食品安全庁（EFSA）　　b　法律　　c　同意　　d　医師
5. a　欧州食品安全庁（EFSA）　　b　白書　　c　情報　　d　消費者

1-3 企業の社会的責任に関する記述である。誤っているのはどれか。

1. 企業は、法律を遵守することが社会的責任の第一歩である。
2. 法律に書かれていないことでも、正義感をもって、企業活動を行うことが重要である。
3. 企業は、社会的責任を果たすことで、長期的な繁栄ができる。
4. 社会的な責任を果たしている企業は、環境に配慮している。
5. 企業は、利益優先により従業員の雇用を守ることで、社会的役割を果たしている。

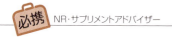

2 基礎の生理学

解答と解説 ➡p.464

2-1 身体の構造と機能に関する記述である。正しいのはどれか。

1 筋組織は支持組織である。
2 神経細胞の樹状突起は，ほかの神経細胞から入力した信号を細胞体に伝える。
3 血液の体循環では，右心房を通り右心室から出た血液が左心房に戻る。
4 糸球体濾過によって尿細管に導かれた尿には，グルコースは含まれない。
5 脳神経は中枢神経系の一部である。

2-2 器官の成長・発達および加齢変化に関する記述である。正しいのはどれか。

1 身長の発育急進期は，女子より男子のほうが約2年早く起こる。
2 胸腺の成長は，乳児期に速く，その後，緩やかになる。
3 加齢により，胃液の分泌が亢進する。
4 加齢により，尿の濃縮力が低下する。
5 加齢に伴い，塩味の閾値が低下する。

2-3 消化器系の構造と機能に関する記述である。誤っているのはどれか。

1 胃と十二指腸の境界には括約筋がある。
2 食物が胃にとどまる時間（滞胃時間）は，糖質よりも脂肪のほうが長い。
3 総胆管と膵管は，空腸に開口している。
4 小腸の絨毛表面は，単層の上皮細胞で覆われている。
5 食物が胃に入ると，反射により大腸内容物が急激に直腸に運ばれる。

2-4 消化・吸収のしくみに関する記述である。正しいのはどれか。

1 管腔内消化には，消化管平滑筋の運動も必要である。
2 消化液の分泌は，運動神経によって調節されている。
3 消化管は，交感神経の興奮によって活動が亢進する。
4 消化管ホルモンは，管腔内に分泌される。
5 消化管ホルモンは，中枢神経系には存在しない。

2-5 管腔内消化とその調節に関する記述である。正しいのはどれか。

1 耳下腺からは，アミラーゼの少ない唾液が分泌される。
2 胃腺からトリプシノーゲンが分泌される。
3 ガストリンは，胃平滑筋に作用して胃の運動を抑制する。
4 コレシストキニンは，肝臓からの胆汁の分泌を高める。
5 食事摂取時には，胆汁酸の腸肝循環が促進される。

2-6 三大栄養素の消化・吸収に関する記述である。誤っているのはどれか。

1 小腸におけるデンプンの終末消化により，グルコースがひとつずつできる。
2 グルコースの吸収は，水や電解質の吸収を促進する。
3 小腸の微絨毛膜には，アミノ酸とは別にジペプチドの輸送系がある。
4 胆汁酸は，長鎖脂肪酸の吸収に必要である。
5 中鎖脂肪酸は，リンパ管に取り込まれる。

2-7 栄養素の吸収に関する記述である。正しいのはどれか。

1 ビタミンAは，エステル化されずにキロミクロンに取り込まれる。
2 ビタミンCの吸収は，胆汁酸分泌の影響を受ける。
3 ビタミンB_{12}の吸収は，胃液分泌の影響を受ける。
4 カルシウムの吸収率は，小児よりも成人のほうが高い。
5 鉄の吸収率は，ヘム鉄よりも非ヘム鉄のほうが高い。

2-8 自律神経とストレスに関する記述である。正しいのはどれか。

1 自律神経系を統合する中枢は大脳皮質にある。
2 交感神経は，骨格筋への血流を抑制する。
3 副交感神経は，排便を抑制する。
4 ストレス反応初期のショック相では，抵抗力が低下する。
5 ストレスにより，免疫系が亢進する。

2-9 ホルモンとそれを分泌する内分泌器官の組合せである。正しいのはどれか。

1 プロラクチン —— 乳腺
2 オキシトシン —— 下垂体後葉
3 成長ホルモン —— 膵臓
4 グルカゴン —— 副腎皮質
5 カルシトニン —— 副甲状腺

2-10 ホルモンの作用に関する記述である。正しいのはどれか。

1 成長ホルモンは，肝臓から成長因子を分泌させる。
2 抗利尿ホルモンは，消化管に作用し，水の吸収を高める。
3 甲状腺ホルモンは，エネルギー代謝を抑制する。
4 コルチゾールは，血糖値を低下させる。
5 エストロゲンは，骨における骨吸収を促進する。

3 基礎の生化学

解答と解説 ➡ p.465

3-1 糖質代謝に関する記述である。正しいのはどれか。

1 アセチルCoAはピルビン酸から生成する。
2 グリコーゲンの合成は、血糖値の上昇によって抑制される。
3 グルコース-6-ホスファターゼは、解糖経路の酵素である。
4 グリコーゲンの加リン酸分解によってUDP-グルコースが生成する。
5 アセチルCoAは、糖新生の基質となる。

3-2 糖質代謝に関する記述である。正しいのはどれか。

1 骨格筋のグリコーゲンは空腹時に分解され、グルコースとなって血中に放出される。
2 空腹時には、脂肪酸からグルコースが産生される。
3 筋肉へのグルコースの取り込みは、アドレナリンで促進される。
4 アラニン回路は、空腹時に肝臓での糖新生の材料を供給する。
5 ペントースリン酸回路は、グリコーゲン合成のためのエネルギーを供給する。

3-3 脂質代謝に関する記述である。正しいのはどれか。

1 脂肪酸のβ酸化は、メチル基側から炭素原子が2個ずつ離脱していく反応である。
2 アシルCoAのアシル基は、カルニチンに転移され、アシルカルニチンとして、ミトコンドリア膜を通過する。
3 ケトン体は、主として筋肉で合成され、肝臓でエネルギー源として利用される。
4 コレステロール合成の律速酵素は、アセチルCoAカルボキシラーゼである。
5 ホルモン感受性リパーゼの活性は、グルカゴンによって抑制される。

3-4 脂質代謝に関する記述である。正しいのはどれか。

1 炭素数18個のn-6系およびn-3系の多価不飽和脂肪酸は、エイコサノイドの前駆体である。
2 キロミクロンは、食事から吸収されたトリアシルグリセロールを輸送する。
3 LDLは、肝外組織に遊離脂肪酸を輸送する。
4 胆汁酸は、大腸で吸収され、再利用される。
5 コレステロールは、体内のエネルギーの貯蔵物質として役立っている。

3-5 アミノ酸代謝に関する記述である。<u>誤っている</u>のはどれか。

1 グルタミン酸の炭素骨格は、グルコース合成に用いられる。
2 アミノ酸に含まれる窒素を尿素として処理するにはATPが必要である。
3 アミノ酸のアミノ基は、アミノ基転移反応によって再利用される。
4 アミノ基転移反応は、トランスアミナーゼによる不可逆反応である。
5 アスパラギン酸は、アミノ基転移反応によりオキサロ酢酸となる。

3-6 アミノ酸代謝に関する記述である。正しいのはどれか。

1 アラニンは，アミノ基転移反応によりピルビン酸になる。
2 γ-アミノ酪酸（GABA）はアスパラギン酸からつくられる。
3 アルギニンは，尿素サイクルの中間体ではない。
4 ヒトの場合，アミノ酸の窒素部分は尿酸として排泄される。
5 セロトニンはグルタミン酸から合成される。

3-7 核酸の化学とたんぱく質合成に関する記述である。正しいのはどれか。

1 ピリミジンヌクレオチドの塩基部分の最終代謝産物は尿酸である。
2 グリシンはプリンヌクレオチド合成の材料のひとつである。
3 オロト酸はプリンヌクレオチド合成の中間体である。
4 各アミノ酸に対応するコドンは，それぞれ1種類である。
5 アミノ酸をコードするコドンは20種類である。

3-8 血液の働きに関する記述である。正しいのはどれか。

1 ヘモグロビンは，組織で生成した二酸化炭素の輸送には関与しない。
2 酸素分圧が低くなると，酸素とヘモグロビンの親和性が高くなる。
3 酸素を結合したヘモグロビンの鉄は，三価である。
4 酸素に結合しているヘモグロビンの割合は，酸素分圧の上昇とともに上昇する。
5 血液中のアルブミンは遊離脂肪酸を運搬する役割をもつ。

3-9 免疫に関する記述である。正しいのはどれか。

1 IgAは，ヒト血清中に最も高濃度で存在する免疫グロブリンである。
2 IgMは，ヒト血清中での濃度が極めて低いが，アレルギー反応に関与する。
3 B細胞は，抗体を産生し，細胞性免疫に関与する。
4 リンパ球は，骨髄由来のB細胞と胸腺由来のT細胞に分類される。
5 免疫グロブリンは，2本のA鎖と2本のB鎖からなる。

3-10 酵素に関する記述である。正しいのはどれか。

1 酵素の基質結合部位に結合して，酵素の活性を阻害する物質はアロステリック阻害剤と呼ばれる。
2 代謝経路の上流の中間体が下流の特定の酵素の活性を制御するしくみを，フィードバック制御という。
3 酵素の基質特異性とは，一つの基質に複数の酵素が反応することである。
4 拮抗阻害とは，酵素の基質によく似た構造をもつ化合物で生じる阻害である。
5 同一の酵素たんぱく質が2種類以上の反応を触媒する場合，その酵素をアイソザイムという。

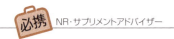

4 人間栄養学

解答と解説 ➡ p.467

4-1 現在の日本人の栄養状態と食品摂取量に関する記述である。正しいのはどれか。

1. 40歳代の男性の肥満者の割合は，同年代の女性よりも多い。
2. 40歳代の男性の肥満者の割合は，減少する傾向にある。
3. 20歳代の女性のやせの割合は，40%を超えている。
4. 20歳以上の緑黄色野菜の摂取量の平均値は，150gを超えている。
5. 20歳以上の食塩摂取量の平均値は，女性では7g以下である。

4-2 たんぱく質に関する記述である。正しいのはどれか。

1. たんぱく質1gは約9kcalのエネルギーを発生する。
2. たんぱく質を多く摂取すると，尿中へのカルシウムの排泄が低下する。
3. たんぱく質のうち，必須アミノ酸のいずれかひとつを多量に含むものを良質のたんぱく質という。
4. エネルギーの摂取量が不足すると，体たんぱく質の分解が促進される。
5. たんぱく質が不足するときには，体たんぱく質を分解して補充できる。

4-3 脂質に関する記述である。正しいのはどれか。

1. 飽和脂肪酸の過剰な摂取は，心筋梗塞のリスクを高める。
2. 脂質のうち，常温で液体のものを脂肪という。
3. 脂肪酸のうち，炭素が多数つながったものを多価不飽和脂肪酸という。
4. 体内で合成できないため，食事からとる必要のある脂肪酸を飽和脂肪酸という。
5. n-3系脂肪酸は，天然には存在しない。

4-4 糖質や食物繊維に関する記述である。正しいのはどれか。

1. 食物中のデンプンは，ラクターゼにより分解されて吸収される。
2. 多量のグルコースが分解されると，尿へケトン体が排泄される。
3. グルコースが2分子結合したものを果糖（フルクトース）という。
4. 植物由来の食物繊維を不溶性食物繊維という。
5. 水溶性食物繊維には，血糖の上昇を穏やかにする働きがある。

4-5 ビタミンの名称とその機能についての組合せである。正しいのはどれか。

1. ビタミンA ──── 不足すると貧血になりやすい。
2. ビタミンB_1 ──── コラーゲンの生成に必要である。
3. ビタミンD ──── 不足すると骨がもろくなる。
4. ビタミンB_6 ──── 脂質の代謝に関連する。
5. 葉酸 ──────── 不足すると皮膚炎を起こす。

4-6 ミネラルの名称とその機能についての組合せである。正しいのはどれか。

1 ナトリウム ── 不足すると骨がもろくなる。
2 カリウム ── 不足するとナトリウムの排泄が低下する。
3 リン ── 野菜類に多く含まれる。
4 亜鉛 ── 鉄の吸収に必要である。
5 ヨウ素 ── 加工食品に多く含まれる。

4-7 「日本人の食事摂取基準（2015年版）」で基準が策定された栄養素である。誤っているのはどれか。

1 ナイアシン
2 葉酸
3 ビオチン
4 イソフラボン
5 セレン

4-8 「日本人の食事摂取基準（2015年版）」で対象としている摂取源である。誤っているのはどれか。

1 栄養剤
2 下剤
3 特定保健用食品
4 栄養機能食品
5 サプリメント

4-9 「日本人の食事摂取基準（2015年版）」の指標に関する記述である。正しいのはどれか。

1 たんぱく質の習慣的な摂取量が推定平均必要量と同じであれば、たんぱく質が不足する確率は50％より少ない。
2 ビタミンKの習慣的な摂取量が目安量と同じであれば、ビタミンKが不足する確率は50％である。
3 カルシウムの習慣的な摂取量が推奨量と同じであれば、カルシウムが不足する確率は5％である。
4 ビタミンB_1の習慣的な摂取量が、推定平均必要量よりも少ない人が50％いた場合には、この集団におけるビタミンB_1の不足者の割合は50％と推定できる。
5 鉄の習慣的な摂取量が耐容上限量と同じであれば、鉄の過剰障害が起こる確率は50％である。

4-10 「日本人の食事摂取基準（2015年版）」を用いた活用例に関する記述である。誤っているのはどれか。

1 施設で提供される給食
2 食事改善の計画
3 栄養状態の評価
4 食品の表示
5 医薬品の表示

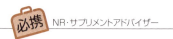

5 生活習慣病概論

解答と解説 ➡ p.469

5-1 生活習慣病に関する記述である。正しいものの組合せはどれか。

a 高齢になって発症する疾患群である。
b 発症の原因となる遺伝要因が明らかにされている。
c 生活習慣の改善が発症予防・治療のために重要である。
d 生活習慣の要素として休養がある。
e 病状は自覚症状と比例する。

1　aとb　　2　aとe　　3　bとc　　4　cとd　　5　dとe

5-2 日本人の疾病構造に関する記述である。正しいのはどれか。

1　死因としては脳血管疾患，悪性新生物（がん），心疾患の順に多い。
2　人口の高齢化に伴って肺炎による死亡が減少している。
3　生活習慣病が死因につながることはない。
4　脳出血による死亡率は脳梗塞よりも減少している。
5　疾病構造の変化の背景には，慢性疾患管理の向上が寄与しているが，急性疾患の救命率についてはいまだ低い。

5-3 肥満に関する記述である。正しいものの組合せはどれか。

a 肥満とは体重過多のことで，肥満度20％以上である。
b 肥満度が高い者を肥満症と定義する。
c 脂肪蓄積部位として内臓のほうが皮下よりも代謝障害をもたらしやすい。
d 高血圧，痛風は肥満の合併症である。
e 治療は，運動療法と食事療法の併用により容易である。

1　aとb　　2　aとe　　3　bとc　　4　cとd　　5　dとe

5-4 メタボリックシンドロームに関する記述である。正しいものの組合せはどれか。

a 診断には，身長，体重，ウエスト周囲長（腹囲）を計測する。
b 日本人では，男性のウエスト周囲長は85 cm 以上，女性のウエスト周囲長は80 cm 以上が診断基準である。
c 軽微な耐糖能異常，脂質異常症，高血圧を複数あわせもつ。
d 心血管疾患を引き起こしやすい。
e 治療には複数の薬剤が必要である。

1　aとb　　2　aとe　　3　bとc　　4　cとd　　5　dとe

5-5 脂質異常症に関する記述である。正しいものの組合せはどれか。

a 脂質はアポたんぱく質に包まれ，リポたんぱく粒子として血中に存在する。
b リポたんぱく粒子 LDL に含まれるコレステロールは動脈硬化の発症に関連する。
c 肥満度に比例して血中の HDL コレステロールが増加する。
d LDL コレステロール値 ≧ 100 mg/dL はメタボリックシンドローム診断基準の一つである。
e 60 歳未満の女性での冠動脈疾患リスクは血清コレステロール値とともに上昇する。

1　aとb　　2　aとe　　3　bとc　　4　cとd　　5　dとe

5-6 高血圧に関する記述である。正しいものの組合せはどれか。

a 自覚症状がない場合は治療を要さない。
b 心臓病や脳血管障害，腎臓障害を起こす危険因子である。
c 家庭で測定した血圧も診断や治療に用いられる。
d 高齢者の降圧目標値は収縮期 160 mmHg 未満，拡張期 100 mmHg 未満である。
e 食塩制限の目標は1日9g未満である。

1　aとb　　2　aとe　　3　bとc　　4　cとd　　5　dとe

5-7 糖尿病に関する記述である。正しいのはどれか。

1 インスリン作用不足と高血糖を特徴とする疾患である。
2 口渇，多飲，多尿，体重減少などの自覚症状が，診断の根拠として必須である。
3 診断には糖負荷試験が必要である。
4 空腹時血糖値 126 mg/dL は糖尿病型血糖ではない。
5 高血糖があれば，強い自覚症状が現れる。

5-8 糖尿病治療に関する記述である。正しいのはどれか。

1 糖尿病食品交換表を用いるとバランスよくエネルギー制限ができ，必要な栄養素を過不足なく摂取しやすい。
2 インスリン療法では運動すると低血糖になるため，運動は禁忌である。
3 薬物療法で血糖値が正常化すると治癒したと判断できる。
4 合併症予防のため，HbA1c 10.0% 未満のコントロールが望ましい。
5 糖尿病治療とは，血糖コントロールを行うことである。

5-9 虚血性心疾患・脳血管障害に関する記述である。正しいものの組合せはどれか。

a それぞれ日本人の死因の1位と2位を占める。
b 心筋梗塞と狭心症の違いは冠動脈の狭窄度の差である。
c 高血圧性脳出血は減少しているが，脳梗塞は増加している。
d 脂質異常症，高血圧，糖尿病などの管理が重要である。
e 両者を合併することはまれである。

1　aとb　　2　aとe　　3　bとc　　4　cとd　　5　dとe

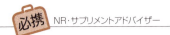

5-10 ストレス，タバコ，アルコールに関する記述である。正しいものの組合せはどれか。

a 慢性ストレスは内分泌異常や自律神経障害をもたらす。
b タバコのニコチン依存性は離脱が困難である。
c タバコのニコチンは副交感神経を刺激し，血圧上昇を起こす。
d タバコ煙の受動喫煙はがんを生じない。
e 非飲酒者では少量飲酒者よりも虚血性心疾患の発症が少ない。

1　aとb　　2　aとe　　3　bとc　　4　cとd　　5　dとe

6 臨床栄養と臨床検査

解答と解説 ➡ p.471

6-1 栄養アセスメントと栄養療法に関する記述である。正しいのはどれか。

1 問診，主観的栄養評価は，客観的栄養評価よりも重要性が低い。
2 安静時エネルギー消費量からたんぱく質消費量も推定できる。
3 重症疾患では，必要エネルギー量は体重当たり約 30 ～ 40 kcal である。
4 著しい低栄養時は早急に十分な栄養投与を行う。
5 経口摂取ができない場合は，末梢静脈栄養（点滴）投与が必要である。

6-2 ライフステージと栄養治療に関する記述である。正しいものの組合せはどれか。

a 小児期は低年齢ほど体重当たりのエネルギー必要量が大きい。
b 小児の軽症肥満症の治療には摂取エネルギー制限が必要である。
c 妊娠糖尿病の分娩後は検査，治療は不要である。
d 糖尿病の血糖管理は妊娠中は非妊娠時より高めを目指す。
e 高齢者では基礎代謝は低下し，1日の必要エネルギーは減少する。

1　aとb　　2　aとe　　3　bとc　　4　cとd　　5　dとe

6-3 各疾患に関する記述である。正しいものの組合せはどれか。

a 肥満症の治療後にリバウンドが起こることはまれである。
b 動脈硬化症の予防には n-3 系多価不飽和脂肪酸の摂取を増やす。
c 糖尿病では，同じエネルギー量をとっても，食品ごとに食後の血糖上昇の程度が異なる。
d 心不全では低栄養状態のほうが予後がかえって良好である。
e 脂肪肝には鉄欠乏性貧血が合併しやすい。

1　aとb　　2　aとe　　3　bとc　　4　cとd　　5　dとe

6-4 栄養治療に関する記述である。正しいものの組合せはどれか。

a 慢性閉塞性肺疾患にはエネルギー制限を行い，肥満を予防する。
b 胃食道逆流症（逆流性食道炎）にはやせが悪化要因となる。
c 高血圧治療には低カリウム食が有効である。
d 肝硬変が進むと分枝アミノ酸（BCAA）が低下するために栄養剤で補給する。
e クローン病の病状改善には成分栄養（ED）が有効である。

1　aとb　　2　aとe　　3　bとc　　4　cとd　　5　dとe

6-5 食塩に関する記述である。誤っているのはどれか。

1　高血圧治療では1日6g未満の摂取量が目標である。
2　過剰摂取は胃がんとも関連がある。
3　食品のナトリウム表示 1,000 mg は食塩換算すると 2.54 g である。
4　調味料以外にパン，うどんなどの麺類からの摂取も多い。
5　1日の食塩摂取量は，尿中カリウム／ナトリウム排泄比から算出できる。

6-6 臨床検査に関する記述である。正しいのはどれか。

1　CRP は腎機能の指標である。
2　グリコアルブミンは2～3カ月にわたる血糖コントロールの目安である。
3　HDL コレステロールの低下は動脈硬化の危険因子となる。
4　CT で内臓脂肪面積が 50 cm^2 以上の場合にメタボリックシンドロームの可能性がある。
5　eGFR は肝機能の指標である。

6-7 臨床検査に関する記述である。誤っているのはどれか。

1　SCC は扁平上皮系のがんの腫瘍マーカーである。
2　腫瘍マーカーはがんの確定診断に用いられる。
3　睡眠時無呼吸症候群は肥満と関連する。
4　家庭血圧における高血圧の基準は収縮時血圧 135 mmHg，拡張期血圧 85 mmHg のいずれか，または両方を満たす場合である。
5　LDL コレステロール 140 mg/dL 以上で脂質異常症と診断される。

6-8 臨床検査に関する組合せである。誤っているのはどれか。

1　CA125 ──── 卵巣がんの腫瘍マーカー
2　CKD ──── 慢性腎臓病
3　HCV 抗原 ──── C 型肝炎ウイルスの抗体を調べる検査
4　AFP ──── 肝がんの腫瘍マーカー
5　HbA1c ──── 1～3カ月にわたる血糖コントロールの目安

7 身体活動と栄養

解答と解説 ➡p.472

7-1 筋肉に関する記述である。誤っているのはどれか。

1. 筋線維のタイプⅠは遅筋に分類される。
2. 身体活動のエネルギー源は ADP である。
3. 炭水化物食からのエネルギー源補給には TCA サイクルがかかわる。
4. AMPK という酵素は ATP の減少によって活性化する。
5. 全身持久力性能力は最大酸素摂取量で示される。

7-2 関連する用語の組合せである。正しいのはどれか。

1. 身体活動の強さの指標 ──── MCI
2. ロコモティブシンドローム ── Borg 指数
3. サルコペニア ──────── 加齢性筋肉減少症
4. エルゴジェニックエイド ─── 認知症
5. マイオカイン ──────── 前立腺がん

7-3 身体活動に関する記述である。正しいものの組合せはどれか。

a　グリコーゲンローディングは筋肉内のグリコーゲンを増やすことを目的とする。
b　65 歳以上の高齢者が全人口に占める割合が 5 % を超えると高齢化社会と呼ぶ。
c　カルボーネンの式は認知症の指標である。
d　アイリシンや BDNF は筋肉から分泌されるマイオカインの一種である。
e　運動による中枢性疲労にはアドレナリンが関与している。

1. aとb　　2. aとd　　3. bとc　　4. aとe　　5. cとe

7-4 関連する用語の組合せである。正しいのはどれか。

a　運動の初期のエネルギー補給 ── 無酸素的 ATP 供給
b　ATP 産生 ─────────── ミトコンドリア
c　基礎代謝 ─────────── 約 2,000 kcal/ 日
d　1 MET ──────────── 5 mL/ 分 /kg
e　サルコペニア ────────── 認知症治療薬

1. aとb　　2. bとd　　3. bとc　　4. aとe　　5. cとe

7-5 身体活動に関する記述である。正しいのはどれか。

1. BCAA にはトリプトファン、グルタミン酸が含まれる。
2. 45 歳以上でのサルコペニアの罹患率は約 1/10 と推測される。
3. たんぱく同化薬はドーピング薬剤に含まれる。
4. 高血圧症例の身体活動による降圧効果は 50%VO₂ max で 20 mmHg 程度である。
5. エネルギー源が炭水化物のみの場合、呼吸商は 0.5 となる。

8 食品安全衛生学

解答と解説 ➡ p.473

8-1 食品安全に関する記述である。正しいのはどれか。

1 衛生的につくられた食品は，安全である。
2 パラケルススは，ゼロリスクの食品があることを提唱した。
3 国としての食品の健康影響評価は，食品安全委員会が行う。
4 安全性が科学的に実証されている食品は，安心して摂取できる。
5 食品衛生法は，食品の安全性確保に関する基本理念を定めている。

8-2 食品のリスク分析に関する記述である。正しいのはどれか。

1 リスク判定は，リスク管理の過程のひとつである。
2 リスク分析は，リスク評価の三つの要素のひとつである。
3 マーケットバスケット法は，リスク管理の手法のひとつである。
4 用量反応評価は，ハザード特性づけの過程のひとつである。
5 リスクは，健康に有害な影響をもたらす食品中の要因である。

8-3 食品の衛生管理に関する記述である。正しいのはどれか。

1 ISO 9000 シリーズの認証は，国が行う。
2 HACCP システムは，FDA（米国食品医薬品局）により開発された。
3 HACCP システムは，危害分析と重要管理点の管理からなる。
4 総合的品質管理は，食品の衛生管理の一環として実施される。
5 「食品，添加物等の規格基準」を遵守して製造された食品は，安全である。

8-4 牛海綿状脳症（BSE）に関する記述である。正しいのはどれか。

1 BSE の伝達性因子は，熱に弱い。
2 BSE の伝達性因子は，細菌である。
3 脳梗塞は，BSE と病態がよく似ている。
4 牛の舌は，BSE の特定危険部位である。
5 牛トレーサビリティ制度は，BSE 対策に役立つ。

8-5 遺伝子組換えや遺伝子組換え食品に関する記述である。正しいのはどれか。

1 遺伝子組換えは，自然界では起こらない。
2 遺伝子組換えは，iPS 細胞の作製に利用されている。
3 遺伝子組換え食品の安全性は，農林水産省が評価する。
4 なたねは，世界全体の作付面積が最も広い遺伝子組換え作物である。
5 カルタヘナ法は，遺伝子組換え食品の健康影響評価の方法を定めている。

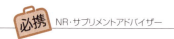

8-6 食品素材や添加物に関する記述である。正しいのはどれか。

1 ミネラル酵母は，指定添加物である。
2 ハーブは，天然物なので安全である。
3 既存添加物は，化学的合成品である。
4 化学物質は，生体内で代謝されると毒性が弱くなる。
5 健康食品に利用されるカプセルは，容器包装に該当する。

8-7 食品や添加物の安全性に関する記述である。正しいのはどれか。

1 日本における添加物の規制は，ポジティブリスト方式による。
2 添加物の無毒性量（NOAEL）は，ヒトを対象とする試験結果に基づいて設定される。
3 疾病治療の有効性が実証されているハーブの食品への使用は，日本では禁じられている。
4 食品添加物の1日摂取許容量(ADI)は，無毒性量(NOAEL)に不確実係数100を掛けて算出する。
5 HERP（Human Exposure/Rodent Potency Index）に基づくと，農薬のキャプタンはトマトよりも安全性が低い。

8-8 もっぱら医薬品として使用される成分本質（原材料）の名称である。正しいのはどれか。

1 マオウ
2 イチョウ
3 センナ茎
4 トチュウ葉
5 セイヨウオトギリソウ

8-9 健康の維持・増進に有用な食品であることを標榜する製品の表示，成分本質（原材料），形状について医薬品医療機器等法（旧薬事法）や健康増進法等に照らして，問題がないと判断できるものである。正しいのはどれか。

1 「快腸好腸食品」と称する，アロエ液汁を用いた粉末剤
2 「ガンコの保健栄養機能食品」と称する，岩石粉を用いた丸剤
3 「特別保健用途食品」と称する，フラクトオリゴ糖を用いた舌下剤
4 「健牛肝臓の栄養補助食品」と称する，ウシ肝臓エキスを用いた顆粒剤
5 「シルキー美白補助食品」と称する，絹たんぱく質を用いたアンプル剤

8-10 健康食品のリスクコミュニケーションに関する記述である。正しいのはどれか。

1 厚生労働省は，健康食品素材の安全性を点数化して評価している。
2 米国国立医学図書館は，Natural Medicines Comprehensive Database を公開している。
3 国立研究開発法人 医薬基盤・健康・栄養研究所は，健康食品に関する安全性・有効性情報を提供している。
4 FDA（米国食品医薬品局）は，健康食品素材の文献データベース PubMed を公開している。
5 NR・サプリメントアドバイザーは，消費者のインフォームドコンセント（情報提供に基づく同意）を支援する役割をもつ。

9 健康食品

9-1 「健康食品」と認識されている食品名である。日本で法令上で定義のある食品名の組合せとして正しいのはどれか。

1　特定保健用食品 ──── 保健機能食品 ──── 機能性食品
2　特定保健用食品 ──── 栄養機能食品 ──── サプリメント
3　保健機能食品 ──── サプリメント ──── 特別用途食品
4　保健機能食品 ──── 栄養機能食品 ──── 特別用途食品
5　健康補助食品 ──── 特定保健用食品 ──── 特別用途食品

9-2 現在の特定保健用食品の許可要件に関する記述である。誤っているのはどれか。

1　食生活の改善が図られ，健康の維持増進に寄与することが期待できるものであること。
2　原則として，錠剤型，カプセル型等をしていない通常の形態の食品であること。
3　食品または関与成分が，添付資料等からみて安全なものであること。
4　同種の食品が一般に含有している栄養成分の組成を著しく損なったものでないこと。
5　まれにしか食されないものでなく，日常的に食される食品であること。

9-3 特定保健用食品の表示許可審査における委員会等の名称と担当する事項の組合せである。正しいのはどれか。

1　食品安全委員会 新開発食品専門調査会 ──────── 医薬品の表示に抵触しないかの確認
2　消費者委員会 新開発食品評価調査会 ──────── 関与成分量を分析
3　消費者委員会 新開発食品調査部会 ──────── 改めて安全性および効果の判断
4　厚生労働省医薬食品局 ────────────── 新規の関与成分の安全性を中心に審査
5　国立研究開発法人 医薬基盤・健康・栄養研究所
　　または登録試験機関 ─────────────── 効果の判断

9-4 栄養機能食品の注意喚起表示として，「乳幼児・小児は本品の摂取を避けてください」の表示が必要なミネラルの組合せである。正しいのはどれか。

1　亜鉛 ──── 鉄 ──── カルシウム
2　亜鉛 ──── 銅 ──── マグネシウム
3　鉄 ──── 銅 ──── マグネシウム
4　鉄 ──── カルシウム ──── マグネシウム
5　銅 ──── カルシウム ──── マグネシウム

9-5 調製粉乳および母乳代替食品ならびに保健機能食品以外には利用できないビタミンである。正しいのはどれか。

1　ビタミンA
2　葉酸
3　パントテン酸
4　ビオチン
5　ナイアシン

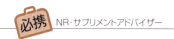

9-6 現在，特別用途食品として認められている食品名である。正しいのはどれか。

1 低ナトリウム食品
2 低カロリー食品
3 低（無）たんぱく質高カロリー食品
4 低たんぱく質食品
5 高たんぱく質食品

9-7 特別用途食品の必要的表示事項の中に「医師，管理栄養士等の相談，指導を得て使用することが適当である旨」が含まれていない食品名として正しいのはどれか。

1 総合栄養食品
2 無乳糖食品
3 低たんぱく質食品
4 妊産婦，授乳婦用粉乳
5 アレルゲン除去食品

9-8 規格基準型，条件付き，疾病リスク低減表示の特定保健用食品に関する記述である。正しいのはどれか。

1 対照群のない介入研究(危険率5％以下)は「条件付き」の有効性の科学的根拠のレベルを満たす。
2 1品目中に難消化性デキストリン，ポリデキストロース，グアーガム分解物の3成分を含む製品は，規格基準型となる。
3 規格基準型では過剰用量における摂取試験を実施する必要がない。
4 疾病リスク低減表示を認める関与成分の葉酸は，プテロイルポリグルタミン酸である。
5 疾病リスク低減表示を認める関与成分のカルシウムは，食品添加物公定書等に定められたものまたは食品等として人が摂取してきた経験が十分に存在するものに由来するものである。

9-9 特定保健用食品として許可を受けている製品の関与成分と保健の用途の組合せである。正しいのはどれか。

1 「血圧が高めの方に適した食品です」── クエン酸リンゴ酸カルシウム
2 「コレステロールが気になる方の食生活改善に役立ちます」── L-アラビノース
3 「カルシウムの人への吸収性が高く，食生活で不足しがちなカルシウムを摂取するのに適します」── 酢酸
4 「カルシウムが骨になるのを助ける骨たんぱく質（オステオカルシン）の働きを高めるように工夫されています」── ビタミンK_2高産生納豆菌
5 「血糖値が気になる方の生活改善に役立ちます」── 植物ステロール

9-10 栄養機能食品に関する記述である。正しいのはどれか。

1 鶏卵は適用対象外である。
2 下限値は，栄養素等表示基準値の40％となっている。
3 上限値は，基本的に医薬部外品の最大分量を超えない値となっている。
4 保健機能食品（栄養機能食品）と表示する。
5 栄養機能表示と注意喚起表示の片方だけ表示してもよい。

10 臨床薬理学

解答と解説 ➡ p.477

10-1 医薬品に関する記述である。正しいものの組合せはどれか。

a 日本薬局方に収載されているものは医薬品である。
b 要指導医薬品を使用する場合は、医師の処方箋が必要である。
c 医薬品は人または動物の疾病の診断、治療または予防に使用されるものである。
d カルシウムのリスク低減型特定保健用食品は、医薬品として骨粗鬆症の治療に用いられる。

1　aとb　　2　aとc　　3　aとd　　4　bとd　　5　cとd

10-2 受容体に作用する薬物に関する記述である。誤っているのはどれか。ただし、下線部には誤りはない。

1　アドレナリンα受容体は尿道を収縮させるように働くので、その遮断薬は排尿困難の改善に使用できる。
2　アドレナリンβ₁受容体は心臓を興奮させるように働くので、その遮断薬は頻脈性不整脈の改善に使用できる。
3　消化管のムスカリン（アセチルコリン）M₃受容体は収縮運動を促進させるように働くので、その遮断薬の過剰投与は便秘を引き起こす。
4　β₂受容体は気管支を拡張させるように働くので、その遮断薬は喘息発作の改善に使用できる。
5　ヒスタミンH₂受容体刺激は胃酸分泌を促進させるように働くので、その遮断薬は胃潰瘍の治療に用いられる。

10-3 イオンチャネルに作用する医薬品に関する記述である。誤っているのはどれか。

1　Na⁺チャネル遮断（閉口）作用を示す医薬品は、神経機能（興奮伝導）を低下させ、局所麻酔効果を示す。
2　Cl⁻チャネル開口作用を示す医薬品は、神経細胞の機能（活動電位の発生）を亢進させる。
3　K⁺チャネル遮断（閉口）作用を示す医薬品は、膵β細胞の機能を亢進させ、インスリンの分泌を促進する。
4　K⁺チャネル開口作用を示す医薬品は、血管平滑筋の機能を低下させ、血管弛緩（拡張）作用を示す。
5　Ca²⁺チャネル遮断（閉口）作用を示す医薬品は、血管平滑筋の機能を低下させ、血管弛緩（拡張）作用を示す。

10-4 降圧薬のエナラプリルや特定保健用食品のラクトトリペプチドの作用部位（作用点）となる酵素である。正しいのはどれか。

1　アンジオテンシン変換酵素
2　シクロオキシゲナーゼ
3　ホスホジエステラーゼ
4　キサンチンオキシダーゼ
5　アミラーゼ

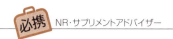

10-5 薬効に影響する因子に関する記述である。誤っているのはどれか。

1. 消炎鎮痛薬の薬効は、薬に対する心理効果によって異なることがある。
2. 薬効の大きさや発現時間は、投与経路によって異なることがある。
3. 薬効の大きさは、食事との関係で異なることがある。
4. 薬効は用量の増加に比例して強くなる。
5. 薬効は加齢に応じて変化する。

10-6 医薬品の安全性の指標となる治療係数（安全係数）の算出式である。正しいのはどれか。

1. 中毒量÷治療量
2. 確実致死量÷最大有効量
3. 最小致死量÷最小有効量
4. 50％致死量÷50％有効量
5. 100％致死量÷100％有効量

10-7 新薬の開発に関する記述である。正しいのはどれか。

1. 正確なデータを得るため、非臨床試験では健康な動物のみを使用する。
2. 臨床試験においては、科学的・社会的利益より被験者の利益を優先する。
3. 臨床試験を行えば、市販後に安全性と有効性を調査する必要はない。
4. 第三相の臨床試験では、二重盲検比較試験を実施する必要はない。
5. ヒトでのデータが重要であり、非臨床試験は必須ではない。

10-8 薬物Aによって薬物Bの薬効（治療効果）が減弱する可能性が考えられる相互作用に関する記述である。正しいのはどれか。

1. 薬物Aは薬物Bの代謝酵素を誘導する。
2. 腎臓において、薬物Aは薬物Bの排泄を阻害する。
3. 消化管において、薬物Aは薬物Bの吸収を促進する。
4. 薬物Aは薬物Bに対する受容体の感受性を増加する。
5. アルブミンに対して薬物Aは薬物Bと同じ結合率を示す。

10-9 セイヨウオトギリソウと抗HIV薬のサキナビルの相互作用に関する記述である。正しいのはどれか。

1. サキナビルの代謝酵素を阻害するため、サキナビルの作用が増強する危険性がある。
2. サキナビルの代謝酵素を阻害するため、サキナビルの作用が減弱する危険性がある。
3. サキナビルの代謝酵素を誘導するため、サキナビルの作用が増強する危険性がある。
4. サキナビルの代謝酵素を誘導するため、サキナビルの作用が減弱する危険性がある。
5. サキナビルの消化管吸収を阻害するため、サキナビルの作用が増強する危険性がある。

10-10 医薬品の剤形に関する記述である。誤っているのはどれか。

1 口腔内崩壊錠は口腔内で崩壊または溶出させる錠剤であるが，内用剤である。
2 点眼剤は眼に使用するために，無菌的につくられた外用剤である。
3 トローチ剤は局所作用を期待して口腔で使用する内用剤である。
4 舌下剤は全身作用を期待して使用される外用剤である。
5 貼付剤は体温で軟化して作用する外用剤である。

11 食品機能の科学的根拠

解答と解説 ➡ p.479

11-1 食品成分の安全性試験に関する記述である。正しいものの組合せはどれか。

a 慢性毒性試験では，動物に被験物を 90 日間投与して毒性の発現を調べる。
b 亜急性毒性試験では，動物に被験物を 28 日間投与して毒性の発現を調べる。
c 依存性試験は，特殊毒性試験のひとつである。
d 変異原性試験は，妊娠動物に被験物を投与して仔動物に奇形が発生するかを調べる。

1　aとb　　2　aとc　　3　aとd　　4　bとc　　5　cとd

11-2 疫学研究に関する記述である。正しいのはどれか。

1 疫学研究とは，観察研究のことをいう。
2 症例対照研究は，観察研究のひとつである。
3 横断研究は，介入研究のひとつである。
4 前向きコホート研究は，短期間の調査で結果を得ることができる。
5 後向きコホート研究は，食事と健康との関係を長期間追跡調査する。

11-3 無作為化比較試験（RCT）に関する記述である。正しいのはどれか。

1 試験期間は 1 年間である。
2 食物と単一の食品成分の健康効果は，同じ結果になる。
3 結果に偏りが生じることから，インフォームドコンセントは実施しない。
4 臨床試験の中で最も信頼性が高い。
5 被験者の希望を取り入れて割りつける。

11-4 「おなかの調子を整える食品」に関する記述である。正しいものの組合せはどれか。

a 乳酸菌，ビフィズス菌は，プロバイオティクスと呼ばれている。
b オリゴ糖は，小腸においてミネラルの吸収を促進する。
c オリゴ糖は，プロバイオティクスと呼ばれている。
d 食物繊維は，過剰摂取によりおなかが緩くなることがある。

1　aとb　　2　aとc　　3　aとd　　4　bとc　　5　cとd

11-5 「コレステロールが高めの方に適する食品」の大豆たんぱく質の科学的根拠として示された機能に関する記述である。正しいのはどれか。

1 肝臓におけるコレステロール合成を抑制する。
2 コレステロールに置き換わって胆汁酸ミセルに取り込まれる。
3 コレステロールの分解を促進する。
4 肝臓における胆汁酸の合成を抑制する。
5 消化管においてコレステロールを吸着し，その排泄を促進する。

11-6 「ミネラルの吸収を助ける食品」「骨の健康が気になる方に適する食品」「虫歯の原因になりにくい食品」に関する記述である。正しいのはどれか。

1 CPP（カゼインホスホペプチド）は，大腸内で有機酸となってpHを低下させる。
2 大豆イソフラボンは，骨からのカルシウムの溶出を促進する。
3 乳塩基性タンパク質は，オステオカルシンを活性化する。
4 ビタミンKは，カルシウムの吸収を促進する。
5 茶ポリフェノールは，口腔内のミュータンス菌の増殖を抑える。

11-7 「血糖値が気になる方に適する食品」の関与成分である。正しいものの組合せはどれか。

a ポリグルタミン酸
b 小麦アルブミン
c L-アラビノース
d 酢酸

1 aとb 2 aとc 3 aとd 4 bとc 5 cとd

11-8 「血中中性脂肪，体脂肪が気になる方に適する食品」に関する記述である。正しいのはどれか。

1 DHAは肝臓における中性脂肪の合成を抑制する。
2 コーヒー豆マンノオリゴ糖は膵リパーゼを阻害する。
3 中鎖脂肪酸は腸管内の脂肪を吸着する。
4 グロビン蛋白分解物は，肝臓におけるβ酸化を促進する。
5 ウーロン茶重合ポリフェノールは，門脈を介して肝臓に運ばれて燃焼する。

11-9 食品安全の確保に関する記述である。<u>誤っている</u>のはどれか。

1 食品のリスク分析という概念に基づいて実施される。
2 食品健康影響評価は，厚生労働省が行う。
3 消費者庁は，リスク管理機関である。
4 農林水産省は，リスク管理機関である。
5 食品のリスク分析には，リスクコミュニケーションも含まれる。

11-10 特定保健用食品の安全性評価に関する記述である。正しいのはどれか。

1 原則として当該食品中の関与成分について，安全性の評価が行われる。
2 ヒトを対象とした過剰摂取試験は，倫理上問題があるため，実施しない。
3 薬剤との併用時の安全性については考慮しなくてよい。
4 関与成分の食経験は豊富でなければならない。
5 錠剤，エキス，粉末といった形態の食品は，審査の対象とならない。

12 行動科学とカウンセリング

解答と解説 ➡ p.481

12-1 古典的条件づけと道具的条件づけに関する記述である。正しいのはどれか。

1 古典的条件づけでは，CR の直後に UCS を随伴させることが CR を条件づける重要な手続きとなる。
2 道具的条件づけでは，CS と UCS を対提示し，それを反復すると CR の反応が強められる。
3 古典的条件づけでは，CS は当初不明確であるが，後に明確になる。
4 道具的条件づけでは，CS は初めから明確である。
5 条件刺激に対して無条件刺激は提示されない，あるいは条件反応に対して無条件刺激が与えられないという操作を非強化と呼んでいる。

12-2 強化に関する記述である。正しいのはどれか。

1 部分強化と連続強化を比較すると，習得過程の反応では大差はないが，消去過程では部分強化のほうが連続強化より消去抵抗がはるかに大きい。
2 強化スケジュールのうち，一定回数ごとに強化を与えるものを定時隔強化スケジュールと呼ぶ。
3 強化スケジュールのうち，時間間隔は一定ではないが，平均して一定時間ごとに強化を与えるものを変率強化スケジュールと呼ぶ。
4 強化スケジュールのうち，一定時間ごとに強化を与えるものを定率強化スケジュールと呼ぶ。
5 強化スケジュールのうち，回数は一定ではないが，平均して一定回数ごとに 1 回強化を与えるものを変時隔強化スケジュールと呼ぶ。

12-3 自律訓練法に関する記述である。正しいのはどれか。

1 技法としては，視聴覚フィードバックなどを手がかりとして，自律神経が支配している内臓器官のセルフコントロールを行う。
2 心身のセルフコントロールを行う際，自己暗示の言葉は定式化されていないので，自分にあった言葉を用いると効果的である。
3 1 回の練習時間は，できるだけ長い時間行うと，自律訓練法の効果が早く出る。
4 シュルツ（Schultz）によって発案された心身のリラックスを得ることを目指した生理的コントロール技法である。
5 練習の公式を反復するとき，積極的に気持ちを落ち着かせるように努力することが大切である。

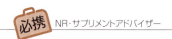

12-4 理論横断モデル（transtheoretical model）の各変化ステージに関する記述である。正しいのはどれか。

1 無関心期は，半年未満ではあるが，健康行動を実践している時期である。
2 関心期は，健康行動を半年以上継続して行っている時期である。
3 準備期は，1カ月以内に健康行動を起こそうとしており，実践する準備ができている時期である。
4 実行期は，半年以内に健康行動を起こそうと思っている時期である。
5 維持期は，半年以内に健康行動を行おうという意図がない時期である。

12-5 理論横断モデル（transtheoretical model）の各変化ステージで用いるプロセスに関する記述である。正しいのはどれか。

1 自己解放とは，対象者が健康行動を変える誓いを立てるように援助することである。
2 偶発的事件の対処とは，健康的に行動を変容するためにソーシャルサポートを得たり，求めたりすることで，健康行動を維持させることである。
3 支援関係とは，健康的な行動変容に対する報酬を増やし，非健康的な行動に対する報酬を減らすことにより，習慣化しつつある健康行動を維持するように援助することである。
4 拮抗条件づけとは，非健康的な行動を思い出したり，引き起こしたりするきっかけとなるものを取り除き，健康的な行動を起こすように思い出すことやきっかけとなるものを増やすように援助することである。
5 刺激コントロールとは，ある非健康行動と両立しない健康的な行動や思考を行うように条件づけることで，結果的に非健康な行動を起こさないようにすることである。

12-6 セルフエフィカシーに及ぼす要因に関する記述である。正しいのはどれか。

1 遂行行動の達成とは，うまく行っている他者の行動を観察することである。
2 代理的経験とは，喜びや楽しみなどの感情（生理的反応）の変化を体験することである。
3 社会的解放とは，対象者が健康行動を変える誓いを立てるように援助することである。
4 言語的説得とは，うまくできたときには自分自身でほめてあげたり，他者から有効な意見をもらったりすることである。
5 生理的・情動的状態とは，自分で実際に行って，成功経験をもつことである。

12-7 健康信念モデルに関する記述である。正しいのはどれか。

1 主観的罹患可能性とは，個人が考えている病気の重症度に関する自覚である。
2 健康行動を実行するときの主観的負担感とは，有効な健康行動を実行することで得られる利得に関する予測のことである。
3 疾患の主観的重篤度とは，個人が感じている病気のかかりやすさのことである。
4 健康行動による主観的利益とは，個人が感じている健康行動を行うときの障壁や支障，負担のことである。
5 健康行動による利益・不利益と，非健康行動の利益・不利益が存在し，この利益と不利益について分析することで，実際の健康行動が生じるような援助できると考える。

12-8 合理的行為の理論に関する記述である。正しいのはどれか。

1. 合理的行為の理論では，健康行動が行動意図によって導かれると考えられている。
2. 行動意図に影響を与える要因としては，他者に対する感情と客観的事実の2つがあげられる。
3. 行動に対する態度は，重要他者がその行動を期待するかどうかについての考え方を示す規範的信念と，期待された行動に応えようとする動機をあわせたものである。
4. 主観的規範は，行動をとった結果についての行動信念と，その結果に対する評価をあわせたものである。
5. 合理的行為の理論は，1991年に発表された。

12-9 行動計画理論に関する記述である。正しいのはどれか。

1. 行動コントロール感は，行動信念と主観的規範の両方に独立して関与する。
2. 行動コントロール感が低いほど，好ましい健康行動に向けたより一層の努力がみられる。
3. 行動計画理論は，合理的行為の理論を1975年に発展させたものである。
4. 行動コントロール感は，行動に対する見込みを示すコントロール信念と，その見込みに対する強さの程度を示す知覚された力により決定される。
5. 行動計画理論は，合理的行為の理論に主観的規範を新たに加えられた理論である。

12-10 マイクロカウンセリングに関する記述である。正しいのはどれか。

1. 感情の受容とは，対象者の表明した話題のエッセンスをそのまま言葉で繰り返すことである。
2. 感情の反映とは，対象者が言語的あるいは非言語的に表明する事柄に含まれた気持ちや感情を，カウンセラーや医療者などが心に映し出して伝えることである。
3. 繰り返しとは，対象者が表現していることに，思いやりをもって聴き入る態度に基づいて，カウンセラーや医療者などが相づちを打って応答することをいう。
4. 感情の明瞭化とは，対象者の現在の状態に対して，情緒的な支持，承認あるいは強化を与えることである。
5. 承認-再保証とは，漠然とした気持ちを整理するように応答することをいう。

12-11 虚血性心疾患の発症に関係する心理学的側面に関する記述である。正しいのはどれか。

1. タイプAパーソナリティは虚血性心疾患の発症に関係する行動様式である。
2. タイプBパーソナリティは虚血性心疾患の発症に関係する行動様式である。
3. タイプCパーソナリティは虚血性心疾患の発症に関係する行動様式である。
4. タイプDパーソナリティは虚血性心疾患の発症に関係する行動様式である。
5. タイプEパーソナリティは虚血性心疾患の発症に関係する行動様式である。

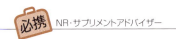

13 国内外の関連法規 ─食品の健康表示と安全性─

解答と解説 ➡ p.483

13-1 次の文の空欄に入る正しいものの組合せはどれか。

「飲食に起因する（ a ）上の危害の発生を防止」することを目的として定められた（ b ）法は，2003年の改正により「いわゆる健康食品」の規格・基準に関する規制が定められ，「（ c ）方法により摂取する食品等に関して，健康被害の原因となる成分が特定されなくとも，（ d ）を損なうおそれがない」ことの確証がなければ，危害発生の防止が必要な場合に販売を禁止することができるようになった。

	a	b	c	d
1	衛生	食品安全基本	抽出を含む	公衆衛生
2	健康	食品安全基本	抽出を含む	公衆衛生
3	衛生	食品衛生	特殊な	人の健康
4	衛生	食品衛生	特殊な	公衆衛生
5	健康	健康増進	抽出を含む	人の健康

13-2 次の文の空欄に入る正しいものの組合せはどれか。

（ a ）法は独占禁止法の規制手続きの特別法として制定されており，2003年に見直しが行われた。従来は（ b ）として規制するには（ c ）が立証する必要があったが，商品の効果や性能などについて著しく優良であることを示す表示について，（ d ）に合理的裏づけの証拠提出を求めることができるようになった。合理的な根拠を示すものであると認められるためには，提出資料が客観的に実証されていなければならず，試験・調査によって得られた結果または専門家，専門家団体または専門機関の見解または学術文献が必要である。一部の利用者から送付された体験談のみをサンプル母体とする調査などは（ e ）に客観性が確保されたものとは認められないとされている。

	a	b	c	d	e
1	不正競争防止	虚偽表示	公正取引委員会	事業者	統計的
2	不正競争防止	虚偽表示	公正取引委員会	申請者	経験的
3	景品表示	不当表示	公正取引委員会	事業者	統計的
4	景品表示	虚偽表示	食品監視委員会	申請者	網羅的
5	景品表示	不当表示	食品監視委員会	申請者	経験的

13-3 次の文の空欄に入る正しいものの組合せはどれか。

医薬品医療機器等法（旧薬事法）によれば，疾病の診断，治療，または（ a ）に使用されることを目的とされるもの，身体の（ b ）または機能に影響を与えるものは，医薬品または医薬部外品として規制の対象となる。医薬品医療機器等法の例外として，身体の（ b ）または機能に影響を与える表示ができる食品には，栄養機能食品のほかに（ c ）と（ d ）がある。

	a	b	c	d
1	リスク低減	症状	特別用途食品	栄養補助食品
2	リスク低減	構造	特定保健用食品	栄養補助食品
3	予防	症状	特定機能食品	健康補助食品
4	症状緩和	構造	特定保健用食品	機能性表示食品
5	予防	構造	特定保健用食品	機能性表示食品

13-4 特定保健用食品の許可要件に関する記述である。正しいものの組合せはどれか。

a 関与する成分は物理化学的性状および試験方法と定性および定量試験方法が明らかにされていること。
b 同種の食品が一般に含有している栄養成分の組成を著しく損なったものでないこと。
c 食品または関与する成分について，保健の用途が病態学・薬学的に根拠が明らかにされていること。
d 錠剤型，カプセル型の形態をした食品であること。

1　aとb　　2　bとc　　3　cとd　　4　aとd　　5　bとd

13-5 食品添加物についての記述である。正しいものの組合せはどれか。

a 食品添加物は，食品衛生法に定義が定められている。
b 天然添加物は，食経験を踏まえて安全性を実証した資料を厚生労働省に届け出ることで使用できる。
c 指定添加物として，天然物を指定することはできないとされている。
d 既存添加物の見直しにより，流通の実態のないものは既存添加物リストから削除される。

1　aとb　　2　bとc　　3　cとd　　4　aとd　　5　bとd

13-6 次の文は食品安全の法規に関する記述である。空欄に入る正しいものの組合せはどれか。

　2000年からの2年間に，（ a ）や中国産の冷凍食品による健康被害，賞味期限の偽装表示などの問題が発生したことを受けて，2003年に（ b ）法が施行され，内閣府に（ c ）が設置された。ここでは，食品のリスク（ d ）を行い，農林水産省と厚生労働省に食品のリスク（ e ）に関して必要な措置を勧告することになった。

1　a　腸管出血性大腸菌　　b　食品衛生　　c　食品衛生審議会
　　d　コミュニケーション　e　評価
2　a　BSE　　　　　　　　b　食品安全基本　c　食品安全委員会
　　d　分析　　　　　　　e　管理
3　a　腸管出血性大腸菌　　b　食品安全基本　c　食品安全委員会
　　d　分析　　　　　　　e　管理
4　a　腸管出血性大腸菌　　b　食品安全　　c　食品衛生審議会
　　d　分析　　　　　　　e　管理
5　a　BSE　　　　　　　　b　食品安全基本　c　食品安全委員会
　　d　評価　　　　　　　e　管理

13-7 医薬品の範囲であるとして，医薬品医療機器等法（旧薬事法）の規制を受ける項目の記述である。正しいものの組合せはどれか。

a 美容と健康に役立つ美味しい食品です。
b 食欲増進，健胃整腸の作用で知られる植物を原料とした食品です。
c 米国の学会で疲労回復の効果が報告されています。
d 高齢者の栄養補給に役立ちます。

1　aとb　　2　aとc　　3　aとd　　4　bとc　　5　bとd

13-8 コーデックス（codex）委員会に関する記述である。正しいものの組合せはどれか。

a 消費者の健康の保護と食品の公正な貿易の保護の確保を主な目的としている。
b 国連食糧農業機関（FAO）と世界貿易機関（WTO）が共同で設置した委員会である。
c 健康表示のガイドラインに，疾病のリスク低減表示が含まれている。
d 国際連合の加盟国は，国内規格の基礎とすることが義務づけられている。

1　aとb　　2　aとc　　3　aとd　　4　bとd　　5　cとd

13-9 米国のダイエタリーサプリメント健康教育法（DSHEA：The Dietary Supplement Health and Education Act）と栄養表示教育法（NLEA：The Nutrition Labeling and Education Act）に関する記述である。正しいものの組合せはどれか。

a DSHEAでは，サプリメントの成分としてハーブ抽出物は認められている。
b DSHEAでは，ヒトの健康に関する表示の科学的根拠に関して，FDAが審査を実施することになっている。
c DSHEAでは，科学的根拠に基づいていれば，疾病の予防に関する効果を表示できる。
d NLEAのヘルスクレームとは，食品成分と疾病のリスクの関係に関する表示をいう。

1　aとb　　2　bとc　　3　cとd　　4　aとd　　5　bとd

13-10 次の文の空欄に入る正しいものの組合せはどれか。

　食品表示法は，JAS法，（　a　）法，（　b　）法に規定されている食品表示の部分を統合したものであり，2013年6月に公布された。食品表示に関して変更される主なものは，従来任意であった（　c　）表示が義務化されることである。それ以外にも，加工食品の（　d　）表示，中食・外食の（　e　）表示なども検討の対象となっている。

	a	b	c	d	e
1	食品衛生	栄養改善	栄養成分	原料原産地	アレルギー
2	食品安全基本	健康増進	機能成分	機能性	食品添加物
3	食品衛生	景品表示	機能成分	機能性	食品添加物
4	食品衛生	健康増進	栄養成分	原料原産地	アレルギー
5	食品安全基本	景品表示	エネルギー	原料原産地	食品添加物

解答と解説

1 NR・サプリメントアドバイザーの役割と倫理

1-1 解答 3

解説 サプリメントアドバイザーに必要な知識についての問題である。「医薬品の安全性に関する理解」は含まれないが，ほかの項目はすべて含まれている。

1-2 解答 3

解説 2000年1月に発表されたEU白書には，食品の品質・機能について消費者がインフォームドチョイス（informed choice）できる制度を目指すと宣言されている。インフォームドチョイスという言葉は，科学的根拠のある情報を十分に消費者に与えて，その情報を基に消費者が自らの判断で，商品を選択することが大切であるということを意味する。2002年に厚生労働省から出された「保健機能食品等に係るアドバイザリースタッフの養成に関する基本的考え方について」の通知にも，「消費者が特定保健用食品などに関する正しい情報を得て理解を深めることにより，その適切な選択を行うことが期待される」とあり，この前提に立って，国際的な制度を確立しようとしている。

1-3 解答 5

解説 本来のCSR（企業の社会的使命）とは，利益だけを追求した企業は衰退し，社会的使命を果たした企業のみが長期的には繁栄するという考えに基づいている。このことから，5が誤りである。社会的使命を果たすCSRには4つの段階があると考えられる。第一は「法律を全うする」ことである。第二は「法律に書かれていないことであっても，正義感や科学的根拠をもって，製造・販売を行う」ことであり，第三は「地球環境をよりよいものにするために地球人としての自覚をもって取り組む」ことである。さらに，第四は「正しい情報をより多く消費者に開示して，適切な商品の選択に役立てる」ことである。

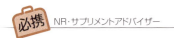

2 基礎の生理学

2-1 解答 2
解説
1 支持組織である。→ 支持組織でない。支持組織は，結合組織，軟骨組織，骨組織からなる。
3 血液の体循環 → 血液の肺循環
4 グルコースは含まれない。→ グルコースは含まれる。
5 中枢神経系の一部 → 末梢神経の一部

2-2 解答 4
解説
1 約2年早く起こる。→ 約2年遅く起こる。
2 乳児期に速く，その後，緩やかになる。→ 10〜12歳ごろに最大となる。
3 胃液の分泌が亢進する。→ 胃液の分泌が低下する。
5 塩味の閾値が低下する。→ 塩味の閾値が上昇する。

2-3 解答 3
解説
3 空腸に開口している。→ 十二指腸に開口している。

2-4 解答 1
解説
2 運動神経 → 自律神経
3 活動が亢進する。→ 活動が抑制される。
4 管腔内に分泌される。→ 血液中あるいは組織間に分泌される。
5 中枢神経系には存在しない。→ 中枢神経系にも存在する。

2-5 解答 5
解説
1 アミラーゼの少ない唾液 → アミラーゼの多い唾液
2 トリプシノーゲン → ペプシノーゲン
3 胃の運動を抑制する。→ 胃の運動を促進する。
4 肝臓からの胆汁の分泌を高める。→ 胆嚢からの胆汁の放出を高める。

2-6 解答 5
解説
5 リンパ管に取り込まれる。→ 門脈に取り込まれる。

2-7 解答 3
解説
1 エステル化されずにキロミクロンに取り込まれる。→ エステル化されてキロミクロンに取り込まれる。
2 胆汁酸分泌の影響を受ける。→ 胆汁酸分泌の影響を受けない（水溶性ビタミンであるため）。
4 成人のほうが高い。→ 成人のほうが低い。
5 非ヘム鉄のほうが高い。→ 非ヘム鉄のほうが低い。

2-8
解答 4
解説
1 大脳皮質 → 間脳の視床下部
2 骨格筋への血流を抑制する。→ 骨格筋への血流を促進する。
3 排便を抑制する。→ 排便を促進する。
5 免疫系が亢進する。→ 免疫系が低下する。

2-9
解答 2
解説
1 乳腺 → 下垂体前葉
3 膵臓 → 下垂体前葉
4 副腎皮質 → 膵臓
5 副甲状腺 → 甲状腺

2-10
解答 1
解説
2 消化管に作用し，水の吸収を高める。→ 腎臓の集合管と遠位尿細管に作用し，水の再吸収を高める。
3 エネルギー代謝を抑制する。→ エネルギー代謝を亢進する。
4 血糖値を低下させる。→ 血糖値を上昇させる。
5 骨吸収を促進する。→ 骨吸収を抑制する。

3 基礎の生化学

3-1
解答 1
解説
2 血糖値の上昇によりインスリンが分泌され，グリコーゲンの合成が促進される。
3 グルコース-6-ホスファターゼは，グルコース6-リン酸からグルコースを生成する糖新生の酵素である。
4 UDP-グルコース → グルコース1-リン酸
5 アセチルCoAはTCAサイクルによって完全に酸化分解されるため，グルコースは生成されない。

3-2
解答 4
解説
1 骨格筋のグリコーゲン → 肝臓のグリコーゲン 筋肉には，グルコース-6-ホスファターゼがないため分解されない。
2 脂肪酸はβ酸化によりアセチルCoAになるが，グルコースにはならず，ケトン体が産生される。
3 アドレナリン → インスリン
5 核酸合成のためのリボース5-リン酸と脂肪酸，ステロイド合成のための$NADPH+H^+$を供給する。

3-3
解答 2
解説
1 メチル基側 → カルボキシ基側
3 ケトン体は肝臓で合成され，肝外組織でエネルギー源として利用される。
4 アセチル CoA カルボキシラーゼ → HMG-CoA レダクターゼ
アセチル CoA カルボキシラーゼは脂肪酸合成の律速酵素である。
5 抑制される。→ 促進される。
ホルモン感受性リパーゼの活性を抑制するのはインスリンである。

3-4
解答 2
解説
1 炭素数 18 個 → 炭素数 20 個
3 遊離脂肪酸を輸送する。→ コレステロールを輸送する。
4 大腸で吸収 → 回腸で吸収
5 コレステロールはエネルギーとはならず，生体膜の成分，ステロイドホルモンの材料，胆汁酸の材料となる。

3-5
解答 4
解説
4 アミノ基転移反応は可逆反応である。

3-6
解答 1
解説
2 アスパラギン酸 → グルタミン酸
3 アルギニンは，尿素サイクルの中間体である。
4 尿酸 → 尿素
5 グルタミン酸 → トリプトファン

3-7
解答 2
解説
1 ピリミジンヌクレオチド → プリンヌクレオチド
3 プリンヌクレオチド → ピリミジンヌクレオチド
4 トリプトファンとメチオニン以外は，対応するコドンが複数ある。
5 コドン表より，アミノ酸をコードするコドンは 20 種類以上ある。

3-8
解答 5
解説
1 関与しない。→ 関与する。
2 親和性が高くなる。→ 親和性は低くなる。
3 三価 → 二価
4 ヘモグロビンに結合している酸素の割合が，酸素分圧の上昇とともに上昇する。

3-9
解答 4
解説
1 IgA → IgG
2 IgM → IgE
3 細胞性免疫 → 体液性免疫
5 2 本の A 鎖と 2 本の B 鎖からなる。→ 2 本の L 鎖と 2 本の H 鎖からなる。

3-10 解答 4
解説
1 アロステリック阻害剤は，基質結合部位とは別の部位に結合する。
2 フィードバック制御とは，最終産物などが上流の特定の酵素を阻害する様式をいう。
3 一つの基質に複数の酵素が反応する → 一つの基質に一つの酵素が反応する
5 アイソザイムとは，同じ反応を触媒する酵素で，化学的に異なる酵素をいう。

4 人間栄養学

4-1 解答 1
解説
2 40歳代の男性の肥満者の割合は，増加する傾向にある。
3 20歳代の女性のやせの割合は，約20%である。
4 20歳以上の緑黄色野菜の摂取量の平均値は，100gに満たない。
5 20歳以上の食塩摂取量の平均値は，女性では9〜10gであり，目標量が7g未満とされた。

4-2 解答 4
解説
1 約9 kcal → 約4 kcal
2 カルシウムの排泄が低下する。→ カルシウム排泄は増加する。
3 すべての必須アミノ酸を最低必要量以上含んでいるか，あるいは必須アミノ酸同士の量的バランスがよいかでたんぱく質の質が決まる。
5 体たんぱく質からは補充できず，体力や思考力など体全体の機能が低下する。乳幼児や成長期の子どもでは成長障害が起こる。

4-3 解答 1
解説
2 脂肪は，単純脂質のひとつである中性脂肪のことで，グリセロールに脂肪酸が3個結合した構造のものを示す。
3 多価不飽和脂肪酸は，二重結合が2カ所以上ある脂肪酸である。炭素が13個以上からなる脂肪酸は長鎖脂肪酸である。
4 体内で合成できないか，合成できても量が少なく必要量に足りないため，食物から摂取する必要がある脂肪酸を必須脂肪酸と呼ぶ。飽和脂肪酸は，二重結合をもたない脂肪酸である。
5 n-3系脂肪酸は，天然では魚油に多く含まれている。

4-4 解答 5
解説
1 ラクターゼ → アミラーゼ
2 糖質の不足により，体の脂肪が過度に分解されたときに血液中のケトン体が増加し，尿中へ排泄される。
3 グルコースが2分子結合したものは麦芽糖（マルトース）である。果糖（フルクトース）は単糖である。
4 不溶性食物繊維は水に溶けない食物繊維の名称であり，動物由来，植物由来のものがある。

4-5
解答 3
解説
1 ビタミンAの不足では角膜乾燥や夜盲症を起こす。貧血に関連するビタミンは、ビタミンB_{12}、葉酸、ビタミンEである。
2 ビタミンB_1は糖質がエネルギーを発生するときに使用される。コラーゲンの生成に必要なのはビタミンCである。
4 ビタミンB_6はたんぱく質代謝に関連する。脂質がエネルギーを発生するときには、ビタミンB_2やナイアシンが使われる。
5 葉酸の不足では、巨赤芽球性貧血、胎児の神経管閉鎖障害、動脈硬化のリスクの増加などがみられる。皮膚炎に関連するビタミンは、ビタミンB_2、ビタミンB_6、ビオチンなどである。

4-6
解答 2
解説
1 骨代謝に関連するミネラルは、カルシウム、リン、マンガンなどである。
3 リンは加工食品や半調理済食品に多く含まれる。
4 亜鉛は皮膚や骨格の発育やホルモンの合成、免疫機能の維持に必要である。鉄の代謝には銅が関係する。
5 ヨウ素は海藻や魚介類に多く含まれる。

4-7
解答 4
解説
1, 2, 3 ナイアシン、葉酸、ビオチンはビタミンである。
4 イソフラボンは、不足による欠乏症は知られていないので、栄養素に含まれない。
5 セレンは必須ミネラルである。

4-8
解答 2
解説
NR・サプリメントアドバイザーとして扱う食品のどれが食事摂取基準の対象となるかを問う問題である。いわゆる健康食品やサプリメントが対象となっていることを理解する必要がある。2の下剤は、食事として口から摂取されるものではないため、誤り。

4-9
解答 4
解説
1 たんぱく質の習慣的な摂取量が推定平均必要量と同じであれば、たんぱく質が不足する確率は50%である。
2 ビタミンKの習慣的な摂取量が目安量と同じであれば、ビタミンKが不足するとは考えられないが、確率を推定することはできない。
3 カルシウムの習慣的な摂取量が推奨量と同じであれば、カルシウムが不足する確率は2～3%である。
5 鉄の習慣的な摂取量が耐容上限量と同じであれば、鉄の過剰障害が起こる可能性があるが、その確率を推定することはできない。

4-10
解答 5
解説
食事摂取基準が給食の献立や栄養指導だけでなく、栄養素等表示基準値をはじめ、食品の表示の根拠にも使われていることを理解する問題である。5の医薬品の表示は、食事摂取基準の対象外であるため、誤り。

5 生活習慣病概論

5-1 解答 4
解説
a, b 脂肪肝, 肥満, 2型糖尿病などの生活習慣病は小児期からみられ, 原因は遺伝要因と環境要因などの多因子が関与している。
c, d 予防・治療には休養を含めた生活習慣の改善が重要である。
e 病状と自覚症状は不一致で, 検査により有病状態と判明することが多い。

5-2 解答 4
解説
1 死因別死亡率は1997（平成9）年以降, 2010（平成22）年まで, 悪性新生物（がん）, 心疾患, 脳血管疾患の順となっている。
2 高齢化により肺炎が増加し, 2011（平成23）年以降は死因の第3位となった。
3 生活習慣病である糖尿病や高血圧の重症状態や, 生活習慣病が引き起こすある種のがん, 心臓病などは死因につながる。
4 脳血管障害のうち, 脳出血の割合は減少し, 血栓症による脳梗塞の割合が増加している。
5 疾病構造の変化の背景には, 急性疾患の救命率が向上したこと, 慢性疾患管理の向上など医療の進歩があげられる。

5-3 解答 4
解説
a, b 肥満は脂肪組織過剰のことであるが, 多少の増加で必ず疾患リスクが高まるというものではない。BMIは, 体重〔kg〕を身長〔m〕の2乗で割った指数で, 22を標準とし, 25以上を肥満としている。合併症が存在するか, あるいは発症が予測されるために医学的管理が必要なものを肥満症と定義する。
c, d 内臓脂肪蓄積は代謝疾患をもたらしやすく, 心血管疾患や糖尿病の発症と関連し, 高血圧や痛風も発症しやすい。
e 肥満治療は食事・運動療法, 行動修正療法など, 非薬物治療が主であるがリバウンドも多い。高度肥満には外科治療も適応されている。

5-4 解答 4
解説
a メタボリックシンドロームの診断には, 身長, 体重は不要である。
b 日本人女性のウエスト周囲長は90 cm以上を診断基準としている。
d 軽微ながらも心血管リスクを重複することが病態として重要である。
e 治療は生活習慣の是正により内臓脂肪の減少を図る。

5-5 解答 1
解説
a 血中の脂質はアポたんぱく質に包まれ, リポたんぱく粒子として存在する。
b LDLコレステロールは動脈硬化の発症・進展を促進する。
c HDLコレステロールは肥満で低下する。
d LDLコレステロール値はメタボリックシンドロームの診断基準には含まれない。
e 閉経前後60歳までの女性では, 年齢, 喫煙, 収縮期血圧値, 総コレステロール値にかかわらず, 心血管疾患の絶対リスクは低い（NIPPON DATA80の評価チャート）。

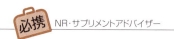

5-6 解答 3

解説
- a，b 高血圧は多くの場合，無自覚であるが，後年に心臓病や脳血管障害，腎臓障害などの臓器障害を来すため，早期に治療を要する。
- c より日常に多い血圧値を表す家庭血圧が診断や治療に重視されている。
- d 高齢者の降圧目標値は収縮期 140 mmHg 未満，拡張期 90 mmHg 未満である。
- e 減塩目標は食塩 6 g/日未満である。

5-7 解答 1

解説
1. 糖尿病は血糖値が高い疾患であり，その原因はインスリン作用の不足である。
2, 3. 自覚症状がなくても診断される。同時に測定した血糖値と HbA1c が糖尿病型であれば糖尿病と診断できる。
4. 空腹時血糖値 126 mg/dL 以上は糖尿病型血糖である。
5. 高血糖があっても，多くは自覚症状が乏しい。

5-8 解答 1

解説
1. 糖尿病食品交換表はバランスよくエネルギー制限ができる方法を知る手段として優れている。
2. 血糖低下薬の服用やインスリン療法中は，血糖が上昇する食後 1 時間ごろに運動を行うと低血糖を来しにくい。インスリン・薬物療法は運動療法の制限とならない。
3. 血糖値が正常化しても，糖尿病としての病態自体は消失しない。
4. 合併症予防のために HbA1c7.0% 未満がコントロールの目標である。
5. 糖尿病治療は，血糖コントロールを行うことが最も重要であるが，それ以外に体重，血圧，血清脂質などを包括的に管理する必要がある。

5-9 解答 4

解説
- a 日本人の死因の 1 位は悪性新生物，2 位は心疾患である。
- b 心筋梗塞は冠動脈の血流がある時間完全に途絶えて心筋が壊死した状態で，他方，狭心症は一時的な虚血状態が生じるが，心筋壊死には至らない状態である。これらは，冠動脈の狭窄度の差で分類されるものではない。
- c 脳血管障害のうち，脳出血の比率は低下している。
- d 動脈硬化のリスクとして脂質異常症，高血圧，糖尿病，喫煙，年齢などがある。
- e 動脈硬化症は全身に及ぶため，虚血性心疾患・脳血管障害の合併も多い。

5-10 解答 1

解説
- a 慢性ストレスは内分泌異常や自律神経障害をもたらし，体調不良，疾患発症につながる。
- b タバコのニコチン依存性は離脱が非常に困難であり，喫煙を始めないことが重要である。
- c ニコチンは交感神経の活性を高める。
- d タバコ煙の受動喫煙者でも肺がんなどの発症リスクが上昇する。
- e 全く飲酒しないより，少量飲酒者のほうが虚血性心疾患の発症が少ない。これをJカーブ現象という。

6 臨床栄養と臨床検査

6-1 解答 3

解説
1. 問診，主観的栄養評価は，客観的栄養評価と同等に重要である。
2. 安静時エネルギー消費量から糖質，脂肪の消費量が推定できる。たんぱく質は尿中窒素排泄量から推定できる。
3. 重症疾患では，必要エネルギー量の概算量は体重当たり約30〜40 kcal である。
4. 著しい低栄養時は早急に十分な栄養投与を行うと，refeeding syndrome を起こし，致死的になるおそれがあるため，徐々に栄養投与を行う。
5. 経口摂取ができなくても，経管的経腸栄養が実施できる場合がある。

6-2 解答 2

解説
a. 小児期は基礎代謝が高く，成長のためのエネルギーも要し，エネルギー必要量が成人より大きい。
b. 小児の軽症肥満では生活活動度の増大を図り，摂取エネルギーは年齢体格相当とする。
c. 妊娠糖尿病は糖尿病になりやすく，分娩後も定期検査などが必要である。
d. 妊娠時は血糖値が低下するため，糖尿病の血糖管理目標値が非妊娠時よりも低値である。朝食前血糖値70〜100 mg/dL，食後2時間血糖値＜120 mg/dL，HbA1c＜6.2%を目標とする。
e. 高齢者では除脂肪組織量，骨格筋量が低下し，基礎代謝は低下する。また，活動量も低下しやすい。

6-3 解答 3

解説
a. 肥満症の治療後のリバウンドは高率に起こり，減量の維持は困難なことが多い。
b. 動脈硬化症の予防には n-3 系多価不飽和脂肪酸の摂取を増やし，飽和脂肪酸を減らすことが基本である。
c. 同じエネルギー量をとっても，食品ごとに食後の血糖上昇の程度が異なり，グリセミックインデックス（GI）値が異なる。特に，糖尿病では食後血糖上昇が大きいため，違いがより明らかとなる。
d. 心不全では低たんぱく血症，低栄養状態のほうが予後不良である。
e. 鉄過剰であると，非アルコール性脂肪肝炎（NASH）へ移行しやすいと考えられているが，鉄欠乏性貧血と脂肪肝の関係は知られていない。

6-4 解答 5

解説
a. 慢性閉塞性肺疾患（COPD）はエネルギー消費量が大きく，低栄養になりやすいため，脂肪摂取を主体としてエネルギーの摂取増加を図る。
b. 胃食道逆流症（逆流性食道炎）には肥満が悪化要因となる。
c. カリウム摂取はナトリウム排泄を増加させ，高血圧治療に有効である。
d. 肝硬変が進むと分枝アミノ酸（BCAA）が低下するために栄養剤で補給し，高アンモニア血症，肝性脳症を防ぐ。
e. クローン病の病状改善には脂肪含有量の少ない成分栄養が有効である。

6-5 解答 5
解説 1日の食塩摂取量は，尿中ナトリウム排泄量から算出できる。
1日の食塩摂取量〔g/日〕＝尿中ナトリウム量〔mEq/日〕÷17.5

6-6 解答 3
解説
1 腎機能の指標 → 急性の炎症や感染症などの指標
2 2～3カ月 → 2～3週間
4 50 cm² 以上 → 100 cm² 以上
5 肝機能の指標 → 腎機能の指標

6-7 解答 2
解説 2 腫瘍マーカーでは，がんの確定診断はできない。

6-8 解答 3
解説 3 C型肝炎ウイルスの抗体を調べる検査はHCV抗体である。

7 身体活動と栄養

7-1 解答 2
解説
1 筋線維は収縮の速度によって遅筋（タイプⅠ）と速筋（タイプⅡa, Ⅱx, Ⅱb）に分けられる。
2 ADP → ATP（アデノシン三リン酸）
3 エネルギー源は，脂質や炭水化物からTCAサイクル（クエン酸回路）を経て供給される。
4 身体活動が持続的に行われると，エネルギー源であるATPが減少し，AMP（アデノシン一リン酸）が増加する。このAMPによってAMPK（AMP activated protein kinase）というリン酸化酵素が活性化する。
5 全身持久力性能力は最大酸素摂取量（VO₂ max）で示され，漸増運動負荷テストなどによって判断する。

7-2 解答 3
解説
1 MCIは軽度認知障害を指す。身体活動の強さは自覚強度であるBorg指数やエネルギー消費量で表す。
2 Borg指数は身体活動の強さの指標である。
3 サルコペニアは加齢性筋肉減少症と呼ばれ，ギリシャ語のsarco（肉）・penia（減少）に由来する。
4 エルゴジェニックとは，特定成分を摂取することで筋肉増量，パフォーマンス能力向上，免疫能や回復力向上を意図したものである。
5 マイオカインは筋肉から分泌されるホルモン様物質で，最近では，身体活動の減量メカニズムの説明が注目されている。

7-3 解答 **2**

解説
- a グリコーゲンローディングとは，1,500 kcal 分程度貯蔵されている筋グリコーゲンを 20〜30% 増加させる目的で，積極的に一度減らしてから合成能をより高める方法である。
- b 高齢化社会は，65 歳以上の高齢者が全人口に占める割合が 7% を超えたときをいう。
- c カルボーネンの式は運動処方に関連するもので，認知症の指標ではない。
- d マイオカインは筋肉から分泌されるホルモン様物質で，アイリシンや BONF はこの一種である。
- e 運動による中枢性疲労にアドレナリンは関与していない。

7-4 解答 **1**

解説
- c 基礎代謝は成人で 1,200〜1,400 kcal/日程度である。
- d 1 MET は 3.5 mL/分/kg である。
- e サルコペニアは加齢性筋肉減少症のことをいい，認知症治療薬ではない。

7-5 解答 **3**

解説
- 1 トリプトファン，グルタミン酸は BCAA（分枝アミノ酸）には含まれない。BCAA は，バリン，ロイシン，イソロイシンの 3 種のアミノ酸である。
- 2 約 1/10 → 約 1/4
- 4 50% VO_2 max で 20 mmHg 程度 → 50% VO_2 max で 5〜10 mmHg 程度
- 5 呼吸商は 0.5 → 呼吸商は 1.0

8 食品安全衛生学

8-1 解答 **3**

解説
- 1 衛生的につくられた食品であっても，摂取量，摂取方法，同時に摂取する医薬品や食品によって，また摂取するヒトの性別，体質や体調によって，有害作用を生じる可能性がある。
- 2 パラケルススは，「毒でないものはない。すべてのものが毒となる。毒でなくするものはただ量だけである」と述べ，食品をはじめ，あらゆる化学物質にゼロリスクはあり得ないことを提唱した。
- 4 安全性は科学的に検証できる。しかし，安心は主観の問題であり，いかに安全性が科学的に実証されている食品であっても，安心して摂取できるとは限らない。
- 5 食品の安全性確保に関する基本理念を定めているのは，食品安全基本法である。

8-2 解答 **4**

解説
- 1 リスク判定は，リスク管理ではなく，リスク評価の過程のひとつである。
- 2 リスク分析は，リスク評価，リスク管理，リスクコミュニケーションの 3 つの要素からなる。これは，確実に理解しておくべき事項である。「リスク評価は，リスク分析の 3 つの要素のひとつである」というのが正文である。
- 3 マーケットバスケット法は，リスク評価の手法のひとつである。
- 5 健康に有害な影響をもたらす食品中の要因は，リスクではなく，ハザードである。

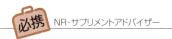

8-3
解答 3
解説
1 ISO 9000 シリーズの認証は，国ではなく，国際標準化機構が認定した機関が行う。
2 HACCP システムは，宇宙飛行士のための安全な食料確保を目的に開発された。FDA ではなく，米国航空宇宙局（NASA）と民間企業による協同開発が始まりである。
4 食品の衛生管理は，総合的品質管理の一環として実施される場合がある。総合的品質管理は，総合的という表現からも明らかなように，衛生管理を含むより広い管理方式である。
5 8-1 の 1 と同様に，「食品，添加物等の規格基準」を遵守して製造された食品であっても，摂取量，摂取方法，同時に摂取する医薬品や食品によって，また摂取するヒトの性別，体質や体調によっては，有害作用を生じる可能性がある。

8-4
解答 5
解説
1 BSE の伝達性因子は，熱に強い。熱に弱ければ，加熱処理して製造された肉骨粉を原因とする BSE の発生はなかったはずである。
2 BSE の伝達性因子は，細菌ではない。プリオンというたんぱく質が有力視されている。
3 BSE と病態がよく似ているのは，変異型クロイツフェルト・ヤコブ病である。
4 牛の舌は，BSE の特定危険部位ではない。牛タンは危険部位ではなく，人気のある食材である。

8-5
解答 2
解説
1 遺伝子組換えは，自然界でも起こる。マクリントック（1983 年，ノーベル生理学・医学賞受賞）は，トウモロコシの実の色の変異を研究し，それが動く遺伝子（トランスポゾン）の作用による遺伝子組換えのためであることを明らかにした。
2 山中伸弥教授のグループは，皮膚などの体細胞にごく少数の遺伝子を導入して遺伝子組換えを行い，さまざまな組織や臓器の細胞に分化する能力と，ほぼ無限に増殖する能力をもつ iPS 細胞をつくることに世界で初めて成功した。
3 食品の安全性評価（食品健康影響評価）は，規制や指導などのリスク管理を行う関係行政機関（厚生労働省など）から独立して，内閣府食品安全委員会が行う。
4 世界全体の作付面積が最も広い遺伝子組換え作物は，なたねではなく，大豆である。
5 カルタヘナ法は，「遺伝子組換え生物等の使用等の規制による生物の多様性の確保に関する法律」であり，遺伝子組換え食品の健康影響評価の方法を定めているわけではない。

8-6
解答 5

解説
1. ミネラル酵母は，添加物には該当しない。
2. 本書で述べたテトロドトキシン（フグ毒）をはじめ，病原性大腸菌 O 157 の毒素，古くから毒薬に利用されてきたドクニンジンやホミカなどのハーブはすべて天然物である。NR・サプリメントアドバイザーには，消費者が陥りがちな「天然物＝安全」「化学的合成品＝危険」という誤った知識を払拭する役割も求められる。
3. 既存添加物は，化学的合成品ではなく，天然物である。
4. 化学物質には，生体内で代謝されるとかえって毒性が強くなるものがある。ベンゾ[a]ピレンは，このような代謝活性化を受けて発がん性を示すようになる。

8-7
解答 1

解説
2. 無毒性量（NOAEL）は，用量反応関係の試験結果から，有害作用が認められない最大の用量として定められる。有害作用を生じる量がわからなければ，NOAEL は定まらない。ヒトを対象として有害作用を生じる量を調べる試験は，人道上，許されるものではない。
3. あるハーブが食品に使用できるものであるかどうかは，疾病治療の有効性が実証されているかどうかではなく，成分本質（原材料）の性状が医薬品と判断されるかどうかによる。例えば，セイヨウオトギリソウはうつ症状の改善に有効であることが実証されているが，「医薬品的効能・効果を標榜しない限り，医薬品と判断しない成分本質（原材料）リスト」に収載されており，食品に使用することができる。
4. 通常，食品添加物の 1 日摂取許容量（ADI）は，無毒性量（NOAEL）を不確実係数 100 で除して算出する。
5. 表 8-4（p.227）のように，HERP に基づくと，農薬のキャプタンはトマトよりも安全性が高い。

8-8
解答 1

解説
表 8-10（p.252）によると，マオウは医薬品リスト，イチョウ・センナ茎・トチュウ葉・セイヨウオトギリソウは非医薬品リストに収載されている。ただし，トチュウ樹皮は医薬品である。

8-9
解答 4

解説
1. 「快腸好腸」は医薬品的効能効果，アロエ液汁は医薬品成分であるので，問題あり。
2. 「ガンコ」は成分本質名を表したものとみなせる。しかし，保健栄養機能食品の名称は，法的に規定されている保健機能食品および栄養機能食品と極めて紛らわしい。消費者を惑わすことになるので，問題あり。
3. 「特別保健用途食品」という名称は，特別用途食品や特定保健用食品と紛らわしく，舌下剤は医薬品の形状にあたるので，問題あり。
4. 「健牛肝臓の栄養補助食品」という名称は，健康な牛の肝臓を成分本質とする栄養補助食品として説明が可能である。よって，問題なし。
5. 「シルキー」は成分本質の説明といえるが，「美白補助」は皮膚の構造・機能への影響を目的とするので不適切である。また，アンプル剤は医薬品的な形状であるので，問題あり。

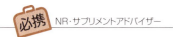

8-10
解答 3
解説
1. 厚生労働省は，健康食品の規制や指導などのリスク管理の担当であり，安全性の評価は行っていない。また，健康食品素材の安全性には不確定要素が多く，安全性を点数化して評価するといった場合に利害関係の衝突が起こる可能性が高い。こうしたことを国の機関が行うのは問題が多く，無理である。
2. 米国国立医学図書館が公開しているのは，医学・生物学関係の文献データベース PubMed である。Natural Medicines Comprehensive Database（NMCD）は，米国の民間組織が運営するデータベースである。
4. PubMed を公開しているのは，FDA ではなく，米国国立医学図書館である。
5. NR・サプリメントアドバイザーが支援するのは，消費者のインフォームドコンセント（情報提供に基づく同意）ではなく，インフォームドチョイス（情報提供に基づく選択）である。

9 健康食品

9-1
解答 4
解説 法令上で定義がある食品名は，栄養機能食品，特定保健用食品，機能性表示食品，保健機能食品，特別用途食品である。

9-2
解答 2
解説 2 は，特定保健用食品の許可要件に含まれていない。

9-3
解答 3
解説 正しい組合せは，以下のとおりである。
1. 食品安全委員会 新開発食品専門調査会 ── 新規の関与成分の安全性を中心に審査
2. 消費者委員会 新開発食品評価調査会 ── 効果の判断
4. 厚生労働省医薬食品局 ── 医薬品の表示に抵触しないかの確認
5. 国立研究開発法人医薬基盤・健康・栄養研究所または登録試験機関 ── 関与成分量を分析

9-4
解答 2
解説 「乳幼児・小児は本品の摂取を避けてください」の表示が必要なミネラルは，亜鉛，銅，マグネシウムである。

9-5
解答 4
解説 ビオチンは，調製粉乳および母乳代替食品ならびに保健機能食品以外に利用できない。

9-6
解答 4
解説 低たんぱく質食品は，現在の特別用途食品として認められている。

9-7
解答 4
解説 妊産婦，授乳婦用粉乳は，特別用途食品の必要的表示事項の中に「医師，管理栄養士等の相談，指導を得て使用することが適当である旨」が含まれていない。

9-8
解答 5
解説
1 対象群のない介入研究は，有効性の科学的根拠としても認められない。
2 1品目中に第1欄に掲げるものを複数含んではならない。
3 過剰摂取試験は実施しなければならない。
4 プテロイルポリグルタミン酸 → プテロイルモノグルタミン酸

9-9
解答 4
解説
1 「血圧が高めの方に適した食品です」── 酢酸
2 「コレステロールが気になる方の食生活改善に役立ちます」── 植物ステロール
3 「カルシウムの人への吸収性が高く，食生活で不足しがちなカルシウムを摂取するのに適します」── クエン酸リンゴ酸カルシウム
5 「血糖値が気になる方の生活改善に役立ちます」── L-アラビノース

9-10
解答 1, 3
解説
1 鶏卵は2015年の制度変更の前から対象となっている。
【補足】平成27年4月の食品表示法施行により，容器包装されていれば生鮮食品も適用対象になった。
2 30%となっている。
4 「栄養機能食品（補給補完する成分名）」と表示する。
5 両方表示する。

10 臨床薬理学

10-1
解答 2
解説
b 要指導医薬品の購入・使用にあたって処方箋は必要ない。
d リスク低減型トクホは食品であり，医薬品として治療や予防のために使用することはできない。

10-2
解答 4
解説
4 β_2受容体の刺激により気管支が拡張するので，気管支狭窄（喘息）の改善が期待できる。しかし，その遮断薬は狭窄を起こす危険があるので，4は誤り。

10-3
解答 2
解説 Cl^-チャネル開口作用を示す医薬品は，神経細胞の膜電位を過分極させるので，神経細胞の興奮が低下し，神経機能（活動電位の発生）は抑制する。抗不安薬・催眠薬がこれに該当する。

10-4
解答 1
解説 エナラプリルやラクトトリペプチドは，アンジオテンシン変換酵素を阻害することによって昇圧作用を有するアンジオテンシンⅡの産生を抑制する。2～5の酵素は，エナラプリルやラクトトリペプチドの降圧作用の作用部位とはならない。

10-5
解答 4
解説 薬効は最小有効量以下ではゼロすなわち無効であり，最大有効量以上では用量を増やしても薬効は増えないので比例するとはいえない。

10-6
解答 4
解説 治療係数（安全係数）は 50% 致死量 ÷ 50% 有効量（LD_{50}/ED_{50}）で算出され，この値が大きい医薬品ほど安全であるといえる。

10-7
解答 2
解説
1 非臨床試験で有効性を調べるためには，病態動物を使用する必要がある。
3 臨床試験後の市販後調査は，有効性と安全性を確保する上で大切である。
4 第三相の臨床試験では，二重盲検比較試験で有効性を証明する。
5 ヒトでの試験を行う前に非臨床試験は必須である。

10-8
解答 1
解説
2 薬物 A による薬物 B の排泄の阻害により，薬物 B は体内にとどまるので，薬物 B の薬効（治療効果）は増強される可能性がある。
3 薬物 A による薬物 B の吸収促進により，薬物 B は体循環血液中によって多く移行するので，薬物 B の薬効（治療効果）は増強される可能性がある。
4 薬物 A により，薬物 B の受容体の感受性は亢進するので，薬物 B の薬効（治療効果）は増強される可能性がある。
5 薬物 A と薬物 B はアルブミン結合に関して拮抗関係にあるので，薬物 B の遊離型は多くなり，薬物 B の薬効（治療効果）は増強される可能性がある。

10-9
解答 4
解説 セイヨウオトギリソウは，サキナビルなどの多くの薬物の代謝酵素を誘導してその作用を減弱させてしまう。

10-10
解答 3
解説
3 トローチ剤は局所作用を期待して口腔で使用する外用剤である。

11 食品機能の科学的根拠

11-1 解答 4
解説
a 慢性毒性試験は，動物に被験物を1年以上投与して長期摂取による毒性の発現を調べる。
b 亜急性毒性試験は，動物に被験物を28日間または90日間反復投与して毒性の発現を調べる。
c 特殊毒性試験には，変異原性試験，発がん性試験，繁殖毒性試験，催奇形性試験，依存性試験，抗原性試験がある。
d 妊娠動物に被験物を投与して仔動物に奇形が発生するかを調べるのは，催奇形性試験である。

11-2 解答 2
解説
1〜3 疫学研究には大きく分けて，介入研究と観察研究がある。観察研究は，ある特定の集団における食物の摂取頻度や摂取量と疾病の罹患率や死亡率との関連を調査し，その結果を基に予防法を提案する。観察研究には，前向きコホート研究，後向きコホート研究，症例対照研究，横断研究がある。
4 前向きコホート研究は，食事と健康との関係を長期間にわたり追跡調査して結果を得る。
5 後向きコホート研究は，過去に暴露された特定の因子と健康との関係を調査して結果を得る。

11-3 解答 4
解説
1 試験期間や対象者数は，被験食品により異なる。
2 介入研究においては，食事あるいは食物と単一の食品成分の生体への効果は必ずしも一致しない。
3 試験の実施にあたり，十分なインフォームドコンセントが必要である。
5 無作為化比較試験（RCT）は，適切な被験者を無作為に割りつけ，一方に被験食品を摂取してもらい，他方には当該食品成分を含まない偽の食品（プラセボ）を摂取してもらうことにより，介入の効果を評価する。

11-4 解答 3
解説
a 乳酸菌，ビフィズス菌など，腸内細菌叢のバランスを改善する微生物をプロバイオティクスという。
b オリゴ糖は，大腸内において有機酸となってpHを低下させることにより，ミネラルの吸収を促進する。
c オリゴ糖など，プロバイオティクスの働きを助ける食品成分をプレバイオティクスという。
d 乳酸菌，オリゴ糖，食物繊維は，過剰摂取によりおなかが緩くなることがある。

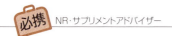

11-5
解答 5
解説 大豆たんぱく質は，消化管においてコレステロールを吸着し，排泄を促進するとともに，胆汁酸の排泄を促すことにより，血中のコレステロールを下げる。コレステロールや胆汁酸の合成を抑制したり，分解を促進する作用は証明されていない。

11-6
解答 5
解説
1　CPP（カゼインホスホペプチド）は，消化管内でカルシウムの溶解性を高めることにより，カルシウムの吸収を促進する。
2　大豆イソフラボンは，骨からのカルシウムの溶出を抑える働きがある。
3　乳塩基性タンパク質は，オステオカルシンの合成には関与しない。
4　ビタミンKはオステオカルシンを活性化して，骨の形成を促す。
5　茶ポリフェノールには抗菌作用があることから，口腔内の虫歯の原因となるミュータンス菌の増殖を抑える。

11-7
解答 4
解説
a　ポリグルタミン酸は，消化管内でカルシウムとリン酸の不溶性塩の形成を抑えることにより，その吸収を助ける。
b　小麦アルブミンは，デンプンの消化吸収を穏やかにすることで，血糖値の上昇を抑える。
c　L-アラビノースは，スクラーゼを阻害して，小腸での糖の吸収を抑える。
d　酢酸は血管を拡張させることで，血圧の上昇を抑える。

11-8
解答 1
解説
2　コーヒー豆マンノオリゴ糖は，腸管内の脂肪を吸着し，その吸収を抑制する。
3　中鎖脂肪酸は門脈を介して肝臓に運ばれて燃焼するため，血中の中性脂肪が上昇しない。
4,5　グロビン蛋白分解物およびウーロン茶重合ポリフェノールは，膵リパーゼを阻害することで，腸管からの脂肪の吸収を抑制する。

11-9
解答 2
解説
2　食品健康影響評価は，内閣府の食品安全委員会が行う。

11-10
解答 1
解説
2　原則として，遺伝毒性試験，急性毒性試験，反復投与試験のほか，ヒトを対象とした反復摂取試験や長期摂取試験および過剰摂取試験が評価対象とされる。
3　場合によって，薬剤との併用時の安全性に関するデータや考察が求められる。
4　食経験に関するデータは評価の重要な情報となるが，必ずしも食経験が豊富であるものに限らない。
5　審査の対象は食品の形態を問わない。

12 行動科学とカウンセリング

12-1 解答 5
解説 古典的条件づけでは，CSとUCSを対提示し，それを反復するとCRの反応が強められる。また，道具的条件づけでは，CRの直後にUCSを随伴させることがCRを条件づける重要な手続きとなる。さらにCSについては，古典的条件づけでは初めから明確であるが，道具的条件づけでは当初不明確であり，後に明確になる。

12-2 解答 1
解説 定時隔強化とは，一定時間ごとに反応が強化されるスケジュールである。変時隔強化とは，不定時間ごとの反応が強化されるスケジュールである。定率強化とは，一定回数ごとの反応に強化が与えられるスケジュールである。変率強化とは，不定回数ごとの反応に強化が与えられるスケジュールである。

12-3 解答 4
解説
1 バイオフィードバック療法の記述であり，誤りである。
2 自律訓練法では，定型化した公式が定められているため，誤りである。
3 初めから長い時間行うと，かえって疲労感が出て長続きせず，効果が得られないため，誤りである。
4 自律訓練法を開発したのはシュルツ（Schultz）である。
5 積極的な努力は，かえって緊張してしまう。受け身の気持ちでさりげない態度が大切である。

12-4 解答 3
解説
1 無関心期は，半年以内に健康行動を行おうという意図がない時期である。
2 関心期は，半年以内に健康行動を起こそうと思っている時期である。
4 実行期は，半年未満ではあるが，健康行動を実践している時期である。
5 維持期は，健康行動を半年以上継続して行っている時期である。

12-5 解答 1
解説
2 偶発的事件の対処とは，健康的な行動変容に対する報酬を増やし，非健康的な行動に対する報酬を減らすことにより，習慣化しつつある健康行動を維持するように援助することである。
3 支援関係とは，健康的に行動を変容するためにソーシャルサポートを得たり，求めたりすることで，健康行動を維持させることである。
4 拮抗条件づけとは，ある非健康行動と両立しない健康的な行動や思考を行うように条件づけることで，結果的に非健康な行動を起こさないようにすることである。
5 刺激コントロールとは，非健康的な行動を思い出したり，引き起こしたりするきっかけとなるものを取り除き，健康的な行動を起こすように思い出すことやきっかけとなるものを増やすように援助することである。

12-6 解答 **4**
解説
1 遂行行動の達成とは，自分で実際に行って，成功経験をもつことである。
2 代理的経験とは，うまく行っている他者の行動を観察することである。
3 社会的解放は，理論横断モデル（transtheoretical model）の変化ステージで用いるプロセスの一つであり，セルフエフィカシーに及ぼす要因ではない。さらに，社会的解放とは，社会的な規律が健康的な行動変容を支援する方向に変化していることを認識するように援助することである。
5 生理的・情動的状態とは，喜びや楽しみなどの感情（生理的反応）の変化を体験することである。

12-7 解答 **5**
解説
1 主観的罹患可能性とは，個人が感じている病気のかかりやすさのことである。
2 健康行動を実行するときの主観的負担感とは，個人が感じている健康行動を行うときの障壁や支障，負担のことである。
3 疾患の主観的重篤度とは，個人が考えている病気の重症度に関する自覚である。
4 健康行動による主観的利益とは，有効な健康行動を実行することで得られる利得に関する予測のことである。

12-8 解答 **1**
解説
1 合理的行為の理論では，健康行動が行動意図によって導かれると考えられている。したがって，あらかじめ行動意図を予想し，健康行動を説明する。
2 行動意図に影響を与える要因としては，行動に対する態度と主観的規範の2つがあげられる。
3 行動に対する態度は，行動をとった結果についての行動信念と，その結果に対する評価を合わせたものである。
4 主観的規範は，重要他者がその行動を期待するかどうかについての考え方を示す規範的信念と，期待された行動に応えようとする動機をあわせたものである。
5 合理的行為の理論は，1975年に発表された。

12-9 解答 **4**
解説
1 行動コントロール感は，行動意図と行動の両方に独立して関与する。
2 行動コントロール感が高いほど，好ましい健康行動に向けたより一層の努力がみられる。
3 行動計画理論は，合理的行為の理論を1991年に発展させたものである。
5 行動計画理論は，合理的行為の理論に行動コントロール感を新たに加えられた理論である。

12-10 解答 2
解説
1 感情の受容とは，対象者が表現していることに，思いやりをもって聴き入る態度に基づいて，カウンセラーや医療者などが相づちを打って応答することをいう。
3 繰り返しとは，対象者の表明した話題のエッセンスをそのまま言葉で繰り返すことである。
4 感情の明瞭化とは，漠然とした気持ちを整理するように応答することをいう。
5 承認-再保証とは，対象者の現在の状態に対して，情緒的な支持，承認あるいは強化を与えることである。

12-11 解答 4
解説 近年，欧米の研究では，抑うつ，タイプA行動，怒り・敵意に代わって，タイプDパーソナリティ（distress）と抑制型対処行動が心疾患の発症要因として注目されている。タイプAパーソナリティは，タイプA行動パターンの誤りである。さらに，現在ではタイプA行動パターンは，虚血性心疾患の発症に関係する心理学的側面とは考えられていない。

13 国内外の関連法規─食品の健康表示と安全性─

13-1 解答 3
解説 食品衛生法は「食品の安全性の確保のために公衆衛生の見地から必要な規制その他の措置を講ずることにより，飲食に起因する衛生上の危害の発生を防止」することを目的として1947年に定められた。2003年の改正により従来の目的に加えて，「国民の健康の保護を図ること」を目的に含むことになった。これに基づき，特殊な方法により摂取する食品等に関して，危害発生の防止が必要な場合に販売を禁止することができる。「特殊な方法」とは製品中の成分を濃縮するなどの方法であって，主に健康食品を対象としている。

13-2 解答 3
解説 景品表示法は2003年に改正され，従来，表示の効果や性能などについて規制するには公正取引委員会が不当表示であることを立証する必要があったが，事業者に実証責任を課すこととなった。

13-3 解答 5
解説 医薬品医療機器等法では，疾病の診断，治療，または予防に使用されることを目的とされるもの，身体の構造または機能に影響を与えるものは，医薬品または医薬部外品として食品の形態をしていても規制の対象となる。ただし特定保健用食品，栄養機能食品および機能性表示食品は例外として，身体の構造または機能に影響を与える表示ができる。

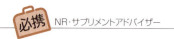

13-4 解答 1
解説　食品または関与する成分について，保健の用途が医学・栄養学的に根拠が明らかにされていることが許可要件である。
2001年4月の制度改正により，錠剤やカプセルなどの形態も評価の対象となったが，従来から通常の食品の形態は許可されている。
出典：清水俊雄：食品機能の制度と科学（2006）同文書院

13-5 解答 4
解説　食品添加物は，食品衛生法に基づいて定められている。天然物であって，特に有害性がなければ登録されていた「天然添加物」の制度は1995年に廃止され，「既存添加物」として使用されてきたが，現在，既存添加物の見直しが行われており，流通の実態のないものや人の健康に問題のあるものは，既存添加物リストから削除される。また，指定添加物は，化学合成品だけでなく，天然物についても指定することができる。
出典：清水俊雄：食品機能の制度と科学（2006）同文書院

13-6 解答 5
解説　食品安全基本法は，BSE，原産地・賞味期限の偽装表示，中国産のダイエット食品による健康被害など，食品に関するさまざまな問題が生じたことから，2003年に食品の安全を確保するために施行された。同時に，内閣府に設置された食品安全委員会が食品の安全性を確保する役割を担うことが規定された。その結果，従来，厚生労働省と農林水産省で実施していた食品のリスク評価を同委員会が行い，両省に食品のリスク管理に関して必要な措置を勧告することになった。

13-7 解答 4
解説　「健康維持」「美容」の表現は医薬品的な効能・効果に該当しないが，「食欲増進」，「健胃整腸」「疲労回復」の表現は医薬品的な効能・効果に該当する。
これらの効能・効果を原料の有する機能または外国の報告として記載することも医薬品的な表現とされる。

13-8 解答 2
解説　コーデックス委員会は，FAO（国連食糧農業機関）とWHO（世界保健機関）の合同食品規格委員会として設置され，WTO（世界貿易機関）の加盟国の国内規格に影響をもつ。
2004年の総会で健康表示が国際規格として採択されたが，これには「栄養素機能表示」「その他の機能表示」「疾病のリスク低減表示」が含まれている。

13-9 解答 4
解説　米国では1994年に制定されたDSHEAにより，ビタミン，ミネラル，ハーブ，アミノ酸などについて，科学的な根拠に基づいていれば，FDA（連邦食品医薬局）への通知だけで，審査を受けることなく，人体の構造と機能に関する効果を表示できるが，疾病の予防に関する表示は許可されない。
NLEAには，食品成分と疾病のリスク低減に関するヘルスクレームがある。

13-10 解答 解説 4

食品表示法は，JAS法，食品衛生法，健康増進法に規定されている食品表示の部分を統合したものであり，2013年6月に公布されている。施行は2015年4月である。これら複数の法律に跨っていた食品表示に関する基準や用語を整理，統合することで，消費者，事業者双方にとってわかりやすい表示とすることを第1の目的としている。

この法律は，食品表示に関する従来の3法を統合する以外に変更される部分としては，栄養成分の強調表示がない限り任意であった栄養成分表示を義務化することである。栄養成分表示を義務化するに当たって，見直しを行う項目としては，表示の義務化される栄養成分の範囲，栄養成分量の計算法，栄養成分量の誤差の許容範囲に加えて，加工食品の原料原産地のあり方，中食・外食へのアレルギー表示などである。

索引

A

ABPM *143*
acceptable daily intake *226*
ACE *310, 337*
activities of daily living *172*
adequate intake *111*
ADI *226*
ADME *318*
ADH *106*
ADL *172*
ADP *196*
AHI *168*
AI *111*
ambulatory blood pressure monitoring *143*
AMP *197*
AMP activated protein kinase *197*
AMPK *197*
AMT *360, 386*
anxiety management training *360, 386*
apnea hypopnea index *168*
ARB *146*
arteriosclerosis obliterans *161*
ASO *161*
ATP *53, 196*
autogenic training *360*

B

behavior therapy *357*
behavioral sciences *345*
bioavailability *317, 318*
biological half-life *318*
BMI *108, 115, 132*
body mass index *108, 132*
bovine spongiform encephalopathy *237*
BSE *237*

C

CABG *387*
CaBP *35*
carbohydrate counting *183*
CCK *23, 25*
CCM *338*
CHD *387*
chronic kidney disease *160*
chronic obstructive pulmonary disease *159, 189*
CKD *160*
codex alimentarius *424*
cognitive behavior therapy *359*
COPD *159, 175, 189*
coronary artery bypass graft surgery *387*
coronary heart disease *387*
corporation social responsibility *4*
CPP *338*
CPP-ACP *338*
CSR *4*
CYP3A4 *326*

D

DG *111*
Dietary Supplement Health and Education Act *250, 262, 431*
DNA *65, 70, 74, 131*
DoHad *177*
DSHEA *250, 262, 298, 431*

E

EAR *110*
ED *175*
enteral nutrition *174*
estimated average requirement *110*
EU *426*
European Union *426*
exposure assessment *225*

F

FFA *134, 136, 196*
first pass effect *317, 318*
food for special dietary uses *263*
food for specified health uses *263*
Food Supplement Directive *427*
food with function claims *263*
food with health claims *263*
food with nutrient function claims *263*
functional food *2*

G

gastroesophageal reflux disease *190*
GDM *178*
generally recognized as safe *247, 432*
GERD *190*
gestational diabetes mellitus *178*
GFR *160*
GI *183*
GIP *23, 151*
GL *183*
GLP *224, 233*
GLP-1 *23, 151*
GLUT4 *151, 197, 201*
glycemic index *183*
glycemic load *183*
GMP *235, 250*
goal-setting *360, 367*
good laboratory practice *224, 233*
good manufacturing practice *235*
GRAS *247, 431*

H

HACCP *233, 399*
hazard *221*
hazard analysis and critical control point *233, 399*
HbA1c *148*
HDL *60, 138*
HERP *227*
human exposure/rodent potency *227*

I

IDL *60, 138*
IgA *82*
IgD *82*
IgE *82*
IgG *82*
IgM *82*
in vitro *224, 333*
in vivo *331*
informed choice *3, 251*
international organization for standardization *235*
intravenous nutrition *175*
ISO *235*

J

JECFA *226, 246*
Joint FAO/WHO Expert Committee on Food Additives *226, 246*

L

late evening snack *190*
LCAT *65*
LD₅₀ *219, 312*
LDL *60, 138*
learning *346*
left ventricular ejection fraction *388*
LES *190*
50% lethal dose *219, 312*
life-style related diseases *129*
LOAEL *111*
locomotive syndrome *208*
LVEF *388*

M

MBP *338*
MET *198*
metabolic equivalent *198*
mRNA *75*

N

NAFLD *155*
NASH *155, 189*
Natural Medicines Comprehensive Database *260, 344*
NDI *432*
New Dietary Ingredient *432*
NMCD *260, 344*
NOAEL *111, 225*
NOEL *225*
non-alcoholic fatty liver disease *155*
non-alcoholic steatohepatitis *155, 189*
no-observed adverse effect level *225*
no-observed effect level *225*
Novel Foods Regulation *427*
NRV *279*
nutrient reference value *279*

O

objective data assessment *172*
ODA *172*
75g OGTT *147*
oral glucose tolerance test *147*
oral nutrition *174*

P

PMS *303*
Post Marketing Surveilance *303*
peak bone mass *157*
PEG *175*
PEG-J *175*
PEJ *175*
PEM *180*
PNI *172*
polymorphism *131*
POs-Ca *338*
PPT *175*
prognostic nutritional index *172*
PTEG *175*
PTH *48, 103*
PubMed *259, 344*
protein energy malnutrition *180*

R

randomized controlled trial *333*
RCPP *387*
RCT *333*
RDA *111*
recommended dietary allowance *111*
Regulation on Nutrition and Health claim made on Food *428*
risk characterization *226*
risk communication *228*
risk management *227*
RNA *65, 74, 131*
rRNA *75*
RTP *173*

S

sarcopenia *179, 208*
SAS *168*
self-contract *368*
self-control *367*
self-instruction *368*
self-monitoring *360, 368*
self-punishment *368*
self-reinforcement *368*
SGA *172*
single nucleotide polymorphism *131*
sleep apnea syndrome *168*
SNP *131*
state-trait anger expression inventory *383*
STAXI *383*
stimulus control *368*
subjective global assessment *172*

T

TDI *227*
tentative dietary goal for preventing life-style related diseases *111*
The Cochrane Library *259, 344*
the recurrent coronary prevention project *387*
tolerable daily intake *227*
tolerable upper intake level *111*
total quality control *229*
TPN *175*
transtheoretical model *362*
tRNA *75*
tube feeding *174*

U
UL 111

V
very low calorie diet 182
VLCD 182
VLDL 60, 138
VO₂max 199

あ
アイソザイム 87
亜鉛 105, 125, 281
悪液質 191
悪性新生物 130, 163
アシドーシス 81
アスピリン 324
アセチルコリン 36, 38
アディポカイン 135
アディポサイトカイン 135
アデノシン一リン酸 197
アデノシン三リン酸 53, 196
アデノシン二リン酸 196
アドバイザリースタッフ 1
　　──の社会的役割 5
　　──の養成 435
アドレナリン 40, 49, 169, 307
アミノ基転移反応 66
アミノ酸 65, 97
　　──スコア 98
　　──の種類 97
　　──の代謝 65
　　──誘導体ホルモン 43
アミロース 94
アミロペクチン 94
アラビノース 328, 339
アルカローシス 81
アルコール 166
アルツハイマー型認知症 164
アルドステロン 48
α遮断薬 146
アルブミン 80
アレルギー 84, 419
アレルゲン 84, 419
　　──除去食品 292
アンジオテンシンⅡ受容体拮抗薬 146
アンジオテンシン変換酵素 310

　　──阻害薬 146
安全性試験 332
アンチエイジング 181
安定狭心症 161

い
胃 18
胃液 24
イオンチャネル 308
胃食道逆流症 190
異性化酵素 86
胃腺 24
胃相 24
イソメラーゼ 86
一塩基多型 131
一次機能 2, 267
1日摂取許容量 226
1日耐容摂取量 227
イチョウ葉エキス 328
一般飲食物添加物 245
遺伝子組換え食品 239, 420
　　──の表示 244
医療用医薬品 304
医薬品 301
　　──成分 405
　　──の相互作用 321
医薬品医療機器等法 2, 391, 404
医薬品，医療機器等の品質，有効性及び安全性の確保等に関する法律 2, 391
医薬品リスト 252
いわゆる健康食品 264, 296
インクレチン 50, 151
飲酒 167
インスリン 50, 202
　　──療法 151
咽頭 18
in vitro 試験 224, 333
in vivo 試験 331
インフォームドチョイス 3, 251

う
ウーロン茶重合ポリフェノール 339
ウエスト周囲長 136
牛海綿状脳症 237
後向きコホート研究 335

運動 195
　　──習慣者 205
　　──処方 199
運動器系 13

え
エイコサノイド 64
栄養 89
　　──アセスメント 171
　　──改善法 391
　　──投与経路 174
栄養機能食品 263, 278
栄養強化剤 244
栄養・健康表示法 428
栄養素 89, 94
栄養補助食品 7
ACE 阻害薬 146
疫学研究 333
X 線 192
n-3 系脂肪酸 119, 281
n-6 系脂肪酸 119
エネルギー 117
エネルギー産生栄養素 94, 120
エピゲノム 131
L-アラビノース 328, 339
エルゴジェニックエイド 211
嚥下 18
えん下困難者用食品 293
炎症性腸疾患 191
エンドクリン 41

お
欧州連合 426
横断研究 335
オートクリン 42
OTC 医薬品 304
オキシトシン 47
オキシドレダクターゼ 86
オペラント条件づけ 349
　　──療法 358
オリゴ糖 336
オリゴペプチド 328

か
カーボカウント 183
回腸 20
解糖経路 54

介入研究　333
外用剤　320
潰瘍性大腸炎　191
カウンセリング　368
化学的合成品　245
学際的アプローチ　346
核酸　70, 74
学習　346
　　――心理学　346
加工助剤　249, 415
過剰摂取　276
下垂体　44
　　――後葉ホルモン　47
　　――前葉ホルモン　45
加水分解酵素　86
ガストリン　23
カゼインホスホペプチド　338
顎下腺　23
果糖　95
カフェイン　212
カモミール　328
ガラクトース　95
カリウム　105, 124, 281
カルシウム　103, 124, 281
　　――拮抗薬　146
　　――の吸収　35
カルシトニン　48
カルビンディン　35
加齢性筋肉減少症　179, 208
加齢に伴う器官系の機能の変化　15
がん　163, 191
　　――悪液質　191
　　――の予防　180
管腔内消化　22, 23, 30, 31, 32
肝硬変　189
観察研究　334
冠動脈疾患　205, 387
甘味料　244

● き

危害要因　221
規格　231
規格基準型特定保健用食品　268
器官　9, 12
器官系　9
企業の社会的使命　4

企業の社会的役割　4
期限表示　410
基質特異性　86
基準　231
キシリトール　339
既存添加物　245
喫煙　189
　　――率　165
拮抗阻害　88
キトサン　337
キニジン　324
機能性食品　2, 264
機能性表示食品　263, 284
客観的栄養評価　172
逆説的説明　379
逆流性食道炎　190
キャリーオーバー　249, 415
吸収　27, 316
狂牛病　237
狭心症　161
行政とのコミュニケーション　7
強調表示　416
業務管理規範　233
虚偽・誇大な広告の禁止　395
虚血性心疾患　161
キラーT細胞　84
キロミクロン　60, 138
禁煙　166
筋組織　11

● く

グァバ茶ポリフェノール　339
空腸　20
クエン酸回路　54, 196
クエン酸リンゴ酸カルシウム　338
グリコーゲンの代謝　57
グリコーゲンローディング　211
グリコヘモグロビン　148
グリシドール脂肪酸エステル　277
グリセミックインデックス　183
グリセミックロード　183
グリチルリチン　328
グルカゴン　50
グルカゴン様ペプチド（-1）　23, 151

グルコース　95
グルコース-アラニン回路　57, 58
グルコース依存性インスリン分泌刺激ポリペプチド　23, 159
クレアチニン　69
クレアチン　213
グレープフルーツジュース　326, 328
グレリン　23
クローン病　191
グロビン蛋白分解物　339
グロブリン　80
クロム　103, 105, 126
クロレラ　328

● け

経口血糖降下薬　151
経口摂取　174
警告反応期　39
経腸栄養　174
系統的脱感作法　358
景品表示法　391, 407
血液　77
　　――凝固　80
血液学　193
結合組織　10
血小板　77
血清学　193
血漿たんぱく質　80
血中中性脂肪　339
血糖値　339
血糖の調節　57
ケトアシドーシス　152
ケトン体　64
減塩　186
健康障害非発現量　111
健康食品　253, 261
　　――ナビ　259, 344
健康信念モデル　365
健康増進法　392
健康づくりのための身体活動基準　200
原産国表示　422
原産地表示　422
現代心理学　345
減量　372
原料原産地名　422

●こ

降圧効果　145
高 LDL コレステロール血症　140
交感神経　36
口腔　18
　　──ケア　170
合計特殊出生率　129
高血圧（症）　143, 187, 202
高血糖　147
抗原　82, 85
高コレステロール血症　140
恒常性　36, 305
甲状腺　47
　　──ホルモン　47
高浸透圧高血糖症候群　152
公正競争規約　408
合成酵素　86
厚生労働省　343
　　──のウェブサイト　258
酵素　86, 310
構造活性相関　224
梗塞　161
抗体　82
行動　345
　　──科学　345
　　──記録表　382
　　──計画理論　366
　　──変容　353
　　──療法　357
行動科学的アプローチ　346
高度肥満　135
高トリグリセライド血症　139
高尿酸血症　154
抗肥満薬　135
高密度リポたんぱく質　60
合理的行為の理論　366
抗利尿ホルモン　47
香料　244
コーデックス委員会　424
コーデックス規格　425
コーヒー豆マンノオリゴ糖　339
呼吸器系　13
呼吸商　197
国際汎用添加物　246
国際標準化機構　235
国民栄養調査　91
国民健康・栄養調査　91, 130, 393

国立健康・栄養研究所　344
　　──「健康食品」の安全性・有効性情報の素材情報データベース　257
50％ 致死量　219, 312
誇大表示の禁止　394
骨格筋　11
骨芽細胞　10
骨細胞　11
骨折リスク　157
骨組織　10
骨粗鬆症　156
古典的条件づけ　348
コドン表　75
個別許可型　270
小麦アルブミン　328, 339
コリ回路　57, 58
コルチゾール　49
コレシストキニン　23, 25
コレステロール　64, 120, 136

●さ

細小血管症　152
最大酸素摂取量　199
最大耐量　312
最大有効量　312
最低健康障害発現量　111
最適 pH　86
最適温度　86
細胞　9
　　──性免疫　84
殺菌料　244
サプリメント　7, 250, 298
サプレッサー T 細胞　84
サルコペニア　127, 179, 208
酸 - 塩基平衡　81
酸化還元酵素　86
酸化的脱アミノ反応　66
酸化防止剤　244
三次機能　2, 267
酸素平衡曲線　78
残留農薬　398

●し

紫外線　169
耳下腺　23
刺激統制法　368

試験管内試験　224
試験デザイン　430
自己監視法　368
自己関連連想法　377
ジゴキシン　324
自己強化　368
自己教示　368
自己契約　368
自己決定　380
自己罰　368
支持組織　10
脂質　97, 118
　　──（の）代謝　59, 202
　　──の消化と吸収　32
脂質異常症　136
　　──の診断基準　138
視床下部　44
　　──ホルモン　44
歯槽膿漏　170
疾病構造の変化　130
疾病リスク低減表示　268
指定添加物　245
市販後調査　303
脂質　97
脂肪肝　155, 189
脂肪酸　97
　　──の合成　61
シメチジン　324
JAS 規格制度　409
JAS 法　391, 408
重炭酸緩衝系　81
重炭酸ナトリウム　213
十二指腸　20
主観的包括的栄養評価　172
受動拡散　28
受動喫煙　393
受容体　305
循環器系　13
消化管　18
　　──の自律性　22
　　──ホルモン　22, 50
消化器系　12, 17
消化・吸収　17
条件付き特定保健用食品　268
脂溶性栄養素　29
脂溶性ビタミン　34, 100
小腸　20

少糖類　95
小児の発育　15
賞罰　356
消費期限　410
消費者庁　343
　　──のウェブサイト　258
上皮組織　10
情報の入手　6
情報の発信　6
賞味期限　410
静脈栄養　175
症例対照研究　335
初回通過効果　317, 318
食塩の悪影響　187
食経験　341
食事改善　113
食事摂取基準　106, 393
食事調査　113
食道　18
食品　250
　　──と医薬品の相互作用　325
　　──の安全　217
　　──のリスク　6
食品安全委員会　403
食品安全基本法　218, 401
食品衛生法　218, 391, 396
食品交換表　182
食品添加物　217, 398
食品表示基準　392, 412
食品表示法　264, 391, 411
食物アレルギー　85, 420
食物繊維　96, 336
食薬区分　250, 405
女性ホルモン　52
自律訓練法　360
自律神経　36
自律神経系　36
新規食品法　427
心筋　11
心筋梗塞　161
神経系　13
神経細胞　12
神経障害　152
神経性調節　43
神経組織　12
人口構成の変化　129
腎疾患　187

心臓病再発防止プロジェクト　387
心臓リハビリテーション　381
身体活動　195
　　──基準　199
　　──強度　198
身体計測　192
身体の構造と機能　9
腎・泌尿器系　13
心不全　186
信頼関係の構築と技法　370
親和動機　355

● す
膵液　26
推奨量　111
膵臓　26, 50
推定平均必要量　110
睡眠　167
睡眠時無呼吸症候群　168
水溶性栄養素　28
水溶性食物繊維　96
水溶性ビタミン　34, 101
スキャモンの発育パターン　14
スクロース　95
ステロイドホルモン　42
ストレス　39, 168
ストレッサー　39, 168

● せ
生化学　53, 192
生活習慣病　129, 132
生殖器系　14
性腺　51
製造用剤　244
生体利用度　317, 318
成長ホルモン　45
生物学的半減期　318
セイヨウオトギリソウ　327, 328
生理学　9
生理活性アミン　69
セクレチン　23, 26
舌下腺　23
赤血球　77
節後線維　36
節前線維　36
セルフエフィカシー　365

セルフコントロール　367
セレン　105, 126, 219
全身持久力性能力　199
セントジョーンズワート　327, 328

● そ
臓器　9, 12
総合衛生管理製造過程　233, 399
総合栄養食品　292
総合的品質管理　229
相互作用　321
阻害剤　88
即時型アレルギー　85
促進拡散　29
組織　9
ソマトスタチン　50

● た
滞胃時間　18
体液性免疫　84
ダイエタリーサプリメント　7
ダイエタリーサプリメント健康教育法　250, 262, 298, 431
　　──案　250
大血管症　152
体脂肪　339
大豆イソフラボン　338
大豆たんぱく質　337
体組成　171
大唾液腺　23
大腸　20
大動脈疾患　161
体内動態　314
タイプA行動　381
タイプDパーソナリティ　387
耐容上限量　111
体力　195
唾液　23
多価不飽和脂肪酸　97
多型　131
達成動機　354
脱離酵素　86
多糖類　94
タバコ　165
短鎖脂肪酸　97
胆汁　26

──色素　69
胆汁酸　27
　　──の腸肝循環　27, 65
炭水化物　94, 120
男性ホルモン　51
単糖類　95
たんぱく質　97, 118
　　──緩衝系　81
　　──合成　75
　　──の消化と吸収　31
たんぱく質・エネルギー栄養障害　180
たんぱく質・ペプチドホルモン　42

● ち

チェーントレーサビリティ　237
遅延型アレルギー　85
遅延型-反応性T細胞　84
茶カテキン　337, 339
着色料　244
中鎖脂肪酸　97, 339
注射剤　304
中心静脈栄養　175
中枢性疲労　214
中性脂肪　97, 133
超音波　192
腸肝循環　27
長鎖脂肪酸　97
長寿医学　181
腸相　25
貯蔵鉄　104
超低カロリー食療法　182
超低密度リポたんぱく質　60
直腸　20
チラミン　328

● つ

痛風　154

● て

T細胞　84
デオキシリボ核酸　65
TCAサイクル　54, 196
抵抗期　39
低GI食品　183
低たんぱく質食品　291

低密度リポたんぱく質　60
適正製造規範　235, 250
鉄　104, 125, 281
　　──の吸収　35
転移酵素　86
添加物　217, 231, 244
　　──の表示　249
転写　75
天然香料　245
デンプン　29

● と

銅　105, 125, 281
糖アルコール　338
東京都福祉保健局のウェブサイト　259
道具的条件づけ　349
糖質　53, 94
　　──の消化と吸収　29
　　──（の）代謝　53, 201
糖新生　56
糖尿病　146, 182
　　──合併症　152
　　──合併妊娠　178
　　──性腎症　152
　　──性網膜症　152
動物試験　223, 331
動脈硬化症　185
動脈硬化性疾患　161
　　──予防ガイドライン　141
糖輸送担体　151
ドーパミン　307
ドーピング　214
毒性試験　223
特定給食施設　393
特定原材料　420
特定健康診査・特定保健指導　136, 362
特定保健用食品　2, 263, 267, 394
　　──制度　263, 267
特別用途食品　263, 289, 393
トクホ　267
時計遺伝子　167
トランスフェラーゼ　86
トリアシルグリセロール　33, 59, 97
　　──の合成　61

　　──の代謝　59
　　──の分解　61
トリグリセライド　133, 136
トリグリセリド　97, 133
トレーサビリティ　236
トレハロース　95

● な

ナイアシン　101, 122, 280
内閣府食品安全委員会のウェブサイト　258
内臓脂肪　134
内部トレーサビリティ　236
内分泌　41
内用剤　320
納豆　328
ナトリウム　102, 105, 123
75g経口ブドウ糖負荷試験　147
軟骨組織　10
難消化性デキストリン　339

● に

二次機能　2, 267
二次性高血圧　144
24時間自由行動下血圧測定　143
日常生活動作　172
日本人の食事摂取基準　106
日本病院薬剤師会　304
乳塩基性タンパク質　338
乳果オリゴ糖　338
乳酸菌類　336
乳児用調製乳　293
乳たんぱく分解物　338
ニューロン　12
尿　193
尿酸　154, 205
尿素回路　66
妊産婦, 授乳婦用粉乳　293
妊娠高血圧症候群　178
妊娠糖尿病　178
認知行動療法　359, 372
認知症　164, 209
ニンニク　328

● ぬ

ヌクレオシド　70
ヌクレオチド　70

● の

脳血管障害　162
脳相　24
能動輸送　28
農林物資の規格化等に関する法律　391, 408
ノルアドレナリン　40, 49, 169, 307

● は

ハーブ　254
バイオフィードバック法　359
排便　21
曝露評価　225
破骨細胞　11
ハザード　221
　──同定　222
HACCP システム　233
バソプレシン　106
発育パターン　14
白血球　77
パラクリン　42
パラソルモン　48, 103
パラトルモン　103
パルミチン酸　61
パントテン酸　102, 123, 280

● ひ

非アルコール性脂肪肝炎　155, 189
非アルコール性脂肪性肝疾患　155
B 細胞　82
非医薬品成分　405
非医薬品リスト　252
ビオチン　101, 102, 123, 280
非拮抗阻害　88
ヒスタミン　307
ビタミン　99, 121
　──の吸収　34
ビタミン A　100, 121, 280
ビタミン B_1　101, 121, 280
ビタミン B_2　101, 122, 280
ビタミン B_6　102, 122, 280, 326, 328
ビタミン B_{12}　102, 122, 280
ビタミン C　102, 123, 280
ビタミン D　100, 121, 280
ビタミン E　101, 121, 280
ビタミン K　101, 121, 280, 328
ビタミン K_2　338
非たんぱく性窒素化合物　80
必須アミノ酸　98
必須脂肪酸　64, 97
ヒト試験デザイン　430
ヒトを対象とした試験　341
ヒドラーゼ　86
疲憊期　40
肥満　132, 182, 203
肥満症　134
病者用食品　291, 394
ピリドキシン　327, 328
ピリミジンヌクレオチドの代謝　70
非臨床試験　302
品質表示基準　408

● ふ

フィードバック阻害　88
フィードバック調節　43
フィーバーヒュー　328
フードサプリメント指令　427
フェノバルビタール　322
不可欠アミノ酸　98
副交感神経　38
副甲状腺　48
　──ホルモン　48, 103
副作用　314
副腎　48
副腎アンドロゲン　49
不当景品類及び不当表示防止法　407
ブドウ糖　95
フノラン　339
不飽和脂肪酸　97
不溶性食物繊維　96
フラクトオリゴ糖　336
フルクトース　95
フレイル　127, 209
プラセボ　333
プリオン　238
プリンヌクレオチドの代謝　70
プロベネシド　324
プロラクチン　46

● へ

平滑筋　11
平均寿命　129
閉塞性動脈硬化症　161
β-コングリシニン　339
β 遮断薬　146
β ヒドロキシ β メチルブチレート　213
ペプチド類　337
ヘモグロビン　78
　──異常症　79
ヘルスクレーム　429, 430
ヘルパー T 細胞　84
便　193

● ほ

防カビ剤　244
飽和脂肪酸　97, 118
保健機能食品　2, 263
　──制度　263
保健指導　393
保健食品　433
ポジティブリスト制度　398
保存料　244
補体　82
ホメオスタシス　36, 305
ポリグルタミン酸　338
ポルフィリン　69
ホルモン　42
本態性高血圧　144
翻訳　76

● ま

マイクロカウンセリング　369
前向きコホート研究　335
マクガバンレポート　262
膜消化・吸収　22, 27, 30
マグネシウム　104, 125, 281
末梢静脈栄養　175
マルトース　95
マンガン　105, 126
慢性肝炎　189
慢性腎臓病　160
　──の治療方針　188
慢性閉塞性肺疾患　159, 175, 189

493

み
ミカエリス定数　87
味覚閾値　17
水　106
ミネラル　102, 123
　——の吸収　35

む
無影響量　225
無呼吸・低呼吸指数　168
無作為化比較試験　333
無毒性量　225
無乳糖食品　292

め
メタボリックシンドローム　135
　——の診断基準　136
目安量　111
免疫　81
免疫系　14
免疫グロブリン　82

も
目標行動の設定　367
目標量　111
モリブデン　105, 126
問題解決的アプローチ　346

や
夜間軽食摂取療法　190
薬物動態　314

ゆ
有害作用　314
有機農産物　409
有効性試験　332
有効量　312
遊離脂肪酸　134, 136, 196
有利誤認表示　407
優良誤認表示　407
優良試験所規範　224

よ
葉酸　102, 122, 280
ヨウ素　105, 126
用量作用曲線　311
予後推定栄養指数　172

ら
ラクトース　95
ラクトトリペプチド　328
ランゲルハンス島　50

り
リアーゼ　86
リガーゼ　86
罹患率　130, 146
リスク
　——管理　227, 402
　——コミュニケーション
　6, 228, 254, 402
　——判定　226
　——評価　222, 402
　——分析　221, 340
利尿薬　146
罹病率　130
リポたんぱく質の代謝　59
リボ核酸　65
理論横断モデル　362
リン　102, 103, 125
リン酸化オリゴ糖カルシウム
　338
リン酸緩衝系　81
リン酸-水素カルシウム　339
臨床検査　191
臨床試験　303
リンパ球　82

れ
レシチン-コレステロールアシル
　トランスフェラーゼ　65
レスポンデント条件づけ　350
レボドパ　327

ろ
ロコチェック　208
ロコモーションチェック　208
ロコモティブシンドローム　208

わ
ワルファリン　322

URL http://www.daiichi-shuppan.co.jp

上記の弊社ホームページにアクセスしてください。

＊訂正・正誤等の追加情報をご覧いただけます。

＊書籍の内容、お気づきの点、出版案内等に関するお問い合わせは、「ご意見・お問い合わせ」専用フォームよりご送信ください。

＊書籍のご注文も承ります。

＊書籍のデザイン、価格等は、予告なく変更される場合がございます。ご了承ください。

NR・サプリメントアドバイザー必携（ひっけい）（第4版）

平成25(2013)年 3月 1日	初版第1刷発行
平成31(2019)年 3月15日	第4版第1刷発行

編　者　　一般社団法人 日本臨床栄養協会（にほんりんしょうえいようきょうかい）

発行者　　栗　田　　茂

発行所　　第　一　出　版　株　式　会　社
　　　　　〒102-0073　東京都千代田区九段北2-3-1 増田ビル1階
　　　　　電話(03)5226-0999　FAX(03)5266-0906

印　刷　　広　研　印　刷

製　本　　松　島　製　本

※著者の了解により検印は省略
定価は表紙に表示してあります。乱丁・落丁本は、お取替えいたします。

© The Japanese Clinical Nutrition Association, 2019

JCOPY ＜(一社)出版者著作権管理機構 委託出版物＞
本書の無断複写は著作権法上での例外を除き禁じられています。複写される場合は、そのつど事前に、(一社)出版者著作権管理機構(電話 03-5244-5088、FAX 03-5244-5089、e-mail: info@jcopy.or.jp)の許諾を得てください。

ISBN978-4-8041-1388-3　C3047

[一般社団法人日本臨床栄養協会認定]
NR・サプリメントアドバイザー

「保健機能食品および サプリメントに係わる指導・相談専門家」

消費者に対して保健機能食品やサプリメントについて、専門的観点から個々の栄養状態を評価し、適切にアドバイスができる人として認定する資格です。

特徴

- 厚生労働省のガイドライン「保健機能食品等に係わるアドバイザリースタッフの養成に関する基本的な考え方」に100％沿った養成
- 学術団体として40年以上の歴史をもつ「日本臨床栄養協会」が認定
- 当協会専任の講師陣による一貫した教育
- 資格取得後のフォローアップが充実
- どなたでも取得することができます

NR・サプリメントアドバイザー 活躍の場

- 調剤薬局・ドラッグストア
- 病院・歯科医院・診療所・保健所
- 保健機能食品等の製造・販売会社やお客様相談部門
- 学校や地域での食生活改善活動の場
- スポーツクラブ・エステティックサロン　等々

資格取得の流れ

日本臨床栄養協会　入会
　↓　※団体・学校会員制度もあります
インターネット通信講座の受講（40単位）
公認テキストの活用
　↓
認定試験の受験
　↓
認定試験合格
　↓
『NR・サプリメントアドバイザー』認定証授与
　↓
5年毎の更新
日本臨床栄養協会　正会員の継続
更新の為の研修単位取得（50単位）
レポート提出

カリキュラム

第 1 章	NR・サプリメントアドバイザーの役割と倫理
第 2 章	基礎の生理学
第 3 章	基礎の生化学
第 4 章	人間栄養学
第 5 章	生活習慣病概論
第 6 章	臨床栄養と臨床検査
第 7 章	身体活動と栄養
第 8 章	食品安全衛生学
第 9 章	健康食品
第10章	臨床薬理学
第11章	食品機能の科学的根拠
第12章	行動科学とカウンセリング
第13章	国内外の関連法規

詳細はホームページをご覧下さい。

公認テキスト

一般社団法人
日本臨床栄養協会
The Japanese Clinical Nutrition Association

〒153-0044 東京都目黒区大橋2-16-28
パインヒルズ601

URL　http://www.jcna.jp/